普通高等医学院校系列规划教材

儿科学

ERKE XUE

第 2 版

主　编　陈兰举
副主编　徐家丽　赵　武　周　瑞　沈怀云
参　编（以姓氏笔画为序）
　　　　丁周志　尹淮祥　李冬娥　沈怀云
　　　　张　帆　陈　岩　陈兰举　陈名武
　　　　陈贞祥　周　瑞　赵　武　徐家丽
　　　　诸宏伟

中国科学技术大学出版社

内容简介

本书是供临床医学、影像医学、药学、医学检验等专业学生使用的儿科教科书。全书共15章。第一章至第三章介绍了儿科学的基本特点、不同年龄阶段小儿的生理病理特点、小儿的体格和心理生长发育特点(强调小儿始终处在一个不断生长发育的过程中)、小儿疾病诊断原则(强调儿科病史采集和体格检查的重要性),增添了儿科疾病的影像学诊断原则,不但介绍了传统的儿科X射线诊断技术,更重要的是介绍了CT、磁共振、超声波、核素、PET及PET-CT诊断技术在儿科诊断中的应用。在其他各章节中也强调了影像学对各种疾病诊断的应用。第四章至第十五章介绍了儿科各系统疾病的概念、发病原因、发病机制、临床表现、诊断、鉴别诊断、治疗及预后等。全书概括了儿科疾病诊断和治疗的新进展。

本书不但可供临床医学、影像医学等专业本科医学生使用,还可供儿科医师、内科医师、小儿保健工作者参考使用。

图书在版编目(CIP)数据

儿科学/陈兰举主编. —2版. —合肥:中国科学技术大学出版社,2017.7
ISBN 978-7-312-04221-8

Ⅰ. 儿… Ⅱ. 陈… Ⅲ. 儿科学—医学院校—教材 Ⅳ. R72

中国版本图书馆CIP数据核字(2017)第137247号

出版	中国科学技术大学出版社 安徽省合肥市金寨路96号,230026 http://press.ustc.edu.cn https://zgkxjsdxcbs.tmall.com
印刷	安徽国文彩印有限公司
发行	中国科学技术大学出版社
经销	全国新华书店
开本	787 mm×1092 mm 1/16
印张	28
字数	735千
版次	2010年1月第1版 2017年7月第2版
印次	2017年7月第4次印刷
定价	58.00元

第 2 版前言

安徽省高等学校"十一五"省级规划教材《儿科学》于 2010 年 1 月印刷出版。为适应儿科医学迅速发展要求,我们对这一教材进行了修订,以推陈出新,应用新知识、新技术,培养高级医学人才。

安徽省高等学校"十一五"省级规划教材《儿科学》第 2 版对第 1 版中的部分内容进行了修改,并增加了"液体治疗原则""新生儿感染性疾病"以及病毒性疾病的"手足口病"和"流行性感冒"等内容。

医学教育是一门充分体现"以人为本"思想的高等教育。近年来,由于科学技术的发展突飞猛进,医学科学有了大的发展,临床诊断和疾病治疗也同时上了一个新的台阶。为了适应医学科学发展的需要,培养具有综合能力、创新能力、应变能力和奉献精神的新型高级医学人才,我们组织编写了这本供临床医学、医学影像、药学、医学检验等专业学生使用的教材。

本书在编写过程中遵照全国高等医药教材建设研究会和卫生部教材办公室的要求,坚持教材须具备思想性、科学性、先进性、启发性和实用性的原则,在内容上既重点介绍了儿科常见疾病诊断的基本理论知识、基本思维方式和基本实践技能,又概述了目前尚未解决的医学难题、研究现状、最新诊疗技术等。本书语言精练,内容深入浅出,逻辑性强,结构严谨,力求能使学生通过对本书的学习掌握儿科疾病诊断的基本理论和临床技能。本书共 15 章 82 节,根据临床医学、医学影像、药学、医学检验等专业医学特点,在临床专业的基础上进行编写,增加了以上专业的相关知识,如儿科疾病的影像学诊断原则、儿科药物治疗原则及各疾病章节检验内容,尤其影像专业内容和图片较多。

现代医学模式已发生了重大变化,由生物医学模式转变为生物-心理-社会医学模式,进而又转变为环境-社会-心理-工程-生物医学模式。本书的编写者都是长期从事临床和教学工作的医生和教师,具有丰富的医疗和教学经验,坚持教书育人、循证医学和医学伦理理念,力求使本教材达到教育部所要求的水平。

受我们的水平所限,本书中难免存在不足甚至错误之处,敬请广大读者给予批评指正。

陈兰举
2016 年 9 月 28 日

前　言

医学教育是充分体现"以人为本"思想的高等教育。近年来,科学技术突飞猛进地发展,带动了医学科学的大发展,临床诊断和疾病治疗也同时上了一个新的台阶。为了适应医学科学发展的需要,培养出具有综合能力、创新能力、应变能力和奉献精神的新型高级医学人才,我们组织相关医务工作者编写了这本供临床医学、影像医学、药学、医学检验等专业学生使用的教材。

本书作为安徽省高等学校"十一五"省级规划教材,在编写过程中遵照全国高等医药教材建设研究会和卫生部教材办公室的要求,坚持教材须具备思想性、科学性、先进性、启发性和实用性的原则,在内容上既重点介绍诊疗儿科常见疾病的基本理论知识、基本思维方式和基本实践技能,又概述目前尚未解决的医学难题、研究现状、最新诊疗技术等。本书语言精练,内容深入浅出、逻辑性强、结构严谨,力求能使学生通过对本书的学习,掌握儿科疾病的基本理论和临床技能。本书共16章80节,根据医学影像、药学、医学检验专业医学特点,在临床专业的基础上进行了编写,增加了以上专业的相关知识,如儿科疾病的影像学诊断原则、儿科药物治疗原则及各种疾病检验内容,尤其影像专业内容和图片增加较多。

现在医学模式已发生了重大变化,由生物医学模式转变为生物-心理-社会医学模式,进而又转变为环境-社会-心理-工程-生物医学模式。本书的编写者都是长期从事临床和教学工作的医生和教师,具有丰富的医疗和教学经验,坚持教书育人、循证医学和医学伦理理念,力求使本教材达到教育部所要求的水平。

受我们的水平所限,本书难免存在不足之处,请广大读者给予批评指正。

陈兰举

2009年5月

目　　录

第 2 版前言 ………………………………………………………………………（Ⅰ）

前言 ………………………………………………………………………………（Ⅲ）

第一章　绪论 …………………………………………………………………（1）

第一节　儿科学的任务和范围 …………………………………………（1）
　　一、儿科学的任务 ………………………………………………………（1）
　　二、儿科学的范围 ………………………………………………………（1）

第二节　儿科学的特点 …………………………………………………（2）
　　一、基础医学 ……………………………………………………………（2）
　　二、临床医学 ……………………………………………………………（3）

第三节　小儿年龄分期 …………………………………………………（4）
　　一、胎儿期 ………………………………………………………………（4）
　　二、新生儿期 ……………………………………………………………（4）
　　三、婴儿期 ………………………………………………………………（4）
　　四、幼儿期 ………………………………………………………………（5）
　　五、学龄前期 ……………………………………………………………（5）
　　六、学龄期 ………………………………………………………………（5）
　　七、青春期 ………………………………………………………………（5）

第四节　我国儿科学的发展与展望 ……………………………………（5）
　　一、古代儿科学 …………………………………………………………（6）
　　二、近代儿科学 …………………………………………………………（6）
　　三、现代儿科学 …………………………………………………………（6）

第二章　生长发育 ……………………………………………………………（8）

第一节　生长发育规律 …………………………………………………（8）
　　一、生长发育过程连续而又有阶段性 …………………………………（8）
　　二、各系统器官生长发育不平衡 ………………………………………（8）
　　三、生长发育的一般规律 ………………………………………………（8）
　　四、生长发育的个体差异 ………………………………………………（9）

第二节 影响生长发育的因素 ……………………………………………………… (9)
一、遗传因素 ………………………………………………………………… (9)
二、环境因素 ………………………………………………………………… (9)
第三节 体格生长 …………………………………………………………………… (10)
一、体格生长常用指标 ……………………………………………………… (10)
二、出生至青春前期的体格生长规律 ……………………………………… (10)
三、青春期的体格生长规律 ………………………………………………… (12)
第四节 与体格生长有关的各系统的发育 ……………………………………… (13)
一、骨骼发育 ………………………………………………………………… (13)
二、牙齿发育 ………………………………………………………………… (14)
三、脂肪组织与肌肉发育 …………………………………………………… (15)
四、生殖系统发育 …………………………………………………………… (16)
第五节 神经、心理发育 …………………………………………………………… (17)
一、神经系统的发育 ………………………………………………………… (17)
二、感知觉的发育 …………………………………………………………… (17)
三、运动的发育 ……………………………………………………………… (18)
四、语言的发育 ……………………………………………………………… (19)
五、心理活动的发展 ………………………………………………………… (19)

第三章 儿科疾病的诊断与治疗原则 …………………………………………… (21)
第一节 儿科病史采集和体格检查 ……………………………………………… (21)
一、病史采集和记录 ………………………………………………………… (21)
二、体格检查 ………………………………………………………………… (22)
第二节 儿科疾病的影像学诊断原则 …………………………………………… (25)
一、儿科放射线诊断技术 …………………………………………………… (25)
二、儿科 CT 诊断技术 ……………………………………………………… (27)
三、儿科磁共振诊断技术 …………………………………………………… (28)
四、儿科超声诊断技术 ……………………………………………………… (29)
五、儿科核素诊断技术 ……………………………………………………… (30)
第三节 儿科疾病的治疗原则 …………………………………………………… (31)
一、护理的原则 ……………………………………………………………… (32)
二、饮食治疗原则 …………………………………………………………… (32)
三、药物治疗原则 …………………………………………………………… (33)
四、液体治疗原则 …………………………………………………………… (36)

第四章 营养障碍疾病 ……………………………………………………………… (44)
第一节 小儿营养基础 …………………………………………………………… (44)
一、营养素与参考摄入量 …………………………………………………… (44)

二、小儿消化系统功能发育与营养关系 …………………………………………（47）

　第二节　维生素营养障碍 ………………………………………………………（48）

　　一、营养性维生素D缺乏性佝偻病 ………………………………………………（48）

　　二、营养性维生素D缺乏性手足搐搦症 …………………………………………（54）

　第三节　蛋白质-能量营养障碍 …………………………………………………（57）

　　一、蛋白质-能量营养不良 ………………………………………………………（57）

　　二、小儿单纯性肥胖症 ……………………………………………………………（60）

第五章　新生儿与新生儿疾病 …………………………………………………（63）

　第一节　概述 ……………………………………………………………………（63）

　　一、新生儿分类 ……………………………………………………………………（63）

　　二、新生儿病房分级 ………………………………………………………………（65）

　第二节　正常足月儿和早产儿特点与护理 ……………………………………（65）

　　一、正常足月儿和早产儿外观特点 ………………………………………………（66）

　　二、正常足月儿和早产儿生理特点 ………………………………………………（66）

　　三、足月儿及早产儿护理 …………………………………………………………（69）

　第三节　新生儿重症监护和常频机械通气 ……………………………………（71）

　　一、新生儿重症监护 ………………………………………………………………（71）

　　二、新生儿常频机械通气 …………………………………………………………（72）

　第四节　新生儿窒息 ……………………………………………………………（77）

　第五节　新生儿缺氧缺血性脑病 ………………………………………………（83）

　第六节　新生儿颅内出血 ………………………………………………………（87）

　第七节　新生儿呼吸窘迫综合征 ………………………………………………（90）

　第八节　新生儿黄疸 ……………………………………………………………（93）

　　一、新生儿胆红素代谢特点 ………………………………………………………（93）

　　二、新生儿黄疸分类 ………………………………………………………………（94）

　第九节　新生儿溶血病 …………………………………………………………（96）

　第十节　新生儿出血症 …………………………………………………………（101）

　第十一节　新生儿感染性疾病 …………………………………………………（102）

　　一、出生前感染 ……………………………………………………………………（103）

　　二、产后感染 ………………………………………………………………………（111）

第六章　遗传代谢疾病 …………………………………………………………（115）

　第一节　概述 ……………………………………………………………………（115）

　　一、染色体是遗传信息的载体 ……………………………………………………（115）

　　二、基因是遗传的物质基础 ………………………………………………………（115）

　　三、遗传病的临床类型 ……………………………………………………………（116）

　第二节　染色体病 ………………………………………………………………（117）

    一、染色体畸变 ··· (117)
    二、染色体畸变的原因 ··· (118)
    三、染色体病的临床特征 ··· (118)
    四、染色体核型分析的指征 ··· (118)
    五、21-三体综合征 ··· (118)
  第三节　遗传代谢病 ··· (121)
    一、遗传代谢病的种类 ··· (121)
    二、遗传代谢病的代谢紊乱 ··· (122)
    三、遗传代谢病常见的临床表现 ··· (122)
    四、遗传代谢病的诊断 ··· (122)
    五、苯丙酮尿症 ··· (124)
    六、肝豆状核变性 ··· (126)

第七章　免疫性疾病 ··· (130)
  第一节　小儿免疫系统发育特点 ··· (130)
  第二节　原发性免疫缺陷病 ··· (132)
    一、原发性免疫缺陷病的分类 ··· (132)
    二、我国常见的几种 PID ··· (135)
    三、原发性免疫缺陷病的共同临床表现 ··· (136)
    四、原发性免疫缺陷病的诊断 ··· (136)
    五、原发性免疫缺陷病的治疗 ··· (139)
  第三节　继发性免疫缺陷病 ··· (140)
  第四节　风湿性疾病概述 ··· (141)
  第五节　风湿热 ··· (141)
  第六节　幼年特发性关节炎 ··· (146)
  第七节　过敏性紫癜 ··· (151)
  第八节　川崎病 ··· (154)

第八章　感染性疾病 ··· (157)
  第一节　病毒性疾病 ··· (157)
    一、手足口病 ··· (157)
    二、流行性感冒 ··· (162)
    三、麻疹 ··· (170)
    四、流行性腮腺炎 ··· (174)
    五、艾滋病 ··· (176)
  第二节　细菌性疾病 ··· (181)
    一、败血症 ··· (181)
    二、中毒型细菌性痢疾 ··· (184)

第三节 结核病·· (186)
  一、总论·· (186)
  二、原发型肺结核··· (191)
  三、急性粟粒性肺结核··· (194)
  四、结核性脑膜炎··· (195)
  五、潜伏结核感染··· (200)

第四节 深部真菌病·· (200)
  一、念珠菌病··· (201)
  二、隐球菌·· (202)
  三、曲霉菌病··· (203)
  四、组织胞浆菌病··· (204)
  五、深部真菌病的治疗··· (206)

第九章 消化系统疾病··· (208)

第一节 小儿消化系统解剖生理特点·· (208)
  一、口腔·· (208)
  二、食管·· (208)
  三、新生儿胃容量··· (208)
  四、肠··· (209)
  五、肝··· (210)
  六、胰腺·· (210)
  七、肠道细菌··· (210)
  八、健康小儿粪便··· (210)

第二节 小儿胃肠影像学检查·· (211)
  一、胸腹部平片及透视··· (211)
  二、消化道造影··· (211)
  三、CT·· (212)
  四、磁共振成像(MRI)·· (212)

第三节 口炎·· (212)
  一、鹅口疮·· (212)
  二、疱疹性口腔炎··· (213)

第四节 胃食管反流及反流性食管炎·· (213)
第五节 胃炎和消化性溃疡··· (216)
  一、胃炎·· (216)
  二、消化性溃疡··· (218)

第六节 先天性肥厚性幽门狭窄·· (221)
第七节 肠套叠··· (223)
第八节 先天性巨结肠··· (226)

第九节　小儿腹泻 ·· (229)

第十章　呼吸系统疾病 ··· (238)
第一节　小儿呼吸系统解剖生理特点和检查方法 ··· (238)
一、解剖特点 ··· (238)
二、生理特点 ··· (239)
三、呼吸道免疫特点 ·· (239)
四、检查方法 ··· (240)
第二节　急性上呼吸道感染 ·· (241)
第三节　急性支气管炎 ··· (243)
第四节　毛细支气管炎 ··· (244)
第五节　肺炎 ··· (246)
一、支气管肺炎 ··· (246)
二、几种不同病原体所致肺炎特点 ··· (251)
第六节　儿童支气管哮喘 ·· (255)
一、哮喘临床与诊断 ·· (255)
二、哮喘分期与分级 ·· (258)
三、难治性哮喘 ··· (259)
四、治疗 ··· (259)
五、哮喘管理与防治教育 ·· (263)
六、未来研究的方向 ·· (264)

第十一章　心血管系统疾病 ··· (265)
第一节　小儿心血管系统解剖生理特点及检查方法 ··· (265)
一、心脏的胚胎发育 ·· (265)
二、胎儿新生儿循环转换 ·· (266)
三、儿童心血管病检查方法 ··· (269)
第二节　先天性心脏病概述 ··· (280)
一、病因 ··· (281)
二、预防和遗传咨询 ·· (283)
三、诊治进展 ·· (283)
四、分类 ··· (284)
五、诊断和顺序分段分析 ·· (284)
第三节　几种常见的先天性心脏病 ·· (289)
一、房间隔缺损 ··· (289)
二、室间隔缺损 ··· (294)
三、动脉导管未闭 ··· (298)
四、肺动脉狭窄 ··· (303)

五、法洛四联症……………………………………………………………………（308）
　　六、完全性大动脉转位……………………………………………………………（313）
 第四节　病毒性心肌炎………………………………………………………………（317）

第十二章　泌尿系统疾病……………………………………………………………（322）
 第一节　小儿泌尿系统解剖生理特点………………………………………………（322）
　　一、小儿泌尿系统的解剖特点……………………………………………………（322）
　　二、小儿泌尿系统的生理特点……………………………………………………（323）
 第二节　小儿泌尿系统影像学检查方法和特点……………………………………（324）
　　一、小儿泌尿系统影像学检查方法和应用………………………………………（324）
　　二、小儿泌尿生殖系统影像学特点………………………………………………（326）
 第三节　小儿肾小球疾病的临床分类………………………………………………（328）
　　一、原发性肾小球疾病（primary glomerular diseases）………………………（328）
　　二、继发性肾小球疾病（secondary glomerular diseases）……………………（329）
　　三、遗传性肾小球疾病（hereditary glomerular diseases）……………………（329）
 第四节　急性肾小球肾炎……………………………………………………………（330）
 第五节　肾病综合征…………………………………………………………………（333）
 第六节　泌尿道感染…………………………………………………………………（338）
 第七节　肾小管酸中毒………………………………………………………………（343）
　　一、远端肾小管酸中毒（Ⅰ型）……………………………………………………（343）
　　二、近端肾小管酸中毒（Ⅱ型）……………………………………………………（345）
 第八节　急性肾衰竭…………………………………………………………………（346）

第十三章　造血系统疾病……………………………………………………………（352）
 第一节　小儿造血和血象特点………………………………………………………（352）
　　一、造血特点………………………………………………………………………（352）
　　二、血象特点………………………………………………………………………（353）
 第二节　小儿贫血概述………………………………………………………………（354）
 第三节　营养性贫血…………………………………………………………………（359）
　　一、营养性缺铁性贫血……………………………………………………………（359）
　　二、营养性巨幼细胞贫血…………………………………………………………（363）
 第四节　急性白血病…………………………………………………………………（366）

第十四章　神经肌肉系统疾病………………………………………………………（379）
 第一节　小儿神经系统解剖生理特点和检查方法…………………………………（379）
　　一、小儿神经系统解剖生理特点…………………………………………………（379）
　　二、小儿神经系统检查……………………………………………………………（380）
 第二节　癫痫…………………………………………………………………………（389）

第三节　化脓性脑膜炎 ··· （400）
　　第四节　病毒性脑炎和脑膜炎 ··· （405）
　　第五节　脑性瘫痪 ·· （409）
　　第六节　小儿脑肿瘤 ·· （412）

第十五章　内分泌疾病 ··· （415）
　第一节　概述 ·· （415）
　第二节　生长激素缺乏症 ·· （417）
　第三节　儿童糖尿病 ··· （420）
　第四节　先天性甲状腺功能减低症 ·· （426）

参考文献 ·· （430）

第一章 绪 论

儿科学(pediatrics)是一门研究小儿生长发育规律、提高小儿身心健康水平和疾病防治质量的医学科学。儿科学属临床医学的二级学科,其研究对象是自胎儿至青春期的儿童,这一研究对象的特点是其始终处于生长发育过程中。

第一节 儿科学的任务和范围

一、儿科学的任务

儿科学的任务是不断探索儿科医学理论,应用于临床实践中并不断总结经验,提高疾病的诊断、治疗和急救水平,降低小儿发病率和死亡率,增强儿童体质,保障儿童健康。

二、儿科学的范围

小儿的健康和卫生问题都属于儿科学研究的范围。

1. 发育儿科学(developmental pediatrics) 主要研究小儿的体格生长、功能发育和心理素质发育规律及其影响因素,其目的是提高小儿体格、智力发育水平和社会适应能力,使儿童体格和心理素质达到生长发育的最大潜能。

2. 预防儿科学(preventive pediatrics) 研究各种疾病的预防措施,包括免疫接种、防止意外事故的发生、筛查先天性遗传性疾病和进行医学科普知识教育等。

3. 临床儿科学(clinical pediatrics) 研究小儿各种疾病的发生、发展规律以及临床诊断和治疗,其目的是降低疾病的发生率和死亡率,提高疾病的治愈率以及小儿各种疾病康复的可能性和具体方法,尽可能提高他们的生活质量。

近年来,医学研究有了很大的进展,儿科学也逐渐细化,向更深入专业的三级学科发展,不断派生出新的专业方向。儿科学的三级学科主要以系统划分,如呼吸、消化、循环、神经、血液、肾脏、内分泌、传染病、遗传代谢、免疫、急救医学和康复医学等专业分支。根据各年龄阶段的不同特点,又派生出新生儿医学(neonatology)、围生期医学(perinatology)和青春期医学(adolescentology)等新的学科。

小儿是人类中最容易受到伤害的弱势群体,普及育儿知识,保障儿童健康是儿科学的新内容。另外,还需要社会学、教育学、心理学、护理学、流行病学和医学统计学的密切配合。分子生物学、遗传学、胚胎学、营养学、免疫学、心理学、行为学等学科的发展将有力地促进儿科学的发展。基因诊断、基因治疗和基因疫苗技术的突破更会给儿科学的发展带来革命性的突破。

第二节 儿科学的特点

儿科学研究的对象是儿童,从基础医学到临床医学都具有与成人不同的特点。从胎儿到青春期是机体处于不断生长发育的阶段,不同年龄阶段的健康状态评价和疾病的临床诊断标准都有不同的特点。这一时期的个体对疾病造成损伤的恢复能力较强,危重病儿经治疗度过危重期后,多可完全恢复,给予适合的康复治疗常可以收到很好的效果。儿童的免疫功能和自身防护能力较弱,易受各种不良因素的影响,导致疾病发生和性格行为的偏离,如不能及时干预和康复治疗,可能会影响患儿的一生。

一、基础医学

(一) 解剖

随着体格生长发育的进展,小儿的身高、体重、头围、胸围不断增长。身体各部位在逐渐增长的同时,其比例也不断发生改变,内脏的位置也随年龄增长而不同,如肝脏右下缘位置在3岁前可在右肋缘下2 cm内,3岁后逐渐抬高,6~7岁后在正常情况下不应触及。

(二) 生理生化

随着各系统器官的机能逐渐发育成熟,不同年龄阶段的小儿心率、呼吸频率、血压、生化检验值等生理、生化正常值各自不同。某年龄阶段的机能不成熟常是疾病发生的内在因素,如婴幼儿的代谢旺盛、营养的需求量相对较高,但是此时期胃肠的消化吸收功能尚不完善,易发生消化不良;婴儿代谢旺盛而肾功能较差,易发生水和电解质紊乱;新生儿周围血红、白细胞计数和白细胞分类有其特点;小儿贫血时易恢复胎儿造血功能等。

(三) 病理

对同一致病因素所致的病理改变,儿童与成人有很大的不同。如由肺炎球菌所致的肺炎,婴儿常表现为支气管肺炎,而年长儿和成人则引起大叶性肺炎病变;维生素D缺乏对婴儿可引起佝偻病,而对成人可引起骨软化症;结核感染可引起小儿原发综合征,而成人可发生各种类型的结核病。

(四) 免疫

新生儿和婴幼儿的非特异性免疫、体液免疫和细胞免疫功能都不成熟,小儿的皮肤黏膜娇嫩,屏障机能差,淋巴系统发育尚未成熟,抗感染的能力低下。6个月以内的婴儿因通过胎盘来自母体的IgG而发生某些传染病的机会较少;6个月以后来自母体的SIgG逐渐降低,而自身产生IgG的能力逐渐增加,到6~7岁时可达到成人水平。因母体的IgM不能通过胎盘,而新生儿血清IgM浓度低,故新生儿易患革兰氏阴性细菌感染。婴幼儿时期SIgA和SIgG水平均较低,容易发生呼吸道和消化道感染。还有补体、趋化因子、调理素等其他体液因子的活性和白细胞的吞噬能力也较低。

(五) 营养代谢

小儿年龄越小,生长发育越快,对营养素的需要量相对越大,尤其对蛋白质和水的需要量相对比成人更大。

二、临床医学

(一) 疾病谱

小儿与成人疾病种类有很大的差别,如新生儿疾病常与围生期因素和先天遗传有关,感染性疾病中新生儿和婴幼儿占多数;小儿心血管疾病主要以先天性心脏病为主,而成人则以动脉粥样硬化性心脏病为主;小儿白血病中以急性淋巴细胞性白血病占多数,而成人则以粒细胞性白血病居多;1~3岁小儿中毒等突发事件发病率很高;耐药致病菌所引起的感染性疾病明显较多。此外,近年来病毒感染性疾病引发的重症并发症较致病菌感染所致并发症的表现更突出。

(二) 临床表现

儿科疾病的临床表现与成人有很大的区别,新生儿和年幼体弱儿对疾病的反应差,往往表现为体温不升、不吃、不哭、表情淡漠,且无明显定位症状和体征,不易被家长察觉,直到出现重度症状,如昏迷、抽搐时才被发现而急诊入院。新生儿败血症易并发化脓性脑膜炎,临床上仅有反应低下、吃奶差、体温不升等非特异性症状。婴幼儿易患急性感染性疾病,由于免疫功能不完善,感染容易扩散甚至发展成败血症,病情发展快,来势凶险。

(三) 诊断

小儿疾病的诊断务必通过了解病情的家长详细询问患儿的病史,对患儿进行认真仔细的体格检查以及必要的影像学和实验室检查。必须详细倾听家长陈述病史,虽然家长对病情的表述常有困难且不准确,但仍应认真结合不同年龄阶段的发病特点听取和分析。全面准确的体格检查对于儿科的临床诊断非常重要,有时甚至是关键性的。发病的年龄和季节,以及流行病学史往往非常有助于对某些疾病的诊断。不同年龄阶段的同一症状的发病原因可不同。不同年龄儿童的检验正常值常不相同。

(四) 治疗

儿科疾病的治疗包括病因治疗、对症治疗和支持疗法。针对病因制定出正确的治疗方案,给予有力的治疗。针对危急症状给予正确及时的对症治疗,如对高热的病人应给予积极的物理降温或药物降温,惊厥患儿应立即止惊;对早产儿、危重病儿和慢性疾病应给予支持疗法等综合治疗。不仅要重视对主要疾病的治疗,也不可忽视对各类并发症的治疗,有时并发症可能是致死的原因;还要重视护理,尤其是新生儿和昏迷病儿;还应注意对患儿及其家长进行心理支持,和患儿的家长进行沟通。

(五) 预防

大多数严重威胁人类健康的急性传染病已通过预防接种得到控制,但成人高血压、动脉粥样硬化引起的冠心病、糖尿病等都与儿童时期的饮食有关,成人的心理问题也与儿童时期的环境条件和心理卫生有关。通过遗传咨询和新生儿筛查可防止遗传性疾病的发生和发展。

(六) 预后

儿科疾病虽然来势凶猛,但及时处理,度过危重期后,恢复也较快,且较少转成慢性或留下后遗症。因此，临床上早期诊断和积极治疗就显得特别重要，不仅有助于患儿转危为安，也有益于患儿好的预后。

第三节 小儿年龄分期

从受精卵开始到青春期，小儿始终处在一个连续的动态生长发育过程中。在这个过程中，随着年龄的增长，从基础到临床，儿童在不同的年龄期表现出与年龄相关的规律性。根据小儿的解剖、生理、心理和疾病特点，将其人为地划分为7个年龄期。每个年龄期既有联系，又有区别。临床上要求儿科医生熟练掌握各年龄期的特点。

一、胎儿期

从受精卵形成到胎儿出生为止称为胎儿期(fetal period)，共40周。胎儿的周龄即为胎龄。临床上将胎儿期分为3个时期。① 妊娠早期(first trimester of pregnancy)：此期长12周，期间受精卵细胞不断分裂增长，各组织器官不断发育成形，期末胎儿基本形成。此期若受到感染、放射线、化学物质、遗传等不利因素的影响可引起先天畸形或死胎。② 妊娠中期(second trimester of pregnancy)：此期长16周(自第13周到第28周)，期间各器官迅速生长发育，功能逐渐成熟。胎龄28周的胎儿体重大约有1 000克，肺泡结构基本发育完善，具备气体交换功能。胎龄28周的早产儿成活的可能性较大。③ 妊娠晚期(third trimester of pregnancy)：此期长12周(自第29周到第40周)，此期胎儿体重增加迅速，主要是肌肉和脂肪发育。胎儿在母亲妊娠期间如受外界不利因素影响，如感染、放射性物质、创伤、滥用药物、毒品以及营养缺乏、严重疾病和心理创伤等，都可能影响胎儿的正常生长发育，导致流产、畸形或宫内发育不良等。

二、新生儿期

自胎儿娩出脐带结扎至28天的时期称为新生儿期(neonatal period)，此期包含在婴儿期内。此期小儿由宫内转到宫外生活，离开母体而独立生存，内外环境有巨大差异，再加上护理和喂养不当、分娩过程中损伤、宫内或产后感染，故发病率高，死亡率也高。先天性畸形也常在此期表现。

围生期(perinatal period)是指胎龄满28周到生后7天。此期包括妊娠后期、分娩过程和新生儿早期，是小儿经历巨大变化、生命遭受最大危险的时期。围生期死亡率是衡量一个国家或地区的卫生水平、产科水平和新生儿质量的重要指标，也是评价妇幼卫生工作的重要指标。

三、婴儿期

自出生脐带结扎到1周岁之前为婴儿期(infant period)，其中包括新生儿期。此期是生长发育极其迅速的时期,为第一高峰。此期对各种营养素的需求量相对较高,但各系统器官的生长发育不够成熟和完善,尤其是消化系统功能尚不完善,容易发生营养不良和消化紊乱。婴儿体内来自母体的抗体逐渐减少,自身的免疫功能尚未成熟,抗感染能力较弱,易发生各种感染和传染性疾病。

四、幼儿期

自满1周岁至3周岁为幼儿期(toddler's age)。此期体格生长发育速度较前减慢,智能发育迅速,活动范围扩大,接触社会事物逐渐增多,语言、思维和社交能力的发育日渐增强。此期小儿对危险的识别和自我保护能力都有限,因此意外伤害发生率非常高,应格外注意防护。营养的需求量仍然相对较高,而断乳和其他食物添加须在幼儿早期完成,因此适宜的喂养仍然是保持其正常生长发育的重要环节。

五、学龄前期

自3周岁至6~7岁入小学前为学龄前期(preschool age)。此期体格生长发育处于稳步增长状态,智能发育增快,理解力逐渐增强,好奇、好模仿,与同龄儿童和社会事物有了广泛的接触,知识面得以扩大,可用语言表达自己的思维和感情,自理能力和初步社交能力能够得到锻炼。此期小儿可塑性很强,应加强德育和智育方面的教育。

六、学龄期

自6~7岁上小学至青春期前为学龄期(school age)。此期儿童的体格生长速度相对缓慢,除生殖系统外,各系统器官外形均已接近成人。智能发育更加成熟,可以接受系统的科学文化教育。

七、青春期

青春期(adolescence)年龄范围女孩一般从11~12岁开始到17~18岁结束,男孩从13~14岁开始到18~20岁结束,亦称为中学学龄期。女孩的青春期开始年龄和结束年龄都比男孩早2年左右。青春期的进入和结束年龄存在较大个体差异,可相差2~4岁。此期儿童的体格生长发育再次加速,出现第二次高峰,同时生殖系统的发育也加速并渐趋成熟。但精神、行为和心理方面的问题开始增加,应加强德育和心理、生理卫生知识教育。

第四节 我国儿科学的发展与展望

我国儿科学的发展可分为古代儿科学(辛亥革命以前)、近代儿科学(辛亥革命以后)和现代儿科学(新中国诞生至今)三个时期。

一、古代儿科学

我国的中医儿科起源比西方要早得多,自扁鹊"为小儿医"以来已有两千四百余年。商代甲骨文中已有"龋"等专指小儿疾病的记载。长沙马王堆三号墓出土的战国时期的帛书医方中就有婴儿索痉、婴儿病痫等的记载。成书于公元前200多年前的《黄帝内经》中已经提出"十八以下为少,六岁以上为小"等儿科范围划分原则。秦代《史记·扁鹊仓公列传》中首次出现"小儿医"。东汉张仲景所著《伤寒杂病论》中描写了多种小儿疾病诊疗。东晋葛洪编撰的《肘后救卒方》描述了"天行斑疮"(天花)的症状和流行情况。隋朝巢元方所著《诸病源候论》已提出脐风为初生断脐不洁所致。唐朝孙思邈所著《备急千金要方》论述了小儿发育进程,喂养,惊痫、伤寒、咳嗽、癖结胀满和痈疽瘰疬等小儿疾病。宋朝钱乙的《小儿药证直诀》提出了四诊要领和五脏辨证体系。刘昉所著《幼幼新书》记载了育婴方法、新生儿疾病和发育异常的症状。陈文中的《痘疹方论》是我国第一部论痘专著。元朝曾世荣所著《活幼心书》对小儿保育、喂养和疾病诊治做了详细论述。明朝薛铠所著《保婴撮要》提出用烧灼脐带法预防脐风。李时珍的《本草纲目》包括了儿科药学。清朝张琰所著《种痘新书》较英国Jenner(1796)发明牛痘早半个多世纪。陈复正所著《幼幼集成》将小儿惊厥分为3大类分别诊治。沈金鳌所著《幼科释谜》汇集儿科诊法等各类疾病24门。吴瑭所著《温病条辨》对于开展小儿温病学研究具有重要作用。王清任所著《医林改错》描述了小儿解剖学。

二、近代儿科学

20世纪30年代西医儿科学在我国开始受到重视,国内开始兴办医学院校,至20世纪40年代儿科临床医疗初具规模,当时的工作重点在于诊治各种传染病和防治营养不良。由于儿科人才日趋紧缺,儿科学教育应运而生。1937年中华医学会儿科学会在上海成立;1943年,我国现代儿科学的奠基人诸福棠教授主编的《实用儿科学》首版问世,成为我国第一部大型儿科医学参考书,标志着我国现代儿科学的建立;高镜朗对儿童脚气病的研究卓有成效;祝慎之、范权等对豆浆喂养的研究成果为当时缺乏母乳喂养的婴儿提供了很好的解决办法。自19世纪初至20世纪末,西方儿科学的重大贡献主要在有效地防治传染病和营养不良方面,两者为当时儿童夭折的首要原因。多种传染病疫苗的研制成功使得儿童常见传染病的发生率明显下降,婴儿死亡率逐年减少。同时,由于抗生素的不断发展和广泛应用,儿童感染性疾病的发病率和死亡率也大幅度地下降。代乳食品和配方乳粉的研究和广泛使用拯救了大量儿童的生命,近年来大力提倡母乳喂养使得儿童的生长发育水平更进一步提高。

三、现代儿科学

中华人民共和国成立以后,党和政府对儿童的医疗卫生事业非常关心。1949年《中国人民政治协商会议共同纲领》中规定要"注意保护母亲、婴儿和儿童的健康"。在城乡各地建立和完善了儿科的医疗机构,并且按照预防为主的方针在全国大多数地区建立起儿童保健机构,同时普遍办起了各种形式的托幼机构。这些机构对于保障我国儿童的健康和提高儿童的生命质量起到了至关重要的作用。通过这些机构,儿童生长发育的监测、先天性遗传性疾病的筛查、疫苗的接种、"四病"的防治得以落实,儿童中常见病、多发病能够得到及时的诊治,发病率和死亡率逐年下降。新中国成立初期大城市婴儿死亡率大约为15%,农村更高,1959年降至7%,20世纪90年代中期为0.647%,2002年我国婴儿死亡率已降至0.47%,低于某些发达国家。1960年我国宣布消灭天花。1994年中国已成为无脊髓灰质炎的国家。20世纪70年代后期,中华儿科学会相继成立了各专业学科组。20世纪80年代,各省市成立了儿童医院、儿科研究所、儿科监护病房(PICU)和新生儿监护病房(NICU)。1991年,我国在国际上首次报道了血友病B患儿基因治疗获得成功。1950年,《中华儿科杂志》创刊。20世纪50年代末,京、沪、沈、渝等地高校开始设立儿科系。1960年全国第一本高等医药院校通用教材《儿科学》出版。1974年,我国恢复了国际儿科学会(IPA)会员资格。1978年,我国逐步恢复了儿科硕士、博士和博士后的培养体制,我国儿科事业走上了与国际接轨的道路。目前我国约有5.6万名儿科医师。

21世纪儿童健康面临的新的挑战主要有:

(1) 感染性疾病仍是威胁儿童健康的主要问题。结核病发病率在全球范围内回升,艾滋病等新的传染病在全世界范围内广泛传播,对儿童健康造成重大威胁。

(2) 儿童精神卫生将成为人们越来越关注的问题。新媒体的发展对儿童生长发育尤其是知识面的拓宽具有积极正面的作用,但其负面的作用也很大,电视、电影、录像和网络减少了儿童社交、学习和体育锻炼的机会,也传播了暴力和性的负面影响。

(3) 某些成人疾病,如高血压、糖尿病等在儿童期就要预防。

(4) 儿童意外伤害增加。

(5) 环境污染对儿童健康的损害。

(6) 儿童疾病的基因诊断和基因治疗。

(陈兰举　陈　岩)

第二章 生长发育

人的生长发育是指从受精卵形成到成人的成熟过程。生长(growth)是指儿童身体各器官、系统的长大,以形态变化来体现,是量变;发育(development)是指细胞、组织、器官的分化与功能成熟,是质变。生长和发育两者紧密相关,生长是发育的物质基础,生长发育反映身体器官、系统的成熟程度。

第一节 生长发育规律

儿童生长发育的速度及各器官、系统的发育顺序,都遵循一定的规律。

一、生长发育过程连续而又有阶段性

生长发育在整个儿童时期连续不断地进行,但不同年龄阶段生长发育的速度不同。体重和身长在生后第一年,尤其前三个月增加很快,第一年为出生后的第一个生长高峰;第二年以后生长速度逐渐减慢,至青春期生长速度又加快,出现第二个生长高峰(图2.1)。

二、各系统器官生长发育不平衡

人体各系统器官的发育顺序遵循一定规律,各系统器官生长发育的快慢不一样,有各自的特点。神经系统发育较其他系统早,脑在出生后2年发育较快;淋巴系统在儿童期迅速生长发育,于青春期前达高峰,以后逐渐下降;生殖系统发育较晚,在青春期发育加速。其他系统如心、肝、肾、肌肉的发育基本与体格生长相平行(图2.2)。

三、生长发育的一般规律

生长发育遵循由上到下、由近到远、由粗到细、由低级到高级、由简单到复杂的规律。如出生后运动发育的规律是:先抬头、后抬胸,再会坐、立、行(由上到下);从臂到手、从腿到脚的活动(由近到远);从全掌抓握到手指捏取(由粗到细);先画直线后画圆、其他图形(由简单到复杂);先会看、听,感觉事物、认识事物,发展到有记忆、思维、分析、判断(由低级到高级)。

四、生长发育的个体差异

儿童生长发育虽按一定规律发展,但也受遗传、环境的影响,存在较大的个体差异。因此,儿童的生长发育水平有一定的正常范围。所谓的正常值不是绝对的,评价时必须考虑个体的不同影响因素,才能做出正确的判断。

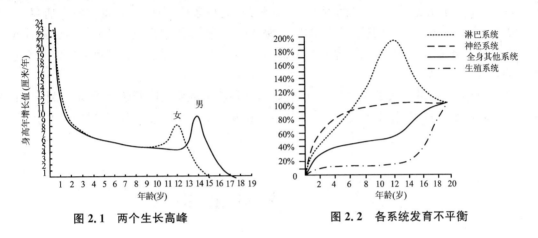

图 2.1　两个生长高峰　　　　　　图 2.2　各系统发育不平衡

第二节　影响生长发育的因素

一、遗传因素

细胞染色体所载基因是决定遗传的物质基础。小儿生长发育的特征、潜力、趋向都由父母双方的遗传因素所决定。肤色、头发的颜色、面型特征、身材高矮、性成熟的迟早、对营养素的需要量、对传染病的易感性、发生疾病的可能性以及能力的大小等都与种族、家族的遗传信息密切相关。遗传代谢缺陷病、内分泌障碍、染色体畸形等,更直接与遗传有关。性别不同也对生长发育有影响,男女生长发育的规律与特点不同。青春期开始前男孩的身高、体重较同龄女孩高、大,但女孩的语言、运动发育较男孩略早。

二、环境因素

1. 营养　从胎儿开始到出生后的生长发育,都需充足的营养素。当营养素供给充足,并且比例适当,有良好的生活环境时,小儿可正常生长发育。宫内营养不良的胎儿不仅体格生长落后,而且严重时还影响脑的发育。生后营养不良,特别是第1～2年的严重营养不良,可影响儿童体重、身高的增长及智能的发育,使身体免疫、内分泌、神经调节等功能低下。

2. 疾病　疾病对生长发育的影响十分明显。急性感染常使体重减轻;长期慢性疾病则影响体重和身高的增长;内分泌疾病常导致骨骼生长和神经系统发育迟缓;患先天性疾病,如先天性心脏病时生长迟缓。

3. 母亲情况 胎儿在宫内的发育受孕母生活环境、营养、情绪、疾病等各种因素的影响。母亲妊娠早期的病毒性感染可导致胎儿先天畸形;妊娠期严重营养不良可引起流产、早产和胎儿体格生长以及脑的发育迟缓;妊娠早期受到某些药物、X射线照射、环境中毒物和精神创伤的影响,可使胎儿发育受阻。

4. 生活环境 生活环境对儿童健康的重要作用往往易被家长和儿科医生忽视。良好的居住环境,如阳光充足、空气新鲜、水源清洁、无噪声、居住条件舒适,配合良好的生活习惯、科学的护理、良好的教养、体育锻炼、完善的医疗保健服务等,是促进儿童生长发育达到最佳状态的重要因素。随着社会的进步、生命质量的提高,生活环境的好坏在一定程度上决定儿童生长发育的状况。

综上所述,遗传潜力决定了生长发育的水平,这种潜力从受精卵开始就受到环境因素的作用与调节,表现出个人的生长发育模式。因此,生长发育水平是遗传与环境共同作用的结果。

第三节 体 格 生 长

一、体格生长常用指标

体格生长应选择易于测量、有较大人群代表性的指标来表示。一般常用的形态指标有体重、身高(长)、坐高(顶臀长)、头围、胸围、上臂围、皮下脂肪厚度等。

二、出生至青春前期的体格生长规律

1. 体重 体重(weight)为身体各器官、系统、体液的总重量,其中骨骼、肌肉、内脏、体脂、体液为主要成分。体重易于准确测量,是最易获得的反映儿童生长与营养状况的指标。因小儿体脂与体液变化较大,故小儿体重在体格生长指标中最易波动。儿科临床中常用体重计算药量、静脉输液量和营养素的需要量。

新生儿出生体重与胎次、胎龄、性别以及宫内营养状况有关。我国1995年9市城区调查结果显示,平均出生体重男婴为(3.3±0.4)kg,女婴为(3.2±0.4)kg,与世界卫生组织的参考值相近(男3.3 kg,女3.2 kg)。出生后体重增长应为胎儿宫内体重生长的延续。生后一周内如营养摄入不足,加之水分丢失、胎粪排出,可出现暂时性体重下降或称生理性体重下降。在生后3~4日下降达最低点(3%~9%),以后逐渐回升,至出生后第7~10日应恢复到出生时的体重。如果体重下降超过10%或至第10天还未恢复到出生时的体重,则为病理状态,应分析其原因。

随着年龄的增加,儿童体重的增长逐渐减慢。我国1975年、1985年、1995年调查资料显示,正常足月婴儿生后第一个月体重增加可达1.0~1.5 kg,生后3个月时的体重约等于出生时的2倍,是生后体重增长最快的时期,系第一个生长高峰;12个月龄时婴儿体重约为出生时的3倍(9 kg);生后第二年体重增加2.5~3.5 kg,2岁时体重约为出生时的4倍(12 kg);2岁

至青春前期体重增长减慢,年增长值约为 2 kg。

儿童体重的增长为非等速增加,进行评价时应以个体儿童自己体重增长的变化为依据,为便于医务人员计算小儿用药量和液体量,可选择以下公式估计体重:

$$<6 个月体重(kg) = 出生时体重 + 月龄 \times 0.7$$
$$7\sim 12 个月体重(kg) = 6 + 月龄 \times 0.25$$
$$2 岁至青春期体重(kg) = 年龄 \times 2 + 7(或 8)$$

或

$$3\sim 12 个月体重(kg) = (月龄 + 9)/2$$
$$1\sim 6 岁体重(kg) = 年龄 \times 2 + 8$$
$$7\sim 12 岁体重(kg) = (年龄 \times 7 - 5)/2$$

2. 身长　身长(standing height)指头部、脊柱与下肢长度的总和。多数 3 岁以下儿童应仰卧位测量,称为身长。立位与仰卧位测量值相差 1~2 cm。

身长的增长规律与体重相似。出生时身长平均为 50 cm,生后第一年身长增长 25 cm,前 3 个月身长增长 11~12 cm,1 岁时身长约为 75 cm;第二年身长增长速度减慢,2 岁时身长约为 85 cm;2 岁以后身长每年增长 5~7 cm(图 2.3)。如 2 岁以后每年身高增长低于 5 cm,为生长速度减慢。身长的增长受遗传、内分泌、宫内生长水平的影响较明显。

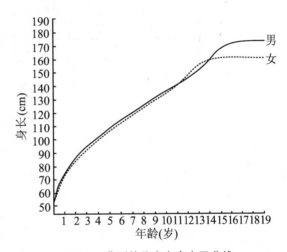

图 2.3　典型的儿童身高水平曲线

$$2\sim 12 岁身长(cm) = 年龄(岁) \times 7 + 70$$

3. 坐高(顶臀长)　坐高(sitting height)是头顶到坐骨结节的长度,代表头颅与脊柱的生长情况。与身长测量一致,3 岁以下儿童仰卧位测量顶臀长。

4. 头围　头围(head circumference)的增长与脑和颅骨生长有关。出生时头围为 32~34 cm,相对大;第一年前 3 个月头围的增长值(6 cm)约等于后 9 个月头围的增长值(6 cm),即 1 岁时头围约为 46 cm;生后第二年头围增长减慢,约增加 2 cm,2 岁时头围约为 48 cm;2~15 岁头围仅增加 6~7 cm。头围的测量在 2 岁以内最有价值。

头围的大小与小儿的身长有关,生后第一年头围约为(1/2 身长 + 10) cm。较小的头围常提示脑发育不良,头围增长过速往往提示脑积水。

5. 胸围　胸围(chest circumference)代表肺与胸廓的生长情况。出生时胸围为 32 cm,比头围小 1~2 cm。1 岁左右胸围约等于头围。1 岁至青春前期胸围应大于头围(约为头围 + 年龄 - 1 (cm))。1 岁左右头围与胸围的增长在生长曲线上形成头、胸围的交叉。我国男童头、胸围交叉时间为 15 个月龄,提示我国儿童胸廓生长较落后,除营养因素外,可能与不重视爬的训练和胸廓锻炼有关。

6. 上臂围　上臂围(upper arm circumference)代表肌肉、骨骼、皮下脂肪和皮肤的生长情况。1 岁以内上臂围增长迅速;1~5 岁增长缓慢,增加 1~2 cm。5 岁以下儿童可用左上臂围测量筛查营养状况:>13.5 cm 为营养良好;12.5~13.5 cm 为营养中等;<12.5 cm 为营养

不良。

7. 身体比例(proportion of body)与匀称性

(1) 头与身长比例：头在宫内与婴幼儿期领先生长，而躯干、下肢生长则较晚，生长时间也较长。这样，头、躯干、下肢长度的比例在生长进程中会发生变化。头长占身高的比例在婴幼儿为1/4，到成人后为1/8（图2.4）。

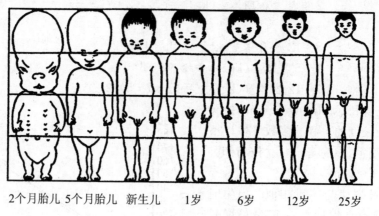

2个月胎儿　5个月胎儿　新生儿　1岁　6岁　12岁　25岁

图 2.4　头与身长比例

(2) 体形匀称：表示体型（形态）生长情况的比例关系，如身高体重（weight for height，W/H）、胸围/身长（身长胸围指数）、体重(kg)/身长(cm)×1 000（Quetelet 指数）、体重(kg)/[身长(cm)]^2（Kaup 指数）、年龄的体块指数（BMI/age）等。

(3) 身材匀称：以坐高（顶臀长）与身长的比例表示，反映下肢的生长情况。坐高（顶臀长）占身长的比例出生时约为 0.67，随后逐渐下降，到 14 岁时约为 0.53（表 2.1）。

表 2.1　1995 年 9 市城区男女儿童坐高与身长的比例

	出生		3个月		6个月		12个月		2岁		4岁		6岁	
	男	女	男	女	男	女	男	女	男	女	男	女	男	女
坐高(cm)	33.9	33.5	41.5	40.6	44.6	43.6	48.4	47.4	53.8	53.1	59.5	58.8	65.5	65.0
身长(cm)	50.4	49.8	63.0	61.6	69.2	67.6	77.3	75.9	89.1	88.1	103.7	102.8	117.9	117.1
坐高/身长	67.2%	67.3%	65.9%	65.9%	64.4%	64.5%	62.6%	62.5%	60.4%	60.3%	57.4%	57.2%	55.6%	55.5%

任何影响下肢生长的疾病，可使坐高（顶臀长）与身长的比例停留在幼年状态，如甲状腺功能低下与软骨营养不良。

(4) 指距与身高：指距指两上肢水平伸展时两中指尖的间距，代表上肢长骨的生成，正常时，指距略小于身长。如指距大于身长 1~2 cm，对诊断长骨的异常生长有参考价值，如蜘蛛样指（趾）（马凡综合征）。

三、青春期的体格生长规律

青春期（puberty）是儿童到成人的过渡期，体格生长受性激素等因素的影响，出现第二个高峰（peak height velocity，PHV），有明显的性别差异。男孩的身高增长高峰晚于女孩约

2年,且每年身高的增长值大于女孩,因此最终男孩比女孩高。一般说男孩骨龄为15岁,女孩骨龄为13岁时,身高生长达最终身高的95%。女孩在乳房发育(9~11岁)后,男孩在睾丸增大(11~13岁)后身高开始加速生长,1~2年生长达PHV,此时女孩身高平均每年增加8~9 cm,男孩为9~10 cm。在第二个生长高峰期,身高增加值约为最终身高的15%。PHV提前者,身高的增长停止较早。女性有耻骨与髂骨下部的生长与脂肪堆积,臀围加大。男性则有肩部增宽、下肢较长、肌肉增强等不同体形发育特点。

第四节 与体格生长有关的各系统的发育

一、骨骼发育

1. 头颅骨的发育 婴儿出生时颅骨缝稍有分开,于3~4月龄时闭合。前囟出生时为1~2 cm,以后随颅骨生长而增大,6月龄左右逐渐骨化而变小,在1~1.5岁时闭合(图2.5)。后囟出生时很小或已闭合,6~8周龄时闭合。前囟检查在儿科临床上很重要,如脑发育不良时头围小、前囟小或关闭早;甲状腺功能低下时前囟闭合延迟;颅内压增高时前囟饱满;脱水时前囟凹陷。

颅骨随脑发育而长大,且生长先于面部骨骼(包括鼻骨、下颌骨)。1~2岁后随牙齿萌出,频频出现咀嚼动作,面骨开始加速生长发育,鼻、面骨变长,下颌骨向前凸

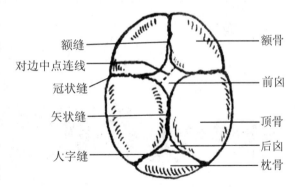

图2.5 小儿颅骨的发育

出,下颌角倾斜度减小,颜面比例发生变化,颅面骨由婴儿期的圆胖脸形变为儿童期的脸形。

2. 脊柱的发育 脊柱的增长反映脊椎骨的生长。生后第一年脊柱生长快于四肢,以后四肢生长快于脊柱。出生时脊柱无弯曲,仅呈轻微后凸。3个月左右抬头动作的出现使颈椎前凸;6个月后能坐,出现胸椎后凸;1岁左右开始行走,出现腰椎前凸。这样的脊椎自然弯曲至6~7岁才为韧带所固定。生理弯曲的形成与直立姿势有关,是人类的特征,有加强脊柱弹性作用。椎间盘的继续形成是青春期后期躯干继续增长的主要原因。

3. 长骨的发育 长骨的生长主要由长骨干骺端的软骨骨化,骨膜下成骨,使长骨增长、增粗,当骨骺与骨干融合时,标志长骨停止生长。

长骨干骺端的软骨次级骨化中心的出现可反映长骨生长成熟程度(图2.6)。用X射线检查测定不同年龄儿童长骨干骺端骨化中心出现的时间、数目、形态的变化,即为骨龄(boneage)。出生时腕部尚无骨化中心,股骨远端及胫骨近端已出现骨化中心。因此判断长骨的生长,婴儿早期应摄膝部X射线骨片,年长儿摄腕部X射线骨片(图2.7、图2.8)。骨生长明显延迟的儿童应加摄膝部X射线骨片。腕部骨化中心共10个,10岁时出全,1~9岁时数目为岁数+1。

骨生长与生长激素、甲状腺素、性激素有关。儿童患甲状腺功能低下症、生长激素缺乏症时骨龄明显延后；中枢性性早熟、患先天性肾上腺皮质增生症时骨龄超前。

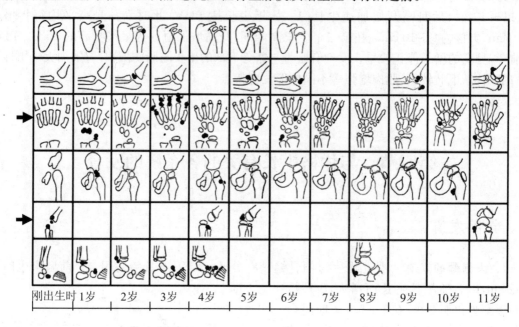

图2.6　骨化中心

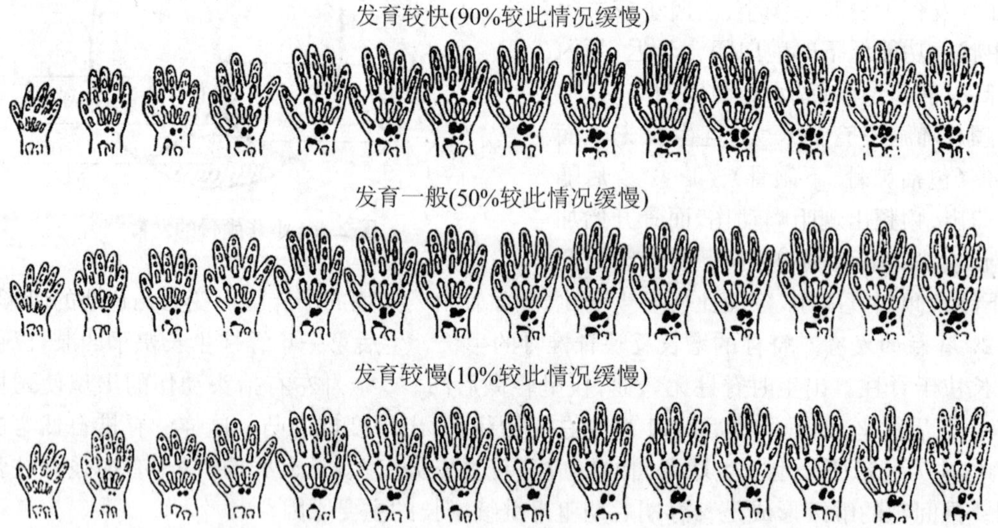

发育较快(90%较此情况缓慢)

发育一般(50%较此情况缓慢)

发育较慢(10%较此情况缓慢)

出生时　6月　1岁　1.5岁　2岁　2.5岁　3岁　3.5岁　4岁　4.5岁　5岁　5.5岁　6岁　6.5岁

图2.7　男孩手骨的正常发育图

二、牙齿发育

人一生有乳牙(20个)和恒牙(32个)两副牙齿。出生时乳牙已骨化,乳牙牙胞隐藏在颌骨中,被牙龈覆盖；恒牙的骨化从新生儿期开始,18～24个月时第三恒白齿已骨化。生后

4～10个月乳牙开始萌出,12个月后未萌出者为出乳牙萌出延迟。乳牙萌出顺序一般为下颌先于上颌,自前向后(图2.9),约于2.5岁时乳牙出齐。乳牙萌出时间个体差异较大,与遗传、内分泌、食物性状有关。

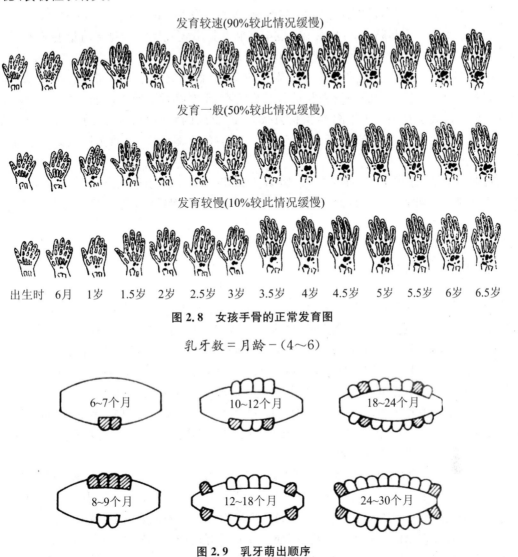

图2.8 女孩手骨的正常发育图

乳牙数＝月龄－(4～6)

图2.9 乳牙萌出顺序

6岁左右萌出第一颗恒牙;6～12岁乳牙逐个被同位恒牙替换,其中第1、2双尖牙代替第1、2乳磨牙;12岁萌出第二恒磨牙;17～18岁萌出第三恒磨牙(智齿),也有终生第三恒磨牙不萌出者。

出牙为生理现象,出牙时个别婴儿可发生低热、唾液增多、流涎及睡眠不安、烦躁等症状。咀嚼食物有利于牙齿生长。牙齿生长异常可见于外胚层生长不良、甲状腺功能低下等疾病。

三、脂肪组织与肌肉发育

1. **脂肪组织发育** 脂肪组织的生长主要表现为脂肪细胞数目的增加和体积增大。脂肪细胞数目增加从胎儿中期开始到1岁末达高峰,以后呈减速增加。2～15岁时脂肪细胞数目增加约5倍。脂肪细胞体积的增大从胎儿后期至出生时会增加1倍,以后逐渐减慢,学龄前期至青春期前期脂肪细胞大小变化不大。青春期生长加速时,脂肪细胞体积又增加。全身脂肪组织占体重的百分比与生长速度一致:出生时占体重的16%,第一年末增加至22%,以后逐渐下降,5岁为12%~15%,青春期第二个生长高峰时,女孩为24.6%,2倍于男孩。

皮下脂肪占全身脂肪的50%以上。皮下脂肪测量不仅可反映全身脂肪量的多少,还可间接判断体成分、体密度以及肥胖与营养不良的程度。

2. 骨骼肌的发育　胎儿期肌肉组织生长较差,出生后随着活动增加逐渐生长,基本与体重增加平行。出生后肌肉的生长主要是肌纤维增粗,5岁以后则肌肉增长明显。男孩肌肉占体重比例明显大于女孩。出生时婴儿肌肉张力较高,以四肢屈肌为最。随大脑皮层的发育,1~2个月后肌张力逐渐减退,一般上肢到2~2.5月龄,下肢到3~4月龄肌张力正常,肢体可自由伸屈活动。

肌肉的生长与营养状况、生活方式、运动量密切有关。从小让婴儿经常进行被动或主动性的运动,如俯卧、翻身、爬行、行走、体操、游戏等,可促进肌肉纤维增粗,增强肌肉活动能力和耐力。

四、生殖系统发育

分胚胎期性分化和青春期生殖器官、第二性征及生殖功能生长两个过程。胚胎期性分化从受精卵开始,Y染色体短臂决定胚胎的基因性别,在H-Y基因控制下原基生殖腺的髓层细胞迅速增殖,胚胎5~6周时形成胎儿睾丸,8~12周形成附睾、输精管、精囊、前列腺芽胚。46XX的合子因无H-Y基因,原基生殖腺髓层退化,胎儿12周后形成卵巢、输卵管、子宫。生殖系统的发育通过下丘脑-垂体促性腺激素-性腺轴(HPGA)调节。

青春期生长的年龄与第二性征出现顺序有很大个体差异。性早熟(precocious puberty)指女孩在8岁以前,男孩10岁以前出现第二性征,即青春期提前出现;女孩14岁以后,男孩16岁以后无第二性征出现为性发育延迟。

1. 男性生殖系统发育　男性生殖器官发育包括睾丸、附睾、阴茎的形态、功能和第二性征。出生时男婴睾丸大多已降至阴囊,约10%男婴的睾丸尚位于下降途中某一部位,一般1岁内都下降到阴囊,少数未降者称隐睾。第二性征生长主要表现为阴毛、腋毛、胡须、变声及喉结的出现。青春期以前睾丸体积不超过3 ml,长径不足2 cm,阴茎长度不足5 cm。青春期睾丸体积为18 ml(12~20 ml),长径约为4 cm,阴茎约为12 cm。在阴茎生长一年左右或第二个生长高峰之后(青春中期)男孩出现首次遗精,是男性青春期的生理现象,较女孩月经初潮晚约两年。按Tanner分期将男性生殖器官生长分成5个阶段。一般男性第二性征发育顺序依次是睾丸、阴茎、阴毛、腋毛、胡须、喉结、变声,全部经历2~5年。身高生长突增同时阴茎增大或睾丸增大两年后达生长高峰,此时,阴毛生长已处Ⅲ-Ⅳ阶段。

2. 女性生殖系统发育　女性生殖器官发育包括卵巢、子宫、输卵管、阴道的形态、功能和第二性征。一般女孩第二性征发育顺序依次是乳房、阴毛、初潮、腋毛。青春前期卵巢发育非常缓慢。青春期卵巢从原来的纺锤体状开始迅速增长逐渐成圆形,性功能开始发育。月经初潮时卵巢尚未完全成熟,重量仅为成人的1/3;性功能随卵巢成熟逐渐完善。月经初潮是性功能发育的主要标志,大多在乳房发育一年后(Ⅲ-Ⅳ阶段)或身长高峰之后。女性乳房发育按Tanner分期亦可分为5个阶段。X染色体任何部分缺失均使卵巢发育不良。

第五节 神经、心理发育

神经心理发育包括感知、运动、语言、情感、思维、判断、意志和性格等方面,以神经系统的发育和成熟为物质基础。

一、神经系统的发育

在胎儿期,神经系统(neurologic)的发育领先于其他各系统,新生儿脑重已达成人脑重的25%左右,此时神经细胞数目已与成人相同,但其树突与轴突少而短。出生后脑重的增加主要由于神经细胞体积增大和树突的增多、加长以及神经髓鞘的形成和发育。神经髓鞘的形成和发育在4岁左右完成,在此之前,尤其在婴儿期,各种刺激引起的神经冲动传导缓慢,且易于泛化,不易形成兴奋灶,儿童易疲劳而进入睡眠状态。

在胎儿期,脊髓下端在第2腰椎下缘,4岁时上移至第1腰椎,在进行腰椎穿刺时应注意。婴儿肌腱反射较弱,腹壁反射和提睾反射也不易引出,到1岁时才稳定。3~4个月前的婴儿肌张力较高,Kernig征可为阳性,2岁以下儿童Babinski征阳性亦可为生理现象。

二、感知觉的发育

1. **视感知(vision)发育** 新生儿已有视觉感应功能,瞳孔对光有反应,在安静清醒状态下可短暂注视物体,但只能看清15~20 cm内的事物。新生儿期后视感知发育迅速,1个月后可凝视光源,开始有头眼协调;3~4个月时喜看自己的手,头眼协调较好;6~7个月时目光可随上下移动的物体在垂直方向转动;8~9个月时开始出现视深度感觉,能看到小物体;18个月时已能区别各种形状;2岁时可区别垂直线与横线;5岁时已可区别各种颜色;6岁时视深度已充分发育。

2. **听感知(audition)发育** 出生时鼓室无空气,听力差;生后3~7日听觉已相当良好;3~4个月时头可转向声源,听到悦耳声时会微笑;7~9个月时能确定声源,区别语言的意义;13~16个月时可寻找不同响度的声源;4岁时听觉发育已经完善。听感知发育和儿童的语言发育直接相关,听力障碍如果不能在语言发育的关键期内或之前得到确诊和干预,则可因聋致哑。

3. **味觉和嗅觉发育**
(1) 味觉(taste):出生时味觉发育已很完善;4~5个月时甚至对食物轻微的味道改变已很敏感,为味觉发育关键期,此期应适时引入各类食物。
(2) 嗅觉(olfaction):出生时嗅觉中枢与神经末梢已发育成熟;3~4个月时能区别愉快与不愉快的气味;7~8个月时开始对芳香气味有反应。

4. **皮肤感觉的发育** 皮肤感觉(cutaneous sensation)包括触觉、痛觉、温度觉及深感觉等。触觉是引起某些反射的基础。新生儿眼、口周、手掌、足底等部位的触觉已很灵敏,而前臂、大腿、躯干的触觉则较迟钝。新生儿已有痛觉,但较迟钝,第2个月起才逐渐改善。出生时温度觉就很灵敏。

三、运动的发育

运动发育可分为大运动(包括平衡)和精细运动。初生时大脑皮层、锥体系统、新纹状体尚未发育完善,生后几周内的运动功能由间脑、丘脑、苍白球系统调节,因此动作缓慢,如蠕动样动作,动作多而肌张力高。婴儿的抬头、翻身、爬行、走等都随着脊髓的髓鞘化而变化。运动的发育规律是自上而下、由近到远、从不协调到协调、先正面动作后反向动作(图2.10)。

1. 平衡与大运动(gross motor)

(1) 抬头(lift head):新生儿俯卧时能抬头1~2秒;3个月时抬头较稳;4个月时抬头很稳,并转动自由(图2.10)。

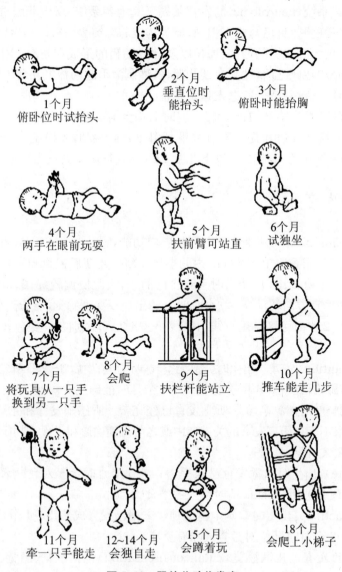

图 2.10　婴幼儿动作发育

(2) 坐(sitting)：6个月时能双手向前撑住独坐；8个月时能坐稳，并能左右转身。

(3) 翻身(roll over)：7个月时能有意识地从仰卧位翻身至俯卧位或从俯卧位翻身至仰卧位。

(4) 爬(creeps)：8～9个月时可用双上肢向前爬。

(5) 站(stand)、走(walk)、跳(skip)：8个月时可扶站片刻，10个月时扶走，11个月时可独自站立片刻，15个月时可独自走稳。初走时髋、膝、肘部微屈曲，以维持重心；行走时先足尖着地，走得较稳时则表现出双臂下摆、足跟-足尖行走。18个月时可跑和倒退走；24个月时可双足并跳；30个月时会独足跳。

2. 精细动作(fine motor) 3～4个月时握持反射消失；6～7个月时出现换手与捏、敲等探索性动作；9～10个月时可用拇、食指拾物，喜撕纸；12～15个月时学会用匙，乱涂画；18个月时能叠2～3块方积木；2岁时可叠6～7块方积木，会翻书。

四、语言的发育

语言(language)的发育要经过发音、理解和表达3个阶段。新生儿已会哭叫，以后咿呀发音；6月龄时能听懂自己的名字；12月龄时能说简单的单词，如"再见""没了"。18月龄时能用15～20个字，能指认并说出家庭主要成员的称谓；24月龄时能指认简单的人、物名和图片；到3岁时能指认许多物品名，并能说由2～3个字组成的短句；4岁时能讲述简单的故事情节。

五、心理活动的发展

1. 社会行为(personal-social behavior) 2～3个月时小儿以笑、停止啼哭等行为以及眼神和发音表示认识父母；3～4个月的婴儿开始出现社会反应性的大笑；7～8个月的小儿可表现出认生、对发声玩具感兴趣等行为；9～12个月时是认生的高峰；12～13个月时小儿喜欢玩变戏法和躲猫猫游戏；18个月的儿童逐渐有自我控制能力，成人在附近时可独自玩很久；2岁时不再认生，易与父母分开；3岁后可与小朋友做游戏。

2. 注意(attention)的发展 婴儿期以无意注意为主，随着年龄的增长逐渐出现有意注意。5～6岁后儿童能较好地控制自己的注意力。

3. 记忆(memory)的发展 记忆是将所学得的信息贮存和"读出"的神经活动过程，可分为感觉、短暂记忆和长久记忆3个不同的系统。长久记忆又分为再认和重现两种，再认是以前感知的事物在眼前重现时能被认识，重现是以前感知的事物虽不在眼前重现，但可在脑中重现。1岁内婴儿只有再认而无重现，随年龄的增长，重现能力亦增强。幼年儿童只按事物的表面特性记忆信息，以机械记忆为主。随着年龄的增加和理解、语言思维能力的加强，逻辑记忆逐渐发展。

4. 思维(thinking)的发展 1岁以后的儿童开始产生思维，在3岁以前只有最初级的形象思维；3岁以后开始有初步抽象思维；6～11岁以后儿童逐渐学会综合分析、分类比较等抽象思维方法，具有进一步独立思考的能力。

5. 想象(imagination)的发展 新生儿无想象能力；1～2岁儿童仅有想象的萌芽；学龄前期儿童仍以无意想象为主，有意想象和创造性想象到学龄期才迅速发展。

6. 情绪、情感(emotion)的发展 新生儿因生后不易适应宫外环境，较多处于消极情绪中,表现出不安、啼哭,而哺乳、抱、摇、抚摸等则可使其情绪愉快。婴幼儿情绪的表现特点是持续时间短暂、反应强烈、容易变化、外显而真实。随着年龄的增长,儿童对不愉快因素的耐受性逐渐增加,能够有意识地控制自己,使情绪趋向稳定。

7. **个性和性格(personality)的发展** 婴儿期由于一切生理需要均依赖成人,逐渐建立起对亲人的依赖性和信任感。幼儿时期已能独立行走,说出自己的需要,故有一定自主感,但又未脱离对亲人的依赖,常出现违拗言行与依赖行为相交替现象。学龄前期小儿生活基本能自理,主动性增强,但主动行为失败时易出现失望和内疚。学龄期开始正规学习生活,重视自己勤奋学习的成就,如不能发现自己的学习潜力将产生自卑情绪。青春期体格生长和性发育开始成熟,社交增多,心理适应能力增强但容易波动,在感情问题、伙伴问题、职业选择、道德评价和人生观等问题上处理不当时易发生性格变化。性格一旦形成即相对稳定。

8. **意志(will)的发展** 意志是人的心理和意识能动性的突出表现。新生儿没有意志,婴幼儿时期在某些行动中的表现是意志的最初形式。意志行为发展的标志就是儿童开始表现"自己来"的行动时。积极的意志品质有自觉性、坚持性、果断性、自制性。消极的意志品质有依赖性、顽固性和冲动性。年龄越小,积极的意志品质越差。培养儿童的积极意志与儿童发展创造性的思维活动、行为、个性以及学习能力密切相关。

(陈兰举 陈岩)

第三章　儿科疾病的诊断与治疗原则

第一节　儿科病史采集和体格检查

熟练掌握儿科的病史采集、记录和体格检查的内容、程序、方法以及分析判断等方面的特点、方法和技巧,是开展儿科临床诊疗工作的基础。仔细全面地采集病史、规范进行体格检查和正规书写病历对培养临床综合能力和确立疾病的诊断十分重要。临床实验室的发展和医疗诊断设备的更新为疾病的诊断提供了更多、更精确的手段。

一、病史采集和记录

病史采集的要点是重点问,认真听,从家长提供的信息中发现对病情诊断有用的线索,进行综合分析和总结。在病史询问过程中态度要和蔼亲切,语言要通俗易懂,要注重与家长的沟通,要关心家长与孩子,以取得家长和孩子的信任,同时要尊重家长和孩子的隐私并为其保密。病史采集包括如下内容:

(一) 一般内容

正确记录患儿的姓名,性别,年龄(采用实际年龄:新生儿记录天数,婴儿记录月数,1岁以上记录几岁几个月),种族,父母或抚养人的姓名、职业、年龄、文化程度、家庭住址及其联系方式(如电话),病史叙述者与病儿的关系以及病史的可靠程度。

(二) 主诉

主要症状或体征及其时间。例如:"间歇腹痛3天""持续发烧5天"。

(三) 现病史

为病历的主要部分,详细描述此次患病的主要症状、病情发展和诊治经过。要特别注意以下几点:① 要仔细询问主要症状的特征,如咳嗽的询问应包括:持续性还是间断性、剧烈还是轻咳、单声或连续性、阵发性咳嗽、有无鸡鸣样吼声、有无痰及其性状、咳嗽在一日中何时较重、有无任何伴随症状等;② 有鉴别意义的有关症状包括阴性症状,也要询问并记录在病史中;③ 病后小儿的一般情况,如精神状态、吃奶或食欲情况、大小便、睡眠等以及其他系统的症状;④ 已经做过的检查和结果;⑤ 已经进行治疗的病人要询问用药的情况,如药物名称、剂量、方法、时间、治疗的效果及有无不良反应等。

(四) 个人史

包括出生史、喂养史、生长发育史,根据不同的年龄和不同的疾病在询问时各有侧重详略。

1. **出生史**　第几胎第几产,是否足月、早产或过期产;生产方式,出生时有无窒息或产伤,

Apgar 评分,出生体重,母孕期情况等。新生儿、小婴儿、疑有中枢神经系统发育不全或智力发育迟缓等的患儿更应详细了解围生期有关情况。

2. 喂养史 母乳喂养还是人工喂养或部分母乳喂养,以何种乳品为主,配制方法,喂哺次数及量,断奶时间,添加其他食物的时间、品种及数量,进食及大小便情况。年长儿还应注意了解有无挑食、偏食及吃零食的习惯。了解喂养情况对患有营养性或消化系统疾病的儿童尤为重要。

3. 生长发育史 包括体格生长和神经心理发育两方面。常用的生长发育指标有:体重和身高以及增长情况,前囟闭合及乳牙萌出的时间等;发育过程中何时能抬头、会笑、独坐、走路;何时会叫爸爸、妈妈。学龄儿童还应询问在校学习成绩和行为表现等。

(五) 既往史

包括既往疾病史和预防接种史。

1. 既往患病史 需详细询问既往患过的疾病、患病时间和治疗结果;应着重了解传染病史,认真了解有无药物或食物过敏史。

2. 预防接种史 对常规接种的疫苗均应逐一询问。何时接受过何种预防接种,具体次数,有无反应。

(六) 家族史

家族中有无遗传性、过敏性或急慢性传染病患者。父母是否近亲结婚、母亲分娩情况、同胞的健康情况(死亡者应了解原因和死亡年龄)。

(七) 传染病接触史

疑为传染性疾病者,应详细了解可疑的接触史,包括患儿与疑诊或确诊传染病患者的关系、该患者的治疗经过和归转、患儿与该患者的接触方式和时间等。

二、体格检查

(一) 体格检查的注意事项

(1) 询问病史时就应该开始和患儿建立良好的关系,消除或减少其恐惧反应,取得患儿的信任和合作,并同时观察患儿的精神状态、对外界的反应及智力情况。

(2) 为增加患儿的安全感,检查时应尽量让孩子与亲人在一起,婴幼儿可坐或躺在家长的怀里检查,检查者应顺应患儿的体位。

(3) 检查的顺序可根据患儿当时的情况灵活掌握。由于婴幼儿注意力集中时间短,安静时先检查心肺听诊、心率、呼吸次数和腹部触诊等易受哭闹影响的部位;容易观察的部位次之,如四肢躯干骨骼、全身浅表淋巴结等;对患儿有刺激而患儿不易接受的部位最后查,如口腔、咽部等,有疼痛的部位也应放在最后检查。

(4) 检查时态度和蔼,动作轻柔,冬天时双手及所用听诊器胸件应先温暖;检查过程中既要全面仔细,又要注意保暖;对年长儿还要照顾他(她)们的害羞心理和自尊心。

(5) 对急症或危重抢救病例,应先重点检查生命体征或与疾病有关的部位,全面的体检最好在病情稍稳定后进行,也可边抢救边检查。

(6) 小儿免疫功能差,为防止交叉感染,检查前后均应清洗双手,使用一次性或消毒后的压舌板。

(二) 检查方法

1. 一般状况　询问病史的过程中,留心观察小儿的营养发育情况、神志、表情、对周围事物的反应、皮肤颜色、体位、行走姿势和孩子的语言能力等。

2. 一般测量　包括体温、呼吸、脉搏、血压、身长、体重、头围、胸围等。

(1) 体温：

① 腋下测温法：将消毒的体温表水银头放在小儿腋窝中,将上臂紧压腋窝,保持5～10分钟,36.0～37.2℃为正常。

② 口腔测温法：准确方便,保持3分钟,37.2℃为正常,适用于神志清楚而且配合的6岁以上的小儿。

③ 肛门内测温法：测温时间短、准确。小儿取侧卧位,下肢屈曲,将已涂满润滑油的肛表水银头轻轻插入肛门内3～4 cm,测温2分钟,36.5～37.5℃为正常,1岁以内小儿、不合作的儿童以及昏迷、休克患儿可采用此方法。

④ 耳内测温法：用耳温测定仪插入外耳道内,20秒左右。此法准确快速,不会造成交叉感染,可应用于各种情况的小儿,但仪器贵,临床目前比较少用。

(2) 呼吸、脉搏：应在小儿安静时进行。小儿呼吸频率可通过听诊或观察腹部起伏而得,也可将棉花少许置于小儿鼻孔边缘,观察棉花纤维的摆动而得,要同时观察呼吸的节律和深浅。对年长儿一般选择较浅的动脉如桡动脉来检查脉搏,婴幼儿最好检查股动脉或通过心脏听诊来检测。要注意脉搏的速率、节律、强弱及紧张度。各年龄组小儿呼吸脉搏正常值如表3.1所示。

表3.1　各年龄组小儿呼吸、脉搏

年　龄	呼吸(次/分)	脉搏(次/分)	呼吸：脉搏
新生儿	40～45	120～140	1：3
<1岁	30～40	110～130	1：(3～4)
2～3岁	25～30	100～120	1：(3～4)
4～7岁	20～25	80～100	1：4
8～14岁	18～20	70～90	1：4

(3) 血压：测量血压时应根据不同的年龄选择不同宽度的袖带,一般说来,袖带的宽度应为上臂长度的1/2～2/3。袖带过宽时测得的血压值较实际值偏低,过窄时则较实际值偏高。新生儿多采用多普勒超声监听仪或心电监护仪测定血压,简易潮红法也可用。不同年龄小儿血压的正常值可用公式推算：

$$收缩压(mmHg) = 80 + (年龄 \times 2)$$

舒张压应该为收缩压的2/3(mmHg与kPa的换算为：mmHg测定值÷7.5＝kPa值)。

3. 皮肤和皮下组织　应在自然光线下仔细观察身体各部位皮肤的颜色,有无苍白、黄染、发绀、潮红、皮疹、瘀点(斑)、脱屑、色素沉着,毛发有无异常,触摸皮肤的弹性,皮下组织及脂肪的厚度,有无水肿及水肿的性质。

4. 浅表淋巴结　包括淋巴结的大小、数目、活动度、质地、有无粘连和(或)压痛等。颈部、耳后、枕部、腹股沟等部位尤其要认真检查,正常情况下在这些部位可触及单个质软的黄豆大小的淋巴结,活动,无压痛。

5. 头部

(1) 头颅：观察大小、形状，必要时要测量头围；观察前囟大小及紧张度、有无凹陷或隆起；小婴儿要观察有无枕秃和颅骨软化、血肿或颅骨缺损等。

(2) 面部：观察有无特殊面容、眼距宽窄、鼻梁高低，注意双耳位置和形状等。

(3) 眼、耳、鼻：观察有无眼睑水肿、下垂、眼球突出、斜视、结膜充血、眼分泌物、角膜浑浊、瞳孔大小、形状、对光反应。检查双外耳道有无分泌物、局部红肿及外耳牵拉痛，若怀疑有中耳炎时应用耳镜检查鼓膜情况。观察鼻形，注意有无鼻翼扇动、鼻腔分泌物及通气情况。

(4) 口腔：观察口唇色泽有无苍白、发绀、干燥、口角糜烂、疱疹。口腔内颊黏膜、牙龈、硬腭有无充血、溃疡、黏膜斑、鹅口疮，腮腺开口处有无红肿及分泌物。检查牙齿数目及龋齿数以及舌质和舌苔颜色。咽部检查时医生一手固定小儿头部使其面对光源，一手持压舌板，在小儿张口时进入口腔，压住舌后根部，利用小儿反射性恶心暴露咽部的短暂时间，迅速观察双扁桃体是否肿大，有无充血、分泌物、脓点、伪膜及咽部有无溃疡、充血、滤泡增生、咽后壁脓肿等情况。

6. 颈部 颈部是否有抵抗或强直，有无斜颈、短颈或颈蹼等畸形，颈椎活动情况；甲状腺有无肿大，气管位置；颈静脉充盈及搏动情况，有无颈肌张力增高或弛缓等。

7. 胸部

(1) 胸廓：注意有无胸廓畸形，如鸡胸、漏斗胸、肋膈沟；胸廓两侧是否对称，心前区有无隆起，有无桶状胸；有无肋间隙饱满、凹陷、增宽或变窄、肋骨串珠等。

(2) 肺：注意呼吸频率和节律有无异常、呼吸困难和呼吸深浅改变；吸气性呼吸困难时可出现"三凹征"，即胸骨上窝、肋间隙和剑突下吸气时凹陷；呼气性呼吸困难时可出现呼气延长。叩诊时用力要轻或可用直接叩诊法（用两个手指直接叩击胸壁）。听诊时呈支气管肺泡呼吸音，应注意听腋下、肩胛间区及肩胛下区有无异常，因肺炎时这些部位较易听到湿性啰音。

(3) 心：望诊时观察心前区是否隆起，心尖冲动强弱和搏动范围。正常小儿搏动范围在 2~3 cm 之间。触诊主要检查心尖冲动的位置及有无震颤，并注意部位和性质（收缩期、舒张期或连续性）。通过叩心界可估计心脏大小、形状及其在胸腔的位置，3 岁以内婴幼儿一般只叩心脏左右界。叩左界时从心尖冲动点左侧起向右叩，听到浊音改变即为左界，记录为第几肋间左乳线外或内几厘米；叩右界时先叩出肝浊音界，然后在其上一肋间自右向左叩，有浊音改变时即为右界，以右胸骨线（胸骨右缘）外几厘米记录。各年龄小儿心界参考表 3.2 内容。小婴儿第一心音与第二心音响度几乎相等。随年龄的增长，心尖部第一心音较第二心音响，而心底部第二心音超过第一心音。小儿时期肺动脉瓣区第二心音比主动脉瓣区第二心音响（$P_2 > A_2$）。有时可出现吸气性第二心音分裂。学龄前期及学龄儿童常于肺动脉瓣区或心尖部听到生理性收缩期杂音或窦性心律不齐。

表 3.2 各年龄小儿心界

年 龄	左 界	右 界
<1 岁	左乳线外 1~2 cm	沿右胸骨旁线
2~5 岁	左乳线外 1 cm	右胸骨旁线与右胸骨线之间
5~12 岁	左乳线上或乳线内 0.5~1.0 cm	接近右胸骨线
>12 岁	左乳线内 0.5~1.0 cm	右胸骨线

8. 腹部 望诊时在新生儿或消瘦小儿常可见到肠型或肠蠕动波，新生儿应注意脐部有无

分泌物、出血、炎症、脐疝大小。触诊应尽量争取小儿的合作,可让其躺在母亲怀里或在哺乳时进行,检查者的手应温暖、动作轻柔,如小儿哭闹不止,可利用其吸气时做快速扪诊。检查有无压痛主要观察小儿表情反应,不能完全依靠小儿回答。正常婴幼儿肝脏可在右肋缘下1~2 cm处扪及,柔软无压痛;6~7岁后不应在右肋下触及。小婴儿偶可触及脾脏边缘。叩诊可采用直接叩诊或间接叩诊法。小儿腹部听诊有时可闻及肠鸣音亢进,如有血管杂音时应注意杂音性质、强弱及部位。

9. 脊柱和四肢 注意有无畸形、躯干与四肢比例和佝偻病体征,如"O"形或"X"形腿、手镯、脚镯样变、脊柱侧弯或后凸等;观察手、足指(趾)有无杵状指、多指(趾)畸形等。

10. 会阴肛门和外生殖器 观察有无畸形(如先天性无肛、尿道下裂、两性畸形)、肛裂;女孩有无阴道分泌物、畸形;男孩有无隐睾、包皮过长、过紧、鞘膜积液和腹股沟疝等。

11. 神经系统 根据病种、病情、年龄等选择必要的检查。

(1) 一般检查:观察小儿的神志、精神状态、面部表情、反应灵敏度、动作语言能力、有无异常行为等。

(2) 神经反射:新生儿期特有的反射,如吸吮反射、拥抱反射、握持反射是否存在;有些神经反射有其年龄特点,如新生儿和小婴儿期提睾反射、腹壁反射较弱或不能引出,但跟腱反射亢进,并可出现踝阵挛;2岁以下的小儿Babinski征可呈阳性,但一侧阳性,另一侧阴性则有临床意义。

(3) 脑膜刺激征:如颈部有无抵抗、Kernig征和Brudzinski征是否呈阳性。正常小婴儿由于在胎内时屈肌占优势,故生后头几个月Kernig征和Brudzinski征也可呈阳性。因此,在解释检查结果意义时一定要根据病情,结合年龄特点全面考虑。

第二节 儿科疾病的影像学诊断原则

近年来,小儿影像学诊断技术有了划时代的进展。继传统X射线之后,X射线计算机断层扫描技术于20世纪70年代应用于临床,20世纪80年代磁共振成像和PET-CT相继问世,还有超声诊断医学等,极大地提高了临床诊断水平,尤其是为中枢神经系统疾病诊断提供了直观、清晰的相关疾病的图像依据。

一、儿科放射线诊断技术

(一) 概述

X射线成像(X-ray imaging)分为传统X射线检查技术和数字X射线成像技术。

1. 传统X射线检查技术 传统X射线检查技术是1895年德国科学家伦琴发现了X射线之后应用于临床的,现在仍是临床诊断简单、实用的检查方法,可应用于各系统和人体各部位的检查。缺点是对小儿有X射线辐射,检查要严格掌握指征。

传统X射线成像检查方法分为常规检查、特殊检查和造影检查三大类。

(1) 常规检查:常规检查有透视和普通X射线摄影。

① 透视(fluoroscopy):透视适用于人体自身组织的天然对比较好的部位。胸部透视可观察肺、心脏和大血管;腹部透视观察有无肠道梗阻和膈下游离气体;骨关节透视主要观察有无骨折脱位及高密度异物,在透视下进行各种造影和介入。

② 普通 X 射线摄影(plain film radiography):普通 X 射线摄影是临床上最常用、最基本的检查方法,适用于人体的任何部位,所得照片称为平片(plain film)。

(2) 特殊检查:常用的有体层摄影、高千伏摄影、软 X 射线摄影和放大摄影等。

① 体层摄影(tomography):是使某一选定层面上组织结构的影像显示清晰,同时使层面以外的其他组织影像模糊不清的检查技术。常用于平片难以显示、重叠较多和较深部位的病变,有利于显示病变的内部结构、边缘、确切部位和范围等。随着 CT 的出现和重建技术的发展,体层摄影已很少应用。

② 高千伏摄影(high kilovoltage radiography):是用 120 kV 以上管电压产生穿透力较强的 X 射线以获得在较小的密度值范围内显示层次丰富的光密度影像照片的一种检查方法。

③ 软 X 射线摄影:40 kV 以下管电压产生的 X 射线,能量低,穿透力较弱,故称"软 X 射线"。通常由钼靶产生,故又称为钼靶摄影(molybdenum target radiography)。软 X 射线摄影常用于乳腺、阴茎、咽喉侧位等部位的检查。

④ 放大摄影:利用 X 射线几何投影原理使 X 射线影像放大,用于观察骨小梁等细微结构。

(3) 造影检查:普通 X 射线检查依靠人体自身组织的天然对比形成影像,对于缺乏自然对比的结构或器官,可将密度高于或低于该结构或器官的物质引入器官内或其周围间隙,人为地使之产生密度差别而形成影像,此即造影检查(contrast examination)。引入的物质称为对比剂(contrast media),也称造影剂。

2. 数字 X 射线成像技术　包括计算机 X 射线摄影、数字 X 射线摄影和数字减影血管造影。

(1) 计算机 X 射线摄影(computed radiography,CR):CR 是使用可记录并由激光读出 X 射线影像信息的成像板(imaging plate,IP)作为载体,经 X 射线曝光及信息读出处理,形成数字式平片影像。

(2) 数字 X 射线摄影(digital radiography,DR):DR 是在 X 射线电视系统的基础上,利用计算机数字化处理技术,使模拟视频信号经过采样和模/数转换后直接进入计算机形成数字化矩阵图像。包括硒鼓方式、直接数字 X 射线摄影和电荷耦合器件摄影机阵列等多种方式。

(3) 数字减影血管造影(digital subtraction angiography,DSA):DSA 是 20 世纪 80 年代继 CT 之后出现的一种医学影像学新技术,它将影像技术、电视技术和计算机技术与常规的 X 射线血管造影相结合,是数字 X 射线成像技术之一。基本设备包括 X 射线发生器、影像增强器、电视透视、高分辨率摄像管、模/数转换器、电子计算机和图像贮存器等。其基本原理是以 X 射线发生器发出的 X 射线穿过人体,产生不同程度的衰减后形成 X 射线图像,X 射线图像经影像增强器转换为视频影像,然后经电子摄像机将其转变为电子信号,再经对数增幅、模/数转换、对比度增强和减影处理,产生数字减影血管造影图像。

(二) 临床应用

X 射线技术对下列疾病可提供快速诊断。

1. 传统 X 射线检查技术的临床应用

(1) 呼吸系统:肺不发育和肺发育不全、肺透明膜病、湿肺病、吸入性肺炎、大叶性肺炎、支气管肺炎、金黄色葡萄球菌肺炎、支原体肺炎、间质性肺炎、肺囊肿、小儿肺结核、膈疝、纵隔气肿、脓胸、气胸与液气胸、胸腔积液、特发性肺含铁血黄素沉着症、气管支气管异物。

(2) 循环系统:常规摄取后前位和左侧位照片,摄片要求位置端正,心脏轮廓清晰,通过正位像可观察降主动脉及气管、主支气管,肺门及周围血管清晰可见。左侧位片可借助食管吞钡观察左心房,鉴别纵隔与大血管病变,观察下腔静脉与左心室关系。左前斜位照片指病儿向右旋转60°~70°的照片,适宜观察左右心室及右心房大小和主动脉弓(降)部全貌,右前斜位照片指令患儿向左旋转45°~55°同时吞钡的照片,观察左心房与食管关系,判断左心房大小并可观察右室流出道,肺动脉段突出程度。复杂型先天性心脏病例摄片应包括上腹部,便于肝、脾、胃位置的观察。

(3) 消化系统:先天性贲门失弛缓症、食管裂孔疝、幽门肥厚性狭窄、肠套叠、坏死性小肠结肠炎、先天性巨结肠。

(4) 泌尿系统:肾胚胎瘤(肾母细胞瘤或 Wilms 瘤)、神经母细胞瘤。

(5) 骨骼系统:软骨发育不全、佝偻病。

2. 高千伏摄影的应用　常用于胸部,能较好地显示气管、主支气管、肺门区支气管和被骨骼及纵隔重叠的结构和病灶。

3. CR 系统的临床应用　对骨结构、关节软骨及软组织的显示优于传统的 X 射线成像。能清晰显示听小骨、前庭、半规管等结构,并能准确判断鼻窦窦壁有无骨质破坏。CR 对肺部结节性病变的检出率及显示纵隔结构如血管及气管等方面优于传统 X 射线片,但在间质性病变和肺泡病变的显示上则不如传统 X 射线片。CR 在显示肠管积气、气腹和泌尿系结石等病变方面优于传统 X 射线摄影。

4. DR 的临床应用范围　DR 的临床应用范围与 CR 基本相同。

二、儿科 CT 诊断技术

(一) 概述

计算机体层摄影(computed tomography,CT)技术是由 Conmack AM 和 Hounsfied CN 发明的。显示的是人体某个断层的组织密度分布图,图像清晰,提高了病变的检出率和诊断准确率,应用于临床以来有了飞速发展。螺旋 CT 由单排发展到现在的 64 排,一次曝线可获多层信息,提高了 X 射线利用率,减少了曝线剂量,扫描覆盖面增大,扫描速度提高。CT 成像的基本原理是用 X 射线束对人体检查部位一定厚度的层面进行扫描,由探测器接收该层面上各个不同方向的人体组织对 X 射线的衰减值,经模/数转换输入计算机,通过计算机处理后得到扫描层面的组织衰减系数的数字矩阵,再将矩阵内的数值通过数/模转换,用黑白不同的灰度等级在荧光屏上显示出来,即构成 CT 图像。

(二) 临床应用

1. 平扫、增强扫描检查　平扫、增强扫描可检查以下疾病。

(1) 小儿颅脑疾病:脑裂畸形、脑灰质异位、胼胝体发育不全、透明隔发育畸形、小脑扁桃体延髓联合畸形;新生儿缺氧缺血性脑病、新生儿颅内出血、外部脑积水;先天性巨细胞病毒感染、先天性弓形体感染、先天性风疹感染、新生儿单纯疱疹病毒感染、病毒性脑炎、结核性脑膜炎。颅脑肿瘤:小脑幕上室管膜瘤、大脑半球原始神经外胚瘤或胚胎性肿瘤;小脑幕上脑室内肿瘤(脉络丛肿瘤、室管膜下巨细胞星形细胞瘤)、鞍上池及下丘脑-视交叉部位肿瘤(颅咽管瘤、下丘脑错构瘤)、松果体区肿瘤(生殖细胞瘤、畸胎瘤、松果体母细胞瘤)。

(2) 小儿胸部疾病：支气管囊肿、肺隔离症、特发性肺间质纤维化、朗格汉斯巨细胞组织细胞增生症、白血病、特发性肺含铁血黄素沉着症、肺炎、肺结核、前纵隔肿瘤（胸腺瘤、生殖细胞瘤）、中纵隔肿瘤（恶性淋巴瘤、气管囊肿）、后纵隔肿瘤（神经母细胞瘤、食管囊肿）。

(3) 小儿腹部CT诊断：肝母细胞瘤、肝脓肿、胆总管囊肿、先天性肝内胆管扩张、急性胰腺炎、胰腺囊肿、胰母细胞瘤、肾母细胞瘤、肾恶性横纹肌样瘤、肾上腺出血、肾上腺神经母细胞瘤。

2. 特殊扫描　特殊扫描可做如下诊断。

(1) 薄层扫描(thin slice scan)：是指扫描层厚≤5 mm的扫描，用于检查较小病灶或组织器官和三维重组后处理。

(2) 重叠扫描(overlap scan)：扫描时设置层距小于层厚，使相邻的扫描层面有部分重叠，避免遗漏小的病灶。

(3) 靶扫描(target scan)：对感兴趣区进行局部放大扫描的方法，可明显提高空间分辨率，主要用于肺小结节、内耳、垂体及肾上腺等小病灶或小器官的检查。

(4) 高分辨率CT(high-resolution CT，HRCT)扫描：采用薄层扫描、高空间分辨率算法重建及特殊的过滤处理，可取得有良好空间分辨率的CT图像，对显示小病灶及细微结构优于常规CT扫描。常用于肺部弥漫性间质性或结节性病变、垂体、内耳或肾上腺等检查。

三、儿科磁共振诊断技术

（一）概述

磁共振成像(magnetic resonance imaging，MRI)是利用原子核在磁场内共振所产生的信号经重建成像的一种成像技术，是无创性检查，无X射线辐射，且分辨率高。对新生儿缺氧缺血性脑病、脑先天畸形、血管性疾病、蝶鞍区及颅后窝等病变的诊断优于其他影像学方法。基本原理是通过对静磁场中的人体施加某种特定频率的射频脉冲，使人体组织中的氢质子受到激励而发生磁共振现象，当终止射频脉冲后，质子在弛豫过程中感应出MR信号，经过对MR信号的接收、空间编码和图像重建等处理过程，即产生MR图像。

（二）临床应用

1. 儿科磁共振成像临床常规应用　可用于诊断脑先天畸形，如胼胝体发育畸形；神经皮肤综合征，如神经纤维瘤病、结节硬化；脑血管畸形，如脑内动脉瘤、烟雾病。对颅内各种肿瘤的诊断具有明显优势。对溶酶体贮积病、线粒体脑肌病、颅内感染、多囊性脑软化、新生儿缺氧缺血性脑病、早产儿脑损伤、颅内出血、蛛网膜囊肿、脊髓肿瘤等神经系统病变的诊断给临床医生提供了可靠依据。MRI是其他影像学胸部病变检查的补充。MRI能显示纵隔的准确解剖结构，显示纵隔肿瘤的确大小、形态、轮廓、范围及肿瘤是否有液化坏死和出血，肿瘤与心脏大血管、气管和食管的关系。腹部MRI检查的适应证是肝、胆、胰肿瘤，胆总管囊肿，胆管闭锁，胰管畸形，腹膜后肿瘤，腹腔囊肿等。小儿泌尿系统磁共振水成像(MR urography，MRU)技术是近年发展起来的一项新技术，适用于小儿各种疾病尤其是泌尿系统积水性疾病的检查。还适用于肾脏、腹腔囊性疾病、肾脏肿瘤等的诊断。

2. 脉冲序列应用　常用的有自回旋波(spin echo，SE)序列、梯度回波(gradient echo，GRE)序列、反转恢复(inversion recovery，IR)序列等。

(1) SE序列：是临床上常用的成像序列。T_1WI适于显示解剖结构，也是增强检查的常规序列；T_2WI 更易于显示水肿和液体，而病变组织常含有较多水分。

(2) GRE 序列：是临床上常用的快速成像脉冲序列。主要用于屏气下腹部单层面快速扫描、动态增强扫描、血管成像、关节病变检查。

(3) IR 序列：主要用于获取重 T_1WI，以显示解剖，通过选择适当的反转时间可得到不同质子纵向磁化的显著差异，获得比 SE 脉冲系列更显著的 T_1 加权效果。

3. 脂肪抑制　短 T_1 高信号可来源于脂肪、亚急性期血肿、富含蛋白质的液体及其他顺磁性物质，采用 STIR 等特殊脉冲序列可将图像上由脂肪成分形成的高信号抑制下去，使其信号强度降低，即脂肪抑制，而非脂肪成分的高信号不被抑制，保持不变。

4. MR 血管成像（magnetic resonance angiography，MRA）　是使血管成像的 MRI 技术，一般无需注射对比剂即可使血管显影，安全无创，可多角度观察，但目前对小血管和小病变的效果还不够令人满意，还不能完全代替 DSA。

5. MR 水成像　是采用长 TR、很长 TE 获得重度 T_2 加权，从而使体内静态或缓慢流动的液体呈现高信号，而实质性器官和快速流动的液体如动脉血呈低信号的技术。通过最大强度投影重建，可得到类似于对含水器官进行直接造影的图像。目前常用于 MR 胆胰管成像、MR 尿路造影、MR 脊髓造影等。水成像具有无需对比剂、安全无创、适应证广、成功率高、可多方位观察等优点。

6. 磁共振功能成像（functional magnetic resonance imaging，fMRI）　是在病变还未出现形态变化之前，利用功能变化来形成图像，以进行疾病早期诊断或研究某一脑部结构功能的技术。主要包括弥散成像、灌注成像和皮质激发功能定位成像等。

四、儿科超声诊断技术

(一) 概述

超声（ultrasound）超声波为一种机械波，具有反射、散射、衰减及多普勒效应等物理特性，通过各种类型的超声诊断仪，将超声发射到人体内，其在传播过程中遇到不同组织和器官的分界面时，将发生反射或散射形成回声，这些携带信息的回声信号经过接收、放大和处理后，以不同形式将图像显示在荧光屏上，即为超声图像。其优点是无损伤、无辐射、方便，新生儿在暖箱内时即可操作。

(二) 临床应用

1. 儿科超声波常规应用　早产儿缺氧缺血性脑损伤包括：早产儿颅内出血、早产儿脑室周围白质软化、新生儿缺氧缺血性脑病、脑先天性畸形、颅内感染（包括宫内感染和生后感染）、肾脏肿块（包括肾母细胞瘤、婴儿型多囊肾、成人型多囊肾、肾积水）、肾上腺肿块（包括神经母细胞瘤、新生儿肾上腺出血）、肝脏肿块（包括肝母细胞瘤和肝癌、肝血管瘤、肝脓肿）、肝肿大（包括胆道闭锁和新生儿肝炎、脂肪肝、肝糖原累积病）、脾肿块（包括脾囊肿、脾脓肿、淋巴瘤）、其他囊性肿块（包括肠系膜囊肿、囊性畸胎瘤、肠重复囊肿、胆总管囊肿、卵巢囊肿、子宫阴道积液）、其他实质性肿块（包括淋巴瘤、横纹肌肉瘤）、急腹症（包括急性阑尾炎、肠套叠、肥厚性幽门狭窄、肠旋转不良）、腹腔脏器损伤等。

2. 病变的形态学研究　超声检查可获得各脏器的断面成像图，显示器官或病变的形态及组织学改变，对病变做出定位、定量及定性诊断。

3. 功能性检查　通过检测某些脏器、组织生理功能的声像图变化或超声多普勒图上的变化做出功能性诊断,如用超声心动图和多普勒超声检测心脏的收缩及舒张功能、用实时超声观察胆囊的收缩和胃的排空功能。

4. 器官声学造影 是将某种物质引入靶器官或病灶内以提高图像信息量的方法。此技术在心脏疾病的诊断方面已经取得良好效果,能够观察心脏分流、室壁运动和心肌灌注情况,测定心肌缺血区或心肌梗死范围及冠状动脉血流储备。目前此技术已推广至腹部及小器官的检查。

5. 介入性超声的应用 包括内镜超声、术中超声和超声引导下进行经皮穿刺、引流等介入治疗。高能聚焦超声还可用来治疗肿瘤等病变。

五、儿科核素诊断技术

(一) 儿科 SPECT 诊断技术

1. 概述 单光子发射型计算机断层(single photon emission computed tomography, SPECT)放射性药物引入人体内后,与脏器或组织相互作用,参与体内代谢过程,被脏器或组织吸收、分布、浓聚和排泄。放射性核素在自发衰变过程中能够发射出射线,如 γ 射线,能够被 γ 照相机等显像仪器定量检测到并形成图像,从而获得核素或核素标记物在脏器和组织中的分布代谢规律,达到诊断疾病的目的。

由于小儿处于生长发育阶段,对辐射敏感,特别是骨髓及生殖腺受辐射影响较大,故应选择半衰期短、不含 β 射线、γ 射线能量低且能从体内迅速排出的放射性药物,而且显像前一定要用复方碘溶液或过氯酸钾封闭甲状腺。检查前 2 天开始服药,根据所用放射性碘的剂量多少,可服 3~5 天。放射性药物的剂量可根据体重或年龄计算,按年龄计算(Webster)公式为

$$小儿剂量 = (年龄+1)/(年龄+7) \times 成人剂量$$

2. 临床应用

(1) 临床一般应用:临床可应用于癫痫灶定位以及急性小儿偏瘫综合征、病毒性脑炎、川崎病、心肌炎、肺栓塞、先天性肾畸形、先天性胆道畸形、小儿肿瘤等的诊断。

(2) 静态显像(static imaging):当显像剂在器官组织或病变内达到分布平衡时所进行的显像称静态显像。多用来观察脏器和病变的位置、形态、大小和放射性分布,也可根据一定的生理数学模型,计算出一些定量参数,定量研究脏器的局部功能和局部代谢。

(3) 动态显像(dynamic imaging):显像剂引入人体后以一定速度连续或间断地多幅成像,用以显示显像剂随血流流经或灌注脏器,或被器官不断摄取与排泄,或在器官内反复充盈和射出等过程所造成的脏器内放射性在数量或位置上随时间而发生的变化,称为动态显像。

(4) 局部显像(regional imaging):指显影范围仅限于身体某一部位或某一脏器的显像。

(5) 全身显像(whole body imaging):显像装置沿体表从头到脚匀速运动,依序采集全身各部位的放射性并显示成为一帧影像称为全身显像。常用于全身骨骼显像、全身骨髓显像、探寻肿瘤或炎症病灶,有重要的临床价值。

(6) 平面显像(planar imaging):将放射性显像装置的放射性探头置于体表一定位置,显示某脏器的影像称为平面显像。

(7) 断层显像(section imaging):用特殊的放射性核素显像装置在体表自助连续或间断采集多体位的平面影像数据,再通过计算机重建称为各种断层影像。有助于检出较小病变和

进行较为精确的定量分析。

（8）阳性显像（positive imaging）：又称热区显像，指在静态显像上以放射性增高为异常的显像，如肝血池显像、骨骼显像、放射免疫显像。

（9）阴性显像（negative imaging）：又称冷区显像，指在静态显像上以放射性减低为异常的显像，如心肌灌注显像、肝显像、肾显像等。

（二）儿科 PET/PET-CT 诊断技术

1. 概述　正电子发射型计算机体层摄影（positron emission tomography，PET）是正负电子湮没所发出的成对光子的复合检测。通过将 ^{11}C、^{13}N、^{15}O、^{18}F 等核素标记在人体所需营养物质（如葡萄糖、氨基酸、水、氧等）或药物上，PET 可从体外无创、定量、动态观察这些物质进入人体后的生理、生化变化，追踪引入体内正电子放射性药物的生物学分布情况，从而揭示脏器、组织、细胞、分子内的放射性药物分布及动态变化过程，以此诊断疾病和研究生命活动规律。PET-CT 是将专用型 PET 和高档多排螺旋 CT 组合在一起的仪器，扩大了图像信息量，有利于疾病的定位、定性和定量诊断。

2. 临床应用

（1）临床一般应用：原发性癫痫在 PET 显像上表现为发作期葡萄糖代谢率升高，放射性异常浓聚；发作间期葡萄糖代谢率降低，放射性稀疏、缺损。结合发作期与发作间期显像，对原发性癫痫诊断的灵敏度和特异性接近 90%，^{18}F-FDG PET 在致痫灶定位的诊断上有独特的优势。其他还有川崎病、心肌病、新生儿心脏大动脉转位、脑肿瘤、淋巴瘤、原发性骨髓瘤、神经母细胞瘤、感染性炎症等，也可利用 PET 显像进行诊断。

（2）PET 在肿瘤中的应用：有助于异常肿块良恶性鉴别及恶性程度的判断；肿瘤病程分期及患者预后的评价；临床治疗效果的评价与肿瘤耐药的评价；鉴别肿瘤治疗后残存组织的性质，即局部病灶已坏死或仍有存活的肿瘤；肿瘤复发的早期判断及复发或转移诊断和转移病灶定位及组织活检部位的选择。

（3）PET 在神经系统疾病中的应用：① ^{18}FDG PET 显像结果对脑肿瘤的病理分型，良恶性的鉴别和分级、分期，肿瘤复发和放疗、化疗坏死的鉴别等有重要价值。② PET 还可研究脑缺血和梗死时的参数，如局部脑血流量、局部脑氧代谢、氧摄取分数和局部脑血容量等血流代谢定量指标，从而为脑血管病的早期诊断、及时治疗和预后评估等方面提供依据。③ PET 显像不仅能发现癫痫患者的发作病灶，为手术切除提供定位，而且还能探讨癫痫发作的机制。应用受体显像可以研究脑功能化学机制的变化，为精神分裂症、早老性痴呆等疾病的早期诊断提供客观依据。

（4）PET 在心脏病中的应用：可进行心肌血流灌注、心肌葡萄糖代谢、心肌脂肪酸代谢、心肌神经受体等方面的显像。对冠心病诊断、心肌梗死范围和大小的测定、心肌缺血、心肌病的研究评价及手术后疗效评价等都有极准确的诊断，是目前其他显像手段所无法达到的高准确性、高定量性显像。

第三节　儿科疾病的治疗原则

儿童阶段是一个生长发育的连续过程，不同年龄阶段的小儿在生理、病理和心理特点上各异,在发病原因、疾病过程和转归等方面与成年人更有不同之处,因此在疾病的治疗和处理上须充分考虑年龄因素。由于小儿起病急,变化快,容易并发一个甚至多个器官或系统病变,故治疗措施既要适时、全面,又要仔细、突出重点。

一、护理的原则

在疾病治疗过程中,儿科护理是极为重要的一个环节,许多治疗操作均通过护理工作来实施。良好的护理在促进患儿康复中起着很大的作用。

(一) 细致的临床观察

临床所观察到的患儿不典型的或细微的表现,都应考虑其可能存在的病理基础。如婴儿哭闹可以是正常的生理要求,也可能是疾病的表现,细致的观察是鉴别两者的关键。

(二) 合理的病室安排

病室要整齐、清洁、安静、舒适,空气新鲜、流通,温度适宜。为提高治疗和护理的质量,可按年龄、病种、病情轻重和护理要求合理安排病房及病区:① 按年龄分病区,如新生儿和早产儿病室、年长儿病室、小婴儿病室等;② 按病种分病区,将同类病儿集中管理,传染病则按病种隔离;③ 按病情分病房,重危者收住抢救监护病室,恢复期病儿可集中一室。

(三) 规律的病房生活

保证充足的睡眠和休息很重要,观察病情应尽量不影响患儿的睡眠,尽可能集中时间进行治疗和诊断操作,定时进餐。

(四) 预防医源性疾病等

(1) 防止交叉感染:医护人员在接触患儿之前、之后均应洗手,病室要定时清扫、消毒。

(2) 防止医源性感染:正确、规范地应用导尿、穿刺等各种治疗方法,定时检查消毒设备,防止感染的发生。

(3) 防止意外的发生:医护人员检查、处理完毕后要及时拉好床栏,所用物品如体温表、药杯等用毕即拿走,以免小儿玩耍误伤。喂药喂奶要将婴儿抱起,避免呛咳、呕吐引起窒息。

二、饮食治疗原则

根据病情选择适当的饮食有助于治疗和康复;不当的饮食可使病情加重,甚至危及生命。

(一) 乳品

(1) 稀释乳:供新生儿、早产儿食用。

(2) 脱脂奶:半脱脂或全脱脂奶,脂肪含量低,只供腹泻时或消化功能差者短期食用。

(3) 酸奶:牛乳加酸或经乳酸杆菌发酵成酸奶,其蛋白凝块小、易消化,供腹泻及消化力弱的病儿食用。

(4) 豆奶:适用于乳糖吸收不良和牛乳过敏的小儿。

(5) 无乳糖奶粉(不含乳糖,含蔗糖、葡萄糖聚合体、麦芽糖糊精、玉米糊浆):长期腹泻、有乳糖不耐受的婴儿应使用无乳糖奶粉。

(6) 低苯丙氨酸奶粉:用于确诊为苯丙酮尿症的婴儿。

（二）一般膳食

(1) 普通饮食：采用易消化、营养丰富、热能充足的食物。

(2) 软食：将食物烹调得细、软、烂，介于普通饮食和半流质饮食之间，如稠粥、烂饭、面条、馒头、肉末、鱼羹等，使之易于消化，供消化功能尚未完全恢复或咀嚼能力弱的病儿。

(3) 半流质饮食：呈半流体状或羹状，介于软食和流质饮食之间，由牛乳、豆浆、稀粥、烂面、蒸蛋羹等组成，可另加少量饼干、面包，适用于消化功能尚弱、不能咀嚼吞咽大块固体食物的病儿。

(4) 流质饮食：全部为液体，如牛乳、豆浆、米汤、蛋花汤、藕粉、果汁、牛肉汤等，不需咀嚼就能吞咽，且易于消化吸收，适用于高热、消化系统疾病、急性感染、胃肠道手术后病儿，亦用于鼻饲。流质饮食供热能与营养素均低，只能短期应用。

（三）特殊膳食

(1) 少渣饮食：纤维素含量少，对胃肠刺激性小，易消化，适用于胃肠感染、肠炎病儿。

(2) 无盐及少盐饮食：无盐饮食即每日食物中含盐量在 3 g 以下，烹调膳食不另加食盐。少盐饮食则每天额外供给 1 g 氯化钠，供心力衰竭和肝、肾疾病导致的水肿患儿食用。

(3) 贫血饮食：每日增加含铁食物，如动物血、动物肝、各种肉类等。

(4) 高蛋白膳食：在一日三餐中添加富含蛋白质的食物，如鸡蛋、鸡肉、瘦肉、肝或豆制品等，适用于营养不良、消耗性疾病患儿。

(5) 低脂肪饮食：膳食中不用或禁用油脂、肥肉等，适用于肝病患儿。

(6) 低蛋白饮食：膳食中减少蛋白质含量，以碳水化合物如马铃薯、甜薯、水果等补充热量，用于尿毒症、肝性脑病和急性肾炎的少尿期患儿。

(7) 低热能饮食：一日三餐的普通饮食中减少脂肪和碳水化合物的含量，又要保证蛋白质和维生素的需要量，可选用鱼、蛋、豆类、蔬菜和瘦肉等，供单纯性肥胖症的小儿。

(8) 代谢病专用饮食：如不含乳糖食物用于半乳糖血症病儿、糖尿病患儿饮食等。

（四）检查前饮食

在进行某些化验检查前对饮食有特别的要求，如：

(1) 潜血膳食：连续 3 天食用不含肉类、动物肝脏、血和绿叶蔬菜等的饮食，用于消化道出血的检查。

(2) 胆囊造影膳食：用高蛋白、高脂肪膳食如油煎荷包蛋等，使胆囊排空，以检查胆囊和胆管功能。

(3) 干膳食：食用米饭、馒头、鱼、肉等含水分少的食物，以利于尿浓缩功能试验和爱迪氏计数等检查。

（五）禁食

因消化道出血或术后等原因不能进食的小儿，应注意静脉供给热量并注意水、电解质平衡。

三、药物治疗原则

药物是治疗疾病的一个重要手段，而药物的过敏反应、副作用和毒性作用常对机体产生不良影响。生长发育中的小儿因器官功能发育尚不够成熟健全，对药物的毒副作用较成年人更为敏感。小儿疾病多变，选择药物须慎重、确切，更要求剂量恰当，因此必须充分了解小儿药物治疗的特点,掌握药物性能、作用机制、毒副作用、适应证和禁忌证以及精确的剂量计算和适当的用药方法。

(一) 儿科药物治疗的特点

由于药物在体内的分布受体液的 pH、细胞膜的通透性、药物与蛋白质的结合程度、药物在肝脏内的代谢和肾脏排泄等因素的影响,小儿时期的药物治疗具有下述特点:

1. **药物在组织内的分布因年龄而异** 如巴比妥类、吗啡、四环素在幼儿脑中的浓度明显高于年长儿。

2. **小儿对药物的反应因年龄而异** 吗啡对新生儿呼吸中枢的抑制作用明显高于年长儿,麻黄碱使血压升高的作用在未成熟儿中却低得多。

3. **肝脏解毒功能不足** 特别是新生儿和早产儿,肝脏系统发育不成熟,对某些药物的代谢延长,药物的半衰期延长,增加了药物的血浓度和毒性作用。

4. **肾脏排泄功能不足** 新生儿,特别是未成熟儿的肾功能尚不成熟,药物及其分解产物在体内滞留的时间延长,增加了药物的毒副作用。

5. **先天遗传因素** 要考虑家族中有遗传病史的患儿对某些药物的先天性异常反应。对家族中有药物过敏史者要慎用某些药物。

(二) 药物选择

选择用药的主要依据是小儿年龄、病种和病情,同时要考虑小儿对药物的特殊反应和药物的远期影响。

1. **抗生素** 小儿容易患感染性疾病,故常用抗生素等抗感染药物。儿科工作者既要掌握抗生素的药理作用和用药指征,更要重视其毒副作用的一面。对个体而言,除抗生素本身的毒副作用以外,过量使用抗生素还容易引起肠道菌群失衡,使体内微生态紊乱,引起真菌或耐药菌感染;对群体和社会来讲,广泛、长时间地滥用广谱抗生素,容易产生微生物对药物的耐受性,进而对人们的健康产生极为有害的影响。临床应用某些抗生素时必须注意其毒副作用,如肾毒性、对造血功能的抑制作用等。

2. **肾上腺皮质激素** 短疗程常用于过敏性疾病、重症感染性疾病等;长疗程则用于治疗肾病综合征、血液病、自身免疫性疾病等,哮喘,某些皮肤病则提倡局部用药。在使用中必须重视其副作用:① 短期大量使用可掩盖病情,故诊断未明确时一般不用;② 较长期使用可抑制骨骼生长,影响水、盐、蛋白质、脂肪代谢,也可引起血压增高和库欣综合征;③ 长期使用除以上副作用以外,尚可导致肾上腺皮质萎缩,可降低免疫力使病灶扩散;④ 水痘患儿禁用激素,以防加重病情。

3. **退热药** 一般使用对乙酰氨基酚和布洛芬,剂量不宜过大,可反复使用。

4. **镇静止惊药** 在患儿高热、烦躁不安、剧咳不止等情况下可考虑给予镇静药。发生惊厥时可用苯巴比妥、水合氯醛、地西泮等镇静止惊药,婴儿不宜使用阿司匹林,以免发生 Reye 综合征。

5. **镇咳止喘药** 婴幼儿一般不用镇咳药,多用祛痰药口服或雾化吸入,使分泌物稀释,易于咳出。哮喘病儿提倡局部吸入 β_2 受体激动剂类药物,必要时也可用茶碱类,但新生儿、小婴儿慎用。

6. **止泻药与泻药** 对腹泻患儿不主张用止泻药,除用口服补液疗法防治脱水和电解质紊乱外,可适当使用保护肠黏膜的药物,或辅以含双歧杆菌或乳酸杆菌的制剂以调节肠道的微生态环境。小儿便秘一般不用泻药,多采用调整饮食和松软大便的通便法。

7. **乳母用药** 阿托品、苯巴比妥、水杨酸盐等药物可经母乳影响哺乳婴儿,应慎用。

8. **新生儿、早产儿用药** 幼小婴儿的肝、肾等代谢功能均不成熟,不少药物易引起毒副反应,如磺胺类药、维生素 K_3 可引起高胆红素血症,氯霉素引起"灰婴综合征"等,故应慎重。

(三) 给药方法

根据年龄、疾病及病情选择给药途径、药物剂型和用药次数,以保证药效和尽量减少对病儿的不良影响。在选择给药途径时应尽量选用患儿和患儿家长可以接受的方式给药。

1. **口服法** 是最常用的给药方法。幼儿用糖浆、水剂、冲剂等较合适,也可将药片捣碎后加糖水吞服,年长儿可用片剂或药丸。小婴儿喂药时最好将小儿抱起或头略抬高,以免呛咳时将药吐出。病情需要时可采用鼻饲给药。

2. **注射法** 注射法比口服法奏效快,但对小儿刺激大,肌肉注射次数过多还会造成臀肌挛缩,影响下肢功能,故非病情必需不宜采用。肌肉注射部位多选择臀大肌外上方;静脉推注多在抢救时应用;静脉滴注应根据年龄大小、病情严重程度控制滴速。在抗生素应用时间较长时,提倡使用续贯疗法,以提高疗效和减少抗生素的副作用。

3. **外用药** 以软膏为多,也可用水剂、混悬剂、粉剂等。要防止小儿用手抓摸药物,误入眼、口引起意外。

4. **其他方法** 雾化吸入常用;灌肠法小儿采用不多,可用缓释栓剂;含剂、漱剂很少用于小龄儿,年长儿可采用。

(四) 药物剂量计算

儿科用药剂量较成人更须准确。可按以下方法计算:

1. **按体重计算** 是最常用、最基本的计算方法,可算出每日或每次需用量:

$$每日(次)剂量 = 病儿体重(kg) \times 每日(次)每千克体重所需药量$$

须连续应用数日的药,如抗生素、维生素等,都按每日剂量计算,再分 2~3 次服用;而临时对症用药如退热、催眠药等,常按每次剂量计算。病儿体重应以实际测得值为准。年长儿按体重计算如已超过成人量则以成人量为上限。

2. **按体表面积计算** 此法较按年龄、体重计算更为准确,因其与基础代谢、肾小球滤过率等生理活动的关系更为密切。小儿体表面积计算公式为

$$小于 30 \text{ kg} 小儿的体表面积(m^2) = 体重(kg) \times 0.035 + 0.1$$

$$大于 30 \text{ kg} 小儿的体表面积(m^2) = [体重(kg) - 30] \times 0.02 + 1.05$$

3. **按年龄计算** 剂量幅度大、不需十分精确的药物,如营养类药物等可按年龄计算,比较简单易行。

4. **从成人剂量折算** 此法仅用于未提供小儿剂量的药物,所得剂量一般都偏小,故不常用。

$$小儿剂量 = 成人剂量 \times 2 \times 小儿体重(kg)/100$$

采用上述任何方法计算的剂量,还必须与病儿具体情况相结合,才能得出比较确切的药物用量,如新生儿或小婴儿肾功能较差,一般药物剂量宜偏小;但对新生儿耐受较强的药物如苯巴比妥,则可适当增大用量;重症患儿用药剂量宜比轻症患儿大;须通过血脑屏障发挥作用的药物,如治疗化脓性脑膜炎的磺胺类药或青霉素类药物剂量也应相应增大。用药目的不同,剂量也不同,如阿托品用于抢救中毒性休克时的剂量要比常规剂量大几倍到几十倍。

四、液体治疗原则

体液是人体重要的组成部分,保持体液平衡是维持生命所必需的条件。体液平衡包括维持水、电解质、酸碱度和渗透压的正常。小儿由于器官功能发育尚未成熟、体液平衡调节功能差、体液占体重比例较大等生理特点,容易发生体液平衡失调,如处理不及时或处理不当可危及小儿生命,因此液体疗法是儿科治疗中的重要内容。

(一)小儿体液平衡的特点

1. 体液的总量和分布　体液由血浆、间质液和细胞内液三部分组成,前两者合称为细胞外液。年龄越小,体液总量相对愈多,主要是间质液的比例较高,而血浆和细胞内液的比例与成人相近(表3.3)。

表3.3　不同年龄的体液分布(占体重的分数(%))

年龄	体液总量	细胞外液		细胞内液
		血浆	间质液	
足月新生儿	78	5	38	35
1岁	70	5	25	40
2~14岁	65	5	20	40
成人	60	5	15	40

2. 体液的电解质组成　细胞外液的电解质以 Na^+、Cl^-、HCO_3^- 等为主,其中 Na^+ 量占细胞外液阳离子总量的90%以上,对维持细胞外液渗透压起主要作用,细胞内以 K^+、Mg^{2+}、HPO_4^{2-} 和蛋白质等离子为主,K^+ 大部分处于离解状态,维持着细胞内液的渗透压。新生儿在出生后数日内血钾、氯偏高。

3. 水代谢的特点

(1)水的需要量相对较大、交换率高:小儿由于新陈代谢旺盛,排泄水的速度也较成人快,年龄愈小,出入水量相对愈多。婴儿每日水的交换量为细胞外液量的1/2,而成人仅为1/7,故婴儿体内水的交换率比成人快3~4倍;此外,小儿体表面积相对较大、呼吸频率快,因此小儿年龄愈小,水的需要量相对愈大(表3.4)、不显性失水相对愈多(表3.5)、对缺水的耐受力也愈差,在病理情况下较成人更易发生脱水。

表3.4　小儿每日水的需要量

年龄	每日需水量(ml/kg)
<1岁	120~160
1~3岁	100~140
4~9岁	70~110
10~14岁	50~90

表 3.5 小儿不显性失水量

年龄分期	每小时不显性失水量(ml/kg)
早产儿	2.0～2.5
足月新生儿	1.0～1.6
婴儿	0.8～1.0
幼儿	0.6～0.7
儿童	0.5～0.6

(2) 体液平衡调节功能不成熟：肾脏的浓缩和稀释功能对于体液平衡调节起着重要作用。小儿肾脏功能不成熟，年龄愈小，肾脏对体检平衡的调节作用也愈差。婴儿肾脏只能将尿渗透压浓缩至 700 mmol/L(成人 1 400 mmol/L)，每排出 1 mmol/L 溶质时需带出 1～2 ml 水(成人 0.7 ml)。小儿肾脏的稀释能力相对较好，在出生 1 周时可达成人水平，但由于肾小球滤过率低，因此水的排泄速度较慢，当摄入水过多时易产生水肿和低钠血症。另外，由于小儿肾脏排钠、排酸、产氨能力差，也容易发生高钠血症和酸中毒。

(二) 水、电解质和酸碱平衡紊乱

Ⅰ. 脱水

脱水是指由于水的摄入量不足和丢失过多引起的体液总量，尤其是细胞外液量的减少。脱水时除了水分丢失外，同时伴有钠、钾和其他电解质的丢失。

1. 脱水程度 指患病后累积的体液丢失量。主要根据前囟、眼窝、皮肤弹性、尿量和循环情况等临床表现进行分度。不同性质的脱水，其临床表现不尽相同，现以等渗性脱水为例，脱水分度见表 3.6。

表 3.6 等渗性脱水的临床表现与分度

脱水程度	失水量(ml/kg)	精神	眼泪	口渴	尿量	皮肤	黏膜	眼窝	前囟	四肢	休克征
轻度	<5%(50)	稍差略烦躁	有	轻	稍减少	稍干燥	略干	稍凹陷	稍下陷	温	无
中度	5%～10%(50～100)	萎靡烦躁	少	明显	减少苍白弹性差	干燥	干燥	凹陷	下陷	稍凉	不明显
重度	>10%(100～120)	淡漠昏迷	无	烦渴	极少无	干燥花纹弹性极差	极干	明显凹陷	明显下陷	厥冷	有脉细血压下降

2. 脱水性质 指现存体液渗透压的改变。在脱水时，水和电解质均有丢失，但不同病因引起的脱水，其水和电解质(主要是钠，下同)的丢失比例有所不同，因而导致体液渗透压的不同改变。钠是决定细胞外液渗透压的主要成分，所以临床根据血清钠的水平将脱水分为等渗性脱水、低渗性脱水和高渗性脱水三种。其中以等渗性脱水最常见，其次为低渗性脱水，高渗性脱水少见。

(1) 等渗性脱水(isotonic dehydration)：血清钠为 130～150 mmol/L，水和电解质成比例丢失，血浆渗透压正常，丢失的体液主要是细胞外液。多见于急性腹泻、呕吐、胃肠液引流、肠瘘及短期饥饿所致的脱水。临床表现见表3.6。

（2）低渗性脱水（hypotonic dehydration）：血清钠<130 mmol/L，电解质的丢失量比水多。多见于营养不良伴慢性腹泻。多见于腹泻时补充过多的非电解质液体，慢性肾脏疾病或充血性心力衰竭患者长期限盐并反复使用利尿剂和大面积烧伤等患儿。由于细胞外液低渗，使水从细胞外向细胞内转移，导致细胞外液量减少和细胞内水肿。临床特点为脱水症状较其他两种类型严重，较早发生休克。神经细胞水肿者可出现头痛、烦躁不安、嗜睡、昏迷或惊厥等神经系统症状。

（3）高渗性脱水（hypertonic dehydration）：血清钠>150 mmol/L，电解质的丢失比水少，血浆渗透压增高，丢失的体液主要是细胞内液。多见于腹泻伴高热，不显性失水增多而给水不足（如昏迷、发热、呼吸增快、光疗或红外线辐射保温、早产儿等），口服或静脉注入过多的等渗或高渗液体，垂体性或肾性尿崩症和使用大量脱水剂的患儿。由于细胞外液高渥，使水从细胞内向细胞外转移，导致细胞内液量减少，而血容量得到部分补偿，有效循环血量变化不大。故在失水量相等的情况下，其脱水症状比其他两种类型轻。临床特点为口渴、神经系统症状明显，循环障碍不明显，但脱水严重时仍可发生休克。主要表现为烦渴、高热、烦躁不安、皮肤黏膜干燥。高渗性脱水可使神经细胞脱水、皱缩，脑血管扩张甚至破裂出血，亦可发生脑血栓，表现为肌张力增高、惊厥、昏迷、脑脊液压力降低等，可留有中枢神经系统后遗症。

Ⅱ．钾平衡紊乱

正常血清钾浓度为3.5～5.5 mmol/L，当血清钾浓度低于3.5 mmol/L时为低钾血症，高于5.5 mmol/L时为高钾血症。

1．低钾血症（hypokalemia）

（1）病因：

① 钾摄入量不足：长期不能进食，液体疗法时补钾不足。

② 钾丢失增加：经消化道和肾脏失钾，如呕吐、腹泻、应用排钾利尿剂（呋塞米、氢氯噻嗪），原发性失钾性肾病（肾小管酸中毒、先天性肾上腺皮质增生症、醛固酮增多症等）、肾小球旁器增生症等。

③ 钾分布异常：钾过多转移到细胞内，常见于纠正酸中毒过程中，大量K^+进入细胞内导致血清钾骤降。其他还见于家族性周期性麻痹、碱中毒和胰岛素治疗等。

（2）临床表现：

① 神经肌肉：兴奋性降低，表现为肌无力（弛缓性瘫痪、呼吸肌无力）、腱反射消失、肠麻痹等。

② 心血管：缺钾时心肌收缩无力、心脏扩大。临床表现为心音低钝、心动过速、心衰、猝死。心电图显示S-T段下降、Q-T间期延长、出现U波、室上性或室性心动过速、室颤，亦可发生心动过缓和房室传导阻滞、阿-斯综合征。

③ 肾脏损害：长期缺钾可导致肾小管上皮细胞空泡变性，对抗利尿激素反应低下、浓缩功能降低，出现多饮、多尿、夜尿；肾小管泌H^+和回吸收HCO_3^-增加，氯的回吸收减少，发生低钾、低氯性碱中毒时伴反常性酸性尿。

（3）治疗：

① 治疗原发病。② 轻度患者可口服氯化钾每日200～300 mg/kg。③ 重度低钾血症需静脉补钾，全日总量一般为100～300 mg/kg（10% KCl 1～3 ml/kg），应均匀分配于全日静脉输液中，浓度一般不超过0.3%（新生儿0.15%～0.20%），每日补钾总量静滴时间不应短于8

小时。急性低血钾时可酌情增加剂量和浓度,但在治疗过程中要严密观察临床症状和体征的变化,监测血清钾和心电图,随时调整输入含钾溶液的浓度和速度。肾功能障碍无尿时影响钾排出,此时补钾有引起高血钾的危险,故必须见尿补钾。但如临床上低血钾证据确凿或患者膀胱中有尿潴留不能排出时则不再强调见尿补钾。由于细胞内钾恢复较慢,治疗低钾血症须持续给钾4~6日,甚至更长。在治疗过程中如病情好转,可由静脉补钾改为口服补钾,当饮食恢复至正常饮食的一半时,可停止补钾。

2. 高钾血症(hyperkalemia)

(1) 病因:

① 钾摄入量过多:如静脉输液注入钾过多过快、静脉输入大剂量青霉素钾盐、输入库存过久的全血。

② 肾脏排钾减少:如肾功能衰竭、肾上腺皮质功能减退、高钾型肾小管酸中毒、长期使用潴钾利尿剂(安体舒通、氨苯蝶啶等)。

③ 钾分布异常:钾由细胞内转移至细胞外,如严重溶血、缺氧、休克、代谢性酸中毒和严重组织创伤。

(2) 临床表现:① 神经肌肉兴奋性降低,精神萎靡,嗜睡,躯干和四肢肌肉无力,腱反射减弱或消失,严重者呈弛缓性瘫痪,但颅神经支配的肌肉和呼吸肌一般不受累。② 心血管系统心脏收缩无力,心音低钝、心率缓慢、心律失常,早期血压可偏高,晚期常降低;心电图出现T波高尖、P-R间期延长、QRS波群增宽、S-T段压低、房室传导阻滞和室性自主节律等。③ 消化系统方面,由于乙酰胆碱的释放会引起恶心、呕吐、腹痛等。

(3) 治疗:首先要积极治疗原发病。停用含钾药物和食物,供应足量的热能以防止内源性蛋白质分解释放钾。血清钾6.0~6.5 mmol/L、心电图正常者给予阳离子交换树脂保留灌肠或排钾利尿剂等。血清钾>6.5 mmol/L或有心电图异常者需迅速采取以下措施:

① 拮抗高钾对心脏的毒性作用:10%葡萄糖酸钙加等量葡萄糖液缓慢静注,起效后改用10%葡萄糖酸钙10~20 ml加入10%葡萄糖液缓慢静脉滴注。

② 促使钾向细胞内转移:碱化细胞外液,用5%碳酸氢钠3~5 ml/kg(一般不超过100 ml)快速静滴;应用葡萄糖加胰岛素静滴。

③ 加速排钾:呋塞米,阳离子交换树脂、腹膜或血液透析。

Ⅲ. 酸碱平衡紊乱

正常血液的pH维持在7.35~7.45,pH<7.30为酸中毒,pH>7.45为碱中毒。发生酸碱平衡紊乱时,如果机体通过缓冲系统的代偿,血液的pH仍保持在正常范围内时则称为代偿性酸中毒或碱中毒。

1. 代谢性酸中毒(medabolic acidosis) 最常见。根据阴离子间隙(anion gap,AG)值将其分为正常AG型(AG值为8~16 mmol/L)和高AG型(AG>16 mmol/L)两种类型。正常AG型酸中毒主要是失碱引起的,见于:① 碱性物质从消化道或肾脏丢失。如腹泻,肾小管酸中毒,小肠、胰、胆管引流,应用碳酸酐酶抑制剂(乙酰唑胺)或醛固酮拮抗剂等。② 摄入酸性物质过多,如氯化钙、氯化镁等。③ 静脉输入过多的不含HCO_3^-含钠液。④ 酸性代谢产物堆积,如进食不足、组织缺氧、休克等情况。高AG型主要是产酸过多所致,如糖尿病酮症酸中毒、饥饿性酮症和水杨酸中毒等。

(1) 临床表现:根据血液HCO_3^-测定结果,临床上将酸中毒分为轻(18~13 mmol/L)、中(13~9 mmol/L)、重(<9 mmol/L)3度。轻度酸中毒症状不明显,主要靠病史和血气分析做

出诊断。典型酸中毒表现为精神萎靡或烦躁不安、呼吸深快、口唇樱桃红、腹痛、呕吐、昏睡、昏迷。酸中毒时细胞通过 H^+、K^+ 离子交换使细胞外液 K^+ 增高,可导致心律失常和心力衰竭。酸中毒时血浆游离钙增高,在酸中毒纠正后下降,可使原有低钙血症的患儿发生手足搐搦。新生儿和小婴儿的呼吸代偿功能较差,酸中毒时其呼吸改变可不典型,往往仅有精神萎靡、拒食和面色苍白等症状。

(2) 治疗:积极治疗原发病:正常 AG 型代谢性酸中毒的处理原则为减少 HCO_3^- 的损失和补充碱剂;高 AG 型的处理原则为改善微循环和机体缺氧状况。轻度酸中毒经病因治疗后通过机体代偿可自行恢复,不需碱剂治疗;一般主张 pH<7.3 时可静脉补给碱性液体,常首选碳酸氢钠。在无条件测定血气或测定结果尚未出来以前,可暂按提高血浆 HCO_3^- 5 mmol/L 计算(1.4%的 $NaHCO_3$ 或 1.87%的乳酸钠 3 ml/kg 可提高 HCO_3^- 约 1 mmol/L),必要时 2~4 小时后可重复一次;有血气测定结果时可按照公式计算:碱剂需要量(mmol) = (22 − 测得的 HCO_3^- (mmol/L))×0.6×体重(kg);或碱剂需要量(mmol) = − BE×0.3×体重(kg)。一般首次给予计算量的 1/2,根据治疗后情况决定是否继续用药。由于机体的调节作用,大多数患儿无需给足总需要量即可恢复,故在静滴 4 小时后(不宜过早,以保证输给的 HCO_3^- 在细胞内、外液中达到平衡),应再复查血气以决定是否继续用药。重度酸中毒伴重度脱水时,可用 1.4%的 $NaHCO_3$ 每次 20 ml/kg(总量不超过 300 ml),起到既纠酸又扩容的作用。碱剂宜稀释成等张液后输入,除非病情危重或需要限制入水量时才用高张碱液输入。在通气功能障碍时不宜用碳酸氢钠,用后可发生 CO_2 潴留反而使酸中毒加重。新生儿、缺氧、休克和肝功能不全者不宜使用乳酸钠,在纠酸过程中由于钾离子进入细胞内、游离钙减少,故应注意补钾和补钙。

2. 代谢性碱中毒(medabolic alkalosis) 由于体内 H^+ 丢失或 HCO_3^- 蓄积所致。主要见于:① 严重呕吐或胃液引流导致的氢和氯的丢失,如常见的先天性肥厚性幽门狭窄、先天性失氯性腹泻;② 摄入或输入过多的碳酸氢盐;③ 严重低钾血症,肾脏碳酸氢盐的重吸收增加,使用大剂量皮质激素、Batter 综合征(肾小球旁器增生症)、脱氧皮质酮分泌增多、使用大剂量青霉素、氨苄青霉素等含有肾脏不能回吸收的阴离子(使远端肾小管 H^+、K^+ 排出及 Na^+ 回吸收增多)、肾衰、使用呼吸机使高碳酸血症迅速解除等。

(1) 临床表现:典型表现为呼吸慢而浅、头痛、烦躁、手足麻木、低钾血症,血清中游离钙降低而导致手足搐搦。

(2) 治疗:去除病因,停用碱性药物,纠正水电解质平衡失调。轻者给予 0.9%氯化钠液静脉滴注补充部分阴离子(氯离子)即可。严重者(pH>7.61;HCO_3^->40 mmol/L;Cl^- < 85 mmol/L)可给予氯化铵治疗,肝、肾功能不全和合并有呼吸性酸中毒时禁用。对高碳酸血症迅速解除所引起的代谢性碱中毒,首先应调节呼吸机参数,使 $PaCO_2$ 回升到患者原来的耐受水平,以后再逐渐降低。

3. 呼吸性酸中毒(respiratory acidosis) 由于通气障碍导致体内 CO_2 潴留和 H_2CO_3 增高所致,见于:① 呼吸道阻塞,如喉头痉挛或水肿、支气管哮喘、呼吸道异物、分泌物堵塞、羊水或胎粪吸入等;② 肺和胸腔疾患,如严重肺炎、呼吸窘迫综合征、肺不张、肺水肿、气胸、大量胸腔积液等;③ 呼吸中枢抑制,如脑炎、脑膜炎、脑外伤、安眠药和麻醉药过量等;④ 呼吸肌麻痹或痉挛,如感染性多发性神经根炎、脊髓灰质炎、严重低血钾、破伤风等;⑤ 呼吸机使用不当所致的 CO_2 潴留。

(1) 临床表现:除原发病表现外,常伴有低氧血症及呼吸困难,高碳酸血症可引起血管扩张,颅内血流增加,致头痛及颅内压增高,严重时可出现中枢抑制。

(2) 治疗：积极治疗原发病，改善通气和换气功能，排除呼吸道阻塞。重症患儿应行气管插管或气管切开、人工辅助呼吸，低流量氧气吸入。

4. 呼吸性碱中毒(respiratory alkalosis) 由于通气过度使血液 CO_2 过度减少、血 H_2CO_3 降低所致，见于：① 神经系统疾病，如脑膜炎、脓肿瘤或外伤；② 低氧，如严重贫血、肺炎、肺水肿、高山病等；③ 过度通气，如紧张、长时间剧烈啼哭、高热伴呼吸增快、心理疾病，机械通气使用不当导致的 CO_2 排出过多；④ 水杨酸中毒(早期)；⑤ CO 中毒。

(1) 临床表现：突出症状为呼吸深快，其他症状与代谢性碱中毒相似。

(2) 治疗：主要是病因治疗，呼吸改善后，碱中毒可逐渐恢复。纠正电解质紊乱，有手足搐搦症者给予钙剂。

5. 呼吸性酸中毒合并代谢性酸中毒 是混合型酸中毒(mixed acidosis)中较常见者，由于换气功能障碍时 CO_2 潴留，同时伴有缺氧、进食不足、脱水和休克等情况下导致。此时既有 HCO_3^- 降低，又有 CO_2 潴留，血 pH 明显下降。应积极治疗原发病，在处理代谢性酸中毒的同时要保持呼吸道通畅，必要时使用呼吸机加速潴留 CO_2 排出。

(三) 液体疗法时常用的溶液

溶液张力(tonicity)一般是指溶液中电解质所产生的渗透压，与血浆渗透压相等时即为等张(isotonicity)，低于血浆渗透压时为低张(hypotonicity)，高于血浆渗透压时为高张(hypertonicity)。葡萄糖液虽也有渗透压，但输入体内后葡萄糖逐渐被氧化成水(约每小时 1 g/kg)及 CO_2 或转化为糖原贮存，液体的渗透压也随之消失，因此在液体疗法时视各种浓度的葡萄液为无张力溶液。

1. 非电解质溶液 常用5%和10%葡萄糖溶液。前者为等渗溶液，后者为高渗溶液，仅用于补充水分和部分热量，不能起到维持血浆渗透压的作用。

2. 电解质溶液 用于补充体液容量，纠正体液渗透压、酸碱和电解质失衡。

(1) 0.9%氯化钠溶液(生理盐水)和复方氯化钠溶液(Ringer 溶液，含少量 K^+ 和 Ca^{2+})：均为等张溶液。生理盐水含 Na^+ 及 Cl^- 各为 154 mmol/L，Na^+ 含量与血浆相仿，但 Cl^- 含量比血浆含量(103 mmol/L)高 1/3，大量输入可使血氯增高，血浆 HCO_3^- 被稀释，发生高氯性及稀释性酸中毒，尤其在肾功能不佳时。

(2) 3%氯化钠：用于纠正低钠血症，每毫升含 Na^+ 0.5 mmol。

(3) 碱性溶液：用于纠正酸中毒。① 碳酸氢钠：制剂为 5%高张液(1 ml = 0.6 mmol)，1.4% 溶液为等张液(5%碳酸氢钠稀释3.57倍为1.4%的等张液)。可直接增加缓冲碱，故可迅速纠正酸中毒，但有呼吸衰竭和 CO_2 潴留者慎用；② 乳酸钠：制剂为 11.2%溶液，1.87%溶液为等张液(11.2%乳钠稀释6倍为1.87%的等张液)。需在有氧条件下经肝脏代谢生成 HCO_3^-，后才具有纠酸作用，奏效较缓慢，在休克、缺氧、肝功能不全、新生儿期或乳酸潴留性酸中毒时不宜使用。

(4) 氯化钾：制剂为10%的溶液。不可静脉直接推注，警惕高浓度钾对心肌的抑制作用而发生猝死。一般用 0.2%的浓度(含钾 27 mmol/L)静脉滴注，最高浓度不超过 0.3%(含钾 40 mmol/L)。

(5) 氯化铵：制剂为0.9%的等张液(1 mmol NH_4Cl = 53.5 mg)。NH_4^+ 在肝内与 CO_2 结合形成尿素，释放出 H^+ 和 Cl^-，使 pH 下降。用于纠正低氯性碱中毒。心、肺、肝、肾功能障碍者禁用。

3. 混合溶液 为适用于不同情况的补液需要，常把各种不同渗透压的溶液按不同比例配制混合溶液应用。

4. 口服补液盐(oral rehydration salts, ORS) 世界卫生组织(WHO)和联合国儿童基金会(UNICFF)在1971年推荐所有具有脱水症状的急性腹泻患者均可用口服补液盐预防和治疗,ORS具有纠正脱水、酸中毒及补钾的作用。其作用是基于小肠的Na^+-葡萄糖偶联转运吸收机制,即小肠上皮细胞刷状缘的膜上存在Na^+-葡萄糖的共同载体,当Na^+和葡萄糖同时与位点结合时开始转运,使钠和水的吸收增加。该ORS液的总渗透压为310 mmol/L,电解质渗透压为220 mmol/L。

(四) 液体疗法

液体疗法是通过补充液体及电解质来纠正体液容量及成分的紊乱,以保持机体正常生理功能的一种治疗方法。在制定液体疗法的方案时要充分考虑到机体的自身代偿能力。一般情况下,肾脏、肺、心血管及内分泌系统对体内液体平衡有较强的调节作用,只要输入的液体基本适合病情需要,机体就能充分调节,恢复体液的正常平衡。但如上述器官存在功能不全,则应较严格地选用液体成分、补液量及速度,并在液体疗法的实施过程中密切观察病情变化,根据病情及时调整治疗方案。在制定液体疗法的方案时宜简单化、个体化,不宜过于繁杂。液体疗法包括补充累积损失量、继续损失量和生理需要量三部分。

1. 累积损失量 即补充自发病以来累积损失的液体量,根据脱水程度而定。轻度脱水补充量为30~50 ml/kg,中度为50~100 ml/kg,重度为100~150 ml/kg。

2. 继续损失量 是指治疗过程中因呕吐、腹泻、胃肠引流等液体的继续丢失。补充原则为"丢多少、补多少"。具体丢失量因原发病而异。

3. 生理需要量 包括显性(尿和大便)和不显性失水(通过皮肤和肺丢失),其中尿量占60%,不显性失水占35%,大便占5%。每日需水量可按能量消耗计算,即120~150 ml/100 kcal。年龄越小需水量相对越多。生理需要量用1/4~1/5张含钠液补充。

补充液体的方法包括口服补液法和静脉补液法两种。

1. 口服补液 适用于中度以下脱水、呕吐不严重的患儿。有明显休克、心肾功能不全或其他严重并发症的患儿及新生儿不宜口服补液。补给累积损失量轻度脱水50~80 ml/kg,中度脱水80~100 ml/kg。也可用于重度脱水的扩容后的补液,按100~120 ml/kg补给。频频喂给(每5~10分钟喂1次,每次10~20 ml),所需液量要求在8~12小时内服完。继续损失量根据实际损失补给。在口服补液过程中要随时注意观察病情变化,如病情加重,则随时改用静脉补液。

2. 静脉补液 适用于严重呕吐、腹泻,伴中、重度脱水的患儿。主要用以快速纠正水电解质紊乱。所用溶液的成分、量和滴注持续时间必须根据不同的脱水程度和性质决定,同时应注意个体化,结合年龄、营养状况、自身调节功能而灵活掌握。各种原因引起的脱水情况不尽相同,应当根据具体情况对补液方案加以调整。现以儿童腹泻为例制订第1天液体疗法如下。

(1) 定输液总量(定量):包括上述补充累积损失量、继续损失量和生理需要量三部分,故第1天补液总量轻度脱水为90~120 ml/kg,中度脱水为120~150 ml/kg,重度脱水为150~180 ml/kg。先按1/2至2/3量给予,余量视病情决定取舍。营养不良儿童(在估计脱水程度时易偏高)、肺炎、心肾功能损伤者、学龄期儿童的补液总量应酌减1/4~1/3。

(2) 定输液种类(定性):原则为先浓后淡。低渗性脱水补给2/3张液,等渗性脱水补给1/2张液,高渗性脱水补给1/3~1/5张液。若临床上判断脱水性质有困难时,可按等渗性脱水补给。脱水一旦纠正,电解质正常后不必将原计划张力的液体全部输完,应当及时修正补液方案,改为 1/4～1/5 张液。

(3) 定输液速度(定速):原则为先快后慢。补液总量的 1/2 应在最初 8～12 小时内补完,输入速度为每小时 8～12 ml/kg。有休克时先行扩容,用 2∶1 等张含钠液或 1.4%碳酸氢钠 10～20 ml/kg(总量不超过 300 ml)于 30～60 分钟内静脉注入,以迅速改善有效循环血量和肾功能,如果以呕吐为主,或是感染性休克为主,亦可直接用等渗的生理盐水快速扩容。扩容所用的液体和电解质包括在最初 8～12 小时的补液内,余下液体于 12～16 小时内补完,约每小时 5 ml/kg。对低渗性脱水的纠正速度可稍快,出现明显水中毒症状如惊厥时需用 3%氯化钠液滴注,12 ml/kg 可提高血清钠 10 mmol/L,以纠正血清钠至 125 mmol/L 为宜。高渗性脱水时补液速度要放慢,总量宜在 24 小时内均匀输入,纠正高钠以每日降低血清钠 10 mmol/L 为宜。因处于高渗状态的神经细胞内的钠离子不能很快排出,如低渗液体输入过快,水分易进入细胞引起脑水肿,使病情突然恶化。

(4) 纠正酸中毒:当脱水纠正后,组织灌流得以改善,堆积的乳酸进入血中,易产生和加重酸中毒。因此,补液后更应注意酸中毒的纠正。

(5) 补钾原则为有尿补钾,详见低钾血症的治疗。

第 2 天及以后的补液:经第 1 天补液后,脱水和电解质紊乱已基本纠正,第 2 天及以后主要是补充继续损失量(防止发生新的累积损失)和生理需要量,继续补钾,供给热量。一般可改为口服补液。若腹泻仍频繁或口服量不足者,仍需静脉补液。补液量需根据吐泻和进食情况估算,并供给足够的生理需要量,用 1/3～1/5 张含钠液补充。继续损失量是按"丢多少补多少""随时丢随时补"的原则,用 1/3～1/2 张含钠溶液补充。将这两部分相加,于 12～24 小时内均匀静滴。另外,仍要注意继续补钾和纠正酸中毒的问题。

(陈岩　陈兰举)

第四章 营养障碍疾病

第一节 小儿营养基础

一、营养素与参考摄入量

营养供给量的基本要求应是满足小儿生长发育需要、避免营养素缺乏。营养素参考摄入量(dietary reference intakes,DRIs)包括平均需要量 EAR(estimated average requirement)、推荐摄入量(recommended nutrient intake,RNI)、适宜摄入量(adequate intake,AI)和可耐受最高摄入量(tolerable upper intake level,UL)。营养素分为能量、宏量营养素(蛋白质、脂类、糖类)、微量营养素(矿物质,包括常量元素和微量元素,维生素)、其他膳食成分(膳食纤维、水)。

(一) 能量代谢

儿童总能量消耗量包括基础代谢率、食物的热力作用、组织生长合成、活动和排泄过程的能量消耗。儿童能量的需要与年龄和不同的状态有关。能量单位传统上是大卡或千卡(kcal),1984 年国家规定能量以千焦(kJ)为单位,1 kcal = 4.184 kJ,或 1 kJ = 0.239 kcal。本书中大部分数据将延用千卡,不再换算成千焦。

1. **基础代谢率** 小儿基础代谢的能量需要量较高,随年龄增长逐渐减少。在婴儿约为 55 kcal(230.12 kJ)/(kg·d),7 岁时为 44 kcal(184.10 kJ)/(kg·d),12 岁时每日约需 30 kcal(125.52 kJ)/(kg·d)。

2. **食物的热力作用**(for thermic effect of food,TEF) 食物中的宏量营养素除了为人体提供能量外,本身在消化、吸收过程中出现能量消耗额外增加的现象,称为食物的热力作用。蛋白质的热力作用最高,蛋白质本身在吸收、消化过程中所需能量相当于摄入蛋白质产能的 30%。脂肪的热力作用为 4%,碳水化合物为 6%。

3. **活动消耗**(for physical activity) 儿童活动所需能量与身体大小、活动强度、活动持续时间、活动类型有关。故活动所需能量波动较大,并随年龄增加而增加。

4. **排泄消耗**(for excreta) 正常情况下未经消化吸收的食物的损失约占总能量的 10%,腹泻时这一消耗增加。

5. **生长所需**(for growth) 组织生长合成消耗能量为儿童特有,生长所需能量与儿童生长的速度成正比,即随年龄增长逐渐减少。

以上五部分能量的总和就是儿童能量的总需要量。一般认为基础代谢占所需能量的 50%,排泄消耗占能量的 10%,生长和运动占所需能量的 32%~35%,食物的热力作用占 7%~8%。婴儿能量平均需要量为 110 kcal(460 kJ)/(kg·d),1 岁后以每 3 岁减去 10 kcal(42 kJ)/(kg·d)计算。

(二) 宏量营养素

1. **碳水化合物** 为供能的主要来源。6个月以内婴儿的碳水化合物主要是乳糖、蔗糖、淀粉。2岁以上儿童膳食中,碳水化合物所产的能量应占总能量的50%~60%。碳水化合物产能大于80%或小于40%都不利于健康。

2. **脂类** 为脂肪、胆固醇、磷脂的总称,是人体重要的营养素之一。人体不能合成的不饱和脂肪酸为必需脂肪酸,如n-6系的亚油酸($C_{18}:2n-6$)、n-3系的亚麻酸($C_{18}:3n-3$)。必需脂肪酸参与构成线粒体、细胞膜、体内磷脂、前列腺素的合成,参与胆固醇代谢;u-3脂肪酸与视力、认知发育有关;动物实验发现精子的形成与必需脂肪酸有关。婴儿每日需要脂肪4 g/kg,脂肪所提供的能量占婴儿总能量的45%(35%~50%),随着年龄的增长,脂肪占总能量比例下降,年长儿为25%~30%,每日需要脂肪2.5~3.0 g/kg。必需脂肪酸应占脂肪所提供的能量1%~3%。

3. **蛋白质** 主要由20种基本氨基酸组成,其中8种体内不能合成的氨基酸称为必需氨基酸(essential amino acids,EAAs),包括异亮氨酸、亮氨酸、赖氨酸、蛋氨酸、苯丙氨酸、苏氨酸、色氨酸、缬氨酸;对于婴儿来说,组氨酸为必需氨基酸;早产儿肝脏酶活性较低,胱氨酸、酪氨酸、精氨酸、牛磺酸可能也是必需的。婴儿的肾脏及消化器官尚未发育完全,过高的蛋白质摄入对婴儿有潜在的损害。4~6个月婴儿在乳量充足的情况下不必增加其他蛋白质的摄入。蛋白质供能占总能量的8%~15%。食物的合理搭配可达到蛋白质互补,可使必需氨基酸的种类和数量相互补充,使之更接近人体的需要,从而可提高食物的生物价值。例如,小麦、米、玉米等的蛋白缺乏赖氨酸,而豆类则富含赖氨酸,故谷类、玉米如配以大豆即可补充蛋白质中赖氨酸的不足。为满足儿童生长发育的需要,应首先保证能量供给,其次是蛋白质。婴儿蛋白质每日需要量为2~4 g/kg,人乳喂养儿只需2 g/kg,牛乳喂养儿需3.5 g/kg,植物蛋白乳喂养儿需4 g/kg。

(三) 微量营养素

1. **矿物质**

(1) 常量元素:已发现人体有20余种必需的无机元素,占人体重量的4%~5%。每日膳食需要量都在100 mg以上的称为常量元素。其中含量大于5 g的有钙、磷、镁、钠、氯、钾、硫等7种,其中钙、磷、镁占人体所需矿物质总量的98%。常量元素主要参与构成人体组织成分,如骨骼、牙齿等硬组织大部分由钙、磷、镁组成,而软组织含钾较多;在细胞外液中与蛋白质共同调节细胞膜的通透性,维持水电解质平衡;调节神经肌肉兴奋性;参与酶的构成,激活酶的活性。

(2) 微量元素:某些元素体内含量少,需通过食物摄入,有一定生理功能的为微量元素。其中有必需微量元素(碘、锌、硒、铜、钼、铬、钴、铁8种),其中铁、碘、锌为容易缺乏的微量营养素;可能必需元素(锰、硅、硼、矾、镍5种);有潜在毒性,但在低剂量时可能具有人体必需功能的元素(氟、镉、汞、砷、铝、锂、锡7种)。必需微量元素是酶、维生素必需的活性因子;构成或参与激素的作用;参与核酸代谢;与常量元素和宏量营养素共同作用。

2. **维生素** 维生素是维持人体正常生理功能所必需的一类有机物质,其主要功能是调节人体的新陈代谢,并不产生能量。虽然需要量不多,但多数维生素体内不能合成或合成量不足,故必须由食物中得到供给。脂溶性维生素排泄缓慢,缺乏时症状出现较迟,过量易致中毒。水溶性维生素易溶于水,其多余部分可迅速从尿中排泄,不易储存,需每日供给,缺乏后迅速出现症状,过量一般不易发生中毒。维生素的供给量不分年龄、性别。各种维生素和矿物质的作用和来源见表4.1。对儿童来说维生素A、D、C、B_1是容易缺乏的微量营养素。

表 4.1　各种维生素和矿物质的作用及来源

种类	作用	来源
维生素 A	促进生长发育和维持上皮组织的完整性，为形成视紫质所必需的成分，与铁代谢、免疫功能有关	肝、牛乳、奶油、鱼肝油，有色蔬菜中的胡萝卜素
维生素 B_1（硫胺素）	是构成脱羧辅酶的主要成分，为糖类代谢所必需，维持神经、心肌的活动机能，调节胃肠蠕动，促进生长发育	米糠、麦麸、豆、花生、瘦肉、内脏，肠内细菌和酵母可合成一部分
维生素 B_2（核黄素）	为辅黄酶主要成分，参与体内氧化过程	肝、蛋、鱼、乳类、蔬菜、酵母
维生素 PP（烟酸、尼克酸）	是辅酶Ⅰ及Ⅱ的组成成分，为体内氧化过程所必需；维持皮肤、黏膜和神经的健康，防止癞皮病，促进消化系统的功能	肝、肉、谷类、花生、酵母
维生素 B_6	为转氨酶和氨基酸脱羧酶的组成成分，参与神经、氨基酸及脂肪代谢	各种食物中以及肠内细菌合成
维生素 B_{12}	参与核酸的合成，促进四氢叶酸的形成等，促进细胞及细胞核的成熟，对生血和神经组织的代谢有重要作用	动物性食物
叶酸	叶酸的活性形式四氢叶酸是体内转移"一碳基团"的辅酶，参与核苷酸的合成，特别是胸腺嘧啶核苷酸的合成，有生血作用，胎儿期缺乏引起神经管畸形	绿叶蔬菜、肝、肾、酵母中较丰富，肉、鱼、乳类次之，羊乳中含量甚少
维生素 C	参与羟化和还原过程，对胶原蛋白、细胞间黏合质、神经递质（如去甲肾上腺素等）的合成，类固醇的羟化，氨基酸代谢，抗体及红细胞的生成等均有重要作用	各种水果及新鲜蔬菜
维生素 D	调节钙磷代谢，促进肠道对钙的吸收，维持血液钙浓度，有利骨骼矿化	鱼肝油、肝、蛋黄，人皮肤日光合成
维生素 K	由肝脏利用、合成凝血酶原	肝、蛋、豆类、青菜，部分维生素 K 由肠内细菌合成
钙	为凝血因子，能降低神经、肌肉的兴奋性，是构成骨骼、牙齿的主要成分	乳类、豆类、绿色蔬菜
磷	是骨骼、牙齿、细胞核蛋白、各种酶的主要成分，协助糖、脂肪和蛋白质的代谢，参与缓冲系统，维持酸碱平衡	乳类、肉类、豆类和五谷类
铁	是血红蛋白、肌红蛋白、细胞色素和其他酶系统的主要成分，帮助氧的运输	肝、血、豆类、肉类、绿色蔬菜、杏、桃
锌	为多种酶的组成成分	鱼、蛋肉、禽、全谷、麦胚、豆、酵母等
镁	构成骨骼和牙齿的成分，激活糖代谢酶，与肌肉神经兴奋性有关，为细胞内阳离子，参与细胞代谢过程	谷类、豆类、干果、肉、乳类
碘	为甲状腺素的主要成分	海产品

(四) 其他膳食成分

1. **膳食纤维** 膳食纤维主要来自植物的细胞壁,为不被小肠酶消化的非淀粉多糖,包括纤维素、半纤维素、木质素、果胶、树胶、海藻多糖等。膳食纤维有吸收大肠水分、软化大便、增加大便体积、促进肠蠕动等功能。膳食纤维在大肠被细菌分解,产生短链脂肪酸,降解胆固醇,改善肝代谢,防止肠萎缩。年长儿、青少年膳食纤维的适宜摄入量为 20~35 g,婴幼儿可从谷类、新鲜蔬菜、水果中获得一定量的膳食纤维。

2. **水** 所有的新陈代谢和体温调节活动都必须要有水的参与才能完成,水为人体内的重要成分。水主要从饮用水和食物中获得,组织代谢和食物在体内氧化过程也可产生一部分水(每 100 kcal 约可产生 12 g 水)。儿童全身含水量相对较成人多,如新生儿全身含水量约占体重的 78%;1 岁时 65%,成人占体重的 60%~65%。一健康婴儿每日消耗体液 10%~15%,成人消耗体液 2%~4%。体内水的分布也因年龄而异。儿童水的需要量与能量摄入、食物种类、肾功能成熟度、年龄等因素有关。婴儿新陈代谢旺盛,水的需要量相对较多,为 150 ml/(kg·d),以后每 3 岁减少约 25 ml/(kg·d)。

二、小儿消化系统功能发育与营养关系

儿科医生掌握与了解小儿消化系统解剖发育知识非常重要,如吸吮、吞咽的机制,食道运动、肠道运动发育,消化酶的发育水平等,可正确指导家长喂养婴儿,包括喂养的方法、食物的量以及比例等。

(一) 消化酶的成熟与宏量营养素的消化、吸收

1. **蛋白质** 胃蛋白酶可凝结乳类。胎儿 34 周时胃主细胞开始分泌胃蛋白酶,出生时活性低,3 个月后活性增加,18 个月时达成人水平。生后 1 周胰蛋白酶活性增加,1 个月时已达成人水平。故出生时新生儿消化蛋白质能力较好。

出生后几个月小肠上皮细胞渗透性高,有利于母乳中的免疫球蛋白吸收,但也会增加异体蛋白(如牛奶蛋白、鸡蛋白蛋白)、毒素、微生物以及未完全分解的代谢产物吸收的机会,产生过敏或肠道感染。因此,对婴儿,特别是新生儿,食物的蛋白质应有一定限制。

2. **脂肪** 胎儿 2~3 个月开始分泌胆汁,出生时胆汁缺乏,胃酸低,出生 24 周后胃酸达成人水平。婴儿吸收脂肪的能力随年龄增加而提高,如 33~34 周的早产儿脂肪的吸收率为 65%~75%;足月儿脂肪的吸收率为 90%;生后 6 个月的婴儿对脂肪的吸收率达 95% 以上。

胎儿 16 周时已产生胰脂酶。因需胆盐激活,新生儿期胰腺分泌胰脂酶极少,几乎无法测定,2 岁后达成人水平。生后肠脂酶分泌不足。新生儿胃脂肪酶作用不依赖胆盐和辅助因子,具有保持胃内合适酸度,抗胃酸和胃蛋白酶的作用,有助于胃内脂肪消化,在一定程度上代偿了胰腺功能不足。母乳的脂肪酶亦可部分补偿胰脂酶的不足。

3. **碳水化合物** 0~6 个月婴儿食物中的碳水化合物主要是乳糖,其次为蔗糖和少量淀粉。肠双糖酶的出现是肠功能发育的标志。肠双糖酶发育与胎龄有关,胎儿 8 个月时肠蔗糖酶、麦芽糖酶的活性达到最高;肠乳糖酶的活性逐渐增加,足月时达到高峰。生后肠乳糖酶维持较高活性,断乳后活性逐渐下降。如儿童期进食乳类食物,可维持较高肠乳糖酶活性水平。胎儿 34 周时开始分泌唾液腺淀粉酶。婴儿生后几个月消化淀粉能力较差。出生时婴儿唾液腺淀粉酶和胰淀粉酶完全测不到;出生至 3 个月内唾液腺淀粉酶活性低,3 个月后其活性逐渐增高,2 岁时达到成人水平;4~6 个月的婴儿开始分泌胰淀粉酶。随淀粉酶的成熟消化淀粉的

能力逐渐提高。新生儿十二指肠小肠中淀粉酶活性低,但肠内葡萄糖化酶含量较高,为成人的50%～100%,可补偿淀粉酶不足,使淀粉发酵变为短链脂肪酸,帮助淀粉消化。早期喂淀粉食物并不激活淀粉酶活性,只增加淀粉酶分泌量,说明淀粉酶的成熟是独立的。

(二) 与进食技能有关的消化道发育

1. 觅食反射 是婴儿出生时就具有的一种最基本的进食动作。

2. 吸吮发育 婴儿口腔解剖发育特点是婴儿吸吮基础,如口腔小,舌短而宽,无牙,颊脂肪垫、颊肌与唇肌发育好。胎儿28周的出现口腔吸-吞反射使少量羊水摄入,胎儿36周后吸吮与呼吸逐渐协调。2月龄左右的婴儿吸吮动作更成熟;4月龄时婴儿吸、吞动作可分开,可随意吸、吞;婴儿5个月时吸吮强,从咬反射到有意识咬的动作出现;6月龄的婴儿可有意识张嘴接受勺内食物,以吸吮动作从杯中饮,常呛咳或舌伸出;8月龄的婴儿仍以上唇吸吮勺内食物。食物的口腔刺激、味觉、乳头感觉、饥饿感均可刺激吸吮的发育。

3. 吞咽发育 出生时吞咽是反射引起,主要为舌体后部运动。4～6月龄时舌体下降,舌的前部逐渐开始活动,可判别进食的部位,食物放在舌上可咬和吸,食物可达舌后部吞咽。

4. 挤压反射 新生儿至3～4个月的婴儿对固体食物出现舌体抬高、舌向前吐出的挤压反射。婴儿最初的这种对固体食物的抵抗可被认为是一种适应性功能,其生理意义是防止吞入不宜吞入的东西。

5. 咀嚼 是有节奏的咬运动、滚动、磨的口腔协调运动。咀嚼发育代表小儿消化功能发育成熟。消化过程口腔阶段的咀嚼动作是婴儿食物转换所必需的技能,其发展有赖于许多因素,"学习"是一个重要因素。后天咀嚼行为学习的敏感期在4～6个月。有意训练7个月左右的婴儿咀嚼块状食物、从杯中咽水,9个月始学用勺自喂,1岁学用杯喝奶,均有利于儿童口腔发育成熟。

(三) 胃排空(胃的运动)

胃排空与食糜的组成有关,脂肪、蛋白质可延长排空时间。如凝块大、脂肪多的食物影响胃的蠕动和分泌功能,胃内停留时间较长。水在胃中的排空时间为0.5～1.0小时,母乳为2～3小时,牛乳为3～4小时,混合食物为4～5小时。温度、年龄、全身状况亦可影响排空时间。

第二节 维生素营养障碍

一、营养性维生素D缺乏性佝偻病

营养性维生素D缺乏性佝偻病(rickets of vitamin D deficiency)是由于儿童体内维生素D不足,使钙、磷代谢紊乱,以骨骼病变为特征的全身慢性营养性疾病。婴幼儿,特别是小婴儿,生长快、户外活动少,是发生营养性维生素D缺乏性佝偻病的高危人群。近年来,随着社会经济文化水平的提高,我国营养性维生素D缺乏性佝偻病发病率逐年降低,病情也趋于轻度。因我国冬季较长,日照短,北方佝偻病患病率高于南方。

(一) 维生素D的生理与调节

1. 维生素D的体内活化 维生素D是一组具有生物活性的脂溶性类固醇衍生物(sec-

osteroids),包括维生素 D_2(麦角骨化醇,calciferol)和维生素 D_3(胆骨化醇,cholecalciferol),前者存在于植物中,后者系由人体或动物皮肤中的 7-脱氢胆固醇(7-HDC)经日光中紫外线的光化学作用转变而成。食物中的维生素 D 在胆汁的作用下,在小肠刷状缘经淋巴管吸收。皮肤合成的维生素 D_3,直接吸收入血。维生素 D_2 和 D_3 在人体内都没有生物活性,它们被摄入血循环后即与血浆中的维生素 D 结合蛋白(DBP)相结合后被转运、贮存于肝脏、脂肪、肌肉等组织内。维生素 D 在体内必须经过两次羟化作用后始能发挥生物效应。首先经肝细胞微粒体和线粒体中的 25-羟化酶作用生成 25-羟维生素 D(25-OHD),循环中的 25-OHD 与 α-球蛋白结合被运载到肾脏,在近端肾小管上皮细胞线粒体中的 1-羟化酶(属细胞色素 P450 酶)的作用下再次羟化,生成有很强生物活性的 1,25-二羟维生素 D,即 1,25-$(OH)_2$D。

2. 维生素 D 的生理功能 从肝脏释放进入循环中的 25-OHD 浓度较稳定,可反映体内维生素 D 的营养状况,血中正常值为 11~60 ng/ml。25-OHD 虽有一定的生物活性,但在生理浓度范围时,作用较弱,可动员骨钙入血,抗佝偻病的生物活性较低。

正常情况下,血循环中的 1,25-$(OH)_2$D 约 85% 与 DBP 相结合;约 15% 与白蛋白结合;仅 0.4% 以游离形式存在,可对靶细胞发挥其生物效应。1,25-$(OH)_2$D 是维持钙、磷代谢平衡的主要激素之一,主要通过作用于靶器官(肠、肾、骨)而发挥其抗佝偻病的生理功能:

① 促小肠黏膜细胞合成一种特殊的钙结合蛋白(CaBP),增加肠道钙的吸收,磷也伴之吸收增加。1,25-$(OH)_2$D 可能有直接促进磷转运的作用。

② 增加肾小管对钙、磷的重吸收,特别是磷的重吸收,提高血磷浓度,有利于骨的矿化作用。

③ 促进成骨细胞的增殖和破骨细胞分化,直接作用于骨的矿物质代谢(沉积与重吸收)。

根据目前对 1,25-$(OH)_2$D 的全代谢过程及其作用的分子机制的研究,1,25-$(OH)_2$D 已被认为是一个类固醇激素,维生素 D 不仅是一个重要的营养成分,也是一个激素的前体。

近年来还发现 1,25-$(OH)_2$D 尚参与多种细胞的增殖、分化和免疫功能的调控过程。

3. 维生素 D 代谢的调节

(1) 自身反馈作用:正常情况下维生素 D 的合成是据机体需要,并受血中 25-OHD 的浓度自行调节,即生成的 1,25-$(OH)_2$D 的量达到一定水平时,可抑制 25-OHD 在肝内的羟化、1,25-$(OH)_2$D 在肾脏羟化过程。

(2) 参与血钙、磷浓度与甲状旁腺、降钙素调节:肾脏生成 1,25-$(OH)_2$D 间接受血钙浓度调节。当血钙过低时,甲状旁腺(PTH)分泌增加,PTH 刺激肾脏 1,25-$(OH)_2$D 合成增多;PTH 与 1,25-$(OH)_2$D 共同作用于骨组织,使破骨细胞活性增加,降低成骨细胞活性,骨重吸收增加,骨钙释放入血,使血钙升高,以维持正常生理功能。血钙过高时,降钙素(CT)分泌,抑制肾小管羟化生成 1,25-$(OH)_2$D。血磷降低可直接促肾脏内 25-$(OH)_2$D 羟化生成 1,25-$(OH)_2$D 的增加,高血磷则抑制其合成。

(二) 维生素 D 的来源

婴幼儿体内维生素 D 的来源有以下 3 个途径。

1. 母体-胎儿的转运 胎儿可通过胎盘从母体获得维生素 D,胎儿体内 25-OHD 的贮存可满足生后一段时间的生长需要。早期新生儿体内维生素 D 的量与母体的维生素 D 的营养状况及胎龄有关。

2. 食物中的维生素 D 是婴幼儿维生素 D 营养的外源性来源。天然食物中,包括母乳,维生素 D 含量较少,谷物、蔬菜、水果几乎不含维生素 D,肉和鱼中维生素 D 含量很少。随强化食物的普及,婴幼儿可从这些食物中获得充足的维生素 D。

3. 皮肤的光照合成　是人类维生素 D 的主要来源。人类皮肤中的 7-脱氢胆骨化醇,是维生素 D 生物合成的前体,经日光中紫外线照射(波长 290~320 nm),变为胆骨化醇,即内源性维生素 D。皮肤产生维生素 D_3 的量与日照时间、波长、暴露皮肤的面积有关。

【病因】

1. 围生期维生素 D 不足　母亲妊娠期,特别是妊娠后期维生素 D 营养不足,如母亲严重营养不良、肝肾疾病、慢性腹泻以及早产、双胎均可使婴儿的体内贮存维生素 D 不足。

2. 日照不足　因紫外线不能通过玻璃窗,婴幼儿长期过多地在室内活动,使内源性维生素 D 生成不足。大城市高大建筑可阻挡日光照射,大气污染如烟雾、尘埃可吸收部分紫外线。气候的影响,如冬季日照短,紫外线较弱,亦可影响部分内源性维生素 D 的生成。

3. 生长速度快　如早产及双胎婴儿出生后生长发育快,需要维生素 D 多,且体内贮存的维生素 D 不足,易发生营养性维生素 D 缺乏性佝偻病。

4. 食物中补充维生素 D 不足　因天然食物中含维生素 D 少,即使纯母乳喂养婴儿若户外活动少亦易患佝偻病。

5. 疾病影响　胃肠道或肝胆疾病影响维生素 D 吸收,如婴儿肝炎综合征、先天性胆道狭窄或闭锁、脂肪泻、胰腺炎、慢性腹泻等,肝、肾严重损害可致维生素 D 羟化障碍,1,25-$(OH)_2D$ 生成不足而引起佝偻病。

长期服用抗惊厥药物可使体内维生素 D 不足,如苯妥英钠、苯巴比妥,可刺激肝细胞微粒体的氧化酶系统活性增加,使维生素 D 和 25-OHD 加速分解为无活性的代谢产物。糖皮质激素有对抗维生素 D 对钙的转运作用。

【发病机制】

维生素 D 缺乏性佝偻病可以看成是机体为维持血钙水平而对骨骼造成的损害。长期严重维生素 D 缺乏造成肠道吸收钙、磷减少和低血钙症,以致甲状旁腺功能代偿性亢进,PTH 分泌增加以动员骨钙释出使血清钙浓度维持在正常或接近正常的水平;但 PTH 同时也抑制肾小管重吸收磷,继发机体严重钙、磷代谢失调,特别是导致严重低血磷的结果(图 4.1)。细胞

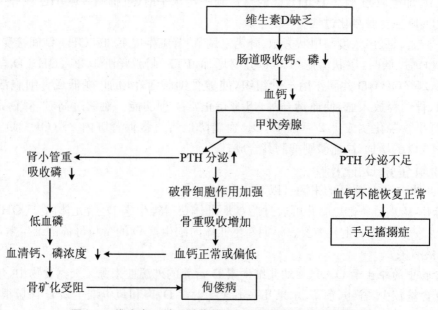

图 4.1　维生素 D 缺乏性佝偻病和手足搐搦症的发病机制

外液钙、磷浓度不足破坏了软骨细胞正常增殖、分化和凋亡的程序;钙化管排列紊乱,使长骨骺线失去正常的形态,成为参差不齐的阔带,钙化带消失;骨基质不能正常矿化,成骨细胞代偿增生,碱性磷酸酶分泌增加,骨样组织堆积于干骺端,骺端增厚,向两侧膨出形成"串珠"、"手足镯"。骨膜下骨矿化不全,成骨异常,骨皮质被骨样组织替代,骨膜增厚,骨质疏松;颅骨骨化障碍而颅骨软化,颅骨骨样组织堆积出现"方颅"。临床即出现一系列佝偻病症状和血生化改变。

〖临床表现〗

多见于婴幼儿,特别是 3 个月以下的小婴儿。主要表现为生长最快部位的骨骼改变,并可影响肌肉发育及神经兴奋性的改变。因此年龄不同,临床表现不同。佝偻病的骨骼改变常在维生素 D 缺乏一段时间后出现,婴儿期维生素 D 不足者佝偻病出现较早。儿童期发生佝偻病的较少。重症佝偻病患儿还可有消化和心肺功能障碍,并可影响行为发育和免疫功能。本病在临床上可分期如下:

1. 初期(早期) 多见 6 个月以内,特别是 3 个月以内的小婴儿。多为神经兴奋性增高的表现,如易激惹、烦闹、汗多刺激头皮而摇头等。但这些并非佝偻病的特异症状,仅作为临床早期诊断的参考依据。此期常无骨骼病变,骨骼 X 射线可正常,或钙化稍带模糊;血清 25-OHD$_3$ 下降,PTH 升高,血钙下降,血磷降低,碱性磷酸酶正常或稍高。

2. 活动期(激期) 早期维生素 D 缺乏的婴儿未经治疗,继续加重,出现 PTH 功能亢进,钙、磷代谢失常的典型骨骼改变。

6 个月龄以内婴儿的佝偻病以颅骨改变为主,前囟边较软,颅骨薄,检查者用双手固定婴儿头部,指尖稍用力压迫枕骨或顶骨的后部,可有压乒乓球样的感觉。6 月龄以后,尽管病情仍在进展,但颅骨软化消失。正常婴儿的骨缝周围亦可有乒乓球样感觉。额骨和顶骨中心部分常常逐渐增厚,至 7~8 个月时,变成"方盒样"头型即方头(从上向下看),头围也较正常增大。"方盒样"头应与前额宽大的头型区别。骨骺端因骨样组织堆积而膨大,沿肋骨方向于肋骨与肋软骨交界处可见圆形隆起,从上至下如串珠样突起,以第 7~10 肋骨最明显,称佝偻病串珠(rachiticrosary);手腕、足踝部亦可形成钝圆形环状隆起,称手、足镯。1 岁左右的小儿可见到胸廓畸形,胸骨和邻近的软骨向前突起,形成"鸡胸样"畸形;严重佝偻病小儿胸廓的下缘形成一水平凹陷,即肋膈沟或郝氏沟(Harrisongroove)。有时正常小儿胸廓两侧肋缘稍高,应与肋膈沟区别。由于骨质软化与肌肉关节松弛,小儿开始站立与行走后双下肢负重,可出现股骨、胫骨、腓骨弯曲,形成严重膝内翻("O"形)或膝外翻("X"形)(图 4.2)。正常 1 岁内小儿可有生理性弯曲和正常的姿势变化,如足尖向内或向外等,3~4 岁后自然矫正,须予以鉴别。

患儿会坐与站立后,因韧带松弛可致脊柱畸形。严重低血磷使肌肉糖代谢障碍,使全身肌肉松弛,肌张力降低和肌力减弱。此期血生化除血清钙稍低外,其余指标改变更加显著。X 射线显示长骨钙化带消失,干骺端呈毛刷样、杯口状改变;骨骺软骨盘增宽(>2 mm);骨质稀疏,骨皮质变薄;可有骨干弯曲畸形或青枝骨折,骨折可无临床症状(图 4.3、图 4.4、图 4.5、图 4.6)。

3. 恢复期 以上任何期经日光照射或治疗后,临床症状和体征逐渐减轻或消失。血钙、磷逐渐恢复正常,碱性磷酸酶需 1~2 个月降至正常水平。治疗 2~3 周后骨骼 X 射线改变有所改善,出现不规则的钙化线,以后钙化带致密增厚,骨骺软骨盘小于 2 mm,逐渐恢复正常。

4. 后遗症期 多见于 2 岁以后的儿童。因婴幼儿期严重佝偻病,残留不同程度的骨骼畸形。无任何临床症状,血生化正常,X 射线检查骨骼干骺端病变消失。

〖诊断〗

早期诊断,及时治疗,避免发生骨骼畸形。正确的诊断必须依据维生素 D 缺乏的病因、临

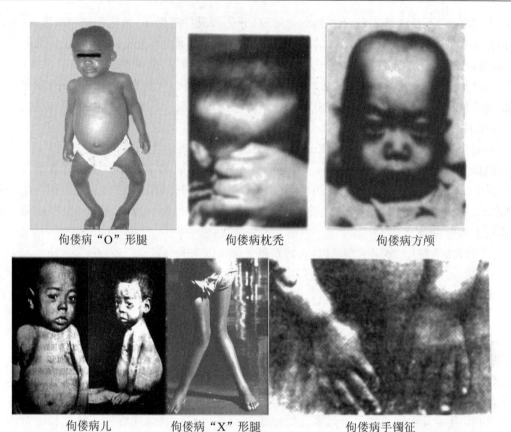

图 4.2 佝偻病体征

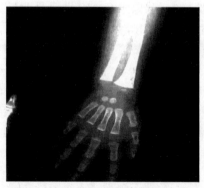

图 4.3 正常上肢长骨 X 射线

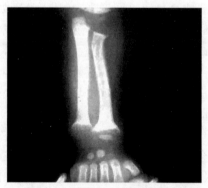

图 4.4 佝偻病上肢长骨 X 射线

床表现、血生化及骨骼 X 射线检查。应注意早期的神经兴奋性增高的症状无特异性，如多汗、枕秃、烦闹等。因此仅据临床表现的诊断准确率较低。以血清 25-OHD 水平测定为最可靠的诊断标准，血清 25-OHD 在早期明显降低。但在一般医院无条件进行该项测定，故多数以血生化与骨骼 X 射线的检查来进行诊断(图 4.4)。

〖鉴别诊断〗

1. 与佝偻病体征的鉴别

(1) 黏多糖病：黏多糖代谢异常时，常多器官受累，可出现多发性骨发育不全，如头大、头型异常、脊柱畸形、胸廓扁平等体征。此病除临床表现外，主要依据对骨骼的 X 射线变化及尿

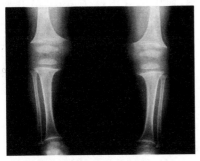

图 4.5 正常下肢长骨 X 射线

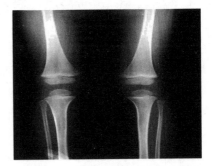

图 4.6 佝偻病下肢长骨 X 射线

中黏多糖的测定做出诊断。

(2) 软骨营养不良：是一遗传性软骨发育障碍，出生时即可见四肢短、头大、前额突出、腰椎前突、臀部后凸。可根据特殊的体态(短肢型矮小)及骨骼 X 射线做出诊断。

(3) 脑积水：生后数月起病者，头围与前囟进行性增大。因颅内压增高，可见前囟饱满紧张，骨缝分离，颅骨叩诊有破壶声，严重时两眼向下呈落日状。头颅 B 超、CT 检查可做出诊断。

2．与佝偻病体征相同而病因不同的鉴别

(1) 低血磷性抗维生素 D 佝偻病：本病多为伴性遗传，亦可为常染色体显性或隐性遗传，也有散发病例，为肾小管重吸收磷及肠道吸收磷的原发性缺陷所致。佝偻病的症状多发生于 1 岁后，因而 2～3 岁后仍有活动性佝偻病表现；血钙多正常，血磷明显降低，尿磷增加。对用一般治疗剂量维生素 D 治疗佝偻病无效时应与本病鉴别(表 4.2)。

表 4.2　各种佝偻病的实验检查

病　名		血　清						氨基酸尿	其他
		钙	磷	碱性磷酸酶	25-OHD$_3$	1,25-(OH)$_2$D$_3$	甲状旁腺素		
维生素 D 缺乏性佝偻病		正常(↓)	↓(正常)	↑(正常)	↓	↓	↑(正常)	(－)	
家族性低磷血症		正常	↓	↑	正常(↑)	正常(↓)	正常	(－)	尿磷↑
远端肾小管性酸中毒		正常(↓)	↓	↑	正常(↑)	正常(↓)	正常(↑)	(－)	碱性尿、高氯低钾
维生素 D 依赖性佝偻病	Ⅰ型	↓	↓	↑	↑	↓	↑	(＋)	
	Ⅱ型	↓	↓	↑	正常	↑	↑	(＋)	
肾性佝偻病		↓	↑	正常	正常	↓	↑	(－)	等渗尿、氮质血症、酸中毒

(2) 远端肾小管性酸中毒：为远曲小管泌氢不足，从尿中丢失大量钠、钾、钙，继发甲状旁腺功能亢进，骨质脱钙，出现佝偻病体征。患儿骨骼畸形显著，身材矮小，有代谢性酸中毒，多尿，碱性尿(尿 pH≥6)，除低血钙、低血磷之外，血钾亦低，血氨增高，并常有低血钾症状。

(3) 维生素 D 依赖性佝偻病：为常染色体隐性遗传，可分为两种类型，Ⅰ型为肾脏 1-羟化酶缺陷,使 25-OHD 转变为 $1,25\text{-}(OH)_2D$ 发生障碍,血中 25-OHD 浓度正常;Ⅱ型为靶器官 $1,25\text{-}(OH)_2D$ 受体缺陷,血中 $1,25\text{-}(OH)_2D$ 浓度增高。这两种类型临床上均有严重的佝偻病体征,低钙血症、低磷血症,碱性磷酸酶明显升高及继发性甲状旁腺功能亢进,Ⅰ型患儿可有高氨基酸尿症;Ⅱ型患儿的一个重要特征为脱发。

(4) 肾性佝偻病:由于先天或后天原因所致的慢性肾功能障碍,导致钙磷代谢紊乱,血钙低,血磷高,甲状旁腺继发性功能亢进,骨质普遍脱钙,骨骼呈佝偻病改变。多于幼儿后期症状逐渐明显,形成侏儒状态。

(5) 肝性佝偻病:肝功能不良可能使 25-OHD 生成障碍。若伴有胆道阻塞,不仅影响维生素 D 吸收,而且由于钙皂形成,进一步抑制钙的吸收。急性肝炎、先天性肝外胆管缺乏或其他肝脏疾病时,循环中 25-OHD 可明显降低,出现低血钙性抽搐和佝偻病的体征。

【治疗】

目的在于控制活动期,防止骨骼畸形。治疗的原则应以口服维生素 D 为主,一般剂量为每日 $50\sim100~\mu g(2\,000\sim4\,000~U)$,或 $1,25\text{-}(OH)_2D_3~0.5\sim2.0~\mu g$,一月后改预防量 400 U/日。大剂量维生素 D 与治疗效果无正比关系,不缩短疗程,与临床分期无关;且采用大剂量治疗佝偻病的方法缺乏可靠的指标来评价血中维生素 D 代谢产物浓度、维生素 D 的毒性、高血钙症的发生以及远期后果。因此大剂量治疗应有严格的适应证。当重症佝偻病有并发症或无法口服者可大剂量肌肉注射维生素 D 20 万~30 万 U 一次,3 个月后改预防量。治疗一个月后应复查,如临床表现、血生化与骨骼 X 射线改变无恢复征象,应与抗维生素 D 佝偻病鉴别。

除采用维生素 D 治疗外,应注意加强营养,及时添加其他食物,坚持每日户外活动。如果膳食中钙摄入不足,应补充适当钙剂。

【预防】

营养性维生素 D 缺乏性佝偻病是一自限性疾病,有研究证实日光照射和生理剂量的维生素 D(400 U)可治疗佝偻病。因此,现认为确保儿童每日获得维生素 D 400 U 是预防和治疗的关键。

1. 围生期 孕母应多户外活动,食用富含钙、磷、维生素 D 以及其他营养素的食物。妊娠后期适量补充维生素 D(800 U/日)有益于胎儿贮存充足维生素 D,以满足生后一段时间生长发育的需要。

2. 婴幼儿期 预防的关键在日光浴与适量维生素 D 的补充。生后 2~3 周后即可让婴儿坚持户外活动,冬季也要注意保证每日 1~2 小时的户外活动时间。有研究显示,每周让母乳喂养的婴幼儿户外活动 2 小时,仅暴露面部和手部,可维持婴儿血 $25\text{-}OHD_3$ 浓度在正常范围的低值(>11 ng/dl)。

早产儿、低出生体重儿、双胎儿生后 2 周开始补充维生素 D 800 U/日,3 个月后改预防量。足月儿生后 2 周开始补充维生素 D 400 U/日,至 2 岁。夏季户外活动多,可暂停服用或减量。一般可不加服钙剂。

二、营养性维生素 D 缺乏性手足搐搦症

维生素 D 缺乏性手足搐搦症(tetany of vitamin D deficiency)是由于维生素 D 缺乏所致血钙降低,临床上出现惊厥、手足搐搦、喉痉挛等神经肌肉兴奋性增高的症状。常见于 6 个月

以内的小婴儿。目前维生素 D 缺乏性手足搐搦症已较少发生。

〖病因和发病机制〗

维生素 D 缺乏时，血钙下降，而甲状旁腺功能失代偿，血钙继续降低。当总血钙低于 1.75～1.88 mmol/L(7～7.5 mg/dl)，或钙离子低于 1 mmol/L(4 mg/dl)时可引起神经肌肉兴奋性增高，出现抽搐(图 4.7)。维生素 D 缺乏时机体出现甲状旁腺功能低下，可能是婴儿体内钙不足的主要原因。维生素 D 缺乏早期甲状旁腺代偿分泌增加以维持血钙正常，当维生素 D 继续缺乏，甲状旁腺功能因反应过度而疲惫，以致出现血钙降低。因此维生素 D 缺乏性手足搐搦症的患儿，同时存在甲状旁腺功能亢进所产生的佝偻病的表现和甲状旁腺功能低下的低血钙所致的临床表现。

〖临床表现〗

1. **隐性症状** 血清钙多在 1.75～1.88 mmol/L 之间。

(1) 面神经征(chvostek sign)：以手指尖或叩诊锤骤击患儿颧弓与口角间的面颊部(第 7 颅神经孔处)，引起眼睑和口角抽动为面神经征阳性，新生儿期可呈假阳性。

(2) 腓反射(peroneal reflex)：以叩诊锤骤击膝下外侧腓骨小头上腓神经处，引起足向外侧收缩者即为腓反射阳性。

(3) 陶瑟征(trousseau sign)：以血压计袖带包裹上臂，使血压维持在收缩压与舒张压之间，5 分钟之内该手出现痉挛症状属阳性。

2. **典型发作** 血清钙低于 1.75 mmol/L 时可引起以下发作。

(1) 惊厥：突然发生四肢抽动，两眼上窜，面肌颤动，神志不清，发作时间可短至数秒钟，或长达数分钟以上，发作时间长者可伴口周发绀。发作停止后，意识恢复，精神萎靡而入睡，醒后活泼如常，发作次数可数日 1 次或 1 日数次，甚至多至 1 日数十次。

(2) 手足搐搦：可见于婴、幼儿，突发手足痉挛呈弓状，双手呈腕部屈曲状，手指伸直，拇指内收掌心，强直痉挛；足部踝关节伸直，足趾同时向下弯曲(图 4.7、图 4.8)。

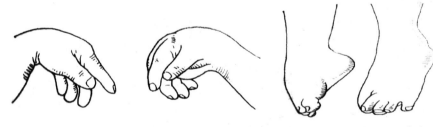

图 4.7 手足搐搦症手痉挛　　　　图 4.8 手足搐搦症足痉挛

(3) 喉痉挛：婴儿多见，喉部肌肉及声门突发痉挛，呼吸困难，有时可突然发生窒息，严重缺氧甚至死亡。

〖诊断与鉴别诊断〗

突发无热惊厥，且反复发作，发作后神志清醒无神经系统体征，同时有佝偻病存在，总血钙低于 1.75～1.88 mmol/L，钙离子低于 1 mmol/L。应与下列疾病鉴别：

1. **其他无热惊厥性疾病**

(1) 低血糖症：常发生于清晨空腹时，有进食不足或腹泻史，重症病例惊厥后转入昏迷，一般口服或静脉注射葡萄液后立即恢复，血糖常低于 2.2 mmol/L。

(2) 低镁血症：常见于新生儿或年幼婴儿，常有触觉、听觉过敏，引起肌肉颤动，甚至惊厥、手足搐搦,血镁常低于 0.58 mmol/L(1.4 mg/dl)。

(3) 婴儿痉挛症:起病于 1 岁以内,呈突然发作,头及躯干、上肢均屈曲,手握拳,下肢弯曲至腹部,伴点头状抽搐和意识障碍,发作数秒至数十秒自停,伴智力异常,脑电图有高辐异常节律。

(4) 原发性甲状旁腺功能减退:表现为间歇性惊厥或手足搐搦,间隔几天或数周发作 1 次,血磷升高大于 3.2 mmol/L(10 mg/dl),血钙降至 1.75 mmol/L(7 mg/dl)以下,碱性磷酸酶正常或稍低,颅骨 X 射线可见基底节钙化灶。

2. 中枢神经系统感染　脑膜炎、脑炎、脑脓肿等大多伴有发热和感染中毒症状,精神萎靡,食欲差等。体弱年幼儿反应差,有时可不发热。有颅内压增高体征及脑脊液改变。

3. 急性喉炎　大多伴有上呼吸道感染症状,也可突然发作,声音嘶哑伴犬吠样咳嗽及吸气困难,无低血钙症状,钙剂治疗无效。

【治疗】

1. 急救处理

(1) 迅速控制惊厥或喉痉挛:可用 10% 水合氯醛,每次 40~50 mg/kg,保留灌肠;或地西泮每次 0.1~0.3 mg/kg 肌肉或静脉注射。

(2) 氧气吸入:惊厥期应立即吸氧,喉痉挛者须立即将舌头拉出口外,并进行口对口呼吸或加压给氧,必要时做气管插管以保证呼吸道通畅。

2. 钙剂治疗　尽快补充钙剂,提高血钙水平。给 10% 葡萄糖酸钙 5~10 ml 加入 5%~10% 葡萄糖液 10~20 ml,缓慢静脉注射(10 分钟以上)。

3. 维生素 D 治疗　急诊情况控制后,按维生素 D 缺乏性佝偻病补充维生素 D。

附:维生素 D 中毒

维生素 D 中毒多由以下原因所致:

(1) 短期内多次给以大剂量维生素 D 预防或治疗佝偻病。

(2) 误将其他骨骼代谢性疾病或内分泌疾病诊为佝偻病而长期大剂量摄入维生素 D。维生素 D 中毒剂量的个体差异大。小儿每日服用 500~1 250 μg(2 万~5 万 U),或每日 50 μg/kg(2 000 U/kg),连续数周或数月即可发生中毒。敏感小儿每日 100 μg(4 000 U),连续 1~3 个月即可中毒。

当机体大量摄入维生素 D,使体内维生素 D 反馈作用失调,血清 1,25-$(OH)_2D_3$ 的分泌增加,肠吸收钙与磷增加,血钙浓度过高,降钙素(CT)调节使血钙沉积于骨与其他器官组织,影响其功能。如钙盐沉积于肾脏可产生肾小管坏死和肾钙化,严重时发生肾萎缩、慢性肾功能损害;钙盐沉积于小支气管与肺泡,损坏呼吸道上皮细胞引起溃疡,或钙化灶;如在神经系统、心血管等重要器官组织出现较多钙化灶,可产生不可逆的严重损害。

早期症状为厌食、恶心、倦怠、烦躁不安、低热、呕吐、顽固性便秘、体重下降。重症可出现惊厥、血压升高、心律不齐、烦渴、尿频、夜尿,甚至脱水、酸中毒;尿中出现蛋白质、红细胞、管型等改变,随即发生慢性肾功能衰竭。

有维生素 D 过量的病史,因早期症状无特异性,且与早期佝偻病的症状有重叠,如烦躁不安、多汗等,应仔细询问病史加以鉴别。

早期血钙升高大于 3 mmol/L(12 mg/dl),尿钙强阳性(Sulkowitch 反应),尿常规检查示尿蛋白阳性,严重时可见红细胞、白细胞、管型。X射线检查可见长骨干骺端钙化带增宽(>1 mm),致密,骨干皮质增厚,骨质疏松或骨硬化;颅骨增厚,呈现环形密度增深带;重症时大脑、心、肾、大血管、皮肤有钙化灶。可出现氮质血症、脱水和电解质紊乱。肾脏B超显示肾萎缩。

〖治疗〗

疑维生素D过量中毒即应停服维生素D,如血钙过高应限制钙的摄入。加速钙的排泄,口服氢氧化铝或依地酸钠减少肠钙的吸收,使钙从肠道排出;口服泼尼松抑制肠内钙结合蛋白的生成而降低肠钙的吸收;亦可试用降钙素。注意保持水、电解质的平衡。

第三节 蛋白质-能量营养障碍

一、蛋白质-能量营养不良

蛋白质-能量营养不良(proten-energy malnutrition,PEM)是由于各种原因引起能量和(或)蛋白质缺乏所致的一种营养缺乏症,主要见于3岁以下婴幼儿。临床上以体重明显减轻、皮下脂肪减少和皮下水肿为特征,常伴有各器官系统的功能紊乱。临床常见3种类型:能量供应不足为主的消瘦型,蛋白质供应不足为主的水肿型以及介于两者之间的消瘦-水肿型。

〖病因〗

1. 摄入不足 喂养不当是导致营养不良的重要原因,如母乳不足而未及时添加其他富含蛋白质的食品;奶粉配制过稀,塑料奶头洞太大,婴儿呛奶;突然停奶而未及时添加辅食;长期以淀粉类食品(粥、米粉、奶糕)喂养等。较大小儿的营养不良多为婴儿期营养不良的继续,或因不良的饮食习惯如偏食、挑食、吃零食过多等引起。

2. 消化吸收不良 消化吸收障碍,因消化系统畸形,如唇裂、腭裂、幽门梗阻,或疾病,如迁延性腹泻、过敏性肠炎、肠吸收不良综合征等均可影响食物的消化和吸收。

3. 需要量增加 生长发育快速阶段可因需要量增多而造成营养相对缺乏;发热性疾病、恶性肿瘤等均可使营养素的消耗量增多而导致营养不足。先天不足和生理功能低下如早产、双胎因追赶生长而需要量增加可引起营养不良。

〖病理生理〗

1. 新陈代谢异常

(1) 蛋白质:由于蛋白质摄入不足或蛋白质丢失过多,使体内蛋白质代谢处于负平衡。当血清总蛋白浓度小于40 g/L、白蛋白小于20 g/L时,便可发生低蛋白性水肿。

(2) 碳水化合物:糖原不足和血糖偏低会引起新陈代谢异常,重者可引起低血糖昏迷甚至猝死。

(3) 脂肪:体内脂肪大量消耗以维持生命活动的需要,故血清胆固醇浓度降低。肝脏是脂肪代谢的主要器官,当体内脂肪消耗过多,超过肝脏的代谢能力,导致大量甘油三酯在肝脏累积,造成肝脏脂肪浸润及变性。

(4) 水、盐代谢:由于脂肪大量消耗,故细胞外液相应增加,低蛋白血症可进一步加剧而呈现水肿;PEM时ATP合成减少可影响细胞膜上钠-钾-ATP酶的运转,钠在细胞内潴留,细胞外液一般为低渗状态,易出现低渗性脱水、酸中毒、低钾、低钠、低钙和低镁血症。

(5) 体温调节:营养不良儿体温偏低,可能与以下原因有关:热能摄入不足;皮下脂肪薄,散热快;血糖降低;氧耗量低、脉率和周围血循环量减少。

2. 各系统功能低下

(1) 消化系统:肠壁变薄,上皮细胞和小肠绒毛萎缩,黏膜皱襞减少甚至消失。消化液和酶的分泌减少,酶活力降低,肠蠕动减弱,菌群失调,致消化功能低下,易发生腹泻。

(2) 循环系统:心肌纤维变性,心脏收缩力减弱,心搏出量减少,血压偏低,脉细弱。

(3) 泌尿系统:肾小管重吸收功能减低,尿量增多而尿密度下降。

(4) 神经系统:大脑总脂质、胆固醇、磷质、神经节苷脂均减少,神经胶质细胞增殖减慢,神经元生长和分化减慢。DNA和RNA含量减少,影响树突分枝、髓鞘和轴突形成,甚至导致永久性运动功能和智力下降。

(5) 免疫功能:非特异性和特异性免疫功能均明显降低,常伴IgG亚类缺陷。细胞免疫功能明显降低,如患儿PPD和PHA迟发性皮肤反应可呈阴性,T细胞亚群比例失调,自然杀伤细胞活性降低等。由于免疫功能全面低下,患儿极易并发各种感染。

【临床表现】

早期表现体重不增,继之体重逐渐下降。主要表现为消瘦,皮下脂肪逐渐减少以致消失。皮下脂肪层消耗的顺序:腹部、躯干、臀部、四肢、最后为面颊。皮下脂肪层厚度是判断营养不良程度的重要指标之一。轻度营养不良,精神状态正常,但重度可有精神萎靡,反应差,体温偏低,脉细无力,无食欲,腹泻、便秘交替。合并血浆白蛋白明显下降时,可有凹陷性水肿、皮肤发亮,严重时可破溃、感染形成慢性溃疡。重度营养不良面颊脂肪消失,似干瘪"老头",肌肉萎缩呈"皮包骨",皮肤干燥、苍白,皮肤逐渐失去弹性,肌张力逐渐降低,肌肉松弛。营养不良初期,身高并无影响,但随着病情加重,骨骼生长减慢,身高亦低于正常(图4.9、图4.10)。重度营养不良可有重要脏器功能损害,如心脏功能下降可有心音低钝、血压偏低、脉搏变缓、呼吸浅表等。

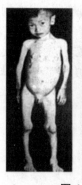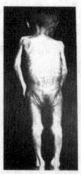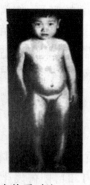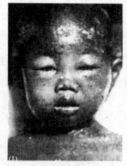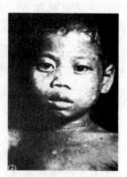

图4.9 营养不良治疗前后对比　　　图4.10 营养不良性水肿治疗前后对比

【并发症】

1. **营养性贫血**　常并发营养性贫血,以小细胞低色素性贫血最为常见。
2. **微量元素缺乏**　可有多种维生素缺乏,尤以脂溶性维生素A、D缺乏常见;可有多种微量元素缺乏,约有3/4的病儿伴有锌缺乏。
3. **感染**　由于免疫功能低下,故易患各种感染,如反复呼吸道感染、鹅口疮、肺炎、结核病、中耳炎、尿路感染等；婴儿腹泻常迁延不愈，加重营养不良，形成恶性循环。

4. **自发性低血糖** 患儿可突然表现为面色灰白、神志不清、脉搏减慢、呼吸暂停、体温不升但无抽搐，若不及时诊治，可致死亡。

【实验室检查】

1. **血清蛋白** 血清白蛋白浓度降低是最特征性的改变，但其半衰期较长（19～21 天），轻、中度营养不良变化不大，故不够灵敏。视黄醇结合蛋白（半衰期 10 小时）、前白蛋白（半衰期 1.9 天）、甲状腺素结合前白蛋白（半衰期 2 天）和转铁蛋白（半衰期 8 天）等代谢周期较短的血浆蛋白质具有早期诊断价值。胰岛素样生长因子Ⅰ（IGF-Ⅰ）反应灵敏，且不受肝功能影响，是蛋白质营养不良早期诊断的灵敏可靠指标。

2. **血清氨基酸** 营养不良小儿牛磺酸和必需氨基酸浓度降低，而非必需氨基酸变化不大。

3. **血清酶** 血清淀粉酶、脂肪酶、胆碱酯酶、转氨酶、碱性磷酸酶、胰酶和黄嘌呤氧化酶等活力均下降，经治疗后可迅速恢复正常。

4. **其他** 胆固醇、各种电解质及微量元素浓度皆可下降；生长激素水平升高。

【诊断】

根据小儿年龄及喂养史，有体重下降、皮下脂肪减少、全身各系统功能紊乱及其他营养素缺乏的临床症状和体征，典型病例的诊断并不困难。诊后还需详细询问病史和进一步检查，以确定病因。分型和分度指标如下：

1. **体重低下（underweight）** 其体重低于同年龄、同性别人群正常值的均数减 2 个标准差。如高于或等于均数减 3 个标准差为中度；低于均数减 3 个标准差为重度。

2. **生长迟缓（stunting）** 其身长低于同年龄、同性别人群正常值的均数减 2 个标准差。如高于或等于均数减 3 个标准差为中度；低于均数减 3 个标准差为重度。

3. **消瘦（wasting）** 其体重低于同性别、同身高人群正常值的均数减 2 个标准差。如高于或等于均数减 3 个标准差为中度；低于均数减 3 个标准差为重度。

上述符合一项即可诊断为营养不良。

【治疗】

营养不良的治疗原则是祛除病因，调整饮食，营养支持和积极治疗并发症。

1. **祛除病因** 查明病因，积极治疗原发病，如纠正消化道畸形、控制感染性疾病、根治各种消耗性疾病、改进喂养方法等。

2. **营养疗法**

（1）调整饮食及补充营养物质：PEM 患儿的消化道因长期摄入过少，已适应低营养的摄入，过快增加摄食量易出现消化不良、腹泻，故饮食调整的量和内容应根据实际的消化能力和病情逐步完成。轻度营养不良可从每日 250～330 kJ（60～80 kcal）/kg 开始，较快较早添加蛋白质和高热量食物；中、重度可参考原来的饮食情况，从每日 167～250 kJ（40～60 kcal）/kg 开始，逐步少量增加；若消化吸收能力较好，为满足追赶生长需要时，可逐渐加到每日 500～727 kJ（120～170 kcal）/kg，待体重接近正常后，再按实际体重计算热能需要。蛋白质摄入量从每日 1.5～2.0 g/kg 开始，逐步增加到 3.0～4.5 g/kg。如肠道不能耐受喂养或需要禁食时，可考虑静脉营养。

由于营养治疗后组织修复增加，维生素和微量元素的供给量应大于每日推荐量。治疗早期应给予一剂维生素 A 1 500 μg（5 000 U），每日给元素铁 1～3 mg，锌 1 mg，并注意补充钾、镁。

(2) 药物治疗:可补充B族维生素和胃蛋白酶、胰酶等,以助消化。苯丙酸诺龙是蛋白质同化类固醇制剂,能促进蛋白质合成,并能增加食欲,每次肌注0.5～1.0 mg/kg,每周1～2次,连续2～3周,用药期间应供给充足的热量和蛋白质;每日一次皮下注射胰岛素2～3单位,可降低血糖,增加饥饿感以提高食欲,通常注射前先服葡萄糖20～30 g,每1～2周为一疗程;锌制剂可提高味觉敏感度、增加食欲,每日可口服元素锌0.5～1.0 mg/kg;中药参苓白术散能调整脾胃功能,改善食欲;针灸、推拿、抚触、捏脊等也有一定疗效。

3. 治疗并发症

(1) 及时处理危及生命的并发症:如腹泻时的严重脱水和电解质紊乱、酸中毒、休克、肾功能衰竭、自发性低血糖、继发感染及维生素A缺乏所致的眼部损害等。

(2) 严重贫血可少量多次成分输血:低蛋白血症可输白蛋白。

4. 护理 加强护理可加快康复和减少并发症的发生。并注意保证合理易消化的饮食、充足的睡眠、适当的户外活动以及纠正不良的卫生习惯。

〖预后〗

预后取决于营养不良的发生年龄、持续时间及其程度,年龄愈小,其远期影响愈大,尤其是认知能力和抽象思维能力易发生缺陷。如果生长发育受到严重影响,可能引起永久性的智力和体格发育迟缓。

二、小儿单纯性肥胖症

小儿单纯性肥胖(obesity)是由于长期能量摄入超过消耗,使体内脂肪过度积聚、体重超过一定范围的一种营养障碍性疾病。小儿单纯性肥胖症在我国呈逐步增多的趋势,我国1986年8城市0～7岁儿童单纯性肥胖率为0.91%,而1996年为1.76%。肥胖不仅影响儿童的健康,且儿童期肥胖可延续至成人,容易引起高血压、糖尿病、冠心病、胆石症、痛风等多种严重影响健康的疾病。

〖病因〗

单纯性肥胖占肥胖的95%～97%,不伴有明显的神经、内分泌和遗传代谢性疾病。

1. 能量摄入过多 摄入的营养超过机体代谢需要,多余的能量便转化为脂肪贮存体内,导致肥胖。

2. 活动量过少 活动过少和缺乏适当的体育锻炼是发生肥胖症的重要因素,即使摄食不多也可引起肥胖。肥胖儿童大多不喜爱运动,形成恶性循环。

3. 遗传因素 肥胖有高度的遗传性,目前认为肥胖的家族性与多基因遗传有关。肥胖双亲的后代发生肥胖者高达70%～80%;双亲之一肥胖者,后代肥胖发生率为40%～50%;双亲正常的后代发生肥胖者仅10%～14%。

4. 其他 如进食过快或饱食中枢和饥饿中枢调节失衡以致多食;精神创伤(如亲人病故或学习成绩低下)以及心理异常等因素亦可致儿童过量进食。

〖病理生理〗

引起肥胖的原因为脂肪细胞数目增多或体积增大。人体脂肪细胞数量的增多主要在出生前3个月、生后第一年和11～13岁三个阶段,若肥胖发生在这三个时期,即可引起脂肪细胞数目增多性肥胖,治疗较困难且易复发;而不在此脂肪细胞增殖时期发生的肥胖,脂肪细胞体积增大而数目正常,治疗较易奏效。肥胖患儿可有下列代谢及内分泌改变:

1. 体温调节与能量代谢　肥胖儿对外界温度的变化反应较不敏感,用于产热的能量消耗较正常儿少,使肥胖儿有低体温倾向。

2. 脂类代谢　肥胖儿常伴有血浆甘油三酯、胆固醇、极低密度脂蛋白(VLDL)及游离脂肪酸增加,但高密度脂蛋白减少。故以后易并发动脉硬化、冠心病、高血压、胆石症等疾病。

3. 蛋白质代谢　肥胖者嘌呤代谢异常,血尿酸水平增高,易发生痛风症。

4. 内分泌变化　内分泌变化在肥胖小儿中较常见。

(1) 甲状腺功能的变化:总 T4、游离 T4、总 T3、游离 T3、反 T3、蛋白结合碘、吸^{131}碘率等均正常,下丘脑-垂体-甲状腺轴也正常,但发现 T3 受体减少,被认为是产热减少的原因。

(2) 甲状旁腺激素及维生素 D 代谢的变化:肥胖儿血清 PTH 水平升高,25-OHD$_3$ 及 24,25-(OH)$_2$D$_3$ 水平也增高,可能与肥胖的骨质病变有关。

(3) 生长激素水平的变化:肥胖儿血浆生长激素减少;睡眠时生长激素分泌高峰消失;在低血糖或精氨酸刺激下,生长激素分泌反应迟钝。但肥胖儿 IGF-Ⅰ分泌正常,胰岛素分泌增加,对生长激素的减少起到了代偿作用,故患儿无明显生长发育障碍。

(4) 性激素的变化:女性肥胖患者雌激素水平增高,可有月经不调和不孕;男性患者因体内脂肪将雄激素芳香化转变为雌激素,雌激素水平增高,可有轻度性功能低下、阳痿,但不影响睾丸发育和精子形成。

(5) 糖皮质激素的变化:肥胖患儿尿 17 羟类固醇、17 酮类固醇及皮质醇均可增加,但血清皮质醇正常或轻度增加,昼夜规律存在。

(6) 胰岛素与糖代谢的变化:肥胖者有高胰岛素血症的同时又存在胰岛素抵抗,致糖代谢异常,可出现糖耐量减低或糖尿病。

〖临床表现〗

肥胖可发生于任何年龄,但最常见于婴儿期、5～6 岁和青春期。患儿食欲旺盛且喜吃甜食和高脂肪食物。明显肥胖儿童常有疲劳感,用力时气短或腿痛。严重肥胖者由于脂肪的过度堆积限制了胸廓和膈肌运动,使肺通气量不足、呼吸浅快,故肺泡换气量减少,造成低氧血症、气急、发绀、红细胞增多,心脏扩大或出现充血性心力衰竭甚至死亡,称肥胖-换氧不良综合征(或 Pickwickian syndrome)。

体格检查可见患儿皮下脂肪丰满,但分布均匀,腹部膨隆下垂,严重肥胖者可因皮下脂肪过多,使胸腹、臀部及大腿皮肤出现皮纹;因体重过重,走路时两下肢负荷过重可致膝外翻和扁平足。女孩胸部脂肪堆积应与乳房发育相鉴别,后者可触到乳腺组织硬结。男性肥胖儿因大腿内侧和会阴部脂肪堆积,阴茎可隐匿在阴阜脂肪垫中而被误诊为阴茎发育不良。

肥胖小儿性发育常较早,故最终身高常略低于正常小儿。由于怕被别人讥笑而不愿与其他小儿交往,故常有心理上的障碍,如自卑、胆怯、孤独等。

〖实验室检查〗

肥胖儿甘油三酯、胆固醇大多增高,严重患者血清 β 脂蛋白也增高;常有高胰岛素血症,血生长激素水平减低,生长激素刺激试验的峰值也较正常小儿为低。肝脏超声波检查常有脂肪肝。

〖诊断〗

小儿体重超过同性别、同身高参照人群均值 10%～19%者为超重;超过 20%以上者便可诊断为肥胖症;20%～29%者为轻度肥胖;30%～49%者为中度肥胖;超过 50%者为重度肥胖。

体块指数（body mass index，BMI）是评价肥胖的另一种指标。BMI 是指 $\dfrac{体重(kg)}{[身高(m)]^2}$，小儿 BMI 随年龄、性别不同而有差异，评价时可查阅图表，如 BMI 值在 $P_{85} \sim P_{95}$ 为超重，超过 P_{95} 为肥胖。须与可引起继发性肥胖的疾病鉴别。

〖鉴别诊断〗

1. 伴肥胖的遗传性疾病

（1）Prader-Willi 综合征：呈周围型肥胖体态，身材矮小，智能低下，手脚小，肌张力低，外生殖器发育不良。本病可能与位于 15q12 的 SNRPN 基因缺陷有关。

（2）Laurence-Moon-Biedl 综合征：周围型肥胖，智能轻度低下，视网膜色素沉着，多指趾，性功能减低。

（3）Alstrom 综合征：中央型肥胖，视网膜色素变性，失明，神经性耳聋，糖尿病。

2. 伴肥胖的内分泌疾病

（1）肥胖生殖无能症（Frohlich syndrome）：本症继发于下丘脑及垂体病变，其体脂主要分布在颈、颏下、乳房、下肢、会阴及臀部，手指、足趾显得纤细，身材矮小，第二性征延迟或不出现。

（2）其他内分泌疾病：如肾上腺皮质增生症、甲状腺功能减低症、生长激素缺乏症等虽有皮脂增多的表现，但均各有其特点，故不难鉴别。

〖治疗〗

肥胖症的治疗原则是减少热能性食物的摄入和增加机体对热能的消耗，使体内脂肪不断减少，体重逐步下降。饮食疗法和运动疗法是两项最主要的措施。

1. 饮食疗法　多推荐低脂肪、低碳水化合物和高蛋白食谱。低脂饮食可迫使机体消耗自身的脂肪储备，但也会使蛋白质分解，故需同时供应优质蛋白质。碳水化合物分解成葡萄糖后会强烈刺激胰岛素分泌，从而促进脂肪合成，故必须适量限制。食物的体积在一定程度上会使患儿产生饱腹感，故应鼓励其多吃体积大而热能低的蔬菜、水果类食品，其纤维还可减少糖类的吸收和胰岛素的分泌，并能阻止胆盐的肠肝循环，促进胆固醇排泄，且有一定的通便作用。萝卜、青菜、黄瓜、番茄、莴苣、苹果、柑橘、竹笋等均可选择。

良好的饮食习惯对减肥具有重要作用，如避免晚餐过饱、不吃夜宵、不吃零食、少吃多餐、细嚼慢咽等。

2. 运动疗法　适当的运动能促使脂肪分解，减少胰岛素分泌，使脂肪合成减少，蛋白质合成增加，促进肌肉发育。肥胖小儿常因动作笨拙和活动后易累而不愿锻炼，可鼓励和选择患儿喜欢和易于坚持的运动，如晨间跑步、散步、做操等，每天坚持运动至少 30 分钟，活动量以运动后轻松愉快、不感到疲劳为原则。运动要循序渐进，不要求之过急。如果运动后疲惫不堪、心慌气促以及食欲大增均提示活动过度。

〖预防〗

孕妇在妊娠后期要适当减少摄入脂肪类食物，防止胎儿体重增加过多；要宣传肥胖儿不是健康儿的观点，使家长摒弃"越胖越健康"的陈旧观念；父母肥胖者更应定期监测小儿体重，以免小儿发生肥胖症。

（陈兰举　陈　岩）

第五章 新生儿与新生儿疾病

第一节 概 述

新生儿学(neonatology)是研究新生儿生理、病理、疾病防治及保健等方面的学科。新生儿(neonate,newborn)系指从脐带结扎到生后28天内的婴儿。新生儿是胎儿的继续,与产科密切相关,因此,又是围生医学(perinatology)的一部分。

围生医学是研究胎儿出生前后影响胎儿和新生儿健康问题的一门学科,涉及产科、新生儿科和与其相关的遗传、生化、免疫、生物医学工程等学科领域,是一门边缘学科,并与提高人口素质、降低围产儿死亡率密切相关。围生期(perinatal period)是指产前、产时和产后的一个特定时期,目前我国将其定义为自妊娠28周(此时胎儿体重约为1 000克)至生后7天。

一、新生儿分类

新生儿分类有不同的方法,分别根据胎龄、出生体重、出生体重和胎龄的关系及出生后周龄等进行分类。

1. **根据胎龄分类** 胎龄(gestational age,GA)是从最后一次正常月经第1天起至分娩时为止,通常以周表示。

(1) 足月儿(full term infant):37周≤GA<42周(GA在259~293天)的新生儿。

(2) 早产儿(preterm infant):28周≤GA<37周(GA在196~259天)的新生儿。

(3) 过期产儿(post-term infant):GA≥42周(GA≥294天)的新生儿。

2. **根据出生体重分类** 出生体重(birth weight,BW)指出生后1小时内的体重。

(1) 低出生体重(low birth weight,LBW)儿:BW<2 500 g,其中BW<1 500 g称极低出生体重(very low birth weight, VLBW)儿,BW<1 000 g称超低出生体重(extremely low birth weight,ELBW)儿。LBW儿中大多是早产儿,也有足月儿或过期小于胎龄儿。

(2) 正常出生体重儿(normal birth weight,NBW):2 500 g≤BW≤4 000 g。

(3) 巨大儿(macrosomia):BW>4 000 g。

3. **根据出生体重和胎龄的关系分类**

(1) 小于胎龄(small for gestational age,SGA)儿:BW在同胎龄儿平均体重的第10百分位以下的新生儿。

(2) 适于胎龄(appropriate for gestational age,AGA)儿:BW在同胎龄儿平均体重的第10至90百分位之间的新生儿。

(3) 大于胎龄(large for gestational age,LGA)儿:BW 在同胎龄儿平均体重的第 90 百分位以上的新生儿(表 5.1、图 5.1)。

表 5.1 我国 15 个城市不同胎龄新生儿出生体重值

胎龄（周）	平均值（g）	标准差（g）	第 3 百分位数（g）	第 10 百分位数（g）	第 90 百分位数（g）	第 97 百分位数（g）
28	1 389	302	923	972	1 799	2 071
29	1 475	331	963	1 057	2 034	2 329
30	1 715	400	1 044	1 175	2 255	2 563
31	1 943	512	1 158	1 321	2 464	2 775
32	1 970	438	1 299	1 488	2 660	2 968
33	2 133	434	1 461	1 670	2 843	3 142
34	2 363	449	1 635	1 860	3 013	3 299
35	2 560	414	1 815	2 051	3 169	3 442
36	2 708	401	1 995	2 238	3 312	2 572
37	2 922	368	2 166	2 413	3 442	3 690
38	3 086	376	2 322	2 569	3 558	3 798
39	3 197	371	2 457	2 701	3 660	3 899
40	3 277	392	2 562	2 802	3 749	3 993
41	3 347	396	2 632	2 865	3 824	4 083
42	3 382	413	2 659	2 884	3 885	4 170
43	3 359	448	2 636	2 852	3 932	4 256
44	3 303	418	2 557	2 762	3 965	4 342

注:摘自中国 15 个城市新生儿体格发育科研协作组资料。

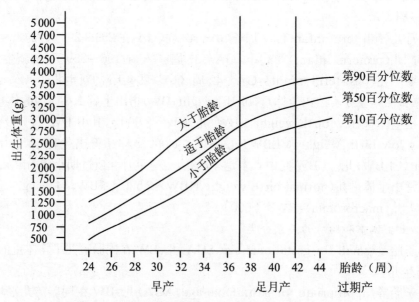

图 5.1 胎龄 28～44 周新生儿出生体重的百分位数曲线

4. 根据出生后的周龄分类

(1) 早期新生儿(early newborn):生后1周以内的新生儿,也属于围生儿。其发病率和死亡率在整个新生儿期最高,需要加强监护。

(2) 晚期新生儿(late newborn):出生后第2周至第4周末的新生儿。

5. 高危儿(high risk infant) 指已发生或可能发生危重疾病而需要监护的新生儿。常见于以下情况:

(1) 母亲疾病史:母亲有糖尿病、感染、慢性心肺疾患、吸烟、吸毒或酗酒史,母亲为Rh阴性血型,过去有死胎、死产或性传播病史等。

(2) 母孕史异常:母年龄大于40岁或小于16岁,孕期有阴道流血、妊娠高血压、先兆子痫、子痫、羊膜早破、胎盘早剥、前置胎盘等。

(3) 异常分娩史:各种难产、手术产(高位产钳、胎头吸引等)、急产、产程延长、分娩过程中使用镇静和止痛药物史等。

(4) 出生史异常:新生儿窒息、多胎儿、早产儿、小于胎龄儿、巨大儿、宫内感染和先天畸形等。

二、新生儿病房分级

根据医护水平及设备条件将新生儿病房分为三级:

(1) Ⅰ级新生儿病房(level Ⅰ nursery):即普通婴儿室,适于健康新生儿,主要任务是指导父母护理技能和方法,以及对常见遗传代谢疾病进行筛查。母婴应同室,以利于母乳喂养及建立母婴相依感情,促进婴儿身心健康。

(2) Ⅱ级新生儿病房(level Ⅱ nursery):即普通新生儿病房,适于胎龄>32周、出生体重≥1 500 g(发达国家为胎龄>30周、出生体重≥1 200 g)的早产儿及有各种疾病而又无需循环或呼吸支持、监护的新生儿。

(3) Ⅲ级新生儿病房(level Ⅲ nursery):即新生儿重症监护室(neonatal intensive care unit,NICU),适于危重新生儿的抢救及治疗,应有较高水平的医护技术力量及先进的监护和治疗设备,并配有新生儿急救转运系统,负责接收从Ⅰ、Ⅱ级新生儿病房转来的患儿。

第二节 正常足月儿和早产儿特点与护理

正常足月儿(normal term infant)是指出生时胎龄大于或等于37周和小于42周,出生体重大于或等于2 500 g和小于或等于4 000 g,无畸形或疾病的活产婴儿。早产儿又称未成熟儿(preterm infant;premature infant),指出生时胎龄(满28周)不足37周的新生儿。胎龄越小,体重越轻,死亡率越高。发生早产的高危因素有:母亲年龄小于16岁或大于35岁、社会经济状况差、营养不良、患急性发热性疾病;母孕期感染、吸烟、酗酒、吸毒、外伤、生殖器畸形、羊膜早破、多胎妊娠、羊水过多、前置胎盘、胎盘早剥、子宫颈口松弛、过度劳累等。另外,种族和遗传因素与早产也有一定的关系。

一、正常足月儿和早产儿外观特点

正常足月儿与早产儿在外观上各具特点,具体如表 5.2 所示。

表 5.2 足月儿与早产儿外观特点

	早 产 儿	足 月 儿
皮肤	绛红、水肿和毳毛多	红润、皮下脂肪丰满和毳毛少
头部	头更大(占全身比例1/3),头发细、乱、软	头大(占全身比例1/4),头发分条清楚
耳壳	软、缺乏软骨、耳舟不清楚	软骨发育好、耳舟成形、直挺
指、趾甲	未达指、趾端	达到或超过指、趾端
跖纹	足底纹理少	足纹遍及整个足底
乳腺	无结节或结节<4 mm	结节>4 mm,平均7 mm
外生殖器	男婴睾丸未降或未全降;女婴大阴唇不能遮盖小阴唇	男婴睾丸已降至阴囊;女婴大阴唇遮盖小阴唇

二、正常足月儿和早产儿生理特点

1. 呼吸系统 胎儿肺内充满液体,分娩时儿茶酚胺释放使肺液分泌减少,足月儿 30~35 ml/kg,出生时经产道挤压,约 1/3 肺液由口鼻排出,其余在建立呼吸后由肺间质内毛细血管和淋巴管吸收。新生儿呼吸频率较快,安静时为 40 次/分左右。由于新生儿胸廓呈圆桶状,肋间肌薄弱,呼吸主要靠膈肌的升降,故呈腹式呼吸。如呼吸频率持续超过 70 次/分,称呼吸急促,常由呼吸或其他系统疾病所致。由于呼吸道管腔狭窄、黏膜柔嫩、血管丰富、纤毛运动差,易致气道阻塞、感染、呼吸困难及拒乳。

早产儿呼吸中枢及呼吸器官发育不成熟;红细胞内缺乏碳酸酐酶,碳酸分解为二氧化碳的数量减少,因而不能有效地刺激呼吸中枢;肺泡数量少,呼吸道黏膜上皮细胞呈扁平立方形,毛细血管与肺泡间距离较大,气体交换率低;呼吸肌发育不全,咳嗽反射弱。因此,早产儿呼吸浅表且节律不规则,易出现周期性呼吸及呼吸暂停或青紫。周期性呼吸是指呼吸停止小于 20 秒,不伴心率减慢及发绀。呼吸暂停是指呼吸停止大于 20 秒,伴心率小于 100 次/分及发绀。早产儿因肺泡表面活性物质(pulmonary surfactant,PS)少,易发生呼吸窘迫综合征。由于肺发育不成熟,机械通气时如长时间应用高压力和(或)高浓度氧易引起支气管肺发育不良(bornchopulmonary dysplasia,BPD),即慢性肺疾病(chronic lung disease,CLD)。

2. 循环系统 出生后血液循环途径和血液动力学发生重大变化:① 脐带结扎后,胎盘-脐血循环终止;② 随着呼吸建立和肺膨胀,肺循环阻力下降,肺血流增加;③ 从肺静脉回流至左心房血量明显增多,体循环压力上升,使卵圆孔关闭;④ 由于 PaO_2 增高,动脉导管收缩,继而关闭,完成胎儿循环向成人循环的转变。

严重肺炎、酸中毒、低氧血症时,肺血管压力升高;当压力等于或超过体循环时,可致卵圆孔、动脉导管重新开放,出现右向左分流,称持续胎儿循环(persistent fetal circulation,PFC)或持续肺动脉高压(persistent pulmonary hypertension of newborn,PPHN)。临床上出现严重发绀、低氧血症,且吸入高浓度氧发绀不能减轻。

新生儿心率波动范围较大,通常为 90～160 次/分。足月儿血压平均为 70/50 mmHg (9.3/6.7 kPa)。早产儿心率偏快,血压较低,部分可伴有动脉导管开放。

3. **消化系统**　足月儿出生时吞咽功能已经完善,但食管下部括约肌松弛,胃呈水平位,幽门括约肌发育成熟,易溢乳甚至呕吐。消化道面积相对较大,肠管壁薄、通透性高,有利于大量的流质及乳汁中营养物质的吸收,但肠腔内毒素和消化不全产物也容易进入血循环,引起中毒症状。除淀粉酶活性要到生后 4 个月才达到成人水平外,消化道已能分泌充足的其他消化酶,因此不宜过早喂淀粉类食物。胎粪由胎儿肠道分泌物、胆汁及咽下的羊水等组成,呈糊状,为墨绿色。足月儿在生后 24 小时内开始排胎粪,2～3 天排完。若生后 24 小时仍不排胎粪,应排除肛门闭锁或其他消化道畸形。肝内尿苷二磷酸葡萄糖醛酸基转移酶的量及活力不足,多数新生儿生后出现生理性黄疸,同时对多种药物处理能力(葡萄糖醛酸化)低下,易发生药物中毒。

早产儿吸吮力差,吞咽反射弱,胃容量小,常出现哺乳困难,或乳汁吸入引起吸入性肺炎。消化酶含量接近足月儿,但胆酸分泌少,脂肪的消化吸收较差,缺氧或喂养不当等可引起坏死性小肠结肠炎。由于胎粪形成较少及肠蠕动差,胎粪排出常延迟。肝内酶的量及活力比足月儿更低,生理性黄疸程度较足月儿重,持续时间更长。肝脏合成蛋白能力差,易发生低蛋白血症和水肿;白蛋白减少也可使血清游离胆红素增加,易引起核黄疸;糖原储备少,导致低血糖。

4. **泌尿系统**　足月儿出生时肾结构发育已完成,但功能仍不成熟。足月儿肾小球滤过率低下,肾小管容量不足。肾稀释功能虽与成人相似,但其浓缩功能差,故不能迅速有效地处理过多的水和溶质,易发生水肿或脱水;对钠的耐受限度较低,高钠饮食可使细胞外液容量增加,发生钠潴留和水肿;碳酸氢盐阈值较低,处理酸负荷能力不足,易发生代谢性酸中毒;肾小管糖回吸能力低下,输注葡萄糖速率过高时可出现糖尿。新生儿一般在生后 24 小时内开始排尿,少数在 48 小时内排尿,一周内每日排尿可达 20 次。如果生后 24 小时仍不能排尿,应做进一步检查。

早产儿肾浓缩功能更差,葡萄糖阈值低,易发生糖尿。碳酸氢根阈值极低和肾小管排酸能力差,由于普通牛乳中蛋白质含量和酪蛋白比例均高,喂养时可使内源性氢离子增加,超过肾小管排泄能力,故牛奶喂养时易患晚期代谢性酸中毒(late metabolic acidosis),表现为面色苍白、反应差、体重不增和代谢性酸中毒。由于早产儿配方奶粉的广泛使用,这种现象现已很少发生。

5. **血液系统**　足月儿平均血容量为 85 ml/kg,与脐带结扎时间有关,脐带结扎延迟可从胎盘多获得 35% 的血容量。出生时红细胞、网织红细胞和血红蛋白含量较高,红细胞为 5.5×10^{12} 个/L,血红蛋白为 170 g/L(140～200 g/L);由于刚出生后入量少、不显性失水等原因,血液浓缩,血红蛋白值上升,生后 24 小时最高,约于第一周末恢复至出生时水平,以后逐渐下降。血红蛋白中胎儿血红蛋白占 70%～80%(成人<2%),5 周后降至 55%,随后逐渐被成人型血红蛋白取代。网织红细胞数初生 3 天内为 0.04～0.06,4～7 天迅速降至 0.005～0.015,4～6 周回升至 0.02～0.08。白细胞数生后第 1 天为 $(15～20)\times10^9$ 个/L,3 天后明显下降,5 天后接近婴儿值;血细胞分类中,生后以中性粒细胞为主,约占白细胞总数的 60%,以后逐渐下降,4～6 天时中性粒细胞与淋巴细胞比例相近,以后淋巴细胞占优势。血小板计数与成人相似。由于胎儿肝脏维生素 K 储存量少,凝血因子 Ⅱ、Ⅶ、Ⅸ、Ⅹ 活性较低,故生后常规肌注维生素 K_1。

早产儿血容量为 85~110 ml/kg,周围血中有核红细胞较多,白细胞和血小板稍低于足月儿;大多数早产儿在第 3 周末出现嗜酸性粒细胞增多,持续 2 周左右。由于早产儿红细胞生成素水平低下、先天性铁储备少、血容量迅速增加,"生理性贫血"出现早,而且胎龄越小,贫血持续时间越长,程度越严重。

6. 神经系统　新生儿脑相对大,但脑沟、脑回仍未完全形成。出生后头围生长速率约为 1.1 cm/月,至生后 40 周左右逐渐减缓。脊髓相对长,其末端约在第 3、4 腰椎下缘,故腰穿时应在第 4、5 腰椎间隙进针。足月儿大脑皮层兴奋性低,睡眠时间长,觉醒时间一昼夜仅为 2~3 小时;大脑对下级中枢抑制较弱,且锥体束、纹状体发育不全,常出现不自主和不协调动作。出生时已具备多种暂时性原始反射(primitive reflexes)。临床上常用的原始反射如下:

(1) 觅食反射(rooting reflex):用左手托婴儿呈半卧位,右手食指触其一侧面颊,婴儿反射性地转头向该侧。

(2) 吸吮反射(sucking reflex):将乳头或奶嘴放入婴儿口内,会出现有力的吸吮动作。

(3) 握持反射(grasp reflex):将物品或手指置入婴儿手心中,婴儿立即将其握紧。

(4) 拥抱反射(moro reflex):新生儿仰卧位,提起新生儿双手使颈部离检查床面 2~3 cm,之后突然松手或拍打床面后均可使其双臂伸直外展,双手张开,然后上肢屈曲内收,双手握拳呈拥抱状,下肢屈曲。

正常情况下,上述反射生后数月自然消失。如新生儿期这些反射减弱、消失或亢进,或数月后仍不消失,常提示有神经系统疾病。此外,正常足月儿也可出现年长儿的病理性反射如克氏征(Kernig sign)、巴宾斯基征(Babinski sign)和佛斯特征(Chvostek sign)等,腹壁反射和提睾反射不稳定,偶可出现阵发性踝阵挛。

由于前囟和颅缝尚未闭合,有颅内病变时脑膜刺激征多不明显。

早产儿神经系统成熟度与胎龄有关,胎龄愈小,原始反射愈难引出或反射不完全,肌张力低下;视网膜发育不良、吸入高浓度氧气或用氧时间过长、受光照射和缺乏必需脂肪酸等均可影响其视网膜组织、干扰视网膜血管发育而产生视网膜病变,严重者可导致失明。此外,极低出生体重儿脑室管膜下存在发达的胚胎生发层组织,易发生脑室周围-脑室内出血及脑室周围白质软化。

7. 体温　新生儿体温调节中枢功能尚不完善,皮下脂肪薄,体表面积相对较大,易散热,早产儿尤甚。寒冷时无寒战反应而靠棕色脂肪(brown fat)代偿产热。新生儿生后环境温度显著低于宫内温度,散热增加,如不及时保暖,可发生低体温、低氧血症、低血糖和代谢性酸中毒或寒冷损伤综合征。环境温度过高、进水少及散热不足,可使体温增高,发生脱水热。中性温度(neutral temperature)是指使机体代谢、氧及能量消耗最低并能维持体温正常的环境温度,又称适中温度。适宜的环境温度对新生儿至关重要;出生体重、生后日龄不同,中性温度也不同。足月儿包被时为 24 ℃,生后 2 天裸体为 33 ℃,适宜的环境湿度为 50%~60%。新生儿正常体表温度为 36.0~36.5 ℃,核心(直肠)温度为 36.5~37.5 ℃。

早产儿体温调节中枢功能更不完善,皮下脂肪更薄,体表面积相对较大,更易散热,并且胎龄越小,棕色脂肪越少,产热代偿能力越差,如环境温度低时更易发生低体温甚至硬肿症。因汗腺发育差,环境温度过高体温亦易升高。BW 为 1 500~2 500 g 的早产儿,生后 1 个月内其裸体中性温度为 32~34 ℃。出生体重越低或日龄越小,则中性温度越高。

8. 能量及体液代谢　在中性温度下,足月儿的基础热量消耗为 209 kJ/kg(50 kcal/kg),加之活动、食物特殊作用、大便丢失和生长需要等,每日总热量需 418~502 kJ/kg(100~120 kcal/kg)。

新生儿体内含水量占体重的 70%～80%，随日龄增加逐渐减少。由于每日经呼吸和皮肤丢失的水分(不显形失水)20～30 ml/kg，尿量 25～65 ml/kg，粪便中失水量 2～5 ml/kg，故生后头几天生理需要量为每日 50～100 ml/kg。生后由于体内水分丢失较多，导致体重逐渐下降，5～6 天降至最低点(小于出生体重的 10%)，一般 7～10 天后恢复到出生体重，称生理性体重下降(physiological loss of body weight)。

早产儿所需热卡基本同足月儿，由于其吸吮力弱，消化功能差，常需肠道外营养。生理性体重下降可达 10%～15%，超低出生体重儿可达 20%，恢复速度较足月儿慢，2～3 周末恢复至出生体重；体液总量约为体重的 80%，按千克体重计算所需液体量高于足月儿，摄入 419 kJ (100 kcal)热量一般需要 100～150 ml 水，补液量受环境因素如温度、湿度、光疗、应用辐射台等影响。

足月儿钠需要量为 1～2 mmol/(kg·d)，小于 32 周早产儿为 3～4 mmol/(kg·d)；初生婴儿 10 天内一般不需补钾，以后需要量为 1～2 mmol/(kg·d)。

9. 免疫系统　新生儿特异性和非特异性免疫功能均不成熟。T 细胞免疫功能低下，对特异性外来抗原应答差，是新生儿免疫应答无能力的主要原因。免疫球蛋白 IgG 可通过胎盘，含量与胎龄相关；IgA 和 IgM 不能通过胎盘，尤其是分泌型 IgA 缺乏，新生儿易发生呼吸道和消化道感染。血脑屏障发育未完善，易患细菌性脑膜炎。血浆中补体水平低，调理素活性低，多形核白细胞产生及储备均少，且趋化性及吞噬能力低下；皮肤黏膜薄嫩易损伤，容易引起感染；脐残端未完全闭合，离血管近，细菌易繁殖并进入血液。

早产儿非特异性和特异性免疫功能更差，免疫球蛋白 IgG 虽可通过胎盘，但与胎龄相关，胎龄愈小，IgG 含量愈低，故更容易患感染性疾病。

10. 常见的几种特殊生理状态
(1) 生理性黄疸：参见本章第八节。
(2) "马牙"和"螳螂嘴"：在口腔上腭中线两侧和齿龈部位，由上皮细胞堆积或黏液腺分泌物积留形成黄白色、米粒大小的小颗粒，俗称"马牙"，数周后可自然消退；两侧颊部各有一隆起的脂肪垫，俗称"螳螂嘴"，有利于吸吮乳汁。两者均属正常现象，不可擦拭及挑破"马牙"和"螳螂嘴"，以免发生感染。少数初生婴儿在下切齿或其他部位有早熟齿，称新生儿齿，通常不需拔除。
(3) 乳腺肿大和假月经：男女新生儿生后 4～7 天均可有乳腺增大，如蚕豆或核桃大小，2～3 周消退，切忌挤压，以免感染；部分女婴生后 5～7 天阴道流出少许血性分泌物，可持续 1 周，俗称"假月经"。上述现象均由于来自母体的雌激素在出生后中断所致。
(4) 新生儿红斑及粟粒疹：生后 1～2 天，在头部、躯干及四肢常出现大小不等的多形性斑丘疹，称为"新生儿红斑"，1～2 天后自然消失。也可因皮脂腺堆积在鼻尖、鼻翼、颜面部形成小米粒大小黄白色皮疹，称为"新生儿粟粒疹"，几天后蜕皮自然消失。

三、足月儿及早产儿护理

1. 保暖　生后应将足月儿置于预热的自控式开放式抢救台上或自控式温箱中，使婴儿处于中性温度中，并用预热的毛巾擦干新生儿。4～6 小时后，移至普通婴儿床中(室温 24～26 ℃，空气湿度 50%～60%)。如体温升高，可打开包被散热，并补充水分，体温则可下降。一般不用退热药。

对早产儿尤其要注意保温。出生体重小于 2 000 g 或体重较大伴低体温者，应置于自控式开放式抢救台上或温箱中,并根据体重、日龄选择中性环境温度,使腹壁温度维持在36.5℃左右。因新生儿头部表面积大,散热量多,寒冷季节可戴绒布帽。

2. 喂养　正常足月儿生后半小时即可抱至母亲处哺乳,以促进乳汁分泌,并防止低血糖。提倡按需哺乳。配方乳可每3小时1次,每日7~8次。喂奶前应清洗乳头,喂奶后将婴儿竖立抱起,轻拍背部,以排出咽下的空气,防止溢奶。奶量以喂奶后安静、不吐、无腹胀、胃内无残留(经胃管喂养)和理想的体重增长(15~30 g/d,生理性体重下降期除外)为标准,否则应注意查找原因。

早产儿也应以母乳或母乳库奶喂养为宜,必要时可用早产儿配方奶。开始先试喂5%糖水,以后根据胎龄及出生体重,选择自行哺乳、经胃或十二指肠管等喂养方法。自行哺乳量应根据上述标准而定,早产儿理想的体重增长每天为10~15 g/kg。胎龄愈小,出生体重愈低,每次哺乳量愈少,喂奶间隔时间也愈短。哺乳量不能满足所需热量者应辅以静脉营养。

足月儿生后应肌注1次维生素K_1 1 mg,早产儿连用3天,剂量同前。足月儿生后4天加维生素C 50~100 mg/d,10天后加维生素A 1 200~1 800 U/d,维生素D 400~600 U/d,4周后添加铁剂,每日给元素铁2 mg/kg。早产儿生后即添加维生素D 600~800 U/d,2周后添加铁剂,每日给元素铁1~2 mg/kg,极低出生体重儿每日给3~4 mg/kg,并同时加用维生素E 25 U和叶酸2.5 mg,每周2次。极低出生体重儿出生后可给予重组人类红细胞生成素,每周600~750 U/kg,皮下注射,分3次给药,可减少输血需要。

3. 呼吸管理　保持呼吸道通畅,早产儿仰卧时可在肩下放置软垫,避免颈部弯曲。低氧血症时予以吸氧,但吸入高浓度氧或吸氧时间过长可引起早产儿视网膜病(retinopathy of prematurity,ROP)和CLD。因此,吸氧流量或浓度应以维持动脉血氧分压6.7~9.3 kPa (50~70 mmHg)或经皮血氧饱和度90%~95%为宜。切忌给早产儿常规吸氧。呼吸暂停(apnea),轻者可经弹、拍打足底或托背等恢复呼吸;重者需经面罩或气管插管供氧,同时应去除病因转入NICE进行监护和治疗。反复发作者可给予氨茶碱静脉注入,负荷量为4~6 mg/kg,8~12小时后给予维持量1.5~3.0 mg/kg,以后每8小时1次。也可予以枸橼酸咖啡因静脉使用,或给予鼻塞CPAP治疗。继发性呼吸暂停应针对病因治疗。

4. 预防感染　婴儿室工作人员应严格遵守消毒隔离制度。接触新生儿前应严格洗手;护理和操作时应注意无菌;工作人员或新生儿如患感染性疾病应立即隔离,防止交叉感染;婴儿室避免过分拥挤,防止空气污染和杜绝乳制品污染。

5. 皮肤黏膜护理

(1) 保持呼吸道通畅:清除呼吸道分泌物,生后数小时内让婴儿侧卧,有助于残存在呼吸道内的黏液自然流出。

(2) 保持脐带残端清洁和干燥:每天脐部清洁护理。一般生后3~7天残端脱落,如10天后仍不脱落,则提示存在脐部感染。脐部如有黏液或渗血,应用碘伏消毒或重新结扎;如有肉芽组织,可用硝酸银烧灼局部;如有化脓感染,用过氧化氢溶液或碘酒消毒,必要时全身应用抗生素。

(3) 保持皮肤清洁:每天用清水清洗头、面、臀及会阴部。口腔黏膜不宜擦洗。

(4) 其他:衣服宜宽大,质软,不用纽扣。应选用柔软、吸水性强的尿布。

早产儿免疫力低,早产儿室及所接触的物品均应定期清洁、消毒,如室内地板、床架及暖箱;对感染者应及时隔离治疗。

6. 预防接种

(1) 卡介苗:生后3天接种,目前新生儿接种卡介苗有皮上划痕和皮内注射两种方法。皮内接种后2~3周出现红肿硬结,约10 mm×10 mm,中间逐渐形成白色小脓疱,自行穿破后呈溃疡,最后结痂脱落并留下一永久性圆形疤痕。皮上接种1~2周即出现红肿,3~4周化脓结痂,1~2个月脱落痊愈,并留下一凹陷的划痕疤痕。早产儿、有皮肤病变或发热等其他疾病者应暂缓接种;对疑有先天性免疫缺陷的新生儿,应绝对禁忌接种卡介苗,以免发生全身感染而危及生命。

(2) 乙肝疫苗:生后第1天、1个月、6个月时应各注射重组乙肝病毒疫苗1次,每次5 μg。母亲为乙肝病毒携带者或乙肝患者,婴儿出生后应立即肌注高价乙肝免疫球蛋白(HBIg) 0.5 ml,同时换部位注射重组乙肝病毒疫苗10 μg。

7. 新生儿筛查　应开展先天性甲状腺功能减低症及苯丙酮尿症等先天性代谢缺陷病的筛查。

第三节　新生儿重症监护和常频机械通气

一、新生儿重症监护

新生儿重症监护室(NICU)即三级新生儿病房,一般应设立在医学院校的附属医院或较大的儿童医院,应具备高水平的新生儿急救医护人员、完善的监护治疗设备及新生儿转运系统,负责Ⅰ、Ⅱ级新生儿病房及院外转来的危重新生儿的抢救和治疗。由于NICU的普遍建立,新生儿病死率和远期发病率已明显下降。

(一) 监护对象

需要密切监护或抢救治疗的新生儿均为监护对象,主要包括:① 出生时Apgar评分小于或等于3分,10分钟小于或等于6分,生后1小时有疾病表现者;② 严重心肺疾病或呼吸暂停儿;③ 外科较大手术术后(尤其是24小时内);④ 极低出生体重儿和超低出生体重儿;⑤ 接受完全静脉营养患儿;⑥ 溶血病需换血术者;⑦ 反复惊厥发作者;⑧ 急慢性脏器官功能衰竭(如休克、DIC、肺出血、心力衰竭、肾衰竭等)者;⑨ 糖尿病母亲婴儿等。

(二) 主要监护内容

危重新生儿处于生命垂危状态或具有潜在威胁生命的因素,必须应用监护仪器对生命指标进行连续监测。各型监护仪均配有报警系统,医护人员可根据患儿具体情况设立报警阈值,若超过该值,仪器自动报警,使医护人员及早发现病情变化,及时予以处理。同时监护仪还可连续记录和存储生命指标变化。

1. 心电监护　主要监测患儿的心率、节律和心电波形变化如心率增快、减慢、各种心律失常和各种原因引起的心电特征性表现等。

2. 呼吸监护　主要监测患儿的呼吸频率、呼吸节律变化及呼吸暂停。

3. 血压监护

(1) 直接测压法(创伤性):经动脉(多为脐动脉)插入导管直接连续测量血压。其测量值准确,但操作复杂,并发症多,临床上仅在周围灌注不良时应用。

(2) 间接测压法(无创性):将袖带束于患儿上臂间接间断测量,自动显示收缩压、舒张压和平均动脉压。其测量值准确性不及直接测压法,但方法简便,无并发症,是目前国内 NICU 最常用的血压监测方法。

4. 体温监测　置婴儿于热辐射式抢救台上或暖箱内,将体温监测仪传感器分别置于腹壁皮肤和肛门内,其腹壁皮肤温度、核心温度和环境温度则自动连续显示。

5. 血气监测　包括经皮氧分压($TcPO_2$)、二氧化碳分压($TcPCO_2$)及脉搏氧饱和度($TcSO_2$)监护仪。具有无创、连续、自动、操作简便并能较好地反映自身血气变化的趋势等优点,但测量值较动脉血气值有一定差距,尤其在周围血液循环灌注不良时,其准确性更差,因此,在应用经皮血气监测的同时,应定期检测动脉血气。$TcSO_2$ 由于相对较准确,故是目前 NICU 中血氧动态监测的常用手段。

二、新生儿常频机械通气

新生儿呼吸系统代偿能力低下,当患呼吸系统疾病时极易发生呼吸衰竭,故在 NICU 中使用常频机械通气(conventional mechanical ventilation,CMV)的频率较高,是治疗呼吸衰竭的重要手段。新生儿常频呼吸机类型是持续气流、压力限定-时间转换型呼吸机(continuous flow,pressure-limited and time-cycled ventilator)。所谓持续气流是指呼吸机在吸气相和呼气相均持续向其管道内送气。吸气相呼气阀关闭气体送入肺内,呼气相呼气阀开放,由于肺的弹性回缩,气体排入大气;压力限定是指呼吸机管道和气道内吸气相时设定的最高压力,超过此压力时气体通过泄压阀排出;时间转换是指呼气阀根据设定的吸气时间及频率进行关闭和开放的转换。

(一) 呼吸机主要参数及其作用

1. 吸气峰压(peak inspiratory pressure,PIP)　PIP 是吸气相呼吸机管道和气道内的气体最高压力。提高 PIP 可使肺泡扩张,增加潮气量和肺泡通气量,降低 $PaCO_2$;同时改善通气血流比(V/Q),改善氧合,提高 PaO_2。所需 PIP 的高低与肺顺应性大小相关,肺部病变越重,顺应性越差,保证相应潮气量所需的 PIP 越高。但 PIP 过高,可使原已扩张的肺泡过度膨胀,肺泡周围毛细血管血流减少,V/Q 增大,并影响静脉回流和降低心输血量,反而会使 PaO_2 降低;当 PIP 超过 30 cmH_2O(2.99 kPa)时,也增加患肺气压伤和 CLD 的危险性。预调 PIP 时,应以可见胸廓起伏、呼吸音清晰和 $PaCO_2$ 正常为宜。

2. 呼气末正压(positive end-expiratory pressure,PEEP)　PEEP 是呼气相存留于管道和气道内的气体所产生的压力。适宜的 PEEP 可防止呼气相肺泡和终末气道萎陷,维持正常的功能残气量(functional residual capacity,FRC),进而改善 V/Q 和肺顺应性,从而升高 PaO_2。但 PIP 不变,提高 PEEP 或过高的 PEEP 则可降低肺顺应性、减少潮气量和肺泡通气量,增加无效腔,阻碍静脉回流,使 PaO_2 降低、$PaCO_2$ 升高。调定 PEEP 应综合血气结果、胸片的呼气末膈肌位置及肺透亮度等结果。

3. 呼吸频率(respiratory rate,RR)　即呼吸机送气频率。频率的变化主要改变每分肺泡通气量,因而影响 $PaCO_2$。当潮气量或 PIP 与 PEEP 的差值不变时,增加 RR 能增加每分通气量,从而降低 $PaCO_2$。一般情况下,频率在一定范围内变化并不改变 PaO_2。高 RR 通气,可使 $PaCO_2$ 降低,进而舒张肺血管,是治疗新生儿持续肺动脉高压(PPHN)传统而有效的方法。撤离呼吸机前,RR 常调到 5~10 次,此时只需将吸气时间固定在 0.50~0.75 秒即可,呼气时间可以很长,因呼吸机管道内持续有气流,患儿可在较长的呼气时间内进行自主呼吸,保证气体交换。

4. 吸气时间(time of inspiration,TI)、呼气时间(time of expiration,TE)和吸呼比(inspiration and expiration ratio,I/E) TI是指呼气阀关闭,气体进入肺内的时间。该值可被调定。TE和I/E随TI和RR的变化而改变,其中TI、TE及RR的相互关系可用公式表示:

$$RR = 60/(TI + TE)$$

TI主要用于改变平均气道压(mean airway pressure,MAP),因此它是改善氧合的重要参数,但其作用小于PIP或PEEP。若TI过长,使肺泡持续扩张,增加肺血管阻力,影响静脉回流和心输出量,可引起肺气压伤及CLD;如果TI过短,可产生非调定的PIP和MAP下降(实际PIP达不到所调定的PIP),不利于低氧血症的纠正。以往TI多用0.6~1.0秒,现主张用0.3~0.6秒。但适宜TI的设定应考虑到肺顺应性的高低和气道阻力的大小,即肺部疾病的性质及严重程度。

TE是指呼气阀开放,胸廓弹性回缩将肺内气体排除的时间,是影响CO_2排除的参数之一。适宜TE的设定也应考虑到肺部疾病的性质及严重程度。TE设定过短,肺内气体潴留,可产生非调定的PEEP(实际PEEP高于调定的PEEP),引起$PaCO_2$升高。

通常情况下$I/E<1$,主要受TI影响,因此I/E对PaO_2影响较大,因其不改变潮气量,故对$PaCO_2$无明显影响。

5. 流量(flow rate,FR) FR是单位时间呼吸机送入管道和气道的气体量,是决定气道压力波形的重要因素。低流量通气(0.5~3.0 L/min)时,气道压力升高缓慢,达到PIP的时间较长,压力波形为正弦波,近似三角形,此波形与自主呼吸时的压力波形类似,可减少气压伤的发生。但低流速时,MAP低,不易纠正低氧血症;同时因气道开放压力不足易形成无效腔通气,也可使PaO_2升高;高流速通气(4~10 L/min或更高),气道压力升高迅速,达PIP的时间短,压力波形为方形波,相同PIP情况下,方形波MAP值约为正弦波的2倍,可明显改善氧合。高RR通气时,因吸气时间短,要达到设定的PIP,常需要高流量通气。但过高流量通气也造成大量气体浪费。新生儿呼吸机常用流量为8~12 L/min(图5.2)。

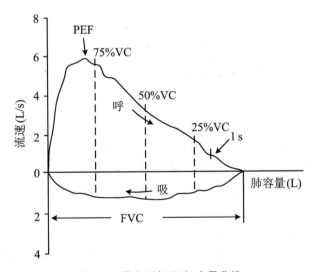

图5.2 最大呼气流速-容量曲线
VC:肺活量;FVC:用力肺活量;PEF:最大呼气流速

6. 吸入氧分数（fraction of inspiratory oxygen, FiO_2） FiO_2是指呼吸机送入管道和气道中气体的氧分数，其意义同氧浓度。增加FiO_2可使肺泡PaO_2增加，从而提高PaO_2，是最直接和方便的改善氧合的方法。但FiO_2持续高于$0.6\sim0.7$时，可引起CLD和早产儿视网膜病（retinopathy of prematurity, ROP）。

（二）机械通气参数调节原则

机械通气的基本目的是促进有效的通气和气体交换，包括CO_2的及时排出和O_2的充分摄入，使血气结果在正常范围内。

1. CO_2的排出 CO_2极易从血液弥散到肺泡内，因此血中CO_2的排出主要取决于进出肺内的气体总量，即每分肺泡通气量，其计算公式为

$$每分肺泡通气量 = (潮气量 - 无效腔量) \times RR$$

无效腔量是指每次吸入潮气量中分布于气管内、不能进行气体交换的部分气体，因其相对恒定，故增加潮气量或RR，可增加每分肺泡通气量，促进CO_2的排出，降低$PaCO_2$。潮气量对CO_2的影响大于RR。定容型呼吸机的潮气量可通过旋钮直接设置；定压型呼吸机的潮气量主要取决于肺的顺应性和吸、呼气时肺泡内的压力差。一般情况下，肺顺应性在一段时间内相对恒定，故其潮气量主要取决于PIP与PEEP的差值，差值大则潮气量大，反之则小。通气频率也是影响每分肺泡通气量的重要因素之一，在一定范围内，频率的增加可使每分肺泡通气量增加，$PaCO_2$下降。此外患儿在机械通气过程中自主呼吸频率的变化也是影响通气的因素。当$PaCO_2$增高时，可通过增大PIP与PEEP的差值（即提高PIP或降低PEEP）或调快呼吸机频率来使$PaCO_2$降低，反之亦然。至于这几个参数调哪一个，需结合具体病情和PaO_2值而定。

2. O_2的摄取 动脉氧合主要取决于MAP和FiO_2。MAP是一个呼吸周期中施于气道和肺的平均压力，MAP值等于一个呼吸周期中压力曲线下的面积除以该周期所用的时间，其公式为

$$MAP = K \times (PIP \times TI + PEEP \times TE)/(TI + TE)$$

其中K为常数（正弦波为0.5，方形波为1.0）。

MAP的应用范围一般为$5\sim15\ cmH_2O$（$0.49\sim1.47\ kPa$）。从公式可见，提高PIP、PEEP及I/E中任意一项均可使MAP值增大，提高PaO_2。在考虑增大MAP时，应注意下列几个问题：① PIP的作用大于PEEP及I/E；② 当PEEP过高时，PO_2升高则不明显甚或下降；③ 过高的MAP可导致肺泡过度膨胀，静脉回流受阻，心搏出量减少，氧合降低，并可引起肺气压伤。除增加MAP外，提高FiO_2也是增加PaO_2的直接而有效的方法。

总之，影响$PaCO_2$的主要参数是RR和PIP与PEEP的差值；影响PaO_2的主要参数是MAP（PIP、PEEP和I/E）及FiO_2。临床上应根据PaO_2和$PaCO_2$值的大小，遵循上述原则，并综合考虑各参数的具体正、副作用进行个体化调定。

（三）新生儿常用基本通气模式

1. 持续气道正压（continuous positive airway pressure, CPAP） 也称自主呼吸（spontaneous breathing, Spont），是有自主呼吸的患儿在整个呼吸周期中接收高于大气压的气体。由于呼气末增加了气体存留，因此FRC增加，防止了呼气时肺泡萎陷，从而提高氧合及减少肺内分流。CPAP主要用于当头罩吸氧$FiO_2 \geq 0.6$而$PaO_2 < 50\ mmHg$（$6.7\ kPa$）或经皮氧饱和度

$TcSO_2<85\%$、轻型呼吸窘迫综合征（respiratory distress syndrome，RDS）及频发呼吸暂停，也可作为应用或撤离呼吸机前的一种过渡通气方式。低氧血症、轻型RDS和频发呼吸暂停者，多主张先应用经鼻塞CPAP，但因易吞入空气导致腹胀，使用时应放置胃管以排气；经气管插管CPAP虽疗效好但可增加气道阻力和呼吸功，只是在应用或撤离呼吸机前的一段时间内使用。CPAP的压力为 $4\sim10\ cmH_2O(0.39\sim0.98\ kPa)$，气体流量最低为患儿3倍的每分通气量或5 L/min，应根据需要调整 FiO_2，不宜长时间应用纯氧；气管插管CPAP时气体需加热湿化，其温度为32℃，湿度为100%，以免降低体温和使痰液干燥。CPAP压力过高，可引起 PaO_2 升高，影响静脉回流；重症或胎龄小者可不用经气管插管CPAP，而直接应用或撤离呼吸机。

2. 间歇指令通气（intermittent mandatory ventilation，IMV） 也称间歇正压通气（intermittent positive pressure ventilation，IPPV）。IMV是指呼吸机以预设的频率、压力和吸气时间对患儿施以正压通气，在两次正压通气之间则患儿进行自主呼吸。

患儿总通气量＝自主呼吸通气量＋正压通气量

患儿接收正压通气的频率等于呼吸机的预设频率。主要用于撤机前的过渡阶段。撤机前逐步降低IMV的频率直至5~10次/分，以增强患儿自主呼吸，达到撤离呼吸机的目的。此方式由于机器送气经常与患儿的呼气相冲突，即人机不同步，故可导致气胸，也有报道称可增加CLD、脑室内出血和脑室周围白质软化的发生率。

3. 同步间歇指令通气（synchronized intermittent mandatory ventilation，SIMV） 是指呼吸机通过识别患儿吸气初期气道压力或气体流速或腹部阻抗的变化，触发呼吸机以预设的参数进行机械通气，即与患儿吸气同步；当患儿呼吸暂停或无自主呼吸时，呼吸机则以设定的频率控制通气。患儿的吸气只有在呼吸机按预设频率送气前的较短时间内才能触发呼吸机的机械通气，因此，患儿接收正压通气的频率也等于呼吸机的预设频率。SIMV解决了IMV的人机不同步现象，从而避免其副作用。

4. 辅助-控制通气（assist/control ventilation，A/C） 也称为同步间歇正压通气（synchronized intermittent positive pressure ventilation，SIPPV）。A/C是将辅助通气与控制通气相结合的通气模式。所谓辅助通气是指患儿的自主吸气触发机械通气，提供与自主呼吸频率相同并且同步的机械通气；所谓控制通气是指呼吸机按预设的频率进行机械通气。当患儿有自主呼吸时，呼吸机予以辅助通气，否则将给予控制通气。因此，应用A/C时患儿接收的机械通气频率≥预设频率。自主呼吸较快时也可导致过度通气，故应及时调低压力或更改通气模式。

（四）机械通气的临床应用

1. 机械通气指征 目前国内外尚无统一标准，其参考标准为：① $FiO_2=0.6$，$PaO_2<50\ mmHg(6.67\ kPa)$ 或 $TcSO_2<85\%$（有发绀型先天性心脏病除外）；② $PaCO_2>60\ mmHg(7.8\ kPa)$ 伴 $pH<7.25$；③ 严重或药物治疗无效的呼吸暂停。具备任意一项者即可应用机械通气。确诊为RDS者可适当放宽指征。

2. 呼吸机初始参数 初调参数应因人、因病而异。新生儿常见疾病机械通气初调参数见表5.3。

表 5.3　新生儿常见疾病机械通气初调参数

	PIP (cmH$_2$O)	PEEP (cmH$_2$O)	RR (bpm)	TI (s)	FR (L/min)
呼吸暂停	10～12	2～4	15～20	0.50～0.75	8～12
RDS	20～30	4～6	20～60	0.30～0.5	8～12
MAS	20～25	2～4	20～40	0.50～0.75	8～12
肺炎	20～25	2～4	20～40	<0.5	8～12
PPHN	20～30	2～4	50～120	<0.5	15～20
肺出血	25～30	6～8	35～45	0.50～0.75	8～12

3. **适宜呼吸机参数判定**　临床上以患儿口唇、皮肤无发绀,双侧胸廓适度起伏,双肺呼吸音清晰为宜;动脉血气结果是判断呼吸机参数是否适宜的标准,初调参数或参数变化后15～30分钟应检测动脉血气,血气结果如在表 5.4 所示范围内则表明参数合适,否则应立即调整参数。病情稳定可间隔 4～6 小时测定血气。

表 5.4　新生儿适宜动脉血气及 TcSO$_2$ 值

		PaO$_2$ (mmHg)	TcSO$_2$	PaCO$_2$ (mmHg)	pH
一般疾病	早产儿	50～70	85%～93%	30～50	7.30～7.45
	足月儿	60～80	90%～95%	30～50	7.30～7.45
PPHN	早产儿	80～100	95%～98%	25～30	7.45～7.55
	足月儿	80～100	95%～98%	25～30	7.45～7.55

4. **参数调节幅度**　一般情况下每次调节 1 或 2 个参数,每次参数变化的幅度见表 5.5。在血气结果偏差较大时,也可多参数一起调整。每个人调整参数的经验及习惯不同,只要掌握各参数的作用和参数调节原则,根据血气分析结果,均可调整好参数以取得理想的效果。原则是在保证有效通、换气功能的情况下,使用最低的压力和 FiO$_2$,以减少气胸和氧中毒的发生。

表 5.5　呼吸机参数调节幅度值

呼吸机参数	调节幅度
PIP	1～2 cmH$_2$O
PEEP	1～2 cmH$_2$O
TI	0.05～0.10 s
RR	5 bpm
FiO$_2$	0.05

(五)撤离呼吸机

当疾病处于恢复期,感染基本控制,一般情况良好,动脉血气结果正常时应逐渐降低呼吸机参数,锻炼和增强自主呼吸;当 PIP≤20 cmH$_2$O,PEEP＝2 cmH$_2$O,频率≤10 次/分,FiO$_2$≤0.4 时,动脉血气结果正常,可转为 CPAP(CPAP＝PEEP),维持治疗 1～4 小时,血气结果正常即可撤离呼吸机。低体重儿自主呼吸弱,气管导管细,阻力较大,故也可不经过 CPAP 而直接撤离呼吸机。

(六) 机械通气常见并发症

1. 肺气漏(pulmonary air leak,PAL) 多由 CMV 的压力过高所致。包括肺间质气肿、气胸、气腹、心包积气、纵隔积气、皮下气肿和空气栓塞。

2. 慢性肺损伤(CLD) 是指生后 28 天或纠正胎龄(胎龄+生后日龄)为 36 周时仍需吸氧并伴胸片异常者。由于早产儿肺发育不成熟、长时间吸入高浓度氧、机械通气或感染等多因素所致,其主要病理变化为肺发育障碍和肺间质纤维化。

3. 早产儿视网膜病(ROP) 也与早产、长时间吸入高浓度氧有密切关系,其病理特征为晶体后纤维组织增生,最后导致眼球萎缩、失明。

4. 呼吸机相关性肺炎(ventilator-associated pneumonia,VAP) 是长时间气管插管和(或)使用呼吸机后引起的继发性肺内感染,可加重原发疾病,影响呼吸机的撤离。

第四节 新生儿窒息

新生儿窒息(asphyxia of newborn)是指生后 1 分钟内,新生儿未能建立正常自主呼吸,而导致低氧血症、高碳酸血症、混合性酸中毒和全身多脏器损伤,是引起新生儿死亡和儿童伤残的重要原因之一。由于诊断标准未完全统一,国内文献报道的发病率差异很大。

【病因】

凡是影响胎儿或新生儿缺氧的因素均可引起窒息。可出现于妊娠期,但绝大多数出现于产程开始后。

1. 孕母因素

(1) 孕妇缺氧:孕母有慢性或严重疾病(心、肺功能不全,严重贫血,高血压)、血红蛋白携氧能力低(CO 中毒)等。

(2) 妊娠并发症:血管收缩(妊娠高血压综合征、高血压及肾炎)、低血压(休克、失血)、血管病变(糖尿病)等。

(3) 孕妇吸毒、吸烟或被动吸烟,年龄≥35 岁或<16 岁及多胎妊娠等。

2. 胎盘因素 前置胎盘、胎盘早剥和胎盘老化等。

3. 脐带因素 脐带受压、脱垂、绕颈、打结、过短或牵拉等。

4. 胎儿因素

(1) 早产儿、小于胎龄儿、巨大儿等。

(2) 某些先天性畸形:如食道闭锁、喉蹼、肺发育不全、先天性心脏病等。

(3) 宫内感染:致神经系统受损等。

(4) 呼吸道阻塞:羊水、黏液或胎粪吸入。

5. 分娩因素 头盆不称、宫缩乏力、臀位,使用高位产钳、胎头吸引、臀位抽出术;产程中麻醉药、镇痛药或催产药使用不当等。

【病理生理】

大多数正常新生儿生后 2 秒钟开始呼吸,5 秒钟后啼哭,10 秒钟至 1 分钟出现规律呼吸。新生儿窒息多为胎儿窒息(宫内窘迫)的延续,其窒息本质是缺氧,可引起一系列病理生理变化(图 5.3)。

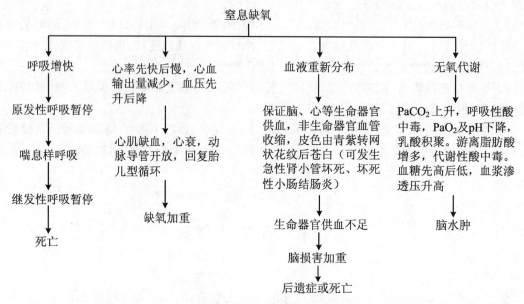

图 5.3 窒息缺氧的病理生理

1. **缺氧后的细胞损伤** 缺氧可导致细胞代谢、功能障碍和结构异常,甚至死亡,是细胞损伤从可逆到不可逆的演变过程。不同细胞对缺氧的易感性各异,以脑细胞最敏感,其次是心肌、肝和肾上腺细胞,而纤维、上皮及骨骼肌细胞的耐受性较高。

(1) 可逆性细胞损伤:细胞所需能量主要由线粒体生成的 ATP 供给。缺氧首先是细胞有氧代谢线粒体内氧化磷酸化发生障碍,使 ATP 产生减少甚至停止。由于能源缺乏,加之缺氧,导致细胞代谢、功能和形态出现异常:

① 葡萄糖无氧酵解增强:无氧酵解使葡萄糖和糖原消耗增加,易出现低血糖;同时也使乳酸增多,引起代谢性酸中毒。

② 细胞水肿:由于能源缺乏,钠泵主动转运障碍,使钠、水潴留。

③ 细胞钙内流:由于钠泵主动转运障碍,使细胞钙内流增多。 ④ 核蛋白脱落:由于核蛋白从粗面内质网脱离,使蛋白和酶等物质的合成减少。本阶段如能恢复血流灌注和供氧,上述变化可完全恢复,一般不留后遗症。

(2) 不可逆性细胞损伤:

长时间或严重缺氧,将导致不可逆性细胞损伤:① 严重的线粒体形态和结构异常,不能进行氧化磷酸化,ATP 产生障碍,线粒体产能过程中断;② 细胞膜严重损伤,丧失其屏障和转运功能;③ 溶酶体破裂:由于溶酶体膜损伤,溶酶体酶扩散到细胞质中,消化细胞内各种成分(自溶)。此阶段即使恢复血流灌注和供氧,上述变化亦不可完全恢复,存活者多遗留后遗症。

2. **窒息的发展过程**

(1) 原发性呼吸暂停(primary apnea):缺氧初期,呼吸代偿性加深加快,如缺氧未及时纠正随即转为呼吸停止、心率减慢,即原发性呼吸暂停。此时患儿肌张力存在,心率先增快后减慢,血压升高,伴有发绀(图 5.4)。此阶段若病因解除,经清理呼吸道和物理刺激即可恢复自主呼吸。

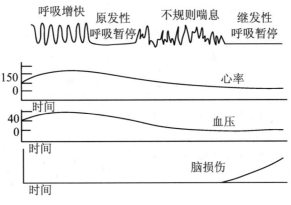

图 5.4　呼吸、心率、血压、脑损伤的变化关系

(2) 继发性呼吸暂停(secondary apnea):若病因未解除,在原发性呼吸暂停后出现几次深度喘息样呼吸,继而出现呼吸停止,即继发性呼吸暂停。此时肌张力消失,苍白,心率和血压持续下降,此阶段对清理呼吸道和物理刺激无反应,需正压通气方可恢复自主呼吸,否则将死亡。存活者可遗留后遗症。

临床上有时难以区分原发性和继发性呼吸暂停,为不延误抢救,均可按继发性呼吸暂停处理。

3. 其他

(1) 新生儿持续肺动脉高压:见本章第二节。

(2) 糖代谢紊乱:窒息早期儿茶酚胺及胰高血糖素释放增加,血糖正常或增高,继之糖源耗竭而出现低血糖。

(3) 高胆红素血症:由于酸中毒抑制胆红素与白蛋白结合,降低肝脏酶活力,使游离的未结合胆红素增加。

【临床表现】

1. 胎儿缺氧表现　早期有胎动增加,胎心率≥160 次/分;晚期则胎动减少(<20 次/12 小时),甚至消失,胎心率<100 次/分;羊水混有胎粪。

2. Apgar 评分评估　Apgar 评分是 1953 年由麻醉科 Apgar 博士提出的,它是国际上公认的评价新生儿的一种简易、实用的方法。① 内容:包括皮肤颜色(appearance)、心率(pulse)、对刺激的反应(grimace)、肌张力(activity)和呼吸(respiration)五项指标;Apgar 为上述 5 个英文单词的字头。② 标准:每项 0~2 分,总共 10 分(表 5.6)。1 分钟 Apgar 评分 8~10 分为正常,4~7 分为轻度窒息,0~3 分为重度窒息。③ 时间:分别于生后 1 分钟、5 分钟和 10 分钟进行常规评分。④ 意义:1 分钟评分仅是窒息诊断和分度的依据,5 分钟及 10 分钟评分除反映窒息严重程度外,还可有助于判断复苏效果及预后。⑤ 注意事项:应客观、快速及准确地进行评估;胎龄小的早产儿成熟度低,虽无窒息,但评分较低。由于 Apgar 评分易受多种因素影响,出生时加做脐血血气可增加判断窒息的正确性。

表 5.6 新生儿 Apgar 评分标准

体 征	0	1	2
皮肤颜色	青紫或苍白	身体红,四肢青紫	全身红
心率(次/分)	无	<100	>100
弹足底或插鼻管反应	无反应	有些动作,如皱眉	哭,打喷嚏
肌张力	松弛	四肢略屈曲	四肢活动
呼吸	无	慢,不规则	正常,哭声响

3. 多脏器损伤症状　由于窒息程度不同,故发生器官损害的种类和严重程度各异。常见并发症有如下几种:

(1) 中枢神经系统:缺氧缺血性脑病和颅内出血。

(2) 呼吸系统:羊水或胎粪吸入综合征、肺出血以及急性肺损伤或急性呼吸窘迫综合征等。

(3) 心血管系统:持续性肺动脉高压、缺氧缺血性心肌病,后者表现为心律失常、心力衰竭、心源性休克等。

(4) 泌尿系统:肾功能不全及肾静脉血栓形成等。

(5) 代谢方面:低血糖或高血糖、低钙血症及低钠血症、低氧血症、高碳酸血症或代谢性酸中毒等。

(6) 消化系统:应激性溃疡、坏死性小肠结肠炎及黄疸加重或时间延长等。

(7) 血液系统:DIC(常在生后数小时或数天内出现)、血小板减少(骨髓缺血性损伤可致骨髓抑制,5~7 天后逐渐恢复)。

上述疾病的临床表现详见相关章节。

〖辅助检查〗

对宫内缺氧胎儿,可通过羊膜镜了解羊水胎粪污染程度或胎头露出宫口时取头皮血行血气分析,以评估宫内缺氧程度;生后应检测动脉血气、血糖、电解质、血尿素氮和肌酐等生化指标;必要时做 X 线胸片、头颅 B 超、头颅 MR、CT 检查等。

〖诊断〗

目前我国新生儿窒息的诊断多根据 Apgar 评分系统。但国内外多数学者认为,单纯的 Apgar 评分不应作为评估低氧或产时窒息以及神经系统预后的唯一指标,尤其是早产儿、存在其他严重疾病或母亲应用镇静剂时。

〖治疗〗

生后应立即进行复苏及评估,而不应延迟至 1 分钟 Apgar 评分后进行,并由产、儿科医生共同协作进行。

1. 复苏方案　采用国际公认的 ABCDE 复苏方案。① A(airway):清理呼吸道,保持呼吸道通畅;② B(breathing):建立呼吸,增加通气,保证供氧;③ C(circulation):维持有效循环,保证足够的心排血量;④ D(drugs):药物治疗,纠正酸中毒、补充血容量、增强心功能及改善微循环等;⑤ E(evaluation and environment):评估和环境(保温)。前三项最重要,其中 A 是根本,B 是关键,评估和环境(E)贯穿于整个复苏过程中。

执行 ABCD 每一步骤的前后,应对评价指标,即呼吸、心率(计数 6 秒钟心率然后乘10)和皮肤颜色进行评估。根据评估结果做出决定，执行下一步复苏措施。即应遵循：评估→决策→操作→再评估→再决策→再操作程序，如此循环往复，直到完成复苏。

应严格按照 A→B→C→D 步骤进行复苏，其步骤不能颠倒。大多数经过 A 和 B 步骤即可复苏；少数则需要 A、B 及 C 步骤，仅极少数需 A、B、C 及 D 步骤才可复苏。复苏过程中应用纯氧。

2. 复苏步骤和程序　根据 ABCDE 复苏方案，参考美国儿科学会（AAP）和美国心脏协会（ANA）编写的教程《新生儿复苏教程》，总结出复苏需要以下几个步骤（图 5.5）：

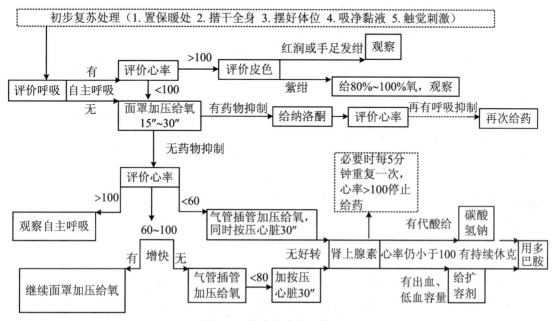

图 5.5　新生儿窒息复苏程序

（1）快速评估：

出生后立即用数秒钟快速评估：① 是足月吗？② 羊水清吗？③ 有哭声或呼吸吗？④ 肌张力好吗？以上任何一项若为"否"，则进行以下复苏。

（2）初步复苏：

① 保暖：将出生新生儿置于预热的开放式抢救台上。

② 减少散热：揩干全身皮肤。

③ 放好体位：肩部以布卷垫高 2～3 cm，使颈部轻微伸仰。

④ 清理呼吸道：10 秒内吸净口、咽和鼻腔的黏液（图 5.6）。

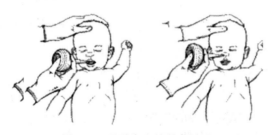

图 5.6　吸引先口腔后鼻腔图

⑤ 触觉刺激:经上述处理后婴儿仍无呼吸,可拍打足底 1～2 次,或上下快速摩擦腰背皮肤(图 5.7)以刺激呼吸。

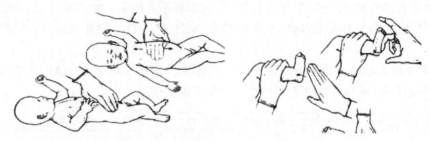

图 5.7 摩擦腰后背、拍打及弹足底

以上 5 个步骤应在 20 秒内完成。

(3) 建立呼吸:

① 经上述处理后呼吸正常,再评价心率,如心率＞100 次/分,再评估肤色,如红润或仅手足青紫可观察。

② 如仍无呼吸,或虽有呼吸但心率＜100 次/分,应立即用复苏气囊进行面罩正压通气(图 5.8);通气频率为 40～60 次/分,吸呼比为 1:2,压力为 20～40 cmH$_2$O(2.0～3.9 kPa)时,以可见胸廓起伏和听诊呼吸音正常为宜。面罩正压通气 30 秒后,如无规律性呼吸或心率＜100 次/分,需进行气管插管正压通气,其频率、吸呼比及压力同面罩正压通气。

③ 15～30 秒后,再评估心率,如心率＞100 次/分,出现自主呼吸可评估肤色,吸氧并观察。

④ 如无规律性呼吸或心率＜100 次/分,需进行气管插管正压通气。

(4) 维持正常循环:若气管插管正压通气 30 秒后,心率＜60 次/分,或心率维持在 60～80 次/分不再增加,应同时进行胸外心脏按压。用双拇指或中食指(图 5.9)按压胸骨体下 1/3 处,频率为 100～120 次/分(每按压 3 次,正压通气 1 次),按压深度为 1.5～2.0 cm。

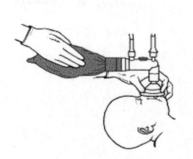
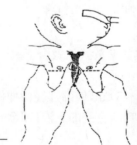
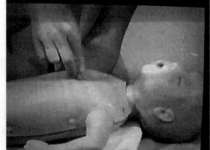

图 5.8 面罩正压通气　　**图 5.9 双拇指、中食指胸外心脏按压**

(5) 药物治疗:目的是改善心脏功能、增加组织灌流和恢复酸碱平衡。

① 肾上腺素:经胸外心脏按压 30 秒后,心率仍小于 80 次/分或心率为 0,应立即给予 1:10 000 肾上腺素 0.1～0.3 ml/kg,静推或气管内注入,5 分钟后可重复一次。给药 30 秒后,有效者心率≥100 次/分;无效应考虑是否存在代谢性酸中毒和有效血容量减少等。

② 扩容剂:如有急性失血或伴有低血容量表现时,应给予扩容剂如全血、血浆、5%白蛋白或生理盐水等,剂量为每次 10 ml/kg,于 5～10 分钟内静脉输注。

③ 碳酸氢钠:经上述处理效果不明显,确定或考虑有代谢性酸中毒,在保证通气的条件下,给予5%碳酸氢钠3~5 ml/kg,加等量5%葡萄糖液,缓慢静脉推注(>5分钟),若心率≥100次/分,提示效果良好。

④ 多巴胺:应用上述药物后,仍有循环不良者可加用,为2~5 μg/(kg·min),静脉点滴,以后根据病情可增加剂量。

⑤ 纳洛酮(naloxone):用于其母产前4~6小时用过吗啡类麻醉或镇痛药所致新生儿呼吸抑制时,每次0.1 mg/kg,静脉或肌肉注射,也可气管内注入。

3. 复苏后监护与转运　复苏后仍需监测体温、呼吸、心率、血压、尿量、肤色、血气、血糖、电解质及窒息引起的多器官损伤。如并发症严重,需转运到NICU治疗,转运中需注意保温、监护生命指标和予以必要的治疗。

〖预防〗

(1) 加强围产期保健,及时处理高危妊娠。

(2) 加强胎儿监护,避免宫内胎儿缺氧。

(3) 推广复苏技术,培训产、儿科医护人员。

(4) 各级医院产房内需配备复苏设备,高危妊娠分娩时都应有掌握复苏技术的人员在场。

第五节　新生儿缺氧缺血性脑病

新生儿缺氧缺血性脑病(neonatal hypoxic-ischemic encephalopathy,NHIE)是指围生期窒息导致脑的缺氧缺血性损害,是临床出现一系列脑病的表现。HIE是导致新生儿死亡和神经系统后遗症的重要原因之一,是围生期神经病学中一个重要的问题。足月儿HIE的病理和临床表现与早产儿不同,诊断标准也应有所区别,目前尚无早产儿HIE的诊断标准。

〖病因〗

围生期窒息是引起HIE的主要原因。另外,出生后严重肺部疾患、心脏病变及贫血也可引起脑损伤。

〖发病机制〗

1. 脑血流改变　严重缺氧时,机体很快发生全身代偿性血液重新分布,即减少肺、肾、消化道和皮肤的血流以保证心、脑和肾上腺等重要脏器的血液供应。由于脑内血流的自身调节作用,有限的血液首先保证代谢最旺盛的部位,如海马、脑干、丘脑、基底神经节及小脑这些部位的血供。当严重缺氧持续存在时,机体失代偿时脑血流最终将因心功能受损而锐减。如缺氧缺血为急性完全性,则上述代偿机制无效,脑损伤易发生在海马、脑干、丘脑、基底神经节及小脑等代谢最旺盛的部位。缺氧缺血导致的酸中毒和低灌注压可使脑血管的自主调节功能发生障碍,此时,轻微的血压波动即会直接影响到脑组织的末梢血管的灌注,容易导致血管破裂而发生颅内出血。早产儿脑血流自主调节的范围较小,因此较易发生颅内出血。

2. 脑组织代谢改变　葡萄糖是人脑的唯一能量来源,但脑组织储存糖原很少,因此脑组织对缺氧缺血十分敏感。缺氧时脑组织无氧酵解增加,组织中乳酸堆积,能量产生急剧减少,细胞膜上钠-钾泵、钙泵功能不足,使Na^+、Ca^{2+}、水进入细胞内,造成细胞发生水肿。目前认为,脑组织缺氧后,环加氧酶和脂氧化酶参与的花生四烯酸的氧化是造成脑损伤的起始反应,继而导致氧自由基、兴奋性氨基酸、一氧化氮和炎症因子过多产生,细胞膜发生脂质过氧化、膜上离子泵受损,Na^+、Ca^{2+} 与水进入细胞内,使细胞发生水肿(edema)、凋亡(apoptosis)和坏死(necrosis)。

【病理学改变】

除了与神经元本身的易损性(vulnerability)有关之外,还与病变缺氧缺血的严重程度、时间和胎龄密切相关。海马、脑干、丘脑、基底神经节及小脑的神经元特别易损。在缺氧缺血的早期可发生弥漫性脑水肿,一般在36～72小时达高峰。由于脑发育上的差异,足月儿和早产儿的病理变化不同。足月儿易发生在大脑皮质局灶性或多灶性神经元坏死和矢状旁回损伤,继而发生脑萎缩。早产儿则发生脑室周围白质软化(periventricular leukomalacia,PVL)和脑室内出血。脑干损伤则多见于足月儿严重而又急起的缺氧缺血。

【临床表现】

临床症状体征:主要表现为意识障碍、肌张力及原始反射改变、惊厥、脑水肿、颅内高压等神经系统症状。惊厥常发生在出生后24小时内,脑水肿、颅内高压在24～72小时内最明显。根据意识、肌张力、原始反射改变、有无惊厥、病程及预后等,临床上分为轻、中、重度(表5.7)。

表5.7 HIE临床分度

分度	轻度	中度	重度
意识	兴奋抑制交替	嗜睡、迟钝	昏迷
肌张力	正常或稍增加	减低	松软或间歇性伸肌张力增加
原始反射			
拥抱反射	活跃	减弱	消失
吸吮反射	正常	减弱	消失
惊厥	可有肌阵挛	常有	多见,频繁发作
中枢性呼吸衰竭	无	无或轻	常有
瞳孔改变	正常或扩大	常缩小、对光反射迟钝	不对称或扩大、光反应消失
前囟张力	正常	正常或稍饱满	饱满、紧张
病程及预后	兴奋症状在24小时内最明显,3天内逐渐消失,预后好	症状多在14日内消失,可能有后遗症	病死率高,多在1周内死亡,存活者症状可持续数周,后遗症可能性较大

【辅助检查】

1. 实验室检查

(1) 血清肌酸磷酸激酶(creatine kinase,CK):有3种同工酶,即CK-BB、CK-MB和CK-MM。其中CK-BB主要存在于脑和神经组织中,其正常值小于10 U/L。脑组织受损6～72小时在血液和脑脊液中的CK-BB值升高。

(2) 神经元特异性烯醇化酶(neuron-specific enolase,NSE):主要存在于神经元和神经内分泌细胞中。正常值小于6 μg/L,神经元受损6～72小时血浆和脑脊液中此酶活性升高。

(3) S-100蛋白(S-100):为一种酸性钙结合蛋白,有S-100αα、S-100ββ、S-100αβ三种不同形式,6～72小时在血液和脑脊液中的S-100升高。

CK-BB、NSE和S-100是HIE早期诊断和预后评估的敏感标志物。

2. 脑电图 可客观地反映脑损害程度,判断预后及有助于惊厥的诊断。

3. 颅脑影像学检查 在新生儿期B超是主要的检查方法,具有无创、价廉、可在床边操作和进行动态随访等优点,对脑室及其周围出血具有较高的特异性,但室旁脑组织因靠近颅板是超声不易探测的区域。磁共振扫描则是很适宜的检查方法。它能更准确地反映脑内病变的部位、范围、性质及其与周围组织的关系。同时还可做氢质子磁共振频谱(^{1}HMRS)及弥散成像等检查,对估计病情轻重程度、判定预后有很大帮助,另外没有放射线辐射的伤害,现已被广大临床医师所认识,应用也日渐广泛。正确认识影像学的表现对诊断有重要意义。

(1) B超:① 脑实质内广泛均匀分布的轻度回声增强,伴脑室、脑沟及半球裂隙变窄或消失以及脑动脉搏动减弱,提示存在脑水肿。② 基底神经节和丘脑呈双侧对称性强回声反射。提示存在基底神经节和丘脑损伤,常与脑水肿并存。③ 在脑动脉分布区见局限性强回声反射提示存在大脑的大动脉及其分支的梗塞,多为单侧。④ 冠状切面见侧脑室前角外上方呈倒置三角形的双侧对称性强回声区;在矢状切面中沿侧室外上方呈不规则分布的强回声区,提示存在脑室周围白质软化,常与脑室内出血并存。

(2) CT扫描:有助于了解脑水肿范围、颅内出血类型,对预后的判断有一定的参考价值,最适宜检查时间为生后2～5天。轻度改变:可见散在、局灶性白质低密度影,分布于两个脑叶。中度改变:可见白质低密度影超过两个脑叶,灰、白质对比模糊。重度改变:可见弥漫性白质低密度影,灰、白质界限消失,但基底节、小脑尚属正常。双侧基底节与丘脑呈对称性密度增高,提示存在基底节、丘脑损伤。有病变者3～4周时宜复查。要排除与新生儿脑发育过程有关的正常低密度现象。

(3) 核磁共振成像(MRI):分辨率高、无创,具有能清晰显示颅后窝及脑干等B超和CT不易探及部位病变的特点。新生儿HIE的MRI表现在T_1WI上明显,在T_2WI上不明显。

① 皮层及皮层下白质:沿脑回行走的点状及迂曲条状高信号。皮层下白质在T_1WI上呈低信号的小囊状区,T_2WI上呈高信号。② 深部白质:两侧额叶深部白质相当于侧脑室前角外侧可见对称的点状稍高信号。沿两侧室壁边缘条带状高信号。③ 基底节与丘脑病变:两侧有斑片状高信号,严重者两侧基底节、丘脑腹外侧在T_1WI上呈对称性高信号。④ MRI分度:根据表现,结合临床症状,在T_1WI上判断,分为轻、中、重度。轻度者,皮层及皮层下沿脑回有迂曲点条状高信号及(或)幕上、下蛛网膜下腔少量出血。中度者,除上述轻度表现外,额叶深部白质出现两侧对称性点状高信号及或沿侧室壁条带状高信号,伴局限性脑水肿。重度者,除上述表现外有下列任一表现:弥漫性脑水肿、脑梗死,基底节区、丘脑高信号,内囊后肢低信号;脑室内出血,伴病侧脑室扩大;皮层下囊状坏死。

(4) ^{1}HMRS表现:在HIE时乳酸波出现并升高,重度者NAA波下降,Cr波也下降。

(5) HIE后遗症脑病:据上所述新生儿中、重度HIE常留有较明显的后遗脑病,影像学有较典型表现。

① 脑外积液。② 脑萎缩:双侧大脑半球广泛或局限性脑沟增宽扩大。双侧或单侧脑室轻-中度扩大。以侧室三角区及后角扩大为著。萎缩重者,脑室贴近灰质,白质范围明显缩小,脑回深部明显变细,脑沟变宽,在MRI上可见脑回呈蘑菇状,又称疤痕脑回(ulegyria)。胼胝体萎缩变薄,髓鞘化延迟。③ 脑梗死:MRI表现以T_2WI明显。显示点状或片状高信号。病变可为多发或单发者,常位于皮层下白质内,也可位于基底节或脑室旁。④ 脑室旁白质软化(periventricular leukomalacia):虽常见于早产儿,但也有不少为足月儿HIE后引起的。轻型者,在T_2WI上两侧半卵圆中心偏背侧及两侧室三角区背侧有小斑片高信号,侧室三角区失去

圆滑的轮廓，边缘成角或变方。重型者，在 T_2WI 上见两侧半卵圆中心有大片状或长片状高信号，边缘不整，两侧室前外侧及三角区背侧白质内有大片状及长条状高信号，白质范围明显缩小，灰质紧贴侧脑室，尤以三角区明显，脑沟及侧裂加宽，侧脑室轻度增大，同时脑室边缘不整，髓鞘化延迟，胼胝体变薄。无论轻或重型，在 T_2WI 上其病变的信号均明显高于脑脊液，其所见非常典型。⑤ 囊腔或空洞形成：病变可位于基底节、皮质、半卵圆中心等处。囊腔边界多清楚锐利。CT 上为密度减低区。在 T_1WI 上为低信号，在 T_2WI 上为高信号，信号与脑脊液相等。常可与脑室相通，即为脑穿通畸形。有的呈闭合囊腔。可伴有病侧或双侧脑室扩大。更严重者可发生多囊性脑软化。

【诊断与鉴别诊断】

主要根据围生期窒息史和神经系统表现，结合影像学检查可做出诊断。应与宫内感染、先天性神经、呼吸、循环、肌肉等引起的神经系统疾病鉴别，产伤及母亲产前使用麻醉、镇静、止痛剂等可影响 Apgar 评分的情况。需要同时具备以下 4 条者可确诊，第 4 条暂时不能确定者可作为拟诊病例。本诊断标准仅适用于足月儿。

(1) 有明确的可导致胎儿宫内窒息的异常产科病史；严重的胎儿宫内窘迫表现（胎心＜100 次/分，持续 5 分钟以上）；羊水Ⅲ度污染。

(2) 出生时有重度窒息史，指 Apgar 评分 1 分钟小于或等于 3 分，并延续 5 分钟时仍小于或等于 5 分；或者出生时脐动脉血气 pH≤7。

(3) 出生后 24 小时内出现神经系统表现，如意识改变（过度兴奋、嗜睡、昏迷），肌张力改变（增高或减弱），原始反射异常（吸吮、拥抱反射减弱或消失），惊厥，脑干症状、体征（呼吸节律改变、瞳孔改变、对光反射迟钝或消失）和前囟张力增高。

(4) 排除低钙血症、低血糖症、感染、产伤和颅内出血等主要原因引起的抽搐以及遗传代谢性疾病和其他先天性疾病所引起的神经系统疾患。

应与新生儿颅内出血、化脓性脑膜炎、宫内病毒感染、遗传代谢性疾病等鉴别。

【治疗】

治疗原则为早期、足够疗程、综合措施、周密计划和树立信心。

1. 支持疗法　① 维持良好的通气换气功能是支持疗法的中心，保持 PaO_2＞7.98 kPa（60 mmHg）、$PaCO_2$＜5.32 kPa（40 mmHg）和 pH 在正常范围内。可酌情予以不同方式的氧疗，但应避免 PaO_2 过高或 $PaCO_2$ 过低。② 维持良好的循环功能，使心率和血压保持在正常范围内，以保证各脏器的血液灌注。可用多巴胺，以每分钟 2.5～5.0 μg/kg 的速度用静脉输液泵注射，也可同时加用多巴酚丁胺。③ 维持血糖在正常高值（4.16～5.55 mmol/L，75～100 mg/dl），以保持神经细胞代谢所需能源；但也不可过高，因为缺氧脑组织血糖过高所造成的组织酸中毒的危害甚至比低血糖更为严重。④ 控制输液量，保证每日液体总量不超过 80 ml/kg，速度为每小时 4 ml/kg。

2. 对症治疗

(1) 控制惊厥：首选苯巴比妥，负荷量 15～20 mg/kg，于 15～30 分钟静脉滴入，若不能控制惊厥，1 小时后可加 10 mg/kg。12～24 小时后给维持量，每日 3～5 mg/kg。顽固性抽搐者加用安定，每次 0.1～0.3 mg/kg 静脉滴注；或加用水合氯醛 50 mg/kg 灌肠。

(2) 降低颅内压：首选利尿剂呋塞米和白蛋白脱水。呋塞米每次 1 mg/kg，静注，2～6 次/日；20%白蛋白静滴，每次 0.5～1.0 g/kg，1～2 次/日；严重者可用 20%甘露醇，每次 0.25～0.50 g/kg，静注，每 4～6 小时 1 次，连用 3～5 天。一般不主张使用糖皮质激素。

(3) 解除脑干症状:纳洛酮(naloxone),每次 0.05～0.10 mg/kg,持续静脉滴注 4 小时,疗程 1～3 天。

3. 亚低温治疗　亚低温疗法是目前保护脑的重要手段。该疗法应始于发病 6 小时之内,有条件的单位可行脑部或全身亚低温治疗,治疗过程应严格按照相关操作常规进行。

4. 其他　硫酸镁神经营养因子、神经干细胞移植等治疗的疗效尚待进一步证实。

5. 新生儿期后的干预　对 HIE 的新生儿及早进行智能及体能的康复训练有利于促进脑功能的恢复和减少后遗症。

〖预后〗

本病预后与病情严重程度有关。病情严重、惊厥、意识障碍、脑干症状持续时间超过 1 周,血清 CK-BB、脑电图和 MRI 持续异常者预后差。幸存者常留有不同程度的运动和智力障碍、癫痫等后遗症。

〖预防〗

积极推广新法复苏、防止围生期窒息是预防本病的主要方法。

第六节　新生儿颅内出血

新生儿颅内出血(intracranial haemorrhage of the newborn)是新生儿期最严重的脑损伤,多见于早产儿,病死率高,存活者常留有神经系统后遗症。近十年来,随着产科技术的发展和早产儿存活率的提高,使得本病的出血类型有所改变,表现为硬膜下出血的发生率减少和早产儿脑室内出血增加。

〖病因与发病机制〗

1. 早产　胎龄 32 周以下的早产儿,在脑室周围的室管膜下及小脑软脑膜下的颗粒层均留存胚胎生发基质(germinal matrix,GM)。这是由胚胎神经元、神经胶质细胞和未成熟的毛细血管网组成的胶冻状组织。GM 的血管网供血源自大脑前动脉、中动脉和颈内动脉,其血管壁薄、卷绕、回旋、口径大,管壁仅有一层不规则的内皮细胞,缺少胶原和弹力纤维支撑,管壁外与脑室周围组织也无直接支撑结构。GM 层血管壁内皮细胞富含线粒体,耗氧量大,对缺氧十分敏感。GM 层的小静脉系统呈"U"字形回路汇于大脑 Galen 静脉,由于这种特殊走向使得血流明显变慢,易发生梗塞。小静脉栓塞后使毛细血管压力增高,血管破裂造成出血。因此,GM 层的血管易受到缺氧、血压波动等因素的损伤。出血在脑室和脑室周围室管膜下 GM 层开始,向中脑导水管、小脑延池和蛛网膜下腔扩散,向外可扩散至脑室周围的白质。凝血造成中脑导水管、正中孔和侧孔的阻塞,并影响蛛网膜颗粒吸收脑脊液的功能,在数日内即可形成梗阻性脑积水。脑室周围白质损伤后发生局灶性坏死,导致脑室周围白质软化(PVL)。32 周以后 GM 层逐步退化,成熟的神经细胞向大脑皮质移行,血管网则发育成为毛细血管和深静脉系统,血管外的支撑组织增强。因此,足月儿脑室内出血少。

2. 血液动力学异常　窒息缺氧时导致高碳酸血症和低氧血症时可损害脑血流的自主调节功能,使其变为"压力被动循环"(pressure passive circulatory)模式,此时压力的波动可直接作用于末端毛细血管,使其破裂而出血。低氧血症和高碳酸血症可引起脑血管扩张,静脉瘀滞,压力增高而引起栓塞和出血。另外,当新生儿存在动脉导管未闭、先天性心脏病、气胸、严重酸中毒、抽搐等情况时,或者在治疗过程中快速扩容、吸痰、机械通气时呼吸机参数设置不当(吸气峰压过高、呼气末压过高、人机对抗)等各种原因,引起血压大幅度波动,造成毛细血管破裂而导致出血。

3. 外伤 主要为产伤所致。如胎位不正、胎儿过大、产程过短(全程小于 3 小时)或过长(全程大于 24 小时)以及不适当的助产(使用高位产钳、胎头吸引器等)等机械性损伤均可使天幕、大脑镰撕裂和脑表浅静脉破裂而导致硬膜下出血。其他如使用面罩加压给氧、头皮静脉穿刺、气管插管等操作时头部过分受压也可致颅内出血。

4. 其他 新生儿肝功能不成熟,凝血因子不足,或患其他出血性疾病;母亲患原发性血小板减少性紫癜或孕期使用苯妥英钠、苯巴比妥、利福平等药物可引起新生儿血小板或凝血因子减少;脑血管畸形;不适当地输入碳酸氢钠、葡萄糖酸钙、甘露醇等高渗溶液,可导致毛细血管破裂。

〖**临床表现**〗

主要与出血部位和出血量有关,轻者可无症状,大量出血者可在短期内死亡。非特异性表现有低体温、无其他原因解释的贫血与黄疸、频繁呼吸暂停,严重时发生失血性休克。神经系统表现有:

(1) 神志改变:早期可激惹与抑制交替出现,严重者昏迷。
(2) 呼吸改变:增快或减慢,不规则或暂停。
(3) 颅内压力增高:前囟隆起,血压增高,抽搐,角弓反张,脑性尖叫。
(4) 眼征:凝视、斜视、眼球上转困难、眼球震颤等。
(5) 瞳孔不等大和对光反应消失。
(6) 拥抱反射(moro reflex)减弱或消失较常见。

出血主要分为以下 5 种临床类型。

1. 脑室周围-脑室内出血(periventricular-intraventricular haemorrhage,PVH-IVH) 这是新生儿颅内出血中常见的一种类型。主要见于胎龄小于 32 周、体重低于 1 500 g 的早产儿,胎龄愈小、体重愈低发病率愈高,是引起早产儿死亡的主要原因之一。大多数在出生后 72 小时内发病,常表现为呼吸暂停、嗜睡、肌张力低下和拥抱反射消失。室管膜下出血发生越早,危害越大,因为 GM 层的神经元及胶质细胞的成熟和迁移过程受害将影响以后脑的发育。根据头颅 B 超或 CT 检查分为 4 级:Ⅰ级——室管膜下出血;Ⅱ级——脑室内出血但无脑室扩大;Ⅲ级——脑室内出血伴脑室扩大;Ⅳ级——脑室内出血伴脑实质出血。

2. 小脑出血(intracerebellar hemorrhage,ICH) 小脑软脑膜下和小脑叶也存在 GM 层,因此出血多见于胎龄小于 32 周、体重低于 1 500 g 的早产儿,或有产伤史的足月儿。出血分为原发性小脑出血、脑室和蛛网膜等其他部位出血扩散至小脑、静脉梗死和外伤所致的小脑血管撕裂等 4 种类型。后一类型也可发生在足月儿。神经系统症状主要表现为脑干症状,如频繁呼吸暂停和呼吸不规则、心动过缓、眼球偏斜、面瘫、间歇性肢体张力增高、角弓反张等。可在短时间内死亡。预后较差,尤其是早产儿。

3. 原发性蛛网膜下腔出血(primary subarachoid haemorrhage,SAH) 出血原发部位在蛛网膜下腔内,不包括硬膜下、脑室内或小脑等部位出血后向蛛网膜下腔扩展。SAH 与缺氧、酸中毒、产伤有关。此种出血类型在新生儿中十分常见,尤其是早产儿。出血多来自蛛网膜下的小静脉或桥静脉等小血管,量不大,很少见到大量出血。少量 SAH 可无临床症状,生后体检往往不能发现出血。典型病例表现为生后第 2 天抽搐,但发作间歇期情况良好。出血严重者表现为反复惊厥、昏迷、肌张力低下和中枢性呼吸衰竭,可于短期内死亡。腰穿可见到血性脑脊液。出血可引起阻塞性蛛网膜炎(obliterative arachnoiditis)或脑脊液循环受阻而造成交通性脑积水(communicating hydrocephalus)和阻塞性脑积水(obstructive hydrocephalus)。蛛网膜下腔出血(SAH)时,头颅 CT 扫描有四种表现:① 沿大脑表面线状高密度影(CT>40 HU);② 脑裂尤其多见于纵裂后部、直窦和窦汇以及各种脑池,包括四叠体池、小脑上池和小脑环池等呈高密度影;③ 直窦和窦汇 SAH 呈"Y"形条状高密度;④ 小脑天幕上 SAH 呈"M"形高密度。

4. 脑实质出血(intraparenchymal haemorrhage,IPH) 多见于足月儿。多因小静脉栓塞后使毛细血管压力增高、破裂而出血。如出血部位在脑干,则早期可发生瞳孔变化、呼吸不规则和心动过缓等,前囟张力可不高。脑实质出血时头颅 CT 与 MRI 检查均为有效的方法,CT 往往表现散在斑片状或团块状高密度影,可以一侧或两侧都累及;MRI 在 T_1WI 上呈高信号,在 T_2WI 上呈低信号。主要后遗症为脑瘫、癫痫和精神发育迟缓。由于支配下肢的神经传导束邻近侧脑室,向外依次为躯干、上肢、面部神经的传导束,因此下肢运动障碍较多见。出血部位可液化形成囊肿,如囊肿与脑室相通称为脑穿通性囊肿(porencephalic cysts)。

5. 硬膜下出血(subdural hemorrhage,SDH) 多见于巨大儿、胎位异常、难产或产钳助产者。因机械性损伤使上矢状窦附近的大脑镰或小脑幕撕裂,静脉窦和大脑表浅静脉破裂引起的出血。出血量少者可无症状;出血明显者一般在出生 24 小时后出现惊厥、偏瘫和斜视等神经系统症状。严重的天幕、大脑镰撕裂和大脑表浅静脉破裂可在出生后数小时内死亡。也有在新生儿期症状不明显,而至数月后发生慢性硬脑膜下积液的。

〖诊断〗
(1) 了解妊娠史、胎儿成熟状况、分娩史、缺氧及复苏经过等诱因。
(2) 了解临床症状和体征,尤其详细检查神经系统体征。
(3) 头颅 B 超、CT 或 MRI 等影像学检查,了解出血部位与程度。B 超对 IVH-PVH 诊断十分灵敏,应为首选,并在生后 3~7 天进行,1 周后动态监测。CT 和 MRI 对蛛网膜下腔、小脑和脑干部位的出血较敏感。
(4) 腰穿有助于颅内出血的诊断和及时排除颅内感染。颅内出血表现为脑脊液压力升高,呈浅黄色,镜下可见皱缩红细胞,蛋白含量明显升高,严重者在出血后 24 小时内脑脊液糖含量降低(低糖脑脊液症,hypoglycorrhachia),5~10 天最明显,同时乳酸含量低。少量蛛网膜下腔出血和脑实质部位出血脑脊液可无异常发现。

〖治疗〗
1. 支持疗法 保暖,保持患儿安静,尽可能避免搬动、刺激性操作,维持正常的血压,保证热量供给,注意体液平衡,纠正酸中毒。
2. 止血 可选择使用新鲜冰冻血浆,每次 10 ml/kg,维生素 K_1、止血敏(ethamsylate)、立止血(reptilase)等。
3. 对症治疗 有惊厥时可用苯巴比妥钠和地西泮等抗惊厥的药。有脑水肿和颅内压力增高症状者可选用呋塞米、白蛋白与地塞米松抗脑水肿药。贫血、休克时输洗涤红细胞和新鲜冰冻血浆。乙酰唑胺(acetazolamide)可减少脑脊液的产生,每日 50~100 mg/kg,分 3~4 次口服,脑积水时可选用。
4. 外科处理 足月儿有症状的硬脑膜下出血可用腰穿针从前囟边缘进针吸出积血。脑积水早期有症状者可做侧脑室管引流,进行性加重者可行脑室-腹腔分流术。

〖预后〗

主要与出血部位、出血量、胎龄及其他围生期因素有关。早产儿,Ⅲ、Ⅳ级 PVH-IVH,慢性缺氧,顶枕部脑实质出血预后差,幸存者常留有神经系统后遗症。

〖预防〗

(1) 做好孕妇保健工作,避免早产;提高产科技术,减少新生儿窒息和产伤;对患有出血性疾病的孕妇及时给予治疗。

(2) 提高医护质量,避免各种可能导致医源性颅内出血的因素发生。

(3) 目前并未证明孕妇或新生儿预防性给予苯巴比妥、吲哚美辛、止血敏、维生素 E 等药可预防生发基质-脑室内出血(germinal matrix haemorrhage-intraventricular haemorrhage, GMH-IVH)发生。

第七节 新生儿呼吸窘迫综合征

新生儿呼吸窘迫综合征(neonatal respiratory distress syndrome,NRDS)因病理所见肺泡壁有嗜伊红透明膜,故又称肺透明膜病(hyaline membrane disease,HMD)。由于缺乏肺表面活性物质(pulmonary surfactant,PS)所致,表现为生后不久出现进行性加重的呼吸窘迫和呼吸衰竭。主要见于早产儿,胎龄愈小,发病率愈高。

PS 是由肺泡Ⅱ型上皮细胞合成并分泌的一种磷脂蛋白复合物,其成分为糖 5%、蛋白质 5%~10%、脂类 85%~90%。脂类中磷脂酰胆碱即卵磷脂(phosphatidyl cholin,PC 即 lecithin)是起表面活性作用的主要物质。PS 于孕 18~20 周开始产生,随后缓慢增加,35~36 周迅速增加,达肺成熟水平。其次磷脂酰甘油(phosphatidylglycerol,PG),26~30 周前浓度很低,而后与 PC 平行升高,36 周达高峰,随后下降,足月儿时约为高峰值的 1/2。此外还有其他磷脂,其中鞘磷脂(sphingomyeline)的含量较固定,只在 28~30 周出现小高峰,故羊水或气管吸引物中 L/S(lecithin/sphingomyeline)值可作为判断胎儿或新生儿肺成熟度的指标。PS 中蛋白质占 5%~10%,其中能与 PS 结合的蛋白质称为表面活性蛋白(surfactant protein,SP),可与磷脂结合,增加表面活性作用,包括 SP-A、SP-B、SP-C 和 SP-D 等。PS 覆盖在肺泡表面,可降低其表面张力,防止呼气末肺泡萎陷,保持功能残气量(functional residual capamty,FRC),稳定肺泡内压,减少液体自毛细血管向肺泡渗出。

〖病因与发病机理〗

早产儿胎龄愈小功能肺泡愈少,气体交换差;呼吸膜愈厚,气体弥散差;气管软骨愈少,气道阻力大;胸廓支撑力愈差,肺泡不易张开。在肺结构发育先天不足的基础上,早产儿胎龄愈小,PS 的量也愈少,肺泡表面张力增加,呼气末 FRC 降低,肺泡趋于萎陷、肺不张。因此,肺功能方面表现为肺顺应性差,气道阻力增加,通气/血流降低,气体弥散障碍及呼吸功增加,从而引起缺氧及其所致的代谢性酸中毒和 CO_2 潴留(呼吸性酸中毒);由于严重缺氧及混合性酸中毒使肺毛细血管通透性增高,液体漏出,肺间质水肿和纤维蛋白沉着于肺泡内表面形成嗜伊红透明膜,加重气体弥散障碍,加重缺氧和酸中毒,进而抑制 PS 合成,形成恶性循环。严重缺氧及混合性酸中毒也可导致 PPHN 的发生。

糖尿病母亲的婴儿(infant of diabetic mother, IDM)由于其血中高浓度胰岛素能拮抗肾上腺皮质激素对 PS 合成的促进作用,故 RDS 发生率比正常增加 5~6 倍。PS 的合成受体液 pH、体温、肺血流量的影响,因此,围生期窒息、低体温、前置胎盘、胎盘早剥和母亲低血压所致的胎儿血容量减少,均可诱发 RDS。此外,剖宫产儿的 RDS 发生率也较高。

〖临床表现〗

出生时多正常,生后 2~6 小时(严重者生后即刻)出现呼吸窘迫(respiratory distress):为代偿性潮气量减少而表现为呼吸急促(大于 60 次/分);鼻扇是为增加气道横截面积,减少气道阻力;呼气呻吟是机体保护性反应,呼气时声门不完全开放,使肺内气体潴留,防止肺泡萎陷。吸气性三凹征是呼吸辅助肌参与的结果,以满足增加的肺扩张压;发绀反映氧合不足,提示还原血红蛋白高于 50 g/L。呼吸窘迫呈进行性加重是本病特点。严重时呼吸浅表,呼吸节律不整、呼吸暂停及四肢松弛,并发 HIE 及 PPHN 者出现相应表现等。由于呼气时肺泡萎陷,体格检查可见胸廓扁平;因潮气量小听诊呼吸音减低,肺泡有渗出时可闻及细湿啰音。

恢复期由于肺顺应性的改善,肺动脉压力下降,有的患儿可出现导管水平的左向右分流即动脉导管开放。表现为喂养困难、呼吸暂停、水冲脉、心率增快或减慢、心前区搏动增强、胸骨左缘第 2 肋间可听到收缩期或连续性杂音,严重者可出现心力衰竭。

一般生后第 2、3 天病情严重,由于 3 天后 PS 的合成和分泌自然增加,4~5 天达正常水平,故 3 天后病情将明显好转。并发颅内出血及肺炎者病程较长。如出生 12 小时后出现呼吸窘迫,一般不考虑本病。

NRDS 常见并发症有动脉导管未闭(PDA)、肺动脉高压(PPHN)、肺部感染、支气管肺发育不良(BPD)、肺出血、脑室内出血(IVH)等。

〖辅助检查〗

1. 实验室检查

(1) 泡沫试验(foam test):将患儿胃液(代表羊水)1 ml 加 95% 酒精 1 ml,振荡 15 秒,静置 15 分钟后沿管壁有多层泡沫表明 PS 多可将 RDS 除外,无泡沫表明 PS 少可考虑为 RDS,两者之间为可疑。其机制为 PS 利于泡沫形成和稳定,而酒精则起抑制作用。

(2) 卵磷脂/鞘磷脂(lecithin/sphingomyeline, L/S)值:羊水或患儿气管吸引物中 L/S≥2 提示"肺成熟",1.5~2.0 时可疑,<1.5 为"肺未成熟";PS 中其他磷脂成分的测定也有助于诊断。

(3) 血气分析:pH 和 PaO_2 降低,$PaCO_2$ 增高,碳酸氢根降低等。

2. X 线检查　胸片表现较特异,对 RDS 诊断非常重要。

(1) 毛玻璃样(ground glass)改变:两肺呈普遍性透过度降低,似毛玻璃样改变,可见弥漫性均匀一致的细颗粒(肺泡不张)网状影,密度较淡,边缘清晰,分布均匀遍及两侧肺野。由于两肺上叶发育成熟较下叶为早,故下肺病变较上肺野为重。见于 RIDS 初期或轻型病例。

(2) 支气管充气征(air bronchogram):在普遍性肺泡不张(白色)的背景下(从肺门向周围肺野放射状分布),呈树枝状充气的支气管(黑色)清晰显示,以其末梢超越心影轮廓之外为特征。RDS 中、晚期或较重病例多见。

(3) "白肺"(white lung):整个肺野呈白色,肺肝界及肺心界均消失。见于严重 RDS。

(4) 肺容量减少(未应用 CPAP 或机械通气条件下)。肺容量正常:萎陷的肺泡、终末气道内均有透明膜。同时伴广泛气道充气扩张,以致肺透明膜虽有肺泡萎陷但肺容量仍然维持正常。动态拍摄 X 线胸片有助于诊断病情、评估呼吸参数及治疗效果。

根据其 X 线表现可分为 4 级。① Ⅰ级：两肺充气稍差，透亮度降低，其内可见细颗粒状密度增深影。② Ⅱ级：两肺透亮度进一步降低，呈毛玻璃样改变，肺野内可见分布均匀的细颗粒状密度增深影及支气管充气征，心缘膈面尚清晰。③ Ⅲ级：肺内细颗粒密度增深影融合变大，边缘模糊，肺野密度增高，透亮度明显降低，心缘膈面模糊，支气管充气征更明显广泛。④ Ⅳ级：两肺野密度均匀增高呈"白肺"，心缘膈面完全消失。

3. 彩色 Doppler 超声检查 确诊 PPHN 和动脉导管开放。

〖诊断和鉴别诊断〗

典型的临床表现和 X 线胸片不难确诊，应与以下疾病鉴别。

1. 湿肺(wet lung) 亦称新生儿暂时性呼吸增快(transient tachypnea of newborn, TTN)。多见于足月儿。为自限性疾病。系肺淋巴或/和静脉吸收肺液功能暂时低下，使其积留于淋巴管、静脉、间质、叶间胸膜和肺泡等处，影响气体交换。生后数小时内出现呼吸增快（大于 60 次/分），但吃奶佳、哭声响亮及反应好，重者也可有发绀和呻吟等。听诊呼吸音减低，可有湿啰音。X 线胸片显示肺气肿、肺门纹理增粗和斑点状云雾影，常见毛发线（叶间积液）。对症治疗即可。一般 2~3 天症状缓解消失。

2. B 组链球菌肺炎(group B streptococcal pneumonia) 是由 B 组链球菌败血症所致的宫内感染性肺炎，临床及 X 线胸片表现与本病难以区别。鉴别点为：母亲妊娠晚期有感染、胎膜早破或羊水有臭味史；母血或宫颈拭子培养有 B 组链球菌生长；机械通气时所需参数较低，病程与 RDS 不同。

3. 膈疝(diaphragrnatic hernia) 表现为阵发性呼吸急促及发绀。腹部凹陷，患侧胸部呼吸音减弱甚至消失，可闻及肠鸣音；X 线胸片可见患侧胸部有充气的肠曲或胃泡影及肺不张，纵隔向对侧移位。

〖治疗〗

目的是保证通换气功能正常，待自身 PS 产生增加，RDS 得以恢复。机械通气和 PS 是治疗的重要手段。

1. 一般治疗

(1) 保温：放置在自控式暖箱内或辐射式抢救台上，保持皮肤温度在 36.5 ℃。

(2) 监测：体温、呼吸、心率、血压和血气。

(3) 保证液体和营养供应：第 1 天 5% 或 10% 葡萄糖液 65~75 ml/(kg·d)，以后逐渐增加到 120~150 ml/(kg·d)，并补充电解质。病情好转后改为经口喂养，热能不足时辅以部分静脉营养。

(4) 纠正酸中毒：可以根据公式计算或者 5% 碳酸氢钠 3~5 ml/kg，加等量 5% 葡萄糖液，缓慢静脉推注（大于 5 分钟）。

(5) 关闭动脉导管：应严格限制入液量，并给予利尿剂；如仍不关闭者，可静脉注射吲哚美辛，剂量为每次 0.2 mg/kg，首次用药后 12、36 小时再各用 1 次，共 3 次。其机制为：前列腺素 E 是胎儿及生后初期维持动脉导管开放的重要物质，而前列腺素合成酶抑制剂（吲哚美辛）可减少前列腺素的合成，有助于导管关闭。用药无效时可考虑手术结扎。

(6) 抗生素：根据肺内继发感染的病菌（细菌培养和药敏）应用相应抗生素治疗。

2. 氧疗(oxygen therapy)和辅助通气

(1) 吸氧：根据发绀程度选用鼻导管、面罩、头罩或鼻塞吸氧，因早产儿易发生氧中毒，故

以维持 PaO_2 50～70 mmHg(6.7～9.3 kPa)和 $TcSO_2$ 90%～95%为宜。

(2) 持续呼吸道正压及常频机械通气：见本章第三节。

(3) 其他：近年大样本、多中心的研究表明当 CMV 治疗难以奏效时，改用高频震荡或高频喷射呼吸机，可减少常频呼吸机的副作用，已取得较好疗效。ECMO 对呼吸机治疗无效的病例有一定疗效。

3. PS 替代疗法　可明显降低 RDS 病死率及气胸发生率，同时可改善肺顺应性和通换气功能，降低呼吸机参数。PS 目前已常规用于预防或治疗 RDS。

(1) 临床常用的 PS：包括天然、半合成及人工合成三种。① Survanta：从牛肺中提取，脱脂后加入棕榈酸、PC、甘油三酯而制成，内含 SP-B 和 SP-C。② Exosurf：是人工合成的 PS，含有二软脂酰磷脂酰胆碱(DPPC)、16 烷醇和四丁酚醛，前者起表面活性作用，后两者可改善 PS 在肺泡表面的分布。此外，目前临床应用的 PS 还有从猪肺提取的 Curosuff、来自牛肺的 Infasurf 以及人造扩张剂(artificial lung expanding compound, ALEC)等。

(2) 使用方法：一旦确诊应尽早使用（生后 24 小时内）。经气管插管分别取仰卧位、右侧卧位、左侧卧位和再仰卧位各 1/4 量缓慢注入气道内，每次注入后应用复苏囊加压通气 1～2 分钟。PS 制剂不同，其剂量及间隔给药时间各异（详见药品说明书），视病情予以 2～4 次。

【预防】

(1) 预防早产：加强高危妊娠和分娩的监护及治疗；对欲行剖宫产或提前分娩者，应准确测量双顶径和羊水中的 L/S 值，以判定胎儿大小和胎肺成熟度。

(2) 促进胎肺成熟：对孕 24～34 周需提前分娩或有早产迹象的胎儿，出生 48 小时前给孕母肌注地塞米松或倍他米松，可明显降低 RDS 的发病率和病死率。

(3) 预防应用 PS：对胎龄小于 28～30 周的早产儿，力争生后 30 分钟内常规应用，若条件不允许也应争取 24 小时内应用。

第八节　新生儿黄疸

新生儿黄疸(neonatal jaundice)是因胆红素在体内积聚引起的皮肤或其他器官黄染。新生儿血中胆红素超过 5～7 mg/dl(成人超过 2 mg/dl)可出现肉眼可见的黄疸。部分高未结合胆红素血症可引起胆红素脑病(核黄疸)，严重者病死率高，存活者多留有后遗症。

一、新生儿胆红素代谢特点

1. 胆红素生成过多　新生儿胆红素是血红素的分解产物，约 80%来源于血红蛋白，约 20%来源于肝脏和其他组织中的血红素及骨髓中红细胞前体。新生儿每日生成的胆红素明显高于成人（新生儿为 8.8 mg/kg，成人则为 3.8 mg/kg），其原因是：胎儿血氧分压低，红细胞数量代偿性增加，出生后血氧分压升高，过多的红细胞被破坏；新生儿红细胞寿命短（早产儿低于 70 天，足月儿约为 80 天，成人为 120 天），且血红蛋白的分解速度是成人的 2 倍；肝脏和其他组织中的血红素及骨髓红细胞前体较多。

2. 血浆白蛋白联结胆红素的能力不足　单核吞噬细胞系统的胆红素进入血循环,与白蛋白联结后,运送到肝脏进行代谢。与白蛋白联结的胆红素,不能透过细胞膜及血脑屏障引起细胞和脑组织损伤。早产儿胎龄越小,白蛋白含量越低,其联结胆红素的量也越少。刚出生的新生儿常有不同程度的酸中毒,也可减少胆红素与白蛋白的联结。

3. 肝细胞处理胆红素能力差　未结合胆红素(unconjugated bilirubin)进入肝细胞后,与Y、Z蛋白结合,在光面内质网主要通过尿苷二磷酸葡萄糖醛酸基转移酶(UDPGT)的催化,形成水溶性、不能透过半透膜的结合胆红素(conjugated bilirubin),经胆汁排至肠道。新生儿出生时肝细胞内Y蛋白含量极微(生后5~10天达正常),UDPGT含量也低(生后1周接近正常)且活性差(仅为正常的0~30%),因此,生成结合胆红素的量较少;出生时肝细胞将结合胆红素排泄到肠道的能力暂时低下,早产儿更为明显,可出现暂时性肝内胆汁淤积。

4. 肠肝循环(enterohepatic circulation)特点　成人肠道内的结合胆红素,被细菌还原成尿胆原及其氧化产物,其中大部分随粪便排除,小部分被结肠吸收后,极少量由肾脏排泄,余下的经门静脉至肝脏重新转变为结合胆红素,再经胆道排泄,即胆红素的"肠肝循环"。新生儿出生时肠腔内具有β-葡萄糖醛酸苷酶,可将结合胆红素转变成未结合胆红素,加之肠道内缺乏细菌,导致未结合胆红素的产生和重吸收增加。此外,胎粪含胆红素80~200 mg,如排泄延迟,可使胆红素重吸收增加。

当饥饿、缺氧、脱水、酸中毒、头颅血肿或颅内出血时,更易出现黄疸或使原有黄疸加重。

二、新生儿黄疸分类

1. 生理性黄疸(physiological jaundice)　由于新生儿胆红素的代谢特点,50%~60%的足月儿和80%的早产儿出现生理性黄疸,其特点为:① 一般情况良好。② 足月儿生后2~3天出现黄疸,4~5天达高峰,5~7天消退,最迟不超过2周;早产儿黄疸多于生后3~5天出现,5~7天达高峰,7~9天消退,最长可延迟到4周。③ 每日血清胆红素升高小于85 μmol/L(5 mg/dl)。④ 血清胆红素足月儿小于221 μmol/L(12.9 mg/dl),早产儿小于257 μmol/L(15 mg/dl)。

有资料表明小早产儿血清胆红素小于171 μmol/L(10 mg/dl)可发生胆红素脑病。因此,早产儿生理性黄疸的血清胆红素水平尚需进一步研究。值得注意的是,生理性黄疸始终是一除外性诊断,必须排除引起病理性黄疸的各种疾病后方可确定。

2. 病理性黄疸(pathologic jaundice)　① 生后24小时内出现黄疸;② 血清胆红素足月儿大于221 μmol/L(12.9 mg/dl),早产儿大于257 μmol/L(15 mg/dl),或每日上升超过85 μmol/L(5 mg/dl);③ 黄疸持续时间足月儿大于2周,早产儿大于4周;④ 黄疸退而复现;⑤ 血清结合胆红素大于34 μmol/L(2 mg/dl)。具备以上任何一项者即可诊断为病理性黄疸。

目前推荐使用日龄或小时胆红素值来评估新生儿高胆红素血症的严重程度,即根据不同胎龄和生后小时龄,以及是否存在高危因素来判断和评估。影响新生儿黄疸的高危因素包括溶血、窒息、缺氧、酸中毒、脓毒血症、高热、低体温、低蛋白血症、低血糖等。

病理性黄疸的产生是由多种原因所致的,临床疾病常以某一原因为主,为便于描述可分为三类。

1. 胆红素生成过多

(1) 红细胞增多症:即静脉血红细胞大于$6×10^{12}$个/L,血红蛋白大于220 g/L,红细胞压积大于65%。常见于母-胎或胎-胎间输血、脐带结扎延迟、先天性青紫型心脏病及糖尿病母亲婴儿等。

(2) 血管外溶血:如较大的头颅血肿、皮下血肿、颅内出血、肺出血和其他部位出血。

(3) 同族免疫性溶血:见于血型不合如 ABO 或 Rh 血型不合等,我国 ABO 溶血病多见。

(4) 感染:细菌、病毒、螺旋体、衣原体、支原体和原虫等引起的重症感染皆可致溶血,以金黄色葡萄球菌、大肠杆菌引起的败血症多见。

(5) 肠肝循环增加:先天性肠道闭锁、先天性幽门肥厚、巨结肠、饥饿和喂养延迟等均可使胎粪排泄延迟,使胆红素吸收增加。母乳性黄疸,病因不清,可能与母乳中的 β-葡萄糖醛酸苷酶进入患儿肠内,使肠道内未结合胆红素生成增加有关,见于母乳喂养儿;黄疸于生后 3~8 天出现,1~3 周达高峰,6~12 周消退,停喂母乳 3~5 天,黄疸明显减轻或消退有助于诊断。

(6) 红细胞形态异常:遗传性球形红细胞增多症、遗传性椭圆形红细胞增多症、遗传性口形红细胞增多症、婴儿固缩红细胞增多症等均由于红细胞膜结构异常使红细胞在脾脏破坏增加。

(7) 红细胞酶缺陷:葡萄糖-6-磷酸脱氢酶(G-6-PD)、丙酮酸激酶、己糖激酶缺陷均可影响红细胞正常代谢,使红细胞膜僵硬,变形能力减弱,滞留和破坏于网状内皮系统。

(8) 血红蛋白病:α 地中海贫血,血红蛋白 F-Poole 和血红蛋白 Hasharon 等,由于血红蛋白肽链数量和质量缺陷而引起溶血。

(9) 其他:维生素 E 缺乏和低锌血症等均可使红细胞膜结构改变,致使红细胞破坏增加。

2. 肝脏胆红素代谢障碍　由于肝脏摄取和(或)结合胆红素的功能低下,使血清未结合胆红素升高。

(1) 缺氧:如窒息和心力衰竭等,UDPGT 活性受抑制。

(2) Crigler-Najjar 综合征:即先天性 UDPGT 缺乏。Ⅰ型属常染色体隐性遗传,酶完全缺乏,酶诱导剂治疗无效,很难存活;Ⅱ型属常染色体显性遗传,酶活性低下,酶诱导剂治疗有效。

(3) Gilbert 综合征:即先天性非溶血性未结合胆红素增高症,属常染色体显性遗传,是由于肝细胞摄取胆红素功能障碍所致,黄疸较轻,伴有 UDPGT 活性降低时黄疸较重,酶诱导剂治疗有效。预后良好。

(4) Lucey-Driscoll 综合征:即家族性暂时性新生儿黄疸,由于妊娠后期孕妇血清中存在一种孕激素,抑制 UDPGT 活性所致。本病有家族史,新生儿早期黄疸重,2~3 周自然消退。

(5) 药物:某些药物如磺胺、水杨酸盐、维生素 K_3、吲哚美辛、毛花苷丙等,可与胆红素竞争 Y、Z 蛋白的结合位点。

(6) 其他:先天性甲状腺功能低下、脑垂体功能低下和先天愚型等常伴有血胆红素升高或黄疸消退延迟。

3. 胆汁排泄障碍　肝细胞排泄结合胆红素障碍或胆管受阻,可致高结合胆红素血症,如同时有肝细胞功能受损,也可伴有未结合胆红素增高。

(1) 新生儿肝炎:多由病毒引起的宫内感染所致。常见有乙型肝炎病毒、巨细胞病毒、风疹病毒、单纯疱疹病毒、肠道病毒及 EB 病毒等。

(2) 先天性代谢缺陷病:$α_1$-抗胰蛋白酶缺乏症、半乳糖血症、果糖不耐受症、酪氨酸血症、糖原累积病Ⅳ型及脂质累积病(尼曼匹克病、戈谢病)等可有肝细胞损害。

(3) Dubin-Johnson 综合征：即先天性非溶血性结合胆红素增高症，是由肝细胞分泌和排泄结合胆红素障碍所致。

(4) 胆管阻塞：先天性胆道闭锁和先天性胆总管囊肿，使肝内或肝外胆管阻塞，结合胆红素排泄障碍。是新生儿期阻塞性黄疸的常见原因；胆汁黏稠综合征是由于胆汁淤积在小胆管中，使结合胆红素排泄障碍，见于严重的新生儿溶血病；肝和胆道的肿瘤也可压迫胆管造成阻塞。

第九节 新生儿溶血病

新生儿溶血病(hemolytic disease of newborn, HDN)系指母、子血型不合引起的同族免疫性溶血。在已发现的人类 26 个血型系统中，以 ABO 血型不合最常见，Rh 血型不合较少见。有报道 ABO 溶血病占新生儿溶血的 85.3%，Rh 溶血病占 14.6%，MN 溶血病占 0.1%。ABO 血型不合者约 1/5 发病，RhD 血型不合者约 1/20 发病。

〖病因和发病机制〗

由父亲遗传而母亲不具有的显性胎儿红细胞血型抗原，通过胎盘进入母体，刺激母体产生相应抗体，当不完全抗体(IgG)进入胎儿血循环后，与红细胞相应抗原结合，形成致敏红细胞，在单核-吞噬细胞系统内被破坏，引起溶血。若母婴血型不合的胎儿红细胞在分娩时进入母血，则母亲产生的抗体不使这一胎发病，而可能使下一胎发病（血型与上一胎相同）。

1. ABO 溶血病　主要发生在母亲 O 型而胎儿 A 型或 B 型血，如果母亲 AB 型或婴儿 O 型，则不发生 ABO 溶血病。

(1) 40%～50%的 ABO 溶血病发生在第一胎，其原因是：O 型母亲在第一次妊娠前，已接受过 A 或 B 血型物质（某些植物、寄生虫、伤寒菌苗、破伤风及白喉类毒素等）的刺激，血中已有抗 A 或抗 B(IgG)，因此怀孕第一胎时抗体即可进入胎儿血循环引起溶血。

(2) 在母子 ABO 血型不合中，仅 1/5 发生 ABO 溶血，其原因为：① 胎儿红细胞抗原性的强弱不同，导致抗体产生量的多少各异；② 血浆及组织中存在的 A 和 B 血型物质，可与来自母体的抗体结合，使血中抗体减少。

2. Rh 溶血病　Rh 血型系统有 6 种抗原，即 D、E、C、d、e、c(d 抗原未测出，只是推测)，其抗原性强弱依次为 D＞E＞C＞c＞e，故 Rh 溶血病中以 RhD 溶血病最常见，其次为 RhE；由于 e 抗原性最弱，故 Rhe 溶血病罕见。传统上红细胞缺乏 D 抗原称为 Rh 阴性，具有 D 抗原称为 Rh 阳性，中国人绝大多数为 Rh 阳性。对由于母亲 Rh 阳性（有 D 抗原），也可缺乏 Rh 系统其他抗原如 E 等，若胎儿有该抗原也可发生 Rh 溶血病。

(1) Rh 溶血病一般不发生在第一胎，这是因为自然界无 Rh 血型物质，Rh 抗体只能由人类红细胞 Rh 抗原刺激产生。Rh 阴性母亲首次妊娠，于妊娠末期或胎盘剥离（包括流产及刮宫）时，Rh 阳性的胎儿血（大于 0.5 ml）进入 Rh 阴性母血中，经过 8～9 周产生 IgM 抗体（初发免疫反应），此抗体不能通过胎盘，以后虽可产生少量 IgG 抗体，但胎儿已经娩出。如母亲再次妊娠（胎儿 Rh 血型与上一胎相同），怀孕期可有少量胎儿血（0.05～0.10 ml）进入母血循环，则几天内便产生大量 IgG 抗体（次发免疫反应），该抗体通过胎盘引起胎儿红细胞溶血。

（2）当 Rh 阴性母亲既往输过 Rh 阳性血或有流产或人工流产史，因其怀孕前已被致敏，故第一胎可发病。极少数 Rh 阴性母亲虽未接触过 Rh 阳性血，其第一胎也发生 Rh 溶血病，这可能是由于 Rh 阴性孕妇的母亲为 Rh 阳性，其母怀孕时已使孕妇致敏，故第一胎发病（外祖母学说）。

（3）抗原性最强的 RhD 血型不合者，也仅有 1/20 发病，主要由于母亲对胎儿红细胞 Rh 抗原的敏感性不同。另外，母亲为 RhD 阴性，如父亲的 RhD 血型基因为杂合子，则胎儿为 RhD 阳性的可能性为 50%，如为纯合子则 100%，其他 Rh 血型也一样。

【病理生理】

ABO 溶血主要引起黄疸。Rh 溶血造成胎儿重度贫血，甚至心力衰竭。重度贫血、低蛋白和心力衰竭可导致全身水肿（胎儿水肿）。贫血时，髓外造血增强，可出现肝脾肿大。胎儿血中的胆红素经胎盘入母亲肝脏进行代谢，故娩出时黄疸往往不明显。出生后，由于新生儿处理胆红素的能力较差，因而出现黄疸。血清未结合胆红素过高可透过血脑屏障，使基底核等处的神经细胞黄染，发生胆红素脑病（bilirubin encephalopathy）。

【临床表现】

症状轻重与溶血程度基本一致。多数 ABO 溶血病患儿除黄疸外，无其他明显异常。Rh 溶血病症状较重，严重者甚至死胎。

1. 黄疸　多数 ABO 溶血病的黄疸在生后第 2～3 天出现，而 Rh 溶血病一般在 24 小时内出现并迅速加重。血清胆红素以未结合型为主，如溶血严重可造成胆汁淤积，结合胆红素升高。

2. 贫血　程度不一。重症 Rh 溶血生后即可有严重贫血或伴心力衰竭。部分患儿因其抗体持续存在，贫血可持续至生后 3～6 周。

3. 肝脾大　Rh 溶血病患儿多有不同程度的肝脾增大，ABO 溶血病很少发生。

【并发症】

胆红素脑病为新生儿溶血病最严重的并发症，早产儿更易发生。多于生后 4～7 天出现，此时胆红素大多大于 340 μmol/L（20 mg/dl）。临床上分为 4 期。

1. 警告期　表现为嗜睡、反应低下、吮吸无力、拥抱反射减弱、肌张力减低等，偶有尖叫和呕吐。持续 12～24 小时。

2. 痉挛期　出现抽搐、角弓反张和发热（多于抽搐同时发生）。轻者仅有双眼凝视，重者出现肌张力增高、呼吸暂停、双手紧握、双臂伸直内旋，甚至角弓反张。此期持续 12～48 小时。

3. 恢复期　吃奶及反应好转，抽搐次数减少，角弓反张逐渐消失，肌张力逐渐恢复，此期约持续 2 周。

4. 后遗症期　核黄疸四联症：

（1）手足徐动：经常出现不自主、无目的和不协调的动作。

（2）眼球运动障碍：眼球向上转动障碍，形成落日眼。

（3）听觉障碍：耳聋，对高频音失听。

（4）牙釉质发育不良：牙呈绿色或深褐色。

此外，也可留有脑瘫、智能落后、抽搐、抬头无力和流涎等后遗症。

胆红素脑病时 CT 不能发现病变。在 MRI（胆红素>500 μmol/L），于 T_1WI 上两侧苍白球、丘脑腹外侧等受累处均可见高信号，T_2WI 上表现不明显，但可见内囊后肢正常低信号髓鞘化消失。

【实验室检查】

1. 母子血型检查　检查母子 ABO 和 Rh 血型，证实有血型不合存在。

2. 检查有无溶血　溶血时红细胞和血红蛋白减少，早期新生儿血红蛋白小于 145 g/L 可诊断为贫血；网织红细胞增高（第 1 天大于 6%）；血涂片有核红细胞增多（大于 10/100 个白细胞）；血清总胆红素和未结合胆红素明显增加。

3. 致敏红细胞和血型抗体测定

(1) 改良直接抗人球蛋白试验：即改良 Coombs 试验，测定患儿红细胞上结合的血型抗体。用"最适稀释度"的抗人球蛋白血清与充分洗涤后的受检红细胞盐水悬液混合，如有红细胞凝聚为阳性，表明红细胞已致敏。该项为确诊试验。Rh 溶血病阳性率高而 ABO 溶血病阳性率低。既往常用的 Coombs 试验已淘汰。

(2) 抗体释放试验（antibody release test）：测定患儿红细胞上结合的血型抗体。通过加热使患儿致敏红细胞结合的来自母体的血型抗体释放于释放液中，将该释放液与同型的成人红细胞（ABO 系统）或 O 型标准红细胞（Rh 系统）加入释放液中致敏，再加入抗人球蛋白血清，如有红细胞凝聚为阳性。该试验是检测致敏红细胞敏感试验，也为确诊实验。Rh 和 ABO 溶血病一般均为阳性。

(3) 游离抗体试验（free antibody test）：测定患儿血清中来自母体的血型抗体。患儿血清中加入与其相同血型的成人红细胞（ABO 系统）或 O 型标准红细胞（Rh 系统）致敏，再加入抗人球蛋白血清，如有红细胞凝聚为阳性。表明血清中存在游离 ABO 或 Rh 血型抗体，并可能与红细胞结合引起溶血。用于估计是否继续溶血和换血效果，但不是确诊试验。

【诊断和鉴别诊断】

1. 产前诊断　既往有不明原因的死胎、流产、所生新生儿有重度黄疸史的孕妇及其丈夫均应进行 ABO 和 Rh 血型检查，不合者进行孕妇血清中抗体检测。孕妇血清中 IgG 抗 A 或抗 B 大于 1∶64，提示有可能发生 ABO 溶血病。Rh 阴性孕妇在妊娠 16 周时应检测血中 Rh 血型抗体作为基础值，以后每 2～4 周检测一次，当抗体效价逐渐升高，提示可能发生 Rh 溶血病。

2. 生后诊断　新生儿娩出后黄疸出现早，且进行性加重，有母子血型不合，改良 Coombs 或抗体释放试验中有一项阳性者即可确诊。

本病需与以下疾病鉴别：

(1) 先天性肾病：有全身水肿、低蛋白血症和蛋白尿，但无病理性黄疸和肝脾大。

(2) 新生儿贫血：双胞胎的胎-胎间输血，或胎-母间输血可引起新生儿贫血，但无重度黄疸、血型不合及溶血三项试验阳性。

(3) 生理性黄疸：ABO 溶血病可仅表现为黄疸，易与生理性黄疸混淆；依据母婴血型、新生儿是否有溶血表现、溶血试验可以鉴别。

【治疗】

1. 产前治疗

(1) 血浆置换：对血 Rh 抗体效价明显增高，但又不宜提前分娩的孕妇进行血浆置换，以换出抗体，减少胎儿溶血。

(2) 宫内输血：对胎儿水肿或胎儿 Hb＜80 g/L，而肺尚未成熟者，可直接将与孕妇血清不凝集的浓缩红细胞在 B 超下注入脐血管或胎儿腹腔内,以纠正贫血。

(3) 酶诱导剂:孕妇于预产期前 1～2 周口服苯巴比妥,以诱导胎儿 UDPGT 产生增加,减轻新生儿黄疸。

(4) 提前分娩:既往有输血、死胎、流产和分娩史的 Rh 阴性孕妇,本次妊娠 Rh 抗体效价逐渐升至 1∶32 或 1∶64 以上,用分光光度计测定羊水胆红素增高,且羊水 L/S>2 者,提示胎肺已成熟,可考虑提前分娩。

2. 新生儿治疗

(1) 光照疗法(phototherapy):

① 原理:未结合胆红素在光的作用下,转变成水溶性异构体,经胆汁和尿液排出。波长 425～475 nm 的蓝光和波长 510～530 nm 的绿光效果较好,日光灯或太阳光也有一定疗效。光疗主要作用于皮肤浅层组织,因此皮肤黄疸消退并不表明血清未结合胆红素正常。

② 设备:主要有光疗箱、光疗灯和光疗毯等。光疗箱以单面光 160 W、双面光 320 W 为宜,双面光优于单面光;上、下灯管距床面距离分别为 40 cm 和 20 cm;蓝光灯管使用 300 小时其能量减少 20%,900 小时减少 35%,2 000 小时减少 45%;光照时,婴儿双眼用黑色眼罩保护,以免损伤视网膜,除会阴、肛门部用尿布遮盖外,其余均裸露,持续照射时间以不超过 3 天为宜,根据病情可反复多次。

③ 副作用:可出现发热、腹泻和皮疹,但多不严重,可继续光疗;蓝光可分解体内核黄素,光疗超过 24 小时可引起核黄素减少,进而降低红细胞谷胱甘肽还原酶活性而加重溶血,故光疗时应补充核黄素(光疗时每日 3 次,5 mg/次;光疗后每日 1 次,连服 3 日);当血清结合胆红素>68 μmol/L(4 mg/dl),并且血清谷丙转氨酶和碱性磷酸酶增高时,光疗可使皮肤呈青铜色即青铜症,此时应停止光疗,青铜症可自行消退。此外,光疗时应适当补充水分及钙剂。

④ 指征:对于出生胎龄 35 周以上的晚期早产儿和足月儿,目前我国普遍采用《新生儿黄疸诊疗原则的专家共识》推荐的光疗参考标准(见表 5.8、表 5.9)。其中高危因素包括:同族免疫性溶血、G6PD 缺乏、窒息、嗜睡、体温不稳定、败血症、代谢性酸中毒、低白蛋白血症(血清白蛋白<3 g/dl),这些危险因素会增加胆红素脑病的风险,因此需要更积极的干预。

表 5.8 不同出生时龄的足月新生儿黄疸干预推荐标准方案
(总胆红素界值,μmol/L)

时龄(h)	总血清胆红素水平(μmol/L)			
	考虑光疗	光疗	光疗失败换血	换血+光疗
～24	≥103(≥6)	≥154(≥9)	≥205(≥12)	≥257(≥15)
～48	≥154(≥9)	≥205(≥12)	≥291(≥17)	≥342(≥20)
～72	≥205(≥12)	≥257(≥15)	≥291(≥17)	≥428(≥25)
>72	≥257(≥15)	≥291(≥17)	≥376(≥22)	≥428(≥25)

注:括号内数值单位为 mg/dl(1 mg/dl=17.1 μmol/L)。

表 5.9　不同胎龄/出生体重的早产儿黄疸干预推荐标准
（总胆红素界值，μmol/L）

胎龄/出生体重	出生~24 h		~48 h		~72 h	
	光疗	换血	光疗	换血	光疗	换血
~28 周/ <1 000 g	≥17~86 (≥1~5)	≥86~120 (≥5~7)	≥86~120 (≥5~7)	≥120~154 (≥7~9)	≥120 (≥7)	≥154~171 (≥9~10)
28~31 周/ 1 000~1 500 g	≥17~103 (≥1~6)	≥86~154 (≥5~9)	≥103~154 (≥6~9)	≥137~222 (≥8~13)	≥154 (≥9)	≥188~257 (≥11~15)
32~34 周/ 1 500~2 000 g	≥17~103 (≥1~6)	≥86~171 (≥5~10)	≥103~171 (≥6~10)	≥171~257 (≥10~15)	≥171~205 (≥10~12)	≥257~291 (≥15~17)
35~36 周/ 2 000~2 500 g	≥17~120 (≥1~7)	≥86~188 (≥5~11)	≥120~205 (≥7~12)	≥206~291 (≥12~17)	≥205~239 (≥12~14)	≥274~308 (≥16~18)

注：括号内数值单位为 mg/dl(1 mg/dl = 17.1 μmol/L)。

(2) 药物治疗：

① 供给白蛋白：输血浆每次 10~20 ml/kg 或白蛋白 1 g/kg，以增加其与未结合胆红素的联结，减少胆红素脑病的发生。

② 纠正代谢性酸中毒：应用 5%碳酸氢钠提高血 pH，以利于未结合胆红素与白蛋白联结。

③ 肝酶诱导剂：常用苯巴比妥每日 5 mg/kg，分 2~3 次口服，共 4~5 日，也可加用尼可刹米每日 100 mg/kg，分 2~3 次口服，共 4~5 日，可增加 UDPGT 的生成和肝脏摄取未结合胆红素能力。

④ 静脉用免疫球蛋白：用法为 1 g/kg，于 6~8 小时内静脉滴入，早期应用临床效果较好，可阻断网状内皮系统 Fc 受体，抑制吞噬细胞破坏致敏红细胞。

(3) 换血疗法(exchange transfusion)：

① 作用：换出部分血中游离抗体和致敏红细胞，减轻溶血；换出血中大量胆红素，防止发生胆红素脑病；纠正贫血，改善携氧，防止心力衰竭。

② 指征：大部分 Rh 溶血病和个别严重 ABO 溶血病需换血治疗。有下列任一指征者即应换血：产前已明确诊断，出生时脐血总胆红素大于 68 μmol/L(4 mg/dl)，血红蛋白低于 120 g/L，伴水肿、肝脾大和心力衰竭者；早期胆红素超过专家共识中的换血标准；不论血清胆红素水平高低，已有胆红素脑病的早期表现者；小早产儿、合并缺氧和酸中毒者或上一胎溶血严重者，应适当放宽指征。

③ 方法：血源：Rh 溶血病应选用 Rh 系统与母亲同型，ABO 系统与患儿同型的血液，紧急或找不到血源时也可选用 O 型血；母 O 型、子 A 或 B 型的 ABO 溶血病，最好用 AB 型血浆和 O 型红细胞的混合血，也可用抗 A 或抗 B 效价不高的 O 型血或患儿同型血；有明显贫血和心力衰竭者，可用血浆减半的浓缩血。换血量：一般为患儿血量的 2 倍(150~180 ml/kg)，大约可换出 85%的致敏红细胞和 60%的胆红素及抗体。也有人主张用 3 倍血，以换出更多致敏红细胞、胆红素及抗体，但所需时间较长对患儿循环影响较大。途径：一般选用脐静脉或其他较大静脉进行换血，最好选用动、静脉同步换血。

(4) 其他治疗：防止低血糖、低体温，纠正缺氧、贫血、水肿和心力衰竭等。

【预防】

Rh 阴性妇女在流产或分娩 Rh 阳性胎儿后，应尽早注射相应的抗 Rh 免疫球蛋白，以中和进入母血的 Rh 抗原。临床上目前常用的预防方法,是对 RhD 阴性妇女在流产或分娩 RhD 阳性胎儿后,72 小时内肌注抗 D 球蛋白 300 μg,可起到较满意的预防效果。

第十节　新生儿出血症

新生儿出血症(hemorrhagic disease of the newborn,HDN)是由于维生素 K 缺乏而导致体内一些维生素 K 依赖凝血因子活性降低的自限性出血性疾病。近年来,由于对初生婴儿出生时常规注射维生素 K_1,此病发生率已明显减少。

〖病因和发病机制〗

Ⅱ、Ⅶ、Ⅸ、Ⅹ 等凝血因子主要在肝脏合成和贮存,这 4 种凝血因子必须在有维生素 K 参与下才能使它们的谷氨酸残基羧化为 γ-羧基谷氨酸,具有更多的钙离子结合位点,然后方具凝血的生物活性。当维生素 K 缺乏时,上述维生素 K 依赖因子不能羧化,故不具备凝血活性,致使新生儿易发生出血症。

本病与下列因素有关:

(1) 肝脏储存量低:母体维生素 K 经胎盘通透性很低,仅 1/10 的量到达胎儿体内,早产儿、小于胎龄儿肝脏维生素 K 储存更低。

(2) 合成少:新生儿刚出生时肠道细菌尚未定植,因此自身合成量少。使用广谱抗生素抑制肠道正常菌群、母亲产前应用某些抑制维生素 K 合成的药物(如抗惊厥药、抗凝药、抗结核药等)更使维生素 K 合成不足。

(3) 摄入少:母乳中维生素 K 含量(15 μg/L)明显低于牛乳(60 μg/L),因此纯母乳喂养的婴儿多见;刚出生时摄入少,获得的维生素 K 量亦少。

(4) 吸收少:有先天性肝胆疾病、慢性腹泻可影响维生素 K 的吸收。

〖临床表现〗

根据发病时间分为 3 种类型:

1. 早发型　生后 24 小时之内发病,多与母亲产前服用干扰维生素 K 代谢的药物有关,少数原因不明。轻重程度不一,轻者仅有皮肤少量出血或脐残端渗血;出血严重者可表现为皮肤、消化道、头颅等多部位、多器官出血,颅内出血常是致命的。

2. 经典型　生后第 2~5 天发病,早产儿可迟至生后 2 周发病。表现为皮肤出血、脐带残端渗血、胃肠道出血、颅内出血等,出血一般少到中等量,个别可发生大量出血及休克。

3. 晚发型　生后 1~3 个月发病,多见于纯母乳喂养、慢性腹泻、营养不良、长期接受全静脉营养者。除其他部位出血外,几乎均有颅内出血,死亡率高,幸存者遗留神经系统后遗症。

〖辅助检查〗

(1) 凝血酶原时间(prothrombin time,PT)明显延长是本病的重要诊断指标,为对照的 2 倍以上意义更大。

(2) 活化部分凝血活酶时间(activated partial thromboplastin time,APTT)和凝血时间(clotting time,CT)均可延长。

(3) 血小板计数、出血时间、血块退缩试验和纤维蛋白原均正常。

(4) 测定活性Ⅱ因子与Ⅱ因子总量比值:两者比值小于1时提示维生素 K 缺乏。

(5) 测定无活性凝血酶原:用免疫学方法(PIVKA Ⅱ法,protein induced in vitamin K absence)直接测定无活性凝血酶原,阳性提示维生素 K 缺乏。

(6) 有条件的单位可直接测定血中维生素 K 水平和Ⅱ、Ⅶ、Ⅸ、Ⅹ因子含量。

【诊断与鉴别诊断】

根据有高危病史、发病时间、临床表现、实验室检查(PT 和 APTT 均延长且血小板正常)及维生素 K 治疗有效即可诊断,需与以下疾病鉴别。

1. 新生儿咽下综合征　婴儿在分娩过程中咽下母血,生后不久即呕血和(或)便血。但本病无其他部位和系统的出血倾向,凝血机制正常;经1%碳酸氢钠洗胃1~2次后不再呕血;可行 Apt 试验鉴别呕吐物中之血是否来自母体,即取1份呕吐物加5份蒸馏水,离心10分钟后取上清液4 ml,加入1%氢氧化钠1 ml,液体变成棕色为母血,粉红色为婴儿血。

2. 新生儿消化道出血　危重病新生儿在治疗过程中并发坏死性小肠结肠炎、消化道应激性溃疡、先天性胃穿孔等可出现大量呕血和(或)便血。但这些患儿常有窒息、感染或使用激素等原发病史,一般情况较差,腹部体征明显,易与新生儿出血症鉴别。可同时伴发维生素 K 缺乏,因此在补充维生素 K 的同时,要考虑到原发病并积极处理原发病。

3. 新生儿其他出血性疾病　先天性血小板减少性紫癜、血管瘤-血小板减少性紫癜综合征均有血小板明显降低;DIC 常伴有严重原发疾病,除 PT 和 CT 延长外,纤维蛋白原和血小板减少;血友病患儿以男性多见,且多有家族史,主要表现为手术或外伤后出血不止。临床疑为新生儿出血症,而维生素 K 治疗无效时,则应考虑先天性凝血因子缺乏的可能,实验室检查可见相应的凝血因子缺乏。

【治疗】

出血者可给予维生素 K_1 1~2 mg 肌肉或静脉注射,疗程3~5天,一般患儿即能见效,但早产儿由于肝脏不成熟、凝血因子前体蛋白合成不足,维生素 K_1 疗效不佳,此时需输新鲜冰冻血浆10~20 ml/kg,以提高血浆中有活性的凝血因子水平。出血部位加压包扎,局部敷吸收性明胶海绵等止血剂。消化道出血在排除穿孔后,予以留置胃管,冷盐水洗胃,1 mg 去甲肾上腺素加入1 000 ml 生理盐水中分次胃管内注入止血。

【预防】

母孕期服用过干扰维生素 K 代谢的药物者,应在妊娠最后3个月期间及分娩前各肌注1次维生素 K_1 10 mg。纯母乳喂养者,母亲应口服维生素 K_1 20 mg/次,每周2次。所有新生儿出生后应立即给予维生素 K_1 1 mg 肌注1次。生后1个月、2个月时肌注维生素 K_1 各1次以预防晚发性维生素 K_1 缺乏。

第十一节　新生儿感染性疾病

感染性疾病是新生儿期发病率最高、威胁最大的一种疾病,细菌和病毒是最常见的病原体,其次为真菌、原虫、螺旋体等。TORCH 是弓形虫(toxoplasma)、其他(other)、风疹病毒(rubellavirus,RV)、巨细胞病毒(cytomegalovirus,CMV)和单纯疱疹病毒(herpessimplexvirus,

HSV)英文字头的简称,是引起宫内感染、围生期感染的常见病原体。近年来,梅毒螺旋体、细小病毒B19(parovirus B19)、乙型肝炎病毒、解脲支原体(ureaplasma urealyticum)、人类免疫缺陷病毒等感染逐渐增多,也成为宫内感染的常见病原体。

新生儿感染可发生在出生前、出生时或出生后。① 出生前感染:病原体经母亲血液透过胎盘感染胎儿是最常见的途径,又称宫内感染。宫内感染主要是病毒引起的慢性感染,可导致流产、死胎、死产、胎儿宫内发育迟缓、先天性畸形及婴儿出生后肝脾肿大、黄疸、贫血、血小板减少以及神经系统受损等多器官损害,即"宫内感染综合征"。此外,母亲生殖道病原体上行性感染羊膜囊,胎儿吸入污染的羊水,或羊膜囊穿刺等有创性操作而又消毒不严时也可导致胎儿感染。② 出生时感染:胎儿吸入产道中污染的分泌物或血液中的病原体;胎膜早破、产程延长、分娩时消毒不严或经阴道采胎儿头皮血、产钳助产损伤等均可使胎儿感染。③ 出生后感染:较上述两种感染更常见,病原体可通过皮肤黏膜创面、呼吸道、消化道及带菌的家庭成员、医护人员接触传播,致新生儿感染。其中,与携带病毒的母亲密切接触是新生儿生后病毒感染最重要的途径。另外,消毒不严的各种导管和仪器也可造成医源性感染。

一、出生前感染

(一) 新生儿巨细胞病毒感染

新生儿巨细胞病毒感染是人类巨细胞病毒(HCMV)引起的一种全身性感染综合征。因受染细胞的典型改变是细胞变大,核内和胞浆内出现包涵体,故本病又名巨细胞包涵体病(cytomegalicinclusion disease,CID),也是引起先天性畸形的重要原因之一。

〖病因和发病机制〗

人群对于HCMV普遍易感,而且可以重复感染。

1. 产前及出生后的早期感染　病毒存在于孕母的咽部、唾液腺、子宫颈、阴道分泌物、乳汁及血液中,可造成先天性感染、围生期感染以及出生后早期感染。围生期母婴传播最常见,包括经胎盘感染、经宫颈逆行感染、经产道感染。

2. 产后感染　主要指产后水平感染,经哺乳而感染婴儿。由于病婴从口腔、呼吸道及尿液中可排放病毒,因此,婴儿中间可发生水平方式的传播,造成本病在婴儿间的感染。

〖临床表现〗

本病的临床表现依患者的感染方式、年龄、免疫状态以及并发症不同而各异。

1. 先天性感染　受感染的胎儿除流产、死产外,活婴中约有5%表现为典型全身CID,即多系统、多脏器受累。另有5%表现为非典型的临床表现,其余90%均呈亚临床型。新生儿CID的特征是单核-巨噬细胞系统和中枢神经系统受侵犯,如小于胎龄儿、小头畸形、黄疸、肝脾肿大、皮肤瘀斑、脑积水、脑组织钙化等,尤为突出的是感觉神经性耳聋,多在1岁左右出现。有研究发现孕早期HCMV原发感染对胎儿神经系统的损害较孕中期和孕晚期再发性感染及继发性感染者重。

2. 围生期感染　主要通过分娩时的产道感染或经宫颈逆行感染及产后喂乳感染等,出生时多无感染症状,2~4个月后发病,多为亚临床型,以呼吸道和消化系统症状为主,如刺激样咳嗽(呈百日咳样)、气促、发绀、间质性肺炎表现,黄疸、肝脾肿大、血小板减少性紫癜,早产儿还可以表现为单核细胞增多症、血液系统损害和心肌炎等,本病的病死率可达30%,肺炎合并呼吸衰竭为主要的直接死因。输血传播可引起致命的后果。

【辅助检查】

1. 实验室检查 具有下列任何 1 项即可诊断：

（1）分离出 HCMV：从尿液、血液、唾液、乳汁等组织中分离出 HCMV。

（2）CMV 标志物检测：在患儿的各种组织或脱落细胞中检测出典型的包涵体、病毒抗原、颗粒或基因等 CMV 标志物，可以采用 DNA 杂交试验或 PCR 技术体外扩增特异性 CMV 基因片段检出微量病毒。

（3）血清特异抗体检测：

① 血清抗 CMV IgG：从阴性转为阳性表明原发性感染或血清抗 CMVIgG 滴度持续增高 6 个月以上。

② 血清抗 CMV IgM、IgA：阳性结果表明 HCMV 感染；如同时有抗体 CMV-IgG 阴性，表明原发性感染；但新生儿产生 IgM 能力差，因此即使感染了 HCMV 仍可出现假阴性。

2. 其他辅助检查

（1）X 线检查：肺部呈间质性肺炎表现。

（2）B 超：有肝脾肿大等改变。

（3）脑电图：异常波形。

【诊断与鉴别诊断】

1. 临床诊断依据 能证实宿主体内有 HCMV 侵入，无论有无症状或病变均称为 CMV 感染。

（1）根据获得感染的方式分类：

① 先天性感染：由 HCMV 感染的母亲所生育的子女，于出生 14 天内（含 14 天）证实有 HCMV 感染，为宫内感染所致。

② 围生期感染：由 HCMV 感染的母亲所生育的子女，于出生 14 天内没有 HCMV 感染，而于生后第 3~12 周内证实有 HCMV 感染，为婴儿于出生过程或吸吮母乳感染。

③ 生后感染或获得性感染：由产后水平感染，主要是经哺乳而感染和由患婴造成的水平传播感染。在新生儿中以前 2 种方式为最重要。

（2）根据临床征象分类：

① 症状性感染：出现 HCMV 感染相关的症状、体征，损害宿主两个或两个以上器官或系统时，称全身性感染，多见于先天性感染；主要集中于宿主的某一器官或系统，如肝脏或肺部时，则称为 CMV 肝炎或 CMV 肺炎。

② 亚临床型感染：无任何临床症状与体征，在新生儿中为非主要类型。

2. 鉴别诊断

应与 TORCH 综合征（风疹、单纯疱疹和弓形虫病等）中的其他疾病相鉴别。此外尚需与梅毒、李斯特菌或其他细菌性和感染性脑病，如败血症、传染性单核细胞增多症、淋巴结结核等鉴别。主要依靠病原学和免疫学检查确诊。

（1）先天性弓形虫感染：CMV 表现及预后与先天性弓形虫感染相似，主要依赖实验室检查鉴别诊断。

（2）婴儿肝炎：CMV 感染肝脏病理改变可见肝细胞水肿和类似慢性肝炎样改变，又可引起重型肝炎改变，包涵体累及肝内胆管上皮细胞，引起胆管炎、胆汁淤积和黄疸。鉴别要点为 CMV 临床表现为多系统、多脏器的损害和实验室证实宿主体内有 HCMV 的侵入，即可诊断为 CMV 感染。

（3）其他：与其他病因的病理性黄疸和其他感染性脑病、脑膜脑炎鉴别，主要依赖实验室检查结果鉴别。

〖并发症〗

本病常为多系统多脏器受累，并发症较多，如神经系统损害至小头畸形、脑积水、脑组织钙化、惊厥和脉络膜视网膜炎等；常发生间质性肺炎、血小板减少性紫癜。后遗症常见生长迟缓、智力障碍、运动障碍、癫痫、视力减退（视神经萎缩）、听力障碍（神经性耳聋）等。

〖治疗〗

对本病目前尚无特效治疗，以对症处理、支持治疗为主。

1. 抗病毒药物　如阿糖胞苷、阿糖腺苷以及阿昔洛韦（无环鸟苷）等对 HCMV 均能起到短暂的抑制作用使症状缓解，但不能清除感染。

2. 干扰素　对 HCMV 的抑制作用效果欠佳，并可能导致抗药性。

3. 阿昔洛韦衍生物　更昔洛韦（丙氧鸟苷）效果较好，不良反应有白细胞及血小板下降、肝功能异常，但停药后可迅速恢复正常，偶可致不可逆性无精症。

〖预后〗

本病病死率高，受感染的胎儿除流产、死产外，常引起先天性畸形。出生后，严重者在生后数天或数周内死亡；幸存者90%留有后遗症，如生长迟缓、智力障碍、运动障碍、癫痫、视力减退（视神经萎缩）、听力障碍（神经性耳聋）等。

〖预防〗

治疗即使有效，也难免留下后遗症，所以预防特别重要，鉴于传染源广泛，而且多为隐性，传播途径复杂而不易控制，加之易感性普遍存在，预防措施的重点在于开发疫苗。

（二）先天性梅毒

先天性梅毒（congenital syphilis）是由于母亲患有梅毒，特别是患早期梅毒和螺旋体血症，通过胎盘使胎儿受感染。新生儿梅毒死亡率极高。2岁以内发病者为早期梅毒，主要是感染和炎症的直接结果；2岁以后发病者为晚期梅毒，主要为早期感染遗留的畸形或慢性伤害。

〖临床表现〗

新生儿先天性梅毒临床表现多样，症状体征缺乏特异性，同时可累及多个脏器，单纯皮疹易与尿布皮炎、脓疱疹等相混淆，合并黄疸、肝脾肿大又易误诊为高胆红素血症、败血症等。入院时患儿父母大多不知道或隐瞒梅毒病史，易造成漏诊、误诊。严重的患儿可早产，出生时即有肝脾肿大、黄疸、皮损、贫血、有核红细胞增多及血小板减少等症状。多数在生后2~3周内发病，第4周时症状渐渐明显。

1. 皮肤黏膜伤害　梅毒性鼻炎为早期特征表现，最为常见，表现为鼻黏膜水肿，有脓、血性分泌物，含有大量病原体，极具传染性，可影响呼吸、吮奶；当鼻黏膜溃疡累及鼻软骨时形成"鞍鼻"。常伴有喉炎、声嘶。皮肤可见红斑丘疹，先淡后红，渐转为褐色。掌跖可见紫铜色浸润红斑，圆形或不规则形，有光泽。唇周、肛门及会阴部皮肤、黏膜红硬，鳞状脱屑，可见放射状裂纹，并留有瘢痕。梅毒性天疱疮自手掌及足跖开始，严重者渐及躯干，疱内为浆液或脓血。可有脱发、甲沟炎，指甲呈半筒状。

2. 骨伤害　有些患儿会出现关节肿胀、压缩、骨膜炎、骨炎，甚至出现假性肢体瘫痪。X线检查：骨片见骨膜层状增生，骨干骺端骨质疏松破坏、骨炎、骨膜炎。

3. 全身淋巴结、肝脾肿大　肝、脾、淋巴结肿大，黄疸，低蛋白血症性水肿。

4. 血液系统　贫血、白细胞减少或增多，血小板减少、Coombs 试验阴性的溶血性贫血。

5. **中枢神经系统症状** 在新生儿期罕见,在3~6个月时出现脑膜炎症状,脑脊液中淋巴细胞增高,蛋白呈中度增高,糖正常。

6. **其他** 肺炎、肾炎、心肌炎等。

〖辅助检查〗

(1) 取胎盘、羊水、皮损等易感部位标本,在暗视野显微镜下找梅毒螺旋体。

(2) 荧光密螺旋体抗体吸收试验(fluorescence treponemal antibody-absorptiontest, FTA-ABS test):特异性强,阳性可确诊。

(3) 性病研究实验室试验(venereal disease research laboratories, VDRL):简便、快速、敏感性极高,但有假阳性,可作为筛查试验。

〖治疗原则〗

(1) 首选青霉素:肌注或静脉滴注,每次50 000 U/kg,每12小时1次,静脉滴注,共7天,以后改为每8小时1次,共10~14天。亦可用红霉素,每日15 mg/kg,连用12~15日,口服或注射。

(2) 对症、支持治疗。

(3) 疗程结束后应在第2、4、6、9、12个月时追踪监测VDRL试验,直至其滴度持续下降或阴性。神经梅毒者要定期检查脑脊液至2岁;3岁前还需监测视力及听力,并全面评估发育情况。及时、正规治疗孕妇梅毒,是减少先天性梅毒发病率的最有效措施。

(三) 先天性风疹

孕妇在妊娠早期若患风疹,风疹病毒可以通过胎盘感染胎儿,所生的新生儿可为未成熟儿,可患先天性心脏畸形、白内障、耳聋、发育障碍等,称为先天性风疹或先天性风疹综合征(congenital rubella syndrome, CRS)。

〖病因和发病机制〗

风疹病毒造成特殊畸胎的原理仍未完全知晓。孕妇感染风疹,在出疹前1周已有病毒血症。母体的风疹感染是否能传递给胎儿,这与母体发生感染的时间迟早有关。

〖临床表现〗

一般说来,先天性心脏畸形、白内障及青光眼往往由于孕期最初2~3个月内的病毒感染,而失听及中枢神经的病变往往由于孕期较晚受感染。新生儿亦可有一过性的先天性风疹表现,往往为妊娠早期感染所传递,但偶由于妊娠晚期感染,母亲与胎儿同时发病。

1. **出生时的表现** 活产的患婴可表现一些急性病变,如新生儿血小板减少性紫癜,出生时即有紫红色大小不一的散在斑点,且常伴有其他暂时性的病变和长骨的骺部钙化不良,先天性风疹患者肝脾肿大、肝炎、溶血性贫血和前囟饱满,或可有脑脊液的细胞增多。这些情况为先天感染的严重表现。出生时的其他表现还有低体重、先天性心脏病、白内障、耳聋以及小头畸形等,预后恶劣。在新生儿时期亦可出现风疹病毒性肝炎及间质性肺炎。

2. **心脏畸形** 心血管方面的畸形最常见者为动脉导管未闭,有人甚至在导管的管壁组织中分离出风疹病毒。肺动脉狭窄或其分支的狭窄亦较多见,其他尚可有房间隔缺损、室间隔缺损、主动脉弓异常以及更为复杂的畸形。大多数患婴出生时心血管方面的症状并不严重,但亦有于生后第1个月内即有心力衰竭者,其预后不良。

3. **耳聋** 失听可轻可重,一侧或两侧。其病变存在于内耳的柯替耳蜗,但亦有中耳发生病变者。失听亦可作为先天性风疹的唯一表现,尤多见于怀孕8周以后感染者。

4. **眼部缺陷** 特征性的眼部病变是梨状核性的白内障,大多数为双侧,亦可单侧,常伴有小眼球。出生时白内障可能很小或看不到,必须以检眼镜仔细窥查。除白内障外,先天性风疹亦可产生青光眼,与遗传性的婴儿青光眼很难鉴别。先天性风疹的青光眼表现为角膜增大和混浊,前房增深,眼压增高。正常的新生儿亦可有一过性的角膜混浊,能自生消失,与风疹无关。先天性风疹的青光眼必须施行手术,而一过性的角膜混浊不需处理。在视网膜上最常见散在的黑色素斑块,大小不一。此种色素对视力大多无碍,但其存在对先天性风疹的诊断有帮助。

5. 发育障碍及神经方面的畸形　胎内感染风疹对中枢神经亦能致病。患婴尸检时证实风疹病毒对神经组织毒力很强,造成程度不同的发育缺陷。脑脊液中常有改变,如细胞数增多、蛋白质浓度增高,甚至 1 岁时仍可从脑脊液中分离出病毒。智力、行为和运动方面的发育障碍亦为先天性风疹的一大特点。此种早期发育障碍系由于风疹脑炎所致,可能造成永久性的智力迟钝。

【辅助检查】

1. 病毒分离　先天性风疹患婴出生后可有慢性感染,持续带病毒数月,成为接触者的传染源。由患婴的咽分泌物、尿、脑脊液及其他器官可以分离出风疹病毒,病变严重者较易分离。而后天感染风疹者,排出病毒很少超过 2 周。先天性风疹病毒分离的阳性率随月龄而降低,至先天性风疹患婴 1 岁时往往不能再分离出病毒。除非患婴有先天性免疫缺陷不能产生抗体,很少能自血液中分离出病毒。

2. 血清学检查　当孕妇有风疹接触史或临床上有疑似风疹的症状时,应测定血清风疹抗体。如果特异性抗风疹 IgM 阳性,说明近期曾有过风疹的初次感染,尤其在妊娠早期,应考虑做人工流产。先天性风疹患婴出生时,血清风疹抗体的效价与其母相若,这种抗体大多为由母体胎传的 IgG,自生后 2~3 个月起消减;而胎儿出生时其自身产生的抗风疹 IgM(IgM 不能通过胎盘)至生后 3~4 个月达高峰值,1 岁左右消失。患婴自身产生的抗风疹 IgM 自出生 1 个月内开始,至 1 岁达高峰值,可持续数年。因此,如从新生患婴血清测出风疹特异性 IgM,或生后并未感染风疹,而 5~6 个月后血清风疹 IgM 抗体还大量存在,均可证明该婴儿是先天性风疹病儿。如前所述,生后感染风疹者,其血清的血凝抑制抗体可持续终身。但部分先天性风疹病儿于 5 岁时就不再能测到该抗体。一般易感儿注射风疹疫苗后大部分皆有抗体产生的效应,而抗体已阴转的先天性风疹患儿经注射风疹疫苗后很少发生效应。故如 3 岁以上小儿注射风疹疫苗后,不能测得血凝抑制抗体的产生,在除外免疫缺陷病及其他原因后,加以母孕期感染风疹史及患儿其他临床表现,可有助于肯定先天性风疹的诊断。

【诊断与鉴别诊断】

1. 临床诊断依据

(1) 流行病学资料,孕妇于妊娠初期有风疹接触史或发病史,并在实验室得到证实母体已受风疹感染。

(2) 出生后小儿有一种或几种先天缺陷的表现。

(3) 婴儿早期在血清或脑脊液标本中存在特异性风疹 IgM 抗体。

(4) 小儿在出生后 8~12 个月被动获得母体抗体已不存在时,连续血清标本中仍持续出现相当水平的风疹抗体。先天感染风疹后可以发生流产、死产、有畸形的活产或完全正常的新生儿,也可为隐性感染。胎儿几乎所有的器官都可能发生暂时的、进行性或永久性的病变。

2. 鉴别诊断　风疹需与麻疹、猩红热、幼儿急疹药物疹、传染性单核细胞增多症、肠道病毒感染、宫内感染的弓形体病、巨细胞病毒感染、单纯疱疹病毒感染等相鉴别。

【并发症】

风疹一般症状多轻,并发症少,仅少数患儿可并发中耳炎、咽炎、支气管炎、肺炎或心肌炎、胰腺炎、肝炎、消化道出血、血小板减少性紫癜、溶血性贫血、肾病综合征、急慢性肾炎等。较重者有下述几种:

1. 脑炎　少见,主要见于小儿,一般发生于出疹后一天,有头痛、嗜睡、呕吐、复视、颈部强直、昏迷惊厥、共济失调、肢体瘫痪等脑脊液的改变,与其他病毒性脑炎相似,病程比较短。多数患者于一天后自愈,少数可留后遗症,也可有慢性进行性全脑炎。

2. 心肌炎　患者诉胸闷、心悸、头晕、萎软、心电图及心肌酶谱均有改变,多于数周内恢复。可与脑炎等其他并发症同时存在。

3. 关节炎　主要见于成年人,特别是妇女患者。我国已有儿童风疹性关节炎的报道,发生原理尚未完全明确,多系病毒直接侵袭关节腔或免疫反应所致。出疹期间指关节、腕关节、膝关节等红肿痛。关节腔积液内含单核细胞,有时数个关节相继肿痛,类似风湿性多发性关节炎,但多数能在一天内自行消失。

4. 出血倾向　少见,由于血小板减少和毛细血管通透性增高所致。常在出疹后突然出血,出现皮肤黏膜瘀点、瘀斑、呕血、便血、血尿,多数在一周内自行缓解,少数病人颅内出血,可引起死亡。其他可有肝肾功能异常。

【治疗原则】

对先天性风疹综合征的治疗仅为对症疗法,并由具有风疹抗体的人担任护理职务,出院以后还须禁忌与孕妇接触。

1. 普通康复疗法　加强护理,室内空气保持新鲜,加强营养。隔离至出疹后5天。

2. 西医西药治疗方法　主要是支持疗法,对症治疗。可酌情给予退热剂、止咳剂及镇痛剂。

【预防】

对孕妇进行检测,孕妇产前进行风疹病毒检测,对于确诊有风疹病毒感染的早期孕妇一般应终止妊娠,防止此类婴儿的出生。

(四) 先天性弓形虫病

先天性弓形虫病(congenital toxoplasmosis)是指新生儿出生前感染弓形虫引起的一系列临床症状或疾病状态,亦称新生儿弓形体综合征;由于母体孕期感染弓形虫传播给胎儿所致,这种传播方式称为垂直传播,是由刚地弓形虫(toxoplasma gondii)所引起的人畜共患病。弓形虫病流行广泛,几乎可以感染所有温血动物(包括人类),免疫力正常人群感染多为隐性感染(感染后不发病),但对免疫缺陷或免疫抑制病人可成为致死病因。发病者临床表现复杂,其症状和体征又缺乏特异性,易造成误诊。

【病因和发病机制】

弓形体病是由于刚地弓形体原虫所引起的一种人兽共患的寄生虫病,人因食入含有弓形体包囊的禽肉、蛋、乳等及被猫粪污染的水和食物等感染。本病与妊娠关系密切,弓形体可通过胎盘感染胎儿致先天性畸形、死胎及流产。几乎所有的哺乳动物和鸟类,特别是猫、兔、猪、狗等均可自然感染并传播本病,故养猫者、有曾食未煮熟的动物肉及饮用不洁的生水史者易被感染。

【临床表现】

主要表现为全身感染中毒症状和中枢神经系统及眼部病变,以中枢神经系统受损和眼部

症状突出,视网膜脉络膜炎、脑积水、脑钙化是先天性弓形虫感染的三联征。新生儿的显性感染多为先天性获得。主要症状如下:

1. 全身表现　全身感染多见于新生儿,常见有发热、贫血、呕吐、发绀、水肿、斑丘疹、体腔积液、肝脾肿大、黄疸、肺炎、心肌炎、淋巴结肿大及消化系统损害等,往往可致患儿迅速死亡。所谓新生儿弓形虫综合征的主要表现为贫血、黄疸、肝脾肿大。

2. 中枢神经系统表现　在胎儿出生后,最多见的表现为中枢神经系统损害,可出现脑积水、脑钙化和各种脑畸形。表现脑膜脑炎,常见抽搐、肢体强直、脑神经瘫痪、运动和意识障碍、智力低下等。

3. 眼部病变　发生眼球病变者较为多见,最常见的表现为脉络膜视网膜炎,其次为眼肌麻痹、虹膜睫状体炎、白内障、视神经萎缩,偶尔整个眼球被侵犯,以致眼球变小、畸形及失明。一般发生在两侧眼球。典型的视网膜脉络膜炎眼底部可见单个或多发的黄白色棉球样斑状损害、玻璃体混浊。

〖辅助检查〗

1. 病原检查

(1) 直接镜检:取患者血液、骨髓或脑脊液、胸腹水、痰液、支气管肺泡灌洗液、眼房水、羊水等做涂片,或淋巴结、肌肉、肝、胎盘等活组织切片,做瑞氏或姬氏染色镜检可找到滋养体或包囊,但阳性率不高。亦可做直接免疫荧光法检查组织内弓形虫。

(2) 动物接种或组织培养:取待检体液或组织悬液,接种小白鼠腹腔内,可产生感染并找到病原体,第一代接种阴性时,应盲目传代3次。或做组织(猴肾或猪肾细胞)培养以分离、鉴定弓形虫。

(3) DNA杂交技术:中国学者首次应用32P标记含弓形虫特异DNA序列的探针,与患者外周血内细胞或组织DNA进行分子杂交,显示特异性杂交条带或斑点为阳性反应。特异性和敏感性均高。此外,中国亦已建立多聚酶链反应诊断本病,并与探针杂交、动物接种和免疫学检查方法相比较,显示出具高度特异、敏感和快速等优点。

2. 免疫学检查　弓形虫在人体细胞内可长期存在,故检测抗体一般难以区别现症感染或以往感染,可根据抗体滴度的高低及其动力学变化加以判断。常用的检测方法有:染色试验(Sabin-Feldman DT)、间接荧光抗体试验(IFAT)、间接血凝试验(IHA)、酶联免疫吸附试验(ELISA)、放射免疫试验(RIA)。

3. 脑脊液检查　脑脊液呈黄色,淋巴细胞和蛋白可增加。

〖诊断与鉴别诊断〗

先天性弓形虫病的确诊需靠实验室检查。先天性弓形虫病应与TORCH综合征(风疹、巨细胞病毒感染、单纯疱疹)中的其他疾病相鉴别。此外尚需与梅毒、李斯特菌或其他细菌性和感染性脑病,胎儿成红细胞增多症、败血症、传染性单核细胞增多症、淋巴结结核等鉴别。主要依靠病原学和免疫学检查确诊。

〖治疗原则〗

多数用于治疗本病的药物对滋养体有较强的活性,而对包囊除阿奇霉素和阿托伐醌可能有一定作用外,余均无效。

(1) 乙胺嘧啶和磺胺嘧啶两种药物联合对弓形虫有协同作用,前者剂量为1~2 mg/(kg·d),新生儿可每隔3~4天服药一次;后者100 mg/(kg·d),4次分服;同时合用叶酸10~20 mg/d,以减少毒性反应。疗程:免疫功能正常的急性感染患者为一月,免疫功能减损者宜适当延长时间,伴 AIDS 的患者应给予维持量长期服用。乙胺嘧啶尚可和克林霉素合用。

(2) 螺旋霉素 50~100 mg/(kg·d),4 次分服。眼部弓形虫病亦可用螺旋霉素,若病变涉及视网膜斑和视神经乳头时,可加用短程肾上腺皮质激素。

(3) 支持疗法可采用加强免疫功能的措施,如给予重组 IFN-γ、IL-α 或 LAK 细胞等。

〖预后〗

取决于宿主的免疫功能状态以及受累器官。严重先天性感染预后多很差,先天性弓形虫病患儿应在出生后第 1 年内及时治疗,并定期随访,发现有发育迟缓应及时康复干预,降低疾病的危害。

〖预防〗

1. 提高预防认识　开展卫生宣教,提高人们对弓形虫病的认识;搞好环境卫生,加强水源、粪便及禽畜的管理,特别是防止猫粪污染食物、饲料和水源;对献血员要进行血清弓形虫抗体检查。不吃生肉或未熟的肉及鸡鸭蛋,尽量避免与猫、狗等动物密切接触;凡屠宰场及肉类加工人员要做好预防和定期检查。

2. 防治孕期感染　预防性治疗包括终止妊娠和预防用药。对育龄妇女及孕妇应进行弓形虫抗体的血清学检查,大约 1/3 的先天性弓形虫病的胎儿,可通过超声检查发现其损害。对血清抗体阳性或弓形虫基因检测(PCR)阳性和超声检查发现损害的孕妇,若妊娠早期发现感染应终止妊娠,妊娠中晚期应积极给予预防性治疗。若妊娠前阴性,妊娠后阳性,特别是孕期 3~4 个月以内者,应人工流产;如孕期在 5 个月以上发现阳性者,应给予螺旋霉素口服治疗,并对所生婴儿随访至少 4 个月。感染后形成的包囊将终身存在,目前尚无特效药物消除。

(五) 新生儿宫内感染性肺炎

新生儿宫内感染性肺炎(intrauterine infection pneumonia of the mewborn)是指婴儿出生前的感染性肺炎,可由病毒、细菌、原虫或衣原体引起。细菌和病毒均可致病,其中以大肠杆菌、厌氧菌、B 族溶血链球菌、巨细胞病毒、风疹病毒、疱疹病毒、水痘病毒等为常见。

〖病因和发病机制〗

母亲分娩前患过感染性疾病,病原体可以经血行通过胎盘屏障使胎儿感染;分娩前发生胎膜早破,羊水被污染,胎儿吸入污染的羊水或分娩时吸入产道污染分泌物而发生肺炎;上行感染而致胎儿感染,如孕母有泌尿道感染、产程延长或产前实施胎膜镜或肛门检查,均可引起上行感染。

〖临床表现〗

临床表现差异很大,多在生后 24 小时内发病,出生时常有窒息史,复苏后可有气促、呻吟、呼吸困难、体温不稳定、反应差。肺部听诊呼吸音可为粗糙、减低或闻及湿啰音,严重者可出现呼吸衰竭、心力衰竭、休克或持续肺动脉高压,血行感染者常缺乏肺部体征而表现为黄疸、肝脾大和脑膜炎等多系统受累。

也有生后数月进展为慢性肺炎,周围血象白细胞大多正常,也可减少或增加。血清 IgM、IgA 比正常新生儿高,脐血 IgM>200 mg/L 或特异性 IgM 增高者对产前感染有诊断意义。X 线胸片常显示为间质性肺炎改变,细菌性肺炎则为支气管肺炎表现。生后 1~2 小时检查胃液,见脓细胞,有时可找到细菌。外耳道咽拭子细菌培养可呈阳性。

〖诊断〗

(1) 母孕期有感染、分娩中有羊膜早破、难产、产程延长、婴儿有窒息史以及与患有呼吸道感染的病人接触或患有败血症。

(2) 咳嗽、呼吸增快、呼吸困难、口吐白沫、口周发绀、呛奶、体温发热或不升。

(3) 两肺呼吸音粗或有啰音。

(4) X线表现：肺内广泛粟粒状阴影或片状阴影，有时伴有肺的过度充气或肺气肿。

〖治疗原则〗

1. 保温 体温不升者要放置在红外线辐射保暖床上进行处理，既达到保暖目的又便于操作，调节温度于适中温度，使新生儿皮肤温度达36.5℃左右。

2. 供氧 输氧指征是发绀，供氧时经湿化瓶将氧加温至31~33℃后供给。常采用鼻导管、面罩或持续新生儿供氧正压呼吸(CPAP)，开始时可做气管插管或机械呼吸，使血 PaO_2 达 6.65~10.64 kPa(50~80 mmHg)。

3. 抗生素治疗 细菌感染引起的肺炎以早用抗生素为宜，病原体未明时多选用青霉素加人工半合成青霉素，或根据病情需要选用合适的抗生素，病毒性肺炎对抗生素无效，但如继发细菌感染，可选用1~2种抗生素，剂量宜偏小。

4. 雾化吸入 当呼吸道分泌物黏稠时，可雾化吸入以稀释分泌物，使其易于排出。对气管插管的婴儿可以从插管内滴入蒸馏水或无菌生理盐水，以润湿呼吸道。

5. 供给足够的营养和液体 喂奶时宜少量多次，以免大量喂奶发生呕吐而吸入呼吸道。如食欲差，热量供应不足，可间断静脉补充血浆或高营养液。新生儿肺炎常因呼吸快，使不显性失水增多，如液体摄入量不够，也可以静脉滴注1/5~1/4张含钠液，液体量每日60~80 ml/kg(包括摄入量)，避免液量过多而增加心脏负担。有代谢性酸中毒者可适量输入碳酸氢钠。呼吸性酸中毒者在通气改善后即可恢复。

6. 对症治疗 发生脓胸或脓气胸时，应立即抽脓、排气或行闭式引流。

二、产后感染

（一）新生儿败血症

新生儿败血症(neonatal septicemia)是新生儿时期一种严重的感染性疾病，系由于病原体侵入新生儿血液中并且生长、繁殖、产生毒素而造成的全身性炎症反应。新生儿败血症往往缺乏典型的临床表现，进展迅速、病情险恶成为新生儿败血症的特点。

〖病因和发病机制〗

由于新生儿免疫系统未成熟，免疫功能较差，极易发生感染，发生感染后很难局限而导致全身广泛炎性反应，病情进展较快。常见病原体为细菌，但也可为真菌、病毒或原虫等其他病原体。

〖临床表现〗

可分为早发型和晚发型。早发型多在出生后7天内起病，感染多发生于出生前或出生时，病原菌以大肠杆菌等革兰氏阴性杆菌为主，多系统受累、病情凶险、病死率高。晚发型在出生7天后起病，感染发生在出生时或出生后，病原体以葡萄球菌、肺炎克雷伯菌常见，常有脐炎、肺炎等局部感染病灶，病死率较早发型相对低。

新生儿败血症的早期临床表现常不典型，早产儿尤其如此。表现为进奶量减少或拒乳、溢乳、嗜睡或烦躁不安、哭声低、发热或体温不升，也可表现为体温正常、反应低下、面色苍白或灰暗、神萎、体重不增等非特异性症状。

出现以下表现时应高度怀疑败血症的发生：

(1) 黄疸:有时可为败血症的唯一表现,表现为生理性黄疸消退延迟、黄疸迅速加深或黄疸退而复现,无法用其他原因解释。

(2) 肝脾肿大:出现较晚,一般为轻至中度肿大。

(3) 出血倾向:皮肤黏膜瘀点、瘀斑、紫癜、针眼处流血不止、呕血、便血、肺出血,严重时发生 DIC。

(4) 休克:面色苍灰,皮肤花纹,血压下降,尿少或无尿。

(5) 其他:呼吸窘迫、呼吸暂停、呕吐、腹胀、中毒性肠麻痹。

(6) 可合并脑膜炎、坏死性小肠结肠炎、化脓性关节炎和骨髓炎等。

〖辅助检查〗

1. 外周血常规 白细胞总数升高或降低,中性粒细胞中杆状核细胞比例增加,血小板计数增加。

2. 细菌培养 血培养、脑脊液培养、尿培养、其他分泌物培养,因新生儿抵抗力低下以及培养技术等原因,培养阴性结果也不能排除败血症。

3. C 反应蛋白测定 细菌感染后,C 反应蛋白 6~8 小时即上升,当感染被控制后短期内即可下降,因此还有助于疗效观察和预后判断。

〖诊断〗

根据病史中有高危因素(如母亲产前和产时有发热、血白细胞增高或产期胎膜早破等)、临床症状体征、外周血象改变、C 反应蛋白明显增高等可考虑本病诊断,确诊有赖于病原菌或病原菌抗原的检出。

〖治疗原则〗

(1) 抗生素治疗:依据细菌培养结果和药物敏感试验选用抗生素。用药原则:早用药,合理用药,联合用药,静脉给药。疗程足,注意药物毒副作用。一般疗程 10~14 天,有并发症者需要用药 4~6 周。

(2) 处理严重并发症:监测血氧和血气,及时纠正酸中毒和低氧血症,及时纠正休克,积极处理脑水肿和 DIC。

(3) 清除感染灶。

(4) 支持疗法:注意保温,供给足够热卡和液体。纠正酸中毒和电解质紊乱。有条件时可采用连续性血液净化技术治疗。

(5) 免疫疗法:静脉注射免疫球蛋白。

(二) 新生儿破伤风

新生儿破伤风(neonatal tetanus)是由破伤风杆菌侵入脐部并产生痉挛毒素而引起以全身骨骼肌痉挛、牙关紧闭为特征的一种急性感染性疾病,有"脐风""七日风"之称。

〖病因和发病机制〗

1. 病原菌 破伤风梭状杆菌为革兰氏染色阳性,梭形厌氧菌。本菌广泛分布于自然界。在土壤、尘埃、人畜粪便中都存在。抵抗力极强,在无光照射的土壤中可存活几十年,能耐煮沸 60 分钟、干热 150 ℃ 1 小时、5%石炭酸 10~15 小时。需高压消毒,用碘酒等含碘的消毒剂或其他消毒剂如环氧乙胺才能将其杀灭。

2. 感染方式 接生断脐时,接生人员的手或所用的剪刀、纱布未经消毒或消毒不严密,或出生后不注意脐部的清洁消毒,致使破伤风杆菌自脐部侵入而引起。多数发生在出生后 4~7 天。

〖临床表现〗
潜伏期4～7天,此期愈短,病情愈重,病死率也愈高。早期症状为哭闹、口张不大、吸吮困难,如用压舌板压舌时,用力愈大,张口愈困难,压舌板反被咬得越紧,称为压舌板试验阳性,有助于早期诊断。随后牙关紧闭,面肌紧张,口角上牵,呈"苦笑"面容,伴有阵发性双拳紧握。上肢过度屈曲,下肢伸直,呈角弓反张状,呼吸肌和喉肌痉挛可引起青紫窒息。任何轻微刺激(声、光、轻触、饮水、轻刺等)即可诱发痉挛发作,痉挛发作时患儿神志清楚为本病的特点。经及时处理能度过痉挛期者(一般需3周左右),其发作逐渐减轻,发作间隔时间延长,能吮乳。完全恢复需2～3个月。病程中常并发肺炎和败血症。

〖辅助检查〗
1. 周围血象　感染性血象,中性粒细胞计数增高。
2. 细菌培养　脐部分泌物培养可分离出破伤风杆菌,但仅部分患儿呈阳性。
3. 脑脊液　脑脊液检查正常。
4. X线胸片　检查可明确有无继发肺部感染。
5. 脑CT　无明显异常,无颅内出血表现,可与新生儿颅内出血症引起的惊厥鉴别。
6. 脑电图检查　无明显异常。

〖诊断〗
病史加出生后典型发作表现,一般容易诊断,早期尚无典型表现时,压舌板试验阳性也可确诊。

〖治疗原则〗
控制痉挛、预防感染、保证营养是治疗的三大要点。
1. 控制痉挛
(1) 地西泮(安定):为首选,缓慢静脉注射,5分钟内即可达有效浓度。但半衰期短,不适合做维持治疗,4～6小时一次,重症用药间隔可缩短至3小时一次,痉挛短暂停止后立即留置胃管,地西泮改用口服制剂,由胃管注入。
(2) 苯巴比妥钠:为治疗新生儿其他惊厥的首选药,但用于破伤风,难以很好地控制痉挛,可与安定交替使用。
(3) 10%水合氯醛:胃管注入或灌肠,作为发作时临时用药。
(4) 副醛:止痉效果快而安全,但主要由肺排出而刺激呼吸道黏膜,有肺炎时不宜采用。多为临时使用一次。
(5) 硫喷托钠:用以上药物后仍痉挛不止时可选用。肌注或缓慢静注。
2. 抗毒素　马血清破伤风抗毒素(TAT)只能中和游离的破伤风毒素,对已与神经节苷脂结合的毒素无效,因此越早用越好。
3. 抗生素　青霉素或头孢菌素、甲硝唑静脉滴注,可杀灭破伤风杆菌。
4. 护理　将患儿置于安静、避光的环境中,尽量减少刺激以减少痉挛发作。必需的操作如测体温、翻身等尽量集中进行。及时清除痰液,保持呼吸道通畅及口腔、皮肤清洁。病初应暂禁食,通过静脉供给营养及药物,痉挛减轻后再胃管喂养。脐部用3%过氧化氢清洗,再涂抹碘酒以消灭残余破伤风杆菌。

〖预防〗
(1) 大力推广新法接生:新生儿出生后,脐带必须严格处理。严格执行消毒制度完全可预防本病。

(2) 接生消毒不严者,争取在 24 小时内剪去残留脐带的远端,再重新结扎,近端用 3%过氧化氢或 1∶4 000 高锰酸钾液清洗后涂以碘酒,同时肌注破伤风抗毒素或人免疫球蛋白。

(3) 对不能保证无菌接生的孕妇,目前已在开展给孕妇注射破伤风类毒素的方法,此法能有效预防新生儿破伤风的发生。

(三) 新生儿脐炎

新生儿脐炎是指出生断脐时或生后脐部处理不当,脐残端被细菌侵入引起的感染。轻症者除脐部有异常外,体温及食欲均正常,重症者则有发热、吃奶少等表现。

〖病因和发病机制〗

在断脐时或断脐后,消毒处理不严、护理不当就很容易造成细菌污染,引起脐部发炎。常见的病原菌为金黄色葡萄球菌、大肠杆菌,其次为溶血性链球菌,或混合细菌感染等。

〖临床表现〗

脐带根部发红,或脱落后伤口不愈合,脐窝湿润、流水,这是脐带发炎的最早表现。以后脐周围皮肤发生红肿,脐窝有浆液脓性分泌物,带臭味,脐周皮肤红肿加重,或形成局部脓肿、败血症,病情危重会引起腹膜炎,并有全身中毒症状,如发热、不吃奶、精神不好、烦躁不安等。慢性脐炎时局部形成脐部肉芽肿,为一小樱红色肿物突出,常常流黏性分泌物,经久不愈。

〖诊断与辅助检查〗

(1) 脐带脱落后伤口迁延不愈,有渗液或脓性分泌物。

(2) 脐周皮肤红肿,深及皮下,重则蔓延形成蜂窝织炎或脐周脓肿,甚至继发腹膜炎。

(3) 可有发热,血白细胞数增加。

(4) 辅助检查:脓液涂片可见细菌及中性粒细胞增多。脓液培养阳性率很高。

〖治疗原则〗

(1) 保持局部干燥,勤换尿布,防止尿液污染。

(2) 局部换药:用 3%双氧水冲洗局部 2~3 次后用碘酊消毒,酒精脱碘。

(3) 抗生素治疗:一般新生儿时期首选青霉素,加氨苄青霉素效佳。对已形成脓肿者,及时切开引流换药。已形成慢性肉芽肿者要用 10%硝酸银或硝酸银棒局部烧灼,如肉芽较大不易烧灼者,应给予手术切除。

〖预防〗

新生儿出生时脐部应采取无菌处理,不可用不洁物品覆盖脐部,并要保持脐部干燥。如脐部潮湿、渗液或脐带脱落后伤口延迟不愈,则应做脐局部消毒处理,必要时静脉使用抗生素,以防败血症的发生。

(徐家丽　沈怀云)

第六章 遗传代谢疾病

遗传性疾病是由于遗传物质结构或功能改变所导致的疾病，简称遗传病（genetic disease）。遗传性疾病所占的比重越来越大。据有关资料统计，有20%~25%的人患遗传病或与遗传相关的疾病，且遗传病和先天畸形已成为儿童死亡的主要原因之一。遗传性疾病具有先天性、终身性和家庭性特征，多数患者目前缺乏有效的治疗方法，存活患儿常伴有智力低下和体格残疾，因此此类疾病的预防尤为重要。近10余年来，遗传性疾病的诊治取得了显著的进步，新生儿疾病筛查、产前筛查和产前诊断的进步，推动了遗传性疾病的早期诊断和预防。

第一节 概　　述

各种生物都能通过生殖产生子代，子代和亲代之间不论在形态结构和生理功能的特点上都很相似，这种现象称为遗传（heredity）。染色体（chromosome）和基因（gene）是遗传的物质基础。

一、染色体是遗传信息的载体

任何生物都具有一定数目和形态稳定的染色体，存在于细胞核内。人类细胞染色体数为23对（46条），其中22对为男性和女性一样的常染色体（autosome），另外一对是决定性别的，为性染色体（sex chromosome）。正常男性的染色体核型为46,XY；正常女性的染色体核型为46,XX。这种在生物学上具有成对染色体的细胞，称为二倍体。而正常人每一个配子（卵子和精子）含有22条常染色体和一条性染色体X或Y，即22+X或22+Y的一个染色体组（chronsome set），称为单倍体（haploid）。

二、基因是遗传的物质基础

染色体的主要化学组成是DNA（脱氧核糖核酸，deoxyribonucleic acid）与组蛋白（histone）和非组蛋白（non-histone）。DNA分子是由两条多核苷酸链依靠核苷酸碱基之间的氢键相连接而成的双螺旋结构，其中一条核苷酸链的腺嘌呤（A）、鸟嘌呤（G）必定分别与另一条上的胸腺嘧啶（T）、胞嘧啶（C）连接，互补成对的A和T、G和C即称为互补碱基对。在

DNA 长链上,每3个相邻的核苷酸碱基组成的特定顺序(密码子)即代表一种氨基酸,即 DNA 分子贮存的遗传信息。一条 DNA 分子中大约有 40 000 个碱基对,一组碱基对的多少和不同的排列顺序代表一种遗传信息,其所能携带的遗传信息可达 440 000 种。因此,DNA 分子中可以蕴藏着无限的遗传信息,从而构成多种多样遗传性状的分子基础。单倍体染色体所具有的遗传信息即全部 DNA 分子称为基因组(genome),人的基因组 DNA 大约有 30 亿个碱基对(bp),组成约 10 万个结构基因。每个基因在染色体上都有特定的座位(locus)。人类基因研究计划(HGP)是在整个基因组层次上,总体研究人类所有基因的结构功能,建立人类基因组的遗传图、物理图、DNA 序列测定、基因确定和分析等。

基因是指能够表达和产生一定功能产物的核酸序列(DNA 或 RNA),有 3 个基本特性:一是基因可自体复制,即 DNA 的复制,使遗传的连续性得到保持;二是基因决定性状,即基因通过转录和翻译决定多肽链氨基酸的顺序,从而决定某种酶或蛋白质的性质,而表达某一性状;三是基因突变(genemutation),即 DNA 分子中的碱基序列发生变异,导致组成蛋白质的氨基酸发生改变,并可进行自体复制,其遗传性状亦因此不同,临床上就有可能出现遗传性疾病。

三、遗传病的临床类型

通常依照不同遗传物质,可将遗传病分为三大类,即基因病(gene disorders)、染色体病(chromosome disorders)和体细胞遗传病(somatic genetic disorders)。

(一) 基因病

遗传物质的改变仅涉及基因水平,称为基因病,分为几种情况:

1. 单基因遗传病　是指单个基因突变所致的疾病,常依据亲代遗传信息向子代传递。如果致病基因位于常染色体上,杂合状态下发病的称为常染色体显性(AD)遗传病;杂合状态下不发病,纯合状态下才发病的称常染色体隐性(AR)遗传病。如果致病基因位于 X 染色体上,依传递方式不同,可分为 X-连锁显性或隐性遗传病。

2. 线粒体病　线粒体中所含的 DNA,含多个环状双链结构的 DNA 分子(mtDNA)编码多种 tRNA、rRNA 及与细胞氧化磷酸化有关的酶,是独立于细胞核染色体外的遗传物质,称线粒体基因组,这些基因突变所导致的疾病,称线粒体基因病。由于精子不含 mtDNA,其表达是经母系遗传的。现发现 100 余种疾病与线粒体基因突变或结构异常有关,如帕金森病、母系遗传性糖尿病等。

3. 分子病　是调控生物大分子(如蛋白质分子)合成的基因突变导致生物大分子结构或数量改变所致的疾病,可涉及血红蛋白(如血红蛋白病、地中海病)、血浆蛋白(血友病、肝豆状核变性等)、细胞受体蛋白(遗传性高脂蛋白血症等)、膜转运蛋白(先天性葡萄糖、半乳糖吸收不良综合征、胱氨酸尿症等)和酶蛋白(半乳糖血症、苯丙酮尿症等)。

4. 多基因遗传病　是指两个以上异常基因与环境因素共同作用产生的遗传病。这些基因单独对遗传性状的作用较小,称为微效基因(minorgene)。几种微效基因累加起来,就产生明显的表型效应,如高血压、糖尿病等。

(二) 染色体病

是由于人类染色体数目异常或结构畸变(structural aberration)所引起的疾病,可分为常染色体病和性染色体病两大类。

(三) 体细胞遗传病

是体细胞中的遗传物质改变所引起的疾病。如各种肿瘤的发病都涉及特定组织细胞中的染色体和癌基因或抑癌基因的变化，故属体细胞遗传病。某些先天性畸形亦属此范畴。

第二节 染色体病

染色体病(chromomme disorder)是由于先天性染色体数目或(和)结构畸变而导致的疾病，常造成机体多发畸形、智力低下、生长发育迟缓和多系统的功能障碍，又称之为染色体畸变综合征(chromosomal aberration syndrome)。

正常情况下体细胞具有分别来自父母双方的两个染色体组(单倍体)，即 23 对染色体，称为二倍体(diploid, 2n)。按照各对染色体的大小、着丝粒位置的不同，可将染色体分为 A~G 共 7 个组，将一个细胞的全部染色体按标准配对排列进行分析诊断，即是核型分析(karyotype analysis)。

一、染色体畸变

人类染色体的畸变包括染色体数目异常和结构畸变两大类。

(一) 染色体数目异常

是由于染色体在减数分裂或有丝分裂时不分离，而使 23 对染色体固有数目增加或减少。如果整套 23 对染色体不分离会使受精卵染色体数目整倍增加，形成多倍体(polyploid)，按多倍体的染色体组数，可称为"三倍体"(triploid, 3n)和"四倍体"(tetraploid, 4n)。这种胚胎很难成活，临床上较为罕见。如果是个别染色体的增减，产生非整倍体变异，则形成非整倍体(aneuploid)。常见的是在二倍体基础上，少数染色体的增加形成超二倍体(hyperdiploid)或减少形成亚二倍体(hylmdiploid)。亚二倍体中比二倍体染色体数(2n)少一条染色体的形成该号染色体的单性体(monosomy)，由于基因组的严重失衡，机体难以存活。染色体单性体生存的唯一例证是 Turner 综合征，核型为 45, X。超二倍体中比二倍体染色体数(2n)增加一条染色体形成该号染色体的三性体(trisomy)最常见。如果在受精卵形成后的卵裂过程中的有丝分裂时发生染色体不分离，或是某一染色体向某一极移动时由于某种原因而行动迟缓，不能进入子细胞，滞留在细胞质中，则被分解而丢失产生嵌合体(mosaic)，即体内存在两种或两种以上的细胞系。嵌合体中各种细胞系的类型及比例取决于发生染色体不分离时期的早晚，发生得愈晚，体内正常二倍体细胞所占比例愈大，临床症状也较轻。

(二) 染色体结构畸变

染色体结构畸变多起自父母生殖细胞减数分裂过程中，同源染色体间交叉、不均等的互换，或非同源染色体间的断裂及重排。临床上常见的结构畸变有：缺失(deletion)、易位(translocation)、倒位(inversion)、插入(insertion)、环状染色体(ring chromosome)和等臂染色体(isochromosome)等。无论是哪一种结构畸变，均可使携载的基因在数量上或排列顺序上发生改变而导致疾病。断裂的片段形成易位后，基因没有缺失或增加的称平衡易位

(balanced translocation)，临床无症状，但这种平衡易位染色体携带者的子代易患染色体病。

二、染色体畸变的原因

（一）母亲妊娠年龄过大
孕母年龄愈大，子代发生染色体病的可能性愈大，可能与母体卵细胞老化有关。

（二）放射线
能诱发染色体畸变，畸变率随射线剂量的增高而增高，孕母接触放射线后，其子代发生染色体畸变的危险性增高。

（三）病毒感染
EB 病毒、流行性腮腺炎病毒、风疹病毒、肝炎病毒等都可造成胎儿染色体畸变。

（四）化学因素
许多化学药物（如抗代谢药物、抗癫痫药物等）和农药、毒物（如苯、甲苯、砷等）可致染色体畸变增加。

（五）遗传因素
染色体异常的父母可将畸变的染色体遗传给下一代。

三、染色体病的临床特征

（一）常染色体病
即常染色体数目异常或结构畸变所产生的综合征，其共同的特征为：① 生长发育落后；② 智力低下；③ 多发性先天畸形，如内脏畸形、骨骼畸形、特殊面容、皮肤纹理改变等。最常见的是 21-三体综合征，其次是 18-三体综合征、13-三体综合征及 5P-综合征等。

（二）性染色体病
即性染色体 X 或 Y 数目异常或结构的畸变。一般没有常染色体病严重，常伴有性征发育障碍或异常，最常见的是 Turner 综合征、Klinefelter 综合征，其次尚有 XYY、多 X 等。

四、染色体核型分析的指征

若出现以下情况则需考虑进行染色体核型分析检查：① 怀疑患有染色体病者；② 有多种先天性畸形；③ 有明显的体态或精神异常、智能严重落后；④ 性腺发育不良，两性外生殖器畸形；⑤ 孕母年龄过大、不孕或多次自然流产史；⑥ 有染色体畸变家族史。

五、21-三体综合征

21-三体综合征（21-trisomy syndrome）又称先天愚型或 Down 综合征（简称 DS），是最常见的以先天性智力低下及特殊面容为主要特征的染色体病，占小儿染色体病的 70%～80%。患者的细胞内比正常人多一条 21 号染色体。该病在活产婴儿中发生率为 1∶1000～1∶600，在高龄孕妇中发生率更高。

〖遗传学基础〗

细胞遗传学特征是第 21 号染色体呈三体征(trisomy 21),其发生主要是由于生殖细胞在减数分裂形成配子时,或受精卵在有丝分裂时 21 号染色体发生不分离,使胚胎体细胞内存在一条额外的 21 号染色体。

〖临床表现〗

本病主要特征为特殊面容、智能低下和生长发育迟缓,并可伴有多种畸形。

1. 特殊面容　出生时即有明显的特殊面容(图 6.1):头小而圆、颅缝宽、前囟大且关闭延迟,头发细软而少,眼裂小,眼距宽,双眼外眦上斜,可有内眦赘皮,鼻梁低平,外耳小、耳位低、耳郭畸形,硬腭窄小、唇厚舌大、常张口伸舌,流涎多,颈短而宽;常呈现嗜睡或喂养困难。

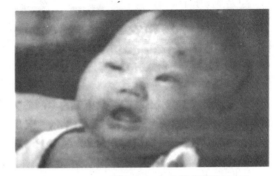

图 6.1　21-三体综合征患儿的颅面部畸形

2. 智能低下　这是本病最突出、最严重的临床表现。绝大部分患儿都有不同程度的智力低下,随年龄的增长日益明显。智商通常在 25～50 之间。嵌合体型患儿若正常细胞比例较大则智能障碍较轻。

3. 生长发育迟缓　患儿出生的身长和体重均较正常儿低,生后体格发育、动作发育均迟缓,身材矮小,骨龄落后于实际年龄,出牙迟且顺序异常;四肢短,韧带松弛,关节可过度弯曲;肌张力低下,腹膨隆,可伴有脐疝;手指粗短,小指尤短,中间指骨短宽,且向内弯曲。

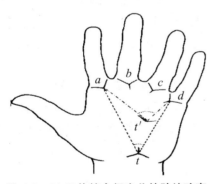

图 6.2　21-三体综合征患儿的肤纹改变

4. 皮纹特点　可有通贯手,手掌三叉点 t 移向掌心,角 atd 增大(图 6.2),第 5 指有的只有一条指褶。

5. 伴发畸形　约 50% 患儿伴有先天性心脏病,其次是消化道畸形。先天性甲状腺功能减低症和急性淋巴细胞性白血病的发生率明显高于正常人群;免疫功能低下,易患感染性疾病;外生殖器发育一般正常,但男孩可有隐睾、小阴茎,无生殖能力;女孩无月经,仅少数可有生育能力。

〖实验室检查〗

Ⅰ. 细胞遗传学检查

根据核型分析可分为 3 种类型:

1. 标准型　约占患儿总数的 95%,父母核型大都正常,是由于亲代(多数为母亲)的生殖细胞在减数分裂时 21 号染色体不分离所致,使患儿体细胞多一条额外的 21 号染色体,其核型为 47,XY(或 XX),+21(图 6.3)。仅极少数为家族遗传(母亲是 21-三体患者)。

2. 易位型　占 2.5%～5.0%,染色体总数为 46 条,其中一条是额外的 21 号染色体的长臂与一条近端着丝粒染色体长臂形成的易位染色体,即发生于近着丝粒染色体的相互易位,称罗伯逊易位(Robertsonian translocation),亦称着丝粒融合。有 D/G 易位和 G/G 易位两类:

(1) D/G 易位:最常见,D 组中以 14 号染色体为主,其核型为 46,XY(或 XX),-14,

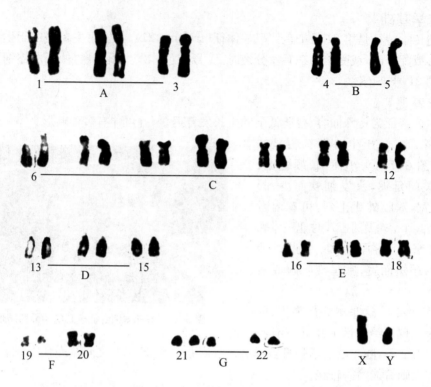

图6.3　21-三体综合征患儿的染色体核型为 47,XY(或 XX),+21

+t(14q21q),少数为 15 号或 13 号染色体。这种易位型约半数为遗传性,即亲代中有 14/21 平衡易位染色体携带者,核型为 45,XX(或 XY),-14,-21,+t(14q21q)。

(2) G/G 易位:此型易位中绝大多数为两条 21 号染色体发生着丝粒融合,形成等臂染色体,核型为 46,XY(或 XX),-21,+t(21q21q)。少数为 21 号与 22 号染色体之间的易位,核型为 46,XY(或 XX),-22,+t(21q22q)。

3. 嵌合体型　此型占 2%~4%,由于受精卵在早期分裂过程中有丝分裂的不分离,形成异常配子与正常配子结合,使患儿体内存在两种细胞系,一为正常细胞,一为 21-体细胞,形成嵌合体,其核型为 46,XY(或 XX)/47,XY(或 XX),+21。此两种细胞系可有不同比例,决定不同程度的临床表现。

Ⅱ. 分子细胞遗传学检查(FISH 技术)

以 21 号染色体或相应片段序列做探针,与外周血中的淋巴细胞或羊水细胞进行 FISH 杂交分析,在本病患者的细胞中呈现 3 个 21 号染色体的荧光信号。

【诊断与鉴别诊断】

典型病例根据特殊面容、智能与生长发育落后、皮纹特点等不难做出临床诊断,但应做染色体核型分析以确诊,并确定型别。嵌合型、新生儿或症状不典型者,更需做核型分析确诊。

本病应与先天性甲状腺功能减低症相区别,后者有颜面黏液性水肿、头发干燥、皮肤粗糙、喂养困难、便秘腹胀等症状,可测血清 TSH、T4 和核型分析进行鉴别。

【遗传咨询】

本病发生率随母亲年龄的增高而增加,大于 35 岁者发病率明显上升。标准型 21-三体综合征的再发风险为 1%,女性患者中少数有生育能力的,子代发病概率为 50%。易位型中,

55%的D/G易位为散发，45%与亲代遗传有关。母亲为D/G平衡易位携带者，风险率为10%；父亲为D/G平衡易位携带者，风险率为4%。G/G易位绝大多数为散发，仅5%与遗传有关，双亲之一若为21q22q平衡易位携带者，子代发病风险率与D/G易位相似；若母亲为21q21q易位携带者，其风险率为100%。

对高危孕妇可做羊水细胞或绒毛膜细胞染色体检查进行产前诊断。目前还可在孕中期筛查相关血清标记物。常用的三联筛查：即甲胎蛋白(AFP)、游离雌三醇(FE)和绒毛膜促性腺激素(HCG)的检测。21-三体综合征胎儿的孕母血清AFP和FE3低于平均水平，HCG高于平均水平，对孕15~21周孕妇检测三项指标，结合孕母年龄，可计算其本病的危险度，其检出率在48%~83%之间，假阳性率为5%。

【治疗】

目前尚无有效的治疗方法，应注重对患儿的训练与教育，辅用γ-酪氨酸、谷氨酸、维生素B_6、叶酸，以促进小儿精神活动，改善智商。该病患儿婴幼儿时期体弱，易患感染性疾病，宜注意预防感染，如伴有先天性心脏病、胃肠道或其他畸形，可根据身体条件，选择手术治疗。

第三节　遗传代谢病

遗传代谢病(inherited metabolic disorders)是因维持机体正常代谢所必需的某些由多肽和(或)蛋白组成的酶、受体、载体及膜泵生物合成发生遗传缺陷，即编码这类多肽(蛋白)的基因发生突变而导致的疾病。大多为单基因病，目前已发现数百种，约80%属常染色体隐性遗传，其余为X连锁遗传、常染色体显性遗传或线粒体遗传。虽然其单一病种的发病率较低，但其总体罹患率可达1.3%或更高。早在1908年，Garrod将这类遗传性疾病称为先天性代谢缺陷(inborn errors of metabolism)。近几十年来，随着人们对该病认识的加深以及各种实验分析技术的发展，先天性代谢缺陷病的诊断率明显上升，目前已有4 000余种。

一、遗传代谢病的种类

此类疾病病种繁多，涉及各种生化物质在体内的合成、代谢、转运和储存等方面的先天缺陷。根据累及的生化物质，可分为以下几类：

（一）糖代谢缺陷

半乳糖血症、果糖不耐症、糖原累积病、蔗糖和异麦芽糖不耐症、乳酸及丙酮酸酸中毒等。

（二）氨基酸代谢缺陷

苯丙酮尿症、酪氨酸血症、黑酸尿症、白化病、枫糖尿症、异戊酸血症、同型胱氨酸尿症、先天性高氨血症、高甘氨酸血症等。

（三）脂类代谢缺陷

如肾上腺脑白质营养不良、GM_1神经节苷脂病、GM_2神经节苷脂病、中链脂肪酸酰基辅酶A脱氢酶缺乏、尼曼匹克病和戈雪病等。

(四) 金属代谢病

如肝豆状核变性(Wilson病)和Menkes病等。

二、遗传代谢病的代谢紊乱

本病的代谢紊乱对机体的不良影响可以表现为以下一个或几个方面：① 代谢终末产物缺乏，正常人体所需的产物合成不足或完全不能合成，临床上出现相应症状，如缺乏葡萄糖-6-磷酸酶的糖原累积症，肝糖原分解葡萄糖不足，在饥饿或进食延迟时出现低血糖；② 受累代谢途径的中间和(或)旁路代谢产物大量蓄积，引起相应的细胞、器官肿大，出现毒性反应和代谢紊乱，如苯丙酮尿症、甲基丙二酸尿症、同型胱氨酸尿症、枫糖尿症、半乳糖血症等；③ 由于代谢途径受阻而导致对肝、脑、肌肉等组织能量供应不足，如糖代谢障碍、先天性高乳酸血症、脂肪酸氧化缺陷、线粒体呼吸链功能障碍等。

三、遗传代谢病常见的临床表现

IEM的临床表现多种多样，随年龄、性别不同而有差异，全身各器官均可被累及(表6.1)。大多有神经系统受累的表现以及消化系统的症状，此外还有代谢紊乱、容貌异常、毛发皮肤色素改变、尿液有特殊气味等。对这类疾病必须提高警惕，致力于早期诊断，减少漏诊、误诊，以便及早干预，避免伤残发生。

表6.1　遗传代谢病常见临床表现

累及系统	临床表现
神经系统	智能障碍、激惹或淡漠、惊厥、运动障碍、嗜睡昏迷、肌张力改变
消化系统	喂养困难、食欲不振、恶心呕吐、黄疸肝大、腹胀腹泻、肝功异常
代谢紊乱	低血糖、高氨血症、代谢性酸中毒、酮中毒、乳酸酸中毒
呼吸循环	呼吸窘迫、心力衰竭、心律异常

四、遗传代谢病的诊断

有赖于各项实验室检查。根据临床特点和病史，由简到繁，由初筛到精确，选择相应的实验检查。

(一) 尿液的检查

① 尿的色泽与气味：有些代谢产物从尿液中大量排出，可使尿液呈现特殊的颜色和气味。如尿蓝母使尿呈蓝色；而尿黑酸使尿呈蓝-棕色；卟啉则使尿呈红色。如前所述，尿液的特殊嗅味更有提示作用(表6.2)。② 尿液中的还原物试验：尿液中的半乳糖、果糖、葡萄糖、草酸、4-羟基苯丙酮酸等还原物质均可检出，为进一步选择检查提供帮助。③ 尿液筛查试验：常用的有三氯化铁试验、二硝基苯肼(DNPH)试验、硝普盐试验、甲苯胺蓝试验(表6.3)。

表 6.2 尿液具有特殊气味的代谢病

疾 病	排泄过多的代谢物	气 味
苯丙酮尿症	苯乙酸	霉臭味或鼠尿味
枫糖尿症	支链 α-酮酸	焦糖味
异戊酸血症	异戊酸	汗脚臭味
高甲硫氨尿症	α-酮基丁酸、α-甲基丁酸	腐败奶油或卷心菜味
三甲基氨尿症		腐鱼臭味
酪氨酸血症		恶臭、鱼腥臭、洋白菜臭味

表 6.3 遗传代谢病的尿筛查

病 种	三氯化铁试验	二硝基苯肼试验	硝普盐试验	甲苯胺蓝试验
苯丙酮尿症	绿色	+	−	−
酪氨酸血症	淡绿色	+	−	−
枫糖尿症	海蓝		−	−
组氨酸血症	棕绿	±		
丙酸血症	紫色			
甲基丙二酸尿症	紫色	+		
同型胱氨酸尿症	−	−	+	−
胱氨酸尿症	−	−	+	−
黏多糖病	−	−	−	+

(二) 血液生化检测

如血糖、血电解质、肝肾功能、胆红素、血氨、血气分析等项检查。

(三) 氨基酸分析

可进行血、尿液氨基酸分析,指征是:① 家族中已有确诊为遗传性代谢病患者或类似症状疾病患者;② 高度怀疑为氨基酸、有机酸代谢缺陷者(有代谢性酸中毒、酮尿症、高氨血症、低血糖、血及尿肌酐含量降低、尿路结石等);③ 不明原因的脑病(昏睡、惊厥、智能障碍等);④ 疾病饮食治疗监测。

(四) 有机酸分析

人体内的有机酸来源于碳水化合物、脂肪酸、氨基酸代谢,以及饮食、药物等,可通过尿液、血浆、脑脊液等进行有机酸分析,以尿液最为常用。其指征大致同氨基酸分析:① 不明原因的代谢异常;② 疑诊为有机酸或氨基酸病;③ 疑为脂肪酸代谢及能量代谢障碍;④ 不明原因的肝大、黄疸等;⑤ 不明原因的神经肌肉疾病;⑥ 多系统进行性损害等。

目前根据国家"母婴保健法"的规定:已对先天性甲状腺功能减低症、苯丙酮尿症展开新生儿期筛查,以期尽早确诊和治疗。有的地区开展了血红蛋白病、有机酸尿症的高危筛查,并正逐步扩大筛查范围。

五、苯丙酮尿症

苯丙酮尿症(phenylketonuria,PKU)是一种常见的氨基酸代谢病,是由于苯丙氨酸代谢途径中的酶缺陷,使得苯丙氨酸不能转变为酪氨酸,导致苯丙氨酸及其酮酸蓄积并从尿中大量排出。临床主要表现为智能低下、惊厥发作和色素减少。本病属常染色体隐性遗传,发病率具有种族和地域差异,我国的发病率约为1:11 000。

〖发病机制〗

苯丙氨酸(phenylalanine,PA)是人体必需的氨基酸之一,正常小儿每日需要的摄入量为200~500 mg。其中1/3供机体合成组织蛋白;2/3则通过肝细胞中苯丙氨酸-4-羟化酶(phenylalanine hydroxylase,PAH)的作用转化为酪氨酸,合成甲状腺素、多巴胺、肾上腺素和黑色素等。在苯丙氨酸羟化的过程中,除需PAH外,还必须有四氢生物蝶呤(tetrabiopterin,BH_4)作为辅酶参与。人体内的BH_4来源于鸟苷三磷酸(GTP),在其转化和再生的过程中参与作用的酶有过鸟苷三磷酸环化水合酶(GTP-CH)、6-丙酮酸四氢蝶呤合成酶(6-PTS)和二氢生物蝶呤还原酶(DHPR)等(图6.4)。PAH、GTP-CH、6-PTS、DHPR三种酶的编码基因分别定位于12q22-24.1、14q22.1-q22.2、11q22.3-23.3、4q15.3。上述任一编码基因的突变都有可能造成相关酶的活性缺陷,致使体内苯丙氨酸发生异常累积。

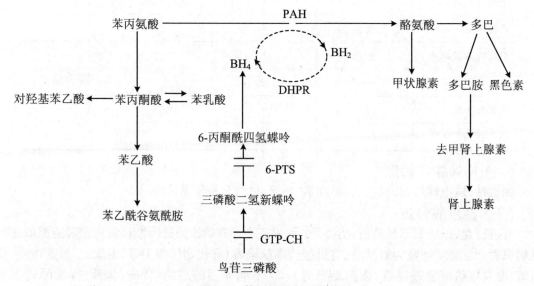

图6.4 苯丙氨酸主要代谢

PAH:苯丙氨酸羟化酶;BH_4:四氢生物蝶呤;BH_2:二氢生物蝶呤;GTP-CH:鸟苷三磷酸环化水合酶;6-PTS:6-丙酮酰四氢蝶呤合成酶;DHPR:二氢生物蝶呤还原酶

本病按酶缺陷不同可分为典型和BH_4缺乏型两种:① 典型PKU是由于患儿肝细胞缺乏PAH,不能将苯丙氨酸转化为酪氨酸,因此苯丙氨酸在血、脑脊液、各种组织和尿液中的浓度极度增高,同时经旁路代谢产生大量的苯丙酮酸、苯乙酸、苯乳酸和对羟基苯乙酸,并从尿中排出。由于酪氨酸生成减少,致使甲状腺素、肾上腺素和黑色素等合成不足,而蓄积的高浓度的苯丙氨酸及其旁路代谢产物导致细胞受损。② BH_4缺乏型是由于GTP-CH、6-PTS或DHPR等任何一种酶缺乏所导致的,BH_4是苯丙氨酸、酪氨酸和色氨酸等芳香氨基酸在羟化过程中所必需的共同的辅酶，BH_4 缺乏不仅苯丙氨酸不能转变成酪氨酸，而且造成酪氨酸不能转变成多巴胺，色氨酸不能转变成 5-羟色胺。多巴胺、5-羟色胺均为重要的神经递质，其缺乏可加重神经系统的损害，故 BH_4 缺乏型 PKU 的临床症状更重，治疗更困难。

本病绝大多数为典型 PKU，约 1% 为 BH_4 缺乏型，其中约半数系 6-PTS 缺乏所致。

〖临床表现〗

出生时患儿正常，随着进奶以后，一般在 3~6 个月时，即可出现症状，1 岁时症状明显。

1. 神经系统　早期常出现呕吐、易激惹、嗜睡、生长迟缓等现象；少数呈现肌张力增高、腱反射亢进，出现惊厥（约 25%），继之智能发育落后日渐明显，语言发育障碍尤甚。约 1/4 患儿有癫痫发作，发作类型为婴儿痉挛或其他形式。80% 有脑电图异常。BH_4 缺乏型的神经系统症状出现较早且较严重，常见肌张力减低、嗜睡、惊厥，如不经治疗，常在幼儿期死亡。

2. 外貌　因黑色素合成不足，约 90% 的患儿在生后数月毛发、皮肤和虹膜色泽变浅。约 1/3 的患儿皮肤干燥，常有湿疹。

3. 其他　由于尿和汗液中排出苯乙酸，有的患儿有特殊的发霉样（鼠尿）气味。

〖辅助检查〗

1. 实验室检查

(1) 新生儿期筛查：新生儿充足喂奶 72 h 后，采足跟血滴于特制滤纸上，阴干后送筛查中心实验室。采用 Guthrie 细菌抑制法，检测血苯丙氨酸浓度，结果 ≥0.24 mmol/L（40 mg/L）可疑阳性患儿者通知复查，若仍 ≥0.24 mmol/L，应采静脉血定量测定苯丙氨酸和酪氨酸。正常人苯丙氨酸浓度为 0.06~0.18 mmol/L（1~3 mg/dl），而患儿血浆苯丙氨酸可高达 1.2 mmol/L（20 mg/dl）以上，酪氨酸正常或稍低。

(2) 尿三氯化铁试验：用于较大婴儿和儿童的筛查。将三氯化铁滴入尿液，如立即出现绿色反应，则为阳性，表明尿中苯丙氨酸浓度增高。此外，二硝基苯肼试验也可以测尿中苯丙氨酸，黄色沉淀为阳性。

(3) 血浆氨基酸分析和尿液有机酸分析：可为本病提供生化诊断依据，同时也可鉴别其他的氨基酸、有机酸代谢病。

(4) 尿蝶呤分析：应用高压液相层析（HPLC）测定尿液中新蝶呤和生物蝶呤的含量，鉴别各型 PKU。典型 PKU 患儿尿中蝶呤总排出量增高，新蝶呤与生物蝶呤比值正常；DHPR 缺乏的患儿蝶呤总排出量增加，四氢生物蝶呤减少；6-TS 缺乏的患儿则新蝶呤排出量增加，其与生物蝶呤的比值增高；GTP-H 缺乏的患儿其蝶呤总排出量减少。

(5) 酶学诊断：PAH 仅存在于肝细胞，需经肝活检测定，不适用于临床诊断。其他 3 种酶的活性可采用外周血中红、白细胞或皮肤成纤维细胞测定。

(6) DNA 分析：该技术近年来广泛用于 PKU 诊断、杂合子检出和产前诊断。但由于基因的多态性，分析结果务须谨慎。

2. 影像学检查　PKU 患者头颅 CT 和 MRI 检查可见弥漫性脑皮质萎缩、脑白质病变等。

〖诊断〗

本病为少数可治性遗传性代谢病之一，上述症状经饮食控制治疗后可逆转，但智能发育难以转变，应力求早期诊断治疗，以避免神经系统的不可逆损伤。由于患儿早期症状不典型，必须借助上述实验室检测才能在宫内或新生儿早期确诊。新生儿期筛查是目前早期发现本病的有效手段。

【治疗】

本病是一种可通过饮食控制治疗的遗传病,只要在新生儿期获得诊断和给予及时的低苯丙氨酸饮食,可避免患儿的智力损害。

1. 低苯丙氨酸饮食 主要适用于典型 PKU 以及血苯丙氨酸持续高于 1.22 mmol/L(20 mg/dl)的患者。由于苯丙氨酸是合成蛋白质的必需氨基酸,完全缺乏时亦可导致神经系统损害,因此对婴儿可喂给特制的低苯丙氨酸奶粉,到幼儿期添加辅食时应以淀粉类、蔬菜、水果等低蛋白食物为主。苯丙氨酸需要量,2 个月以内需 50~70 mg/(kg·d),3~6 个月约需 40 mg/(kg·d),2 岁时需 25~30 mg/(kg·d),4 岁以上需 10~30 mg/(kg·d),以能维持血中苯丙氨酸浓度在 0.12~0.60 mmol/L(2~10 mg/dl)为宜。饮食控制至少需持续到青春期以后,尽可能地坚持终身治疗,尤其是女性病人。

2. BH_4、5-羟色胺和 L-DOPA 对 BH_4 缺乏型 PKU 患儿应根据酶缺陷情况给予不同治疗:DHPR 缺陷者除饮食控制外,每日口服 L-DOPA 30~50 mg/kg 和 5-羟色胺 3~8 mg/kg,不需服用 BH_4;GTP-CH 和 6-PTS 缺陷患儿则尚需每日口服 BH_4 2~5 mg/kg,但无需低苯丙氨酸饮食。

【预防】

避免近亲结婚。开展新生儿筛查,以早期发现,尽早治疗。对有本病家族史的孕妇必须采用 DNA 分析或检测羊水中蝶呤等方法对其胎儿进行产前诊断。

六、肝豆状核变性

肝豆状核变性(hepatolenticular degeneration,HLD)由 Wilson 于 1912 年系统描述,又称 Wilson 病,是一种遗传性铜代谢缺陷病,属常染色体隐性遗传。其特点是由于铜沉积在肝、脑、肾和角膜等组织,而引起一系列临床症状,发病率约为 1:30 000。

【发病机制】

本病缺陷基因定位在 13q14.3,包括 21 个外显子和 20 个内含子,cDNA 长 4233 bp,其编码的蛋白是一种主要在肝脏表达,少量表达于脑、肾、胎盘的 ATP 酶(ATP7B),主要生物学功能是在高尔基体内接受铜伴侣蛋白传递的铜,合成铜蓝蛋白,另外可以在高铜环境下重新定位,携带所结合的铜促使其从胆道排出。在 HLD 中,由于该基因突变,使其编码的 ATP 酶功能丧失或对核苷酸的亲和力降低,也可以使该酶错误定位,使肝脏不能正常合成血浆铜蓝蛋白(ceruloplasmin)。铜蓝蛋白是由肝脏合成的具有氧化酶活力的蛋白质。人铜蓝蛋白由 1 046 个氨基酸组成,属多铜氧化酶家族。其基因定位于 8 号染色体,每个铜蓝蛋白含 6 个铜原子,其主要作用是参与体内铁代谢,可催化二价铁离子氧化为三价铁,与转铁蛋白相结合,间接转运铜离子。正常人血浆中,90%~95%的铜结合在铜蓝蛋白之中,小儿血液中铜蓝蛋白的含量为 200~400 mg/L,仅少量与白蛋白或氨基酸结合,即所谓的非铜蓝蛋白铜(nonceruloplasmin copper),这是铜在血液和各组织间转运的主要形式。

铜是人体所必需的微量元素之一。人体内总铜量(约 100 mg)的 8%贮存于肝脏内,居各脏器之首,其次为脑、心、肾等组织。正常成人肝铜中约 80%与金属硫蛋白(metallothionein,一种小分子蛋白)相结合而贮存于细胞质内,其余则与各种肝脏酶结合存在。许多重要的酶,如过氧化物歧化酶、细胞色素 C 氧化酶、酪氨酸酶、赖氨酸氧化酶和铜蓝蛋白等,都需铜离子的参与合成。但机体内铜含量过多,高浓度的铜会使细胞受损和坏死,导致脏器功能损伤。其细胞毒性可能是铜与蛋白质、核酸过多结合,或使各种膜的脂质氧化,或是产生了过多的氧自由基,破坏细胞线粒体、过氧化物小体、溶酶体等。因此,铜缺乏或过量贮积都会造成疾病。人体内铜的稳定是通过肠道吸收和胆汁排出两者间的动态平衡维持的。肝脏是铜代谢的主要器官,食物中的铜有40%～60%在小肠上段被吸收,经门静脉进入肝脏。肝细胞靠其溶酶体合成铜蓝蛋白,每日有0.5～1.0 mg铜合成铜蓝蛋白,并分泌入胆汁由大便排出。每日由胆汁排出铜1.2～1.7 mg。尿中排出量约为0.07 mg。

当上述机制发生缺陷时,铜与铜蓝蛋白的结合力下降,以致自胆汁中排出铜量减少,而肠道吸收铜功能正常,大量铜贮积在肝细胞中,最终导致肝功能异常和肝硬化。同时由于肝脏合成铜蓝蛋白速度减慢,血液中铜蓝蛋白降低,而非铜蓝蛋白铜增高,致使由尿中排出增加。同时铜由血循环再转移到体内其他各组织中,逐渐沉积在脑、肾、肌和眼等组织中,造成细胞损伤,临床出现各系统被累及的错综复杂的相应症状。

〖病理〗
肝细胞最初呈现脂肪浸润改变,以门静脉区周围为显著。在电镜下可见线粒体形状、大小不一,基质密度增加,内外层膜分离和嵴间距增宽,同时可见基质内有空泡状或结晶状包涵体。溶酶体内含有脂质颗粒,过氧化酶体形态不一,且其基质呈颗粒状或絮状。随病程进展,肝组织出现纤维化和肝硬化改变。脑的病变主要位于基底神经节的豆状核及尾状核,脑胶质细胞内及毛细血管周围可见铜沉积。肾脏可见肾小管上皮细胞变性,胞浆内有铜沉积。角膜铜颗粒主要沉积于周边部分,形成环状,称K-环(Kayser-leisherring,K-ring)。

〖临床表现〗
该病的发病年龄为3～60岁,以7～12岁最多见。男女发病概率相等。临床表现有明显的个体差异,与地理环境、饮食结构、基因突变在不同组织的表达不同等有关。50%以上的病例以肝病的症状开始,约20%以神经系统异常为首发症状,其余约30%以肝病合并神经系统异常开始。少数病例以溶血性贫血、骨关节症状、血尿或精神障碍等起病。患儿肝内铜的贮积在婴儿期即已开始,大都在学龄期发病,但亦有早在3岁或晚至成人期发病的。整个病程大致可分为3个阶段:

1. **无症状期** 从出生后开始,除轻度尿铜增高外一切正常,甚少被发现。

2. **肝损害期** 肝脏是最常见的受累器官。至6岁以后,逐渐出现肝受损症状,多表现为慢性肝炎、肝硬化,反复出现疲乏、食欲差、呕吐、黄疸、水肿或腹水等。有少数表现为急性肝炎,甚至迅速发展至急性肝功能衰竭。轻者仅见肝脾大而无临床症状。约15%的患儿在出现肝病症状前或同时发生溶血性贫血,一般是一过性的,但亦可发生严重溶血合并暴发性肝功能衰竭,甚至死亡。溶血原因是由于大量铜由肝脏释放入血循环,直接损伤红细胞膜所致。此时患儿常无K-环出现,因此对凡是非球形红细胞性溶血性贫血,且Coombs试验阴性的患儿都应注意排除本病的可能性。除溶血外,患儿尿铜明显增高,血清铜蓝蛋白低下。

3. **肝外症状期** 约15%的患儿在出现肝病症状前或同时发生溶血性贫血,一般是一过性的,但亦可发生严重溶血合并暴发性肝功能衰竭,甚至死亡。溶血原因是由于大量铜由肝脏释放入血循环,直接损伤红细胞膜所致。此时患儿常无K-环出现,因此对凡是非球形红细胞性溶血性贫血,且Coombs试验阴性的患儿都应注意排除本病的可能性。除溶血外,患儿尿铜明显增高,血清铜蓝蛋白低下。患儿到12岁以后逐渐出现其他功能受损的症状:神经系统损害主要表现是锥体外系症状。早期主要是构语困难(讷吃)、动作笨拙或震颤、不自主运动、表情呆板、肌张力改变等,到晚期精神症状更为明显,常有行为异常和智能障碍。一般无感觉障碍、反射改变和严重的智力低下。肾脏损害主要表现为肾小管重吸收功能障碍,如蛋白尿、糖尿、氨基酸尿和肾小管酸中毒表现,少数患儿可有 Fanconi 综合征症状。角膜 K-F 环常随神经系统症状出现,是本病特有的体征,初期需用裂隙灯检查。部分患儿有骨骼系统损害,发生背部或关节疼痛,双下肢弯曲,可有自发性骨折。X 射线检查常见骨质疏松、关节间隙变窄或骨赘生等病变。少数患者可并发甲状旁腺功能减低、葡萄糖不耐受、胰酶分泌不足、体液或细胞免疫功能低下等。

【辅助检查】

主要是血清铜蓝蛋白降低,血清中非铜蓝蛋白的铜增多,尿铜排出量增加,肝含铜量增加。

1. 血清铜蓝蛋白测定 正常小儿为 200~400 mg/L(或血清铜氧化酶吸光度为 0.17~0.57);患儿通常低于 200 mg/L(或血清铜氧化酶吸光度小于 0.17),甚至在 50 mg/L 以下。但有 5% 的患儿正常或在正常低限,Ⅲ度营养不良、肾病综合征、硬肿症、肝炎、结核、肾小球肾炎等 CP 值亦可轻度降低。因此,只有当 CP≤80 mg/L 时才具有诊断价值。

2. 尿铜和血清铜 正常小儿尿铜低于 40 μg/24 小时;患儿明显增高,常达 100~1 000 μg/24 h。由于其他原因所致肝病,包括慢性活动性肝炎、胆汁滞留、肝硬化等,亦常有尿铜排出量增高,在诊断时应予以鉴别。该项指标助于进一步确诊及了解患者对青霉胺治疗的敏感性。正常小儿血铜 11.3~29.2 μmol/L(72~186 μg/dl),本病铜蓝蛋白结合铜减低,血铜总量减低影响血清铜因素较多,只能作为诊断 HLD 的辅助指标,需与 24 h 尿铜、血铜蓝蛋白结合起来考虑。

3. 肝细胞含铜量测定 上述铜生化测定未能确诊的病例,可采用肝穿刺方法测定肝组织内的铜含量。正常人肝含铜量多在 20 μg/g(干重)以下,患儿可高达 200~3 000 μg/g(干重)。采集肝标本时须注意勿被污染,送检标本量应大于 5 mg,以保证检测数据可靠。肝铜量增高还可见于肝内、外胆管阻塞性胆汁潴留、胆汁性肝硬化,应予以区别。

4. 同位素铜结合试验 静脉注射同位素 ^{64}Cu 后,正常人血中 ^{64}Cu 活性先升高,然后逐渐下降,4~48 小时内肝内合成的铜蓝蛋白释放至血中,血 ^{64}Cu 又上升。而患者血 ^{64}Cu 下降缓慢,无第二次上升。

5. 基因诊断 本病的基因(WND)座位与红细胞脂酶 D(ESD)基因和视网膜母细胞瘤(RB)基因紧密连锁,其异常主要表现为点突变,另外还有小片段缺失、插入等。一般可用 PCR 技术检测出突变,亦可应用 RFLP 法进行 DNA 分析来早期诊断。

6. 其他

(1) B 型超声波检查:患儿均有不同程度的肝实质异常声像、脾大和门脉高压声像。肝实质异常声像主要表现为回声不同程度增粗、增多、增强,为弥漫性或多灶性,部分病例可见分布不均匀的点状或条状回声,出现所谓树枝光带或岩层征,严重病例表现为肝硬化声像。B 超检查可反映早期改变,特别是可用于症状前诊断。

(2) 头颅 CT 和 MRI:头颅 CT 的主要特征是基底节低密度灶和广泛性脑萎缩,头颅 MRI 对比分辨率较 CT 高,检查异常率较 CT 高,多表现为基底节或其他部位长 T_1 长 T_2 信号和脑萎缩改变。MRI 对其早期诊断有一定价值,也是了解病变程度和预后的有效证据。

(3) 眼科检查:在裂隙灯下进行眼角膜的 K-F 环检查,如 K-F 环阳性对本病具有特征性诊断价值。

【诊断】

对具有典型症状和 K-环、血清铜蓝蛋白低下的患儿即可做出诊断。对早期无症状的患儿,可选择相应的实验室检测以助诊断。

[治疗]

本病是可治性的,治疗愈早,预后愈好。治疗的原则是减少铜的摄入和增加铜的排出,避免铜在体内的沉积,以恢复和改善正常功能。

1. 低铜饮食　每日食物中含铜量不应大于 1 mg,不宜进食动物内脏、鱼、虾、海鲜、坚果、巧克力和蘑菇等含铜量高的食品。

2. 促进铜排出　D-霉胺(D-penicillamine)是目前最常用的药物,能与铜离子络合,促进尿铜排出,且可能促进细胞合成金属硫因。剂量为每日 20 mg/kg,分次口服。治疗期间应监测尿铜,第 1 年内要求每日尿铜排出量大于 2 mg。一般在治疗数周后神经系统症状可改善,而肝功能好转常需 3～4 个月的治疗,可根据尿铜及临床症状调整用药。因青霉胺可能拮抗维生素 B_6,故应每日补充维生素 B_6 25 mg。青霉胺的副作用为药物疹、血小板减少、肾病、关节炎等,其发生率不高。服药期间应定期随访,并检查血象、尿常规、血沉等变化。若不能使用,可考虑用盐酸三乙撑四胺(triethylene tetramine dihydrochloride,trientine,TETA),剂量为每日 0.5～2.0 g,分 2～4 次餐前口服,用药 1～2 年可见良效。近年来应用另一高效铜络合剂,连四硫代钼酸胺(TTM),可与铜络合成 $Cu(MoS_4)_2$ 自尿液排出,短期内改善症状。

3. 减少铜吸收　口服锌制剂可促进肝和肠黏膜细胞合成分泌金属硫因,与铜离子结合后减少肠铜离子吸收。常用硫酸锌(每 100 mg 含元素锌 20 mg),每日口服量以相当于 50 mg 锌为宜,分 2～3 次,餐间服用。对轻症或病情改善后可单用锌剂;对病情较重开始治疗时,与青霉胺联合使用,但两药须间隔 2～3 小时,以免疗效降低。

4. 其他治疗　锥体外系症状可对症治疗,如用左旋多巴、安坦、东莨菪碱等。肝、肾、骨关节等病症根据病情适当治疗。对本病所致的急性肝功能衰竭或失代偿性肝硬化患儿,经上述各种治疗无效时可考虑进行肝移植。

(沈怀云)

第七章 免疫性疾病

第一节 小儿免疫系统发育特点

免疫（immunity）是机体的生理性保护机制，其本质为识别自身，排除异己；具体功能包括防御感染，清除衰老、损伤或死亡的细胞，识别和清除突变细胞。免疫功能失调可致异常免疫反应，即变态反应、自身免疫反应、免疫缺陷及发生恶性肿瘤。

小儿免疫状况与成人明显不同，导致儿童疾病的特殊性。传统观点认为，小儿时期，特别是新生儿期，免疫系统不成熟。实际上，出生时免疫器官和免疫细胞均已相当成熟，免疫功能低下可能为未接触抗原，尚未建立免疫记忆之故。

1. 单核/巨噬细胞 新生儿单核细胞发育已完善，但因缺乏辅助因子，其趋化、黏附、吞噬、氧化杀菌，产生 G-CSF、IL-8、IL-6、IFN-γ、IL-12 和抗原呈递能力均较成人差。新生儿期接触抗原或过敏原的类型和剂量不同，直接影响单核/巨噬细胞，特别是 DC 的免疫调节功能，将影响新生儿日后的免疫状态。

2. 中性粒细胞 受分娩的刺激，出生后 12 小时外周血中性粒细胞计数较高，72 小时后逐渐下降，而后逐渐上升达成人水平。由于储藏库空虚，严重新生儿败血症易发生中性粒细胞减少。新生儿趋化和黏附分子 Mac-1（$CD_{11}b/CD_{18}$、CD_{10}、CD_{13} 和 CD_{33}）表达不足，以未成熟儿和剖宫产者为著。未成熟儿中性粒细胞 FcRⅢ表达下降，出生后 2 周才达到成人水平。中性粒细胞功能暂时性低下是易发生化脓性感染的原因。

3. T 淋巴细胞及细胞因子

(1) 成熟 T 细胞占外周血淋巴细胞的 80%，因此外周血淋巴细胞计数可反映 T 细胞数量。出生时淋巴细胞数目较少，6~7 个月时超过中性粒细胞的百分率，6~7 岁时两者相当，此后随年龄增长，逐渐降至老年低水平。

(2) T 细胞表型和功能：绝大多数脐血 T 细胞(97%)为 $CD_{45}RA+$ "初始"（naive）T 细胞（成人外周血为 50%），而 $CD_{45}RO+$ 记忆性 T 细胞极少。新生儿 T 细胞表达 CD_{25} 和 CD_{40} 配体较成人弱，辅助 B 细胞合成和转换 Ig、促进吞噬细胞和 CTL 的能力差。

(3) Th 亚群：新生儿 Th_2 细胞功能较 Th_1 细胞占优势，有利于避免母子免疫排斥反应。

(4) 细胞因子：新生儿 T 细胞产生 TNF 和 GM-CSF 仅为成人的 50%，IFN-γ、IL-10 和 IL-4 为 10%~20%。随抗原反复刺激，各种细胞因子水平逐渐升高，如 IFN-γ 于生后 175 天即达到成人水平。

(5) NK 和 ADCC：NK 的表面标记 CD_{56} 于出生时几乎不表达，整个新生儿期亦很低，NK 活性于生后 1~5 个月时成人水平。ADCC 功能仅为成人的 50%，于 1 岁时达到成人水平。

4. B 淋巴细胞及 Ig

(1) B 细胞表型和功能:胎儿和新生儿有产生 IgM 的 B 细胞,但无产生 IgG 和 IgA 的 B 细胞。分泌 IgG 的 B 细胞于 2 岁时、分泌 IgA 的 B 细胞于 5 岁时达成人水平。由于 Th 细胞功能不足,B 细胞不能产生荚膜多糖细菌抗体。

(2) IgG:是唯一能通过胎盘的 Ig 类别,其转运过程为主动性。大量 IgG 通过胎盘发生在妊娠后期。胎龄小于 32 周的胎儿或未成熟儿的血清 IgG 浓度低于 400 mg/dl,而足月新生儿血清 IgG 高于其母体 5%~10%。新生儿自身合成的 IgG 比 IgM 慢,生后 3 个月血清 IgG 降至最低点,至 10~12 个月时体内 IgG 均为自身产生,8~10 岁时达成人水平。IgG 亚类随年龄增长而逐渐上升,IgG_2 代表细菌多糖的抗体,其上升速度在 2 岁内很慢,在此年龄阶段易患荚膜细菌感染。

(3) IgM:胎儿期已能产生 IgM,出生后更快。男孩于 3 岁时、女孩于 6 岁时达到成人血清水平。脐血 IgM 水平增高,提示宫内感染。

(4) IgA:发育最迟,至青春后期或成人期才达成人水平。分泌型 IgA 于新生儿期不能测出,2 个月时唾液中可测到,2~4 岁时达成人水平。Ig 的个体发育见图 7.1,不同年龄儿童血清 IgG、IgA 和 IgM 的正常值见表 7.1。

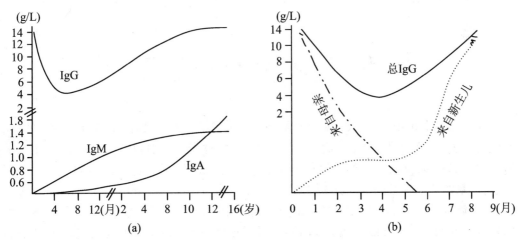

图 7.1 免疫球蛋白的个体发育

(a) IgG、IgM 和 IgA 个体发育,由于母体 IgG 能通过胎盘,使出生时婴儿血清 IgG 水平甚高,随母体 IgG 消失,于生后 3~5 个月降至最低点,婴儿自身的 IgG 逐渐产生,于 8~10 岁时达成人水平。IgM 和 IgA 出生时几乎为零,IgM 发育最快,于 6~8 岁时达成人水平;IgA 于 11~12 岁时接近成人浓度。(b) 出生后 9 个月内婴儿血清 IgG 动态变化

摘自:杨锡强,易著文.儿科学[M].6 版.北京:人民卫生出版社,2003.

表 7.1 健康儿童血清免疫球蛋白含量(g/L)

年龄组	测定人数	IgG	IgA	IgM
新生儿	7	5.190~10.790(8.490)	0.001~0.018(0.009)	0.018~0.120(0.069)
4 个月~	11	3.050~6.870(4.970)	0.110~0.450(0.280)	0.310~0.850(0.580)
7 个月~	20	4.090~7.030(5.560)	0.210~0.470(0.340)	0.330~0.730(0.530)
1 岁~	60	5.090~10.090(7.590)	0.310~0.670(0.490)	0.980~1.780(1.380)

年龄组	测定人数	IgG	IgA	IgM
3岁~	85	6.600~10.390(8.240)	0.580~1.000(0.790)	1.100~1.800(1.450)
7岁~	50	7.910~13.070(10.720)	0.850~1.710(1.280)	1.200~2.260(1.730)
12岁~	30	8.270~14.170(11.220)	0.860~1.920(1.390)	1.220~2.560(1.890)

注:表内数字为均值±2SD,括号内为均值。

5. 补体和其他免疫分子

(1) 补体:母体的补体不传输给胎儿,新生儿补体经典途径成分(CH_{50}、C_3、C_4 和 C_5)活性是其母亲的 50%~60%,生后 3~6 个月达到成人水平。旁路途径的各种成分发育更为落后,B 因子和备解素仅分别为成人的 35%~60% 和 35%~70%。未成熟儿补体经典和旁路途径均低于成熟儿。

(2) 其他免疫分子:新生儿血浆纤连蛋白浓度仅为成人的 1/3~1/2,未成熟儿则更低。未成熟儿甘露糖结合凝集素(mannose binding lectin,MBL)较成人低,生后 10~20 周达到足月新生儿水平。

第二节 原发性免疫缺陷病

免疫缺陷病(immunodeficiency,ID)是指因免疫细胞(淋巴细胞、吞噬细胞和中性粒细胞)和免疫分子(可溶性因子,如白细胞介素、补体、免疫球蛋白和细胞膜表面分子)发生缺陷引起的机体抗感染免疫功能低下的一组临床综合征。免疫缺陷病可为遗传性,即由不同基因缺陷导致免疫系统功能损害的疾病,称为原发性免疫缺陷病(primary immunodeficiency,PID);也可为出生后环境因素影响免疫系统,如感染、营养紊乱和某些疾病状态所致,称为继发性免疫缺陷病(secondary immunodeficiency,SID),因其程度较轻,又称为免疫功能低下(immunocompromise)。由人类免疫缺陷病毒(human immunodeficiency virus,HIV)感染所致者,称为获得性免疫缺陷综合征(acquired immunodeficiency syndrome,AIDS)。

一、原发性免疫缺陷病的分类

自 1952 年 Bruton 发现首例原发性免疫缺陷病 X 连锁无丙种球蛋白血症(XLA)以来,每年都有新的病种发现。迄今共发现 200 多种 PID,其中 150 余种已明确致病基因。早期 PID 是按疾病的临床表现、发生地点和发现者的名字命名的,使许多认识发生混乱。1970 年,世界卫生组织(WHO)与国际免疫协会(international union of immunological societies,IUIS)联合组织专家每 2~3 年召开一次会议,讨论并更新 PID 命名和分类,以细胞、分子遗传学为基础。2009 年该会议在爱尔兰都柏林召开,会议对新发现的 PID 及 PID 新分类进行了充分讨论。目前 PID 共分八大类,即 T 细胞和 B 细胞联合免疫缺陷、以抗体为主的免疫缺陷、其他已明确定义(基因表型)的免疫缺陷综合征、免疫调节失衡性疾病、先天性吞噬细胞数量和(或)功能缺陷、天然免疫缺陷、自身炎症反应性疾病和补体缺陷(表7.2)。

表 7.2　原发性免疫缺陷分类(WHO 2009 版)

分　类	致病基础和(或)可能的发病机制
T 细胞和 B 细胞联合免疫缺陷	
① T 细胞缺陷、B 细胞正常重症联合免疫缺陷病(TB-SCID)	包括:c 链缺陷、JAK3 缺陷、IL-17Ra 缺陷、CD_{45} 缺陷、$CD_3\delta$/$CD_3\varepsilon$/$CD_3\zeta$ 缺陷、冠蛋白-1A(Coronin-1A)缺陷等
② T 细胞和 B 细胞均缺如 SCID (T-B-SCID)	重组活化基因(RAG1/2)缺陷、DNA 铰链修复 IC 蛋白(DCL-REIC Artemis)缺陷、DNA 活化蛋白激酶催化亚基(DNAPKcs)缺陷、腺苷脱氨酶(ADA)缺陷、网状系统发育不良
③ Omenn 综合征;④ DNA 连接酶Ⅳ缺陷;⑤ Cernunnos 蛋白/XLF 缺陷;⑥ CD_{40} 缺陷、CD_{40} 配体(CD_{40}L)缺陷;⑦ 嘌呤核苷磷酸化酶(PNP)缺陷;⑧ $CD_3\gamma$ 缺陷;⑨ CD_8 缺陷;⑩ Zeta 链相关蛋白 7 (ZAP-70)缺陷、Ca^{2+} 缺陷;⑪ Ca^{2+} 通道缺陷;⑫ 主要组织相容性复合性 MHC-Ⅰ、MHC-Ⅱ 类缺陷;⑬ Winged helix(nude)缺陷;⑭ CD_{25} 缺陷;⑮ 信号传递与转录激活因子 5b(STAT5b)缺陷;⑯ IL-2 诱导的 T 细胞激酶(Itk)缺陷;⑰ 细胞因子 8 供体(DOCK8)缺陷	
以抗体为主的免疫缺陷	
① 各种 Ig 严重降低伴 B 细胞严重降低或缺失;X 连接无丙种球蛋白血症(XLA);AR 无丙种球蛋白血症;胸腺瘤伴免疫缺陷	包括:Btk 缺陷、µ 重链缺陷、λ5 缺陷、Igα 缺陷、Igβ 缺陷、BLNK 缺陷、胸腺瘤伴免疫缺陷、骨骼发育不良等
② 至少两种血清 Ig 显著降低伴 B 细胞正常或降低	常见变异型免疫缺陷病(CVID)及免疫紊乱,可诱导共刺激分子(ICOS)缺陷、CD_{19} 缺陷、跨膜蛋白活化因子钙离子信号调节亲环素配体(TACI)缺陷、B 细胞活化因子(BAFF)受体缺陷等
③ 血清 IgA 和 IgG 严重降低伴 IgM 正常或升高及 B 细胞数目正常	包括:CD_{40} L 缺陷、CD_{40} 缺陷、活化诱导的胞嘧啶核苷脱氨酶(AID)缺陷、尿嘧啶-DNA 转葡糖基酶(UNG)缺陷
④ 同种型或轻链缺陷伴 B 细胞数量正常	包括:Ig 重链缺失、κ 链缺陷、独立的 IgG 亚类缺陷、IgA 缺陷伴 IgG 亚类缺陷、选择性 IgA 缺陷
⑤ 特异性抗体缺陷伴总 Ig 水平正常和 B 细胞量正常	
⑥ 婴儿期暂时性低丙种球蛋白血症(B 细胞数量正常)	
其他已明确定义(基础表型)的免疫缺陷综合征	
① 湿疹、血小板减少伴免疫缺陷综合征(Wiskott-Aldrich 综合征,WAS)	性连锁隐性(XL)遗传、WAS 基因突变
② DNA 修复缺陷	包括:毛细血管扩张性共济失调综合征(AT 基因突变)、毛细血管扩张性共济失调样疾病(MRE11 突变)、Nijmegen 断裂综合征(NBS1 基因突变)、Bloom 综合征(DNA 螺旋酶 Q1 样物,即 BLM 基因突变)、伴着丝点不稳定和面部异常的免疫缺陷综合征(即 DNA 甲基转移酶 DN-MT3B 突变,导致 DNA 甲基化缺损)、后减数分裂分离 2(PMS2)缺陷(或称错配修复缺陷导致类别转换重组障碍),均为常染色体隐性(AR)遗传
③ 胸腺缺失、DiGeorge 异常,又称染色体 22q11.2 缺失综合征	新突变或 AR,90%的患者由于邻近基因缺陷影响胸腺发育,部分表现为 TBX1 基因突变
④ 免疫-骨发育不良	包括:软骨毛发发育不全(AR,RMRP 基因突变)、Sehimke 综合征(AR,SMARCALL 基因突变)

分类	致病基础和(或)可能的发病机制
其他已明确定义(基础表型)的免疫缺陷综合征	⑤高IgE综合征(HIES);⑥慢性皮肤黏膜念珠菌病;⑦肝静脉闭塞伴免疫缺陷;⑧Hoyerall-Hreidarsson综合征;⑨Cornel-Netherion综合征(AR,SPINK5基因突变)等
免疫调节失衡性疾病	
①免疫缺陷伴色素减退	包括:Chediak-Higashi综合征、Griscelli综合征2型、2型Hemansky-Pudlak综合征
②家庭性嗜血淋巴组织细胞增生症(FLH)	包括:穿孔素缺陷、Munc 13-D缺陷、突触融合蛋白11(STX11)缺陷,均为AR
③淋巴组织增生综合征	包括:X连锁淋巴组织增生综合征1(XLP1)、SH2域蛋白-1A(SH2D1A)缺陷、XLP2、X连锁凋亡抑制因子(X1AP)缺陷、Itk缺陷(同前①~⑯)
④自身免疫综合征	包括:自身免疫性淋巴细胞增生综合征(ALPS)、自身免疫性多内分泌腺病伴念珠菌病和外胚层发育不良(APECED)、IPEX(XL,FOXP3基因缺陷)、CD_{25}缺陷(同①~⑭)
先天性吞噬细胞数量和(或)功能缺陷	①严重先天性粒细胞减少症;②Kostmann病;③周期性中性粒细胞减少症;④X连锁粒细胞减少/脊髓发育不良;⑤P14缺陷;⑥白细胞黏附缺陷(LAD)1型;⑦LAD 2型;⑧LAD 3型;⑨Rac 2缺陷;⑩β肌动蛋白缺陷;⑪局限性幼年牙周病;⑫Papillon-Lefevre综合征;⑬特殊颗粒缺陷;⑭Shwachman-Diamond综合征;⑮X连锁慢性肉芽肿性疾病(CGD);⑯常染色体CGD;⑰中性粒细胞G-6-PD缺陷等共26种
天然免疫缺陷	包括:无汗性外胚层发育不良伴免疫缺陷(EDA-ID);IL-1受体相关激酶4(IRAK4)缺陷;髓样细胞分化因子88(MyD88)缺陷;疣、低丙种球蛋白感染先天性骨髓粒细胞缺乏综合征(WHIM),疣状表皮发育不良;单纯疱疹病毒性脑炎;慢性皮肤黏膜念珠菌病;锥虫病
自身炎症反应性疾病	包括:家族性地中海热(MEFV);肿瘤坏死因子受体相关的周期热综合征(TRAPS);高IgD综合征;Muckle-Wells综合征;家族性寒冷性自身炎症综合征(CIAS);新生儿期多系统炎症疾病(NOMID)或婴儿期慢性神经表皮关节(CINCA)综合征;化脓性无菌性关节炎-脓皮病性坏疽-痤疮综合征;Blau综合征、慢性复发性多灶性骨髓炎及先天性红细胞生成异常性贫血(Majeed综合征);IL-1受体拮抗剂缺陷(DIRA)
补体缺陷:补体由9个活性成分(C_1~C_9)和5个调节蛋白(C_1抑制物、C_4结合蛋白、备解素、H因子和I因子)组成,上述成分均可发生缺陷	
	C_{1q}、C_{1r}、C_{1s}、C_2、C_3、C_4、C_5、C_6、C_7、C_{7a}、C_{8a}、C_{8b}、C_9、C_1抑制物、I因子、H因子、D因子缺陷,备解素缺陷、补体受体3缺陷、CD_{59}缺陷、阵发性睡眠性血红蛋白尿和甘露聚糖凝集素缺陷等23种

PID 的确切发病率尚不清楚,估计总发病率为 1:10 000(未包括无症状的选择性 IgA 缺乏症和甘露聚糖结合凝集素缺陷病)。按此计算,在我国每年 25 00 万新生儿中,将会增加新的病例 2 500 例;累计存活病例至少有 3 万~6 万例。各种原发性免疫缺陷病的相对发生率为:B 细胞缺陷(即单纯 Ig 或抗体缺陷,其中可能包括因 T 细胞辅助功能缺乏而致 B 细胞产生抗体能力下降的病例)最常见,占一半以上,其次是 T 细胞/B 细胞联合免疫缺陷。

二、我国常见的几种 PID

我国 PID 临床实践和研究的发展阶段始于近 10 年,在基因或蛋白质水平确诊的病例越来越多。但因受疾病临床表型认识和诊断方法学的限制,基因确诊的 PID 主要集中于以下 6 种疾病。

1. X 连锁无丙种球蛋白血症(X-linked agammaglobulinaemia,XLA) IgM、IgG 和 IgA 均明显下降或缺如,特异性抗体水平低下,原始 B 细胞数量正常,外周血 B 细胞极少或缺如。淋巴器官生发中心缺如,T 细胞数量和功能正常。B 细胞质内 Bruton 酪氨酸激酶基因(btk)突变为其病因。感染症状轻重不一,易发生化脓性和肠道病毒感染。

2. X 连锁高免疫球蛋白 M 血症(X-linked hyper IgM syndrome,XHIM) 该病为 XL,循环 T 细胞正常,IgM 和 IgD B 细胞存在,其他 B 细胞缺乏。临床主要表现为中性粒细胞和血小板减少,溶血性贫血,可伴胆管和肝脏疾病、机会性感染,以反复感染为特征,伴血清 IgG、IgA、IgE 水平降低而 IgM 正常或升高。

3. 湿疹、血小板减少伴免疫缺陷综合征(Wiskott-Aldrich syndrome,WAS) 发病于婴幼儿期,临床表现为湿疹、反复感染和血小板减少。血小板体积小,血小板和白细胞膜表面唾液糖蛋白、CD_{43} 和 gpIb 不稳定。扫描电镜示淋巴细胞呈"光秃"状;T 细胞和血小板细胞骨架异常,肌动蛋白成束障碍。免疫功能呈进行性降低:IgM 下降,多糖抗原特异性抗体反应差,外周血淋巴细胞减少和细胞免疫功能障碍。淋巴瘤和自身免疫性血管炎发生率高。位于 X 染色体短臂的 WAS 蛋白(WASP)基因突变是本病的病因。

4. 慢性肉芽肿病(chronic granulomatous,CGD) 吞噬细胞细胞色素(NADPH 氧化酶成分)基因突变,致使不能产生超氧根、单态氧和 H_2O_2,其杀伤功能减弱,导致慢性化脓性感染,形成肉芽肿,尤见于淋巴结、肝、肺和胃肠道。病原菌为葡萄球菌、大肠埃希菌、沙雷菌、诺卡菌和曲霉。CGD 可为 X 连锁遗传:细胞色素 CYBB 基因突变,该基因编码的 NADPH 氧化酶亚基 $gp91^{phox}$ 蛋白是细胞色素 b558 复合物组分之一。也可为常染色体隐性遗传:细胞色素 CYBA 基因突变,该基因编码的 NADPH 氧化酶亚基 $p22^{phox}$ 蛋白是细胞色素 b558 复合物组分之一;而 NCF1 和 NCF2 基因分别编码 NADPH 氧化酶亚基 $p67^{phox}$ 或 $p47^{phox}$ 蛋白,该 3 种蛋白均为电子转运蛋白。

5. 严重联合免疫缺陷病(severe combined immunodeficiency,SCID)

(1) T 细胞缺陷,B 细胞正常(TB^+ SCID):以 X 连锁遗传最常见,其病因为 IL-2、IL-4、IL-7、IL-9 和 IL-15 的共有受体 γ 链(γc)基因突变。生后不久即发生严重细菌或病毒感染,多数病例于婴儿期死亡。

(2) T 和 B 细胞均缺如(TB^- SCID):均为常染色体隐性遗传。

① RAG-1/RAG-2 缺陷:RAG-1 或 RAG-2 基因突变,外周血 T 和 B 细胞计数均明显下降,于婴儿期发病。

② 腺苷脱氨酶(ADA)缺陷:ADA 基因突变,使 ADA 的毒性中间代谢产物累积,抑制 T、B 细胞增殖和分化。多数病例早年发生感染,极少数轻症在年长儿或成人发病。

③ 网状发育不良(reticular dysgenesis):为淋巴干细胞和髓前体细胞发育成熟障碍,外周血淋巴细胞、中性粒细胞和血小板均严重减少,常死于婴儿期。

6. 常见变异免疫缺陷病(common variable immunodeficiency,CVID) 为一组病因不明、遗传方式不定、表现为 Ig 缺如的综合征,临床表现为年长儿或青年人反复呼吸道感染,包括鼻窦炎、肺炎和支气管扩张。也易患胃肠道感染和肠病毒性脑膜炎。外周淋巴结肿大和脾肿大,淋巴系统、胃肠道恶性肿瘤和自身免疫性疾病的发生率很高。血清 IgG 和 IgA 低下,IgM 正常或降低,诊断依赖于排除其他原发性免疫缺陷病。B 细胞数量可能减少,T 细胞功能异常可能是致病的关键,如 CD_4^+/CD_8^+ 细胞比率、IL-2、IL-5 和 IFN-γ 活性下降。

三、原发性免疫缺陷病的共同临床表现

原发性免疫缺陷病的临床表现由于病因不同而极为复杂,但其共同的表现却非常一致,即反复感染、易患肿瘤和自身免疫性疾病。多数原发性免疫缺陷病有明显家族史。

1. **反复和慢性感染** 免疫缺陷病最常见的表现是感染,表现为反复、严重、持久、难治的感染。不常见和致病力低的细菌常为感染原。许多患儿需要持续使用抗菌药物预防感染。

(1) 感染发生的年龄:起病年龄 40% 于 1 岁以内,1~5 岁占 40%,6~16 岁占 15%,仅 5% 发病于成人。T 细胞缺陷和联合免疫缺陷病发病于出生后不久,以抗体缺陷为主者,因存在母体抗体,在生后 6~12 个月才发生感染。成人期发病者多为 CVID。

(2) 感染的部位:以呼吸道最常见,如复发性或慢性中耳炎、鼻窦炎、结合膜炎、支气管炎或肺炎;其次为胃肠道,如慢性肠炎。皮肤感染可为脓疖、脓肿或肉芽肿,也可为全身性感染,如败血症、脓毒血症、脑膜炎和骨关节感染。

(3) 感染的病原体:一般而言,抗体缺陷易发生化脓性感染,T 细胞缺陷则易发生病毒、结核分枝杆菌和沙门菌属等细胞内病原体感染;此外,也易发生真菌和原虫感染。补体成分缺陷易发生奈瑟菌属感染。中性粒细胞功能缺陷时的病原体常为金黄色葡萄球菌。发生感染的病原体的毒力可能并不很强,常呈机会性感染。

(4) 感染的过程:常反复发作或迁延不愈,治疗效果欠佳,尤其是抑菌剂疗效更差,必须使用杀菌剂,剂量偏大,疗程较长才有一定疗效。

一些非免疫性因素也可能造成感染易感性,在考虑原发性免疫缺陷病时,应排除这些因素。

2. **肿瘤和自身免疫性疾病** 未因严重感染而致死亡者,随年龄增长易发生自身免疫性疾病和肿瘤,尤其是淋巴系统肿瘤,其发生率较正常人群高数 10 倍乃至 100 倍以上。淋巴瘤最常见,以 B 细胞淋巴瘤多见(50%),淋巴细胞白血病(12.6%)、T 细胞淋巴瘤和霍奇金淋巴瘤(8.6%)、腺癌(9.2%)和其他肿瘤(19.2%)也可发生。

原发性免疫缺陷病伴发的自身免疫性疾病包括溶血性贫血、血小板减少性紫癜、系统性血管炎、系统性红斑狼疮、皮肌炎、免疫复合物性肾炎、Ⅰ型糖尿病、免疫性甲状腺功能减退和关节炎等。

3. **其他临床表现** 除反复感染外,尚可有其他的临床特征。了解这些特征有助于临床诊断,如 WAS 的湿疹和出血倾向,胸腺发育不全的特殊面容、先天性心脏病和难以控制的低钙惊厥等。

四、原发性免疫缺陷病的诊断

1. **病史和体检**

(1) 过去史:脐带延迟脱落是原发性免疫缺陷病的重要线索。严重的麻疹或水痘病程提示细胞免疫缺陷。了解有无引起继发性免疫缺陷病的因素以及有无输血、血制品和移植物抗

宿主反应(GVHR)史。详细记录预防注射,特别是灰髓炎活疫苗接种后有无麻痹发生。

(2) 家族史:约 1/4 的患儿家族能发现因感染致早年死亡的成员,应对患儿家族进行家系调查。原发性免疫缺陷病现证者可为基因突变的开始者,而无阳性家族史。了解有无过敏性疾病、自身免疫性疾病和肿瘤患者,有助于对现证者进行评估。

2. **体格检查** 严重或反复感染可致体重下降、发育滞后、营养不良、轻中度贫血和肝脾肿大。B 细胞缺陷者的周围淋巴组织,如扁桃体和淋巴结变小或缺如。X 连锁淋巴组织增生症则出现全身淋巴结肿大。可存在皮肤疖肿、口腔炎、牙周病和鹅口疮等感染证据。某些特殊综合征则有相应的体征,如胸腺发育不全、WAS 和 AT 等疾病。

3. **实验室检查** PID 的确诊依靠实验室免疫学检测和基因分析结果。

反复不明原因的感染和阳性家族史提示原发性免疫缺陷病的可能性,确诊该病必须有相应的实验室检查依据,明确免疫缺陷的性质。不可能测定全部免疫功能,一些实验技术仅在研究中心才能进行。为此,在进行该病的实验室检查时,可分为 3 个层次进行,即:① 初筛试验;② 进一步检查;③ 特殊或研究性试验(表 7.3)。其中初筛试验在疾病的初期筛查过程中尤其重要。

表 7.3 免疫缺陷病的实验室检查

初筛试验	进一步检查	特殊/研究性实验
B 细胞缺陷		
IgG、M、A 水平	B 细胞计数(CD_{19} 或 CD_{20})	淋巴结活检
同族凝集素	IgG 亚类水平	抗体反应($\varphi x174$,KLH)
嗜异凝集素	IgD 和 IgE 水平	体内 Ig 半衰期
抗链球菌溶血素 O 抗体	抗体反应(破伤风、白喉、风疹、流感杆菌疫苗)	体外 Ig 合成
分泌型 IgA 水平	抗体反应(伤寒、肺炎球菌疫苗)	B 细胞活化增殖功能
	侧位 X 射线片咽部腺样体影	基因突变分析
T 细胞缺陷		
外周淋巴细胞计数及形态	T 细胞亚群计数(CD_3、CD_4、CD_8)	进一步 T 细胞表型分析
迟发皮肤过敏试验(腮腺炎、念珠菌、破伤风类毒素、毛霉菌素、结核菌素或纯衍生物)	丝裂原增殖反应或混合淋巴细胞培养	细胞因子及其受体测定(如 IL-2、IFN-γ、TNF-α)
胸部 X 线片胸腺影	HLA 配型染色体分析	细胞毒细胞功能(NK、CTL、AECC)
		酶测定:ADA、PNP
		皮肤、胸腺活检、胸腺素测定、细胞活化增殖功能、基因突变分析
吞噬细胞		
计数	化学发光试验	黏附分子测定($CD_{11}b/CD_{18}$,选择素配体)
白细胞及形态学	白细胞动力观察	移动和趋化性、变形性、黏附和凝集功能测定

续表

初筛试验	进一步检查	特殊/研究性实验
吞噬细胞		
NBT 试验	特殊形态学	氧化代谢功能测定
IgE 水平	吞噬功能测定、杀菌功能测定	酶测定（MPO、G-6-PD、NADPH 氧化酶）、基因突变分析
补体缺陷		
CH_{50} 活性	调理素测定	补体旁路测定
C_3 水平	各补体成分测定	补体功能测定（趋化因子、免疫黏附）
C_4 水平	补体活化成分测定（C_3a、C_4a、C_5a）	同种异体分析

注：ADA：腺苷脱氨酶；ADCC：抗体依赖性杀伤细胞；CTL：细胞毒性 T 细胞；G-6-PD：葡萄糖-6-磷酸脱氢酶；KLH：锁孔虫戚血蓝素；MPO：髓过氧化物酶；NADPH：烟酰胺腺苷 2 核苷磷酸；NBT：四唑氮蓝；NK：自然杀伤细胞；PNP：嘌呤核苷磷酸酶；φx：噬菌体。

(1) Ig 测定：包括血清 IgG、IgM、IgA 和 IgE。一般而言，年长儿和成人总 Ig>6 g/L 属正常，<4 g/L 或 IgG<2 g/L 提示抗体缺陷。总 Ig 为 4～6 g/L 或 IgG 为 2～4 g/L 者为可疑的抗体缺陷，应做进一步抗体反应试验或 IgG 亚类测定。IgE 增高见于某些吞噬细胞功能异常，特别是趋化功能缺陷。

(2) 抗 A 和抗 B 同族凝集素：代表 IgM 类抗体功能，正常情况下，生后 6 个月婴儿抗 A、抗 B 滴度至少为 1∶8。WAS 患儿伴有低 IgM 血症时同族凝集素滴度下降或测不出。

(3) 抗链球菌溶血素 O(ASO) 和嗜异凝集素滴度：由于广泛接触诱发自然抗体的抗原，故一般人群嗜异凝集素滴度均大于 1∶10，代表 IgG 类抗体。我国人群由于广泛接受抗菌药物，ASO 效价一般较低，若血清 ASO 在 12 岁后仍低于 50 单位，可提示 IgG 抗体反应缺陷。

(4) 分泌型 IgA 水平：分泌型 IgA 缺乏常伴有选择性 IgA 缺乏症。一般测定唾液、泪、鼻分泌物和胃液中的分泌型 IgA。

(5) 外周血淋巴细胞绝对计数：外周血淋巴细胞 80% 为 T 细胞，因此外周血淋巴细胞绝对计数可代表 T 细胞数量，正常值为 $(2～6)×10^9$ 个/L；小于 $2×10^9$ 个/L 为可疑 T 细胞减少，小于 $1.5×10^9$ 个/L 则可确诊。若持续性淋巴细胞数量减少，但其体积变小者，方可定为细胞数量减少。应了解有无贫血、血小板和中性粒细胞数量、红细胞形态和大小等。中性粒细胞内巨大空泡见于 Chediak-Higashi 综合征。

(6) 胸部 X 线片：婴幼儿期缺乏胸腺影者提示 T 细胞功能缺陷，但胸腺可因深藏于纵隔中而无法看到，应予注意。

(7) 迟发皮肤过敏试验(DCH)：DCH 代表 Th_1 细胞功能。抗原皮内注射 24～72 小时后观察局部反应，出现红斑及硬结为阳性结果，提示 Th_1 细胞功能正常。常用的抗原为腮腺炎病毒疫苗、旧结核分枝杆菌类或结核分枝杆菌纯蛋白衍生物(PPD)、毛霉菌素、白念珠菌素、白喉类毒素。2 岁以内正常儿童可因未曾致敏而出现阴性反应，故应同时进行 5 种以上抗原皮试，只要一种抗原皮试阳性，即说明 Th_1 功能正常。

(8) 四唑氮蓝染料(NBT)试验：NBT 为淡黄色可溶性染料，还原后变成蓝黑色甲颗粒。

内毒素刺激中性粒细胞后,还原率>90%,慢性肉芽肿病患者<1%。疾病携带者则呈嵌合体。

(9) 补体 CH_{50} 活性、C_3 和 C_4 水平:总补体 CH_{50} 活性法测定的正常值为 50~100 U/ml。C_3 正常值新生儿期为 570~1 160 mg/L,1~3 个月为 530~1 310 mg/L,3 个月至 1 岁为 620~1 800 mg/L,1~10 岁为 770~1 950 mg/L。C_4 正常值新生儿期为 70~230 mg/L,1~3 个月为 70~270 mg/L,3~10 岁为 70~400 mg/L。

(10) 基因突变分析和产前诊断:多数 PID 为单基因遗传,对疾病编码基因的序列分析可发现突变位点和形式,用于确诊及进行家系调查。基因突变分析也是产前诊断最好的手段,其他用于产前诊断的方法还有如测定绒毛膜标本酶(ADA)活性等。

(11) 加强疾病登记,开展多中心合作,建立新生儿筛查:有利于早期确诊、及时治疗(干细胞移植),是拯救患儿生命、改善患儿生活质量的有效措施。

五、原发性免疫缺陷病的治疗

1. 一般治疗　患儿应得到特别的儿科护理,包括预防和治疗感染,应有适当的隔离措施,注重营养,加强家庭宣教以增强父母和患儿对抗疾病的信心等。应鼓励经治疗后的患儿尽可能参加正常生活。一旦发现感染灶应及时治疗,有时需用长期抗感染药物预防性给药。下呼吸道慢性感染者,应定期进行肺功能试验。

T 细胞缺陷患儿不宜输血或新鲜血制品,以防发生 GVHR。若必须输血或新鲜血制品时,应先将血液进行放射照射,剂量为 2 000~3 000 rad。供血者应做 CMV 筛查。最好不行扁桃体和淋巴结切除术,脾切除术视为禁忌。

若患儿尚有一定抗体合成能力,可接种死疫苗,如百白破三联疫苗。严重免疫缺陷患者禁用活疫菌,以防发生疫苗诱导的感染。

家庭成员中已确诊免疫缺陷者,应接受遗传学咨询,妊娠期应做产前筛查,必要时终止妊娠。

2. 替代治疗

(1) 静脉注射丙种球蛋白(IVIG):治疗指征仅限于低 IgG 血症。抗体缺陷患儿经 IVIG 治疗后,可使症状完全缓解,获得正常的生长发育。剂量为每月 1 次静脉注射 IVIG 100~600 mg/kg,持续终身。治疗剂量应个体化,以能控制感染为尺度。

(2) 高效价免疫血清球蛋白(special immuno serum globulins,SIG):包括水痘-带状疱疹、狂犬病、破伤风和乙型肝炎的 SIG,用于高危患儿的预防。

(3) 血浆:除有 IgG 外,尚含有 IgM、IgA、补体和其他免疫活性成分,剂量为 20 ml/kg,必要时可加大剂量。

(4) 其他替代治疗:

① 新鲜白细胞:用于吞噬细胞缺陷患者伴严重感染时。由于白细胞在体内存活时间短,反复使用会发生不良免疫反应,故仅用于严重感染时,而不作为常规替代治疗。

② 细胞因子治疗:如胸腺素类、转移因子、IFN-γ、IL-2 等。

③ 酶替代治疗:腺苷脱氨酶(ADA)缺陷者,可输注红细胞(其中富含 ADA)或肌内注射牛 ADA-多聚乙二烯糖结合物,效果优于输注红细胞。

3. 免疫重建　免疫重建是采用正常细胞或基因片段植入患者体内,使之发挥功能,以持久地纠正免疫缺陷病。

(1) 胸腺组织移植：包括胎儿胸腺组织移植和胸腺上皮细胞移植，其疗效不肯定，且约 1/10 接受胸腺移植的患者发生淋巴瘤，目前已较少使用。

(2) 干细胞移植：国内报道干细胞（主要为骨髓干细胞）移植治疗部分 PID（SCID、XHIM、WAS 和 CGD）取得良好效果，成功率为 65%～75%。

① 胎肝移植：一些患儿接受胎肝移植后出现嵌合体，表明移植成功，此法目前已很少使用。

② 骨髓移植（BMT）：已有超过 1 000 例原发性免疫缺陷病患儿接受 BMT。

③ 脐血干细胞移植：脐血富含造血干细胞，可作为免疫重建的干细胞的重要来源。脐血干细胞移植后 GVHR 较无关供体配型骨髓（matched unrelated marrow donor，MUD）移植为轻。

④ 外周血干细胞移植：目前尚处于实验阶段。

4. 基因治疗　许多原发性免疫缺陷病的突变基因已被克隆，其突变位点已经确立。这给基因治疗打下了基础：将正常的目的基因片段整合到患者干细胞基因组内（基因转化），这些被目的基因转化的细胞经有丝分裂，使转化的基因片段能在患者体内复制而持续存在。

基因治疗原发性免疫缺陷病的尝试已经历多年，取得了一定的成效，总的来说基因治疗尚处于探索和临床验证阶段。

第三节　继发性免疫缺陷病

〖病因〗

继发性免疫缺陷病（SID）是出生后因不利的环境因素导致免疫系统暂时性功能障碍，一旦不利因素被纠正，免疫功能即可恢复正常。人的一生中，在某一特定的时期或环境下均可能发生一过性 SID。SID 的发病率远高于 PID，且为可逆性，因此及早确诊，并找到其诱因，及时予以纠正，显得尤为重要。引起 SID 的常见因素见表 7.4。

表 7.4　导致继发性免疫缺陷病的因素

1. 营养紊乱	蛋白质-热能营养不良、铁缺乏症、锌缺乏症、维生素 A 缺乏症、肥胖症
2. 免疫抑制剂	放射线、抗体、糖皮质激素、环孢素、细胞毒性药物、抗惊厥药物
3. 遗传性疾病	染色体异常、染色体不稳定综合征、酶缺陷、血红蛋白病、张力性肌萎缩症、先天性无脾症、骨骼发育不良
4. 肿瘤和血液病	组织细胞增生症、类肉瘤病、淋巴系统肿瘤、白血病、霍奇金淋巴瘤、淋巴组织增生性疾病、再生障碍性贫血
5. 新生儿	属生理性免疫功能低下
6. 感染	细菌感染、真菌感染、病毒感染、寄生虫感染
7. 其他	糖尿病、蛋白质丢失性肠病、肾病综合征、尿毒症、外科手术和外伤

营养紊乱是儿童时期最常见的 SID 的原因，包括蛋白质-热能营养不良（PCM），亚临床微量元素锌和铁缺乏，亚临床型维生素 A、维生素 B 族和维生素 D 缺乏，脂肪和糖类摄入过

多等。

【临床表现和处理】

最常见的 SID 的临床表现为反复呼吸道感染,包括反复上呼吸道感染、支气管炎和肺炎,亦有胃肠道感染者,一般症状较轻,但反复发作。反复感染,尤其是胃肠道感染,可引起更严重的营养吸收障碍而加重营养不良;感染本身也可直接引起免疫功能的进一步恶化。如此形成"营养不良—免疫功能下降—感染—加重营养不良"的恶性循环,构成了儿童时期重要的疾病谱。SID 的治疗原则是治疗原发性疾病,去除诱发因素。

第四节 风湿性疾病概述

自身免疫性反应是由于不同原因(包括物理、化学和生物学因子)诱导的宿主异常免疫反应,将自身组织和细胞作为靶向。若此种自身免疫反应非常强烈,引起组织严重和持久的结构和功能破坏,出现临床症状,则称为自身免疫性疾病。

风湿性疾病(rheumatic diseases)是一组病因不明的自身免疫性疾病,因主要累及不同脏器的结缔组织和胶原纤维,故曾称为结缔组织疾病。虽然其病因不明,但一般认为几乎所有风湿性疾病的发病机制均有其共同规律,即感染原刺激具有遗传学背景(多基因遗传)的个体,发生异常的自身免疫反应。

除经典的风湿性疾病(如风湿热、系统性红斑狼疮、皮肌炎、硬皮病、类风湿性关节炎等)外,许多以往病因不明的血管炎性综合征,如过敏性紫癜和川崎病等,现已明确为自身免疫性疾病,并纳入风湿性疾病的范畴。另一些病因不明的疾病,现也确认其发病机制为自身免疫性反应所致,如肾小球肾炎、Ⅰ型糖尿病、自身免疫性甲状腺炎、重症肌无力、吉兰-巴雷综合征;克罗恩病和原发性血小板减少性紫癜等,未归入自身免疫性疾病中,仍分类于各系统性疾病中。

虽然风湿热发病率近年已明显下降,但仍是儿童时期最常见的风湿性疾病之一。川崎病、过敏性紫癜和幼年类风湿关节炎是常见的儿童时期风湿性疾病。

儿童风湿性疾病的临床特点有别于成人。一些儿童风湿性疾病的全身症状较成人明显,如全身性起病型幼年类风湿关节炎。儿童系统性红斑狼疮病程较急,预后较成人差。与多数成人风湿性疾病的慢性过程不同,川崎病很少复发。

第五节 风 湿 热

风湿热(rheumatic fever, RF)是一种由咽喉部感染 A 组乙型溶血性链球菌后反复发作的急性或慢性风湿性疾病,主要累及关节、心脏、皮肤和皮下组织,偶可累及中枢神经系统、血管、浆膜及肺、肾等内脏。临床表现以关节炎和心脏炎为主,可伴有发热、皮疹、皮下结节、舞蹈病等。本病发作呈自限性,急性发作时通常以关节炎较为明显,急性发作后常遗留轻重不等的心脏损害，尤其以心脏瓣膜病变最为显著，形成慢性风湿性心脏病或风湿性瓣膜病。发病可见于任何年龄，最常见为5～15岁的儿童和青少年，3岁以内的婴幼儿极为少见。一年四季均可发病，以冬春多见，无性别差异。

目前风湿热的发病率已有明显下降，病情也明显减轻，但在发展中国家，风湿热和风湿性心脏病仍常见和严重。我国各地发病情况不一，风湿热总发病率约为22/10万，其中风湿性心脏病患病率为0.22‰，虽低于其他发展中国家，但仍明显高于西方发达国家。我国农村和边远地区发病率仍然很高，且近年来风湿热发病率有回升趋势，值得重视。

〖病因和发病机制〗

1. 病因　风湿热是A组乙型溶血性链球菌咽峡炎后的晚期并发症。0.3%～3.0%因该菌引起的咽峡炎患儿于1～4周后发生风湿热。皮肤及其他部位A组乙型溶血性链球菌感染不会引起风湿热。影响本病发生的因素有：① 链球菌在咽峡部存在时间越长，发病的机会越大；② 特殊的致风湿热A组溶血性链球菌菌株，如M血清型（甲组1～48型）和黏液样菌株；③ 患儿的遗传学背景，一些人群具有明显的易感性。

2. 发病机制

(1) 分子模拟：A组乙型溶血性链球菌的抗原性很复杂，各种抗原分子结构与机体器官抗原存在同源性，机体的抗链球菌免疫反应可与人体组织产生免疫交叉反应，导致器官损害，这是风湿热发病的主要机制。这些交叉抗原包括：

① 荚膜由透明质酸组成，与人体关节、滑膜有共同抗原。

② 细胞壁外层蛋白质中M蛋白和M相关蛋白、中层多糖中N-乙酰葡糖胺和鼠李糖均与人体心肌和心瓣膜有共同抗原。

③ 细胞膜的脂蛋白与人体心肌肌膜和丘脑下核、尾状核之间有共同抗原。

(2) 自身免疫反应：人体组织与链球菌的分子模拟导致的自身免疫反应包括：

① 免疫复合物病：与链球菌抗原模拟的自身抗原与抗链球菌抗体可形成循环免疫复合物，其沉积于人体关节滑膜、心肌、心瓣膜，激活补体成分产生炎性病变。

② 细胞免疫反应异常：(a) 周围血淋巴细胞对链球菌抗原的增殖反应增强，患儿T淋巴细胞具有对心肌细胞的细胞毒作用；(b) 患者外周血对链球菌抗原诱导的白细胞移动抑制试验增强，淋巴细胞母细胞化和增殖反应降低，自然杀伤细胞功能增加；(c) 患者扁桃体单核细胞对链球菌抗原的免疫反应异常。

(3) 遗传背景：有人发现HLA-B35、HLA-DR2、HLA-DR4和淋巴细胞表面标记D_8/D_{17}^+等与发病有关，但还应进一步进行多中心研究才能证实该病是否为多基因遗传性疾病和确定相应的基因。

(4) 毒素：A组链球菌还可产生多种外毒素和酶类，直接对人体心肌和关节有毒性作用，但并未得到确认。

〖病理〗

1. 急性渗出期　受累部位，如心脏、关节、皮肤等结缔组织变性和水肿，淋巴细胞和浆细胞浸润；心包膜纤维素性渗出，关节腔内浆液性渗出。本期持续约1个月。

2. 增生期　主要发生于心肌和心内膜（包括心瓣膜），特点为形成风湿小体（Aschoff小体），小体中央为胶原纤维素样坏死物质，外周有淋巴细胞、浆细胞和巨大的多核细胞（风湿细胞）。风湿细胞呈圆形或椭圆形，含有丰富的嗜碱性胞浆，胞核有明显的核仁。此外，风湿小体还可分布于肌肉及结缔组织，好发部位为关节处皮下组织和腱鞘，形成皮下小结，是诊断风湿热的病理依据,表示风湿活动。本期持续3~4个月。

3. 硬化期　风湿小体中央变性和坏死物质被吸收,炎症细胞减少,纤维组织增生和瘢痕形成。心瓣膜边缘可有嗜伊红性疣状物,瓣膜增厚,形成瘢痕。二尖瓣最常受累,其次为主动脉瓣,很少累及三尖瓣。此期持续2~3个月。

此外,大脑皮层、小脑、基底核可见散在非特异性细胞变性和小血管透明变性。

〖临床表现〗

急性风湿热发生前1~6周常有链球菌咽峡炎病史。如未经治疗,一次急性风湿热发作一般不超过6个月;未进行预防的患者常反复发作。风湿热多呈急性起病,亦可为隐匿性进程。临床主要表现为心脏炎、关节炎、舞蹈病、皮下小结和环形红斑,这些表现可以单独出现或合并出现。发热和关节炎是最常见的主诉。

1. 一般表现　急性起病者发热在38~40℃之间,无一定热型,1~2周后转为低热。隐匿起病者仅为低热或无发热。其他表现有精神不振、疲倦、胃口不佳、面色苍白、多汗、鼻出血、关节痛和腹痛等,个别有胸膜炎和肺炎。

2. 心脏炎　40%~50%的风湿热患者累及心脏,是风湿热唯一的持续性器官损害。首次风湿热发作时,一般于起病1~2周内出现心脏炎的症状。初次发作时以心肌炎和心内膜炎最多见,同时累及心肌、心内膜和心包膜者,称为全心炎。

(1) 心肌炎:轻者可无症状,重者可伴不同程度的心力衰竭;安静时心动过速,与体温升高不成比例;心脏扩大,心尖冲动弥散;心音低钝,可闻奔马律;心尖部轻度收缩期吹风样杂音,75%的初发患儿主动脉瓣区可闻舒张中期杂音。X线检查心脏扩大,心脏搏动减弱;心电图示PR间期延长,伴有T波低平和ST段异常,或有心律失常。

(2) 心内膜炎:主要侵犯二尖瓣和(或)主动脉瓣,造成关闭不全。二尖瓣关闭不全表现为心尖部(2~3)/6级吹风样全收缩期杂音,向腋下传导,有时可闻二尖瓣相对狭窄所致舒张中期杂音。主动脉瓣关闭不全时胸骨左缘第3肋间可闻舒张期叹气样杂音;急性期瓣膜损害多为充血水肿,恢复期可逐渐消失。多次复发可造成心瓣膜永久性瘢痕形成,导致风湿性心瓣膜病。超声心动图检查能更敏感地发现临床听诊无异常的隐匿性心瓣膜炎。

(3) 心包炎:积液量很少时,临床上难以发现,可有心前区疼痛,有时于心底部听到心包摩擦音。积液量多时,心前区搏动消失,心音遥远,有颈静脉怒张、肝肿大等心包填塞表现。X线检查心影向两侧扩大呈烧瓶形,心电图示低电压,早期ST段抬高,随后ST段回到等电线,并出现T波改变;超声心动图可确诊少量心包积液。临床上有心包炎表现者,提示心脏炎严重,易发生心力衰竭。

风湿性心脏炎初次发作有5%~10%的患儿发生充血性心力衰竭,再发时发生率更高。风湿性心脏瓣膜病患儿伴有心力衰竭者,提示有活动性心脏炎存在。

3. 关节炎　占急性风湿热总数的50%~60%,典型病例为游走性多关节炎,以膝、踝、肘、腕等大关节为主。表现为关节红、肿、热、痛,活动受限。每个受累关节持续数日后自行消退,愈后不留畸形,但此起彼伏,可延续3~4周。

4. 舞蹈病　占风湿热患儿的3%~10%,也称Sydenham舞蹈病。表现为全身或部分肌肉的无目的不自主快速运动,如伸舌歪嘴、挤眉弄眼、耸肩缩颈、语言障碍、书写困难、细微动作不协调等,兴奋或注意力集中时加剧,入睡后即消失。患儿常伴肌无力和情绪不稳定。舞蹈病常在其他症状出现后数周至数月出现;如风湿热其他症状较轻,舞蹈病可能为首发症状。舞蹈病病程为1~3个月,个别病例在1~2年内反复发作。少数病儿遗留不同程度神经、精神后遗症,如性格改变、偏头痛、细微运动不协调等。

5. 皮肤症状

(1) 环形红斑:出现率为 6%~25%。环形或半环形边界明显的淡色红斑,大小不等,中心苍白,出现在躯干和四肢近端,呈一过性,或时隐时现呈迁延性,可持续数周。

(2) 皮下小结:见于 2%~16% 的风湿热患儿,常伴有严重心脏炎,呈坚硬无痛结节,与皮肤不粘连,直径为 0.1~1.0 cm,出现于肘、膝、腕、踝等关节伸面,或枕部、前额头皮以及胸、腰椎脊突的突起部位,经 2~4 周消失。

〖辅助检查〗

1. 链球菌感染证据　20%~25% 咽拭子培养可发现 A 组乙型溶血性链球菌,链球菌感染 1 周后血清抗链球菌溶血素 O(ASO)滴度开始上升,两个月后逐渐下降。50%~80% 的风湿热患儿 ASO 升高,同时测定抗脱氧核糖核酸酶 B(Anti-DNaseB)、抗链球菌激酶(ASK)、抗透明质酸酶(AH),则阳性率可提高到 95%。

2. 风湿热活动指标　包括白细胞计数和中性粒细胞增高、血沉增快、C-反应蛋白阳性、α_2 球蛋白和黏蛋白增高等,但仅能反映疾病的活动情况,对诊断本病并无特异性。

3. ECG　可见 PR 间期延长,Ⅰ度房室传导阻滞,ST-T 变化,非阵发性心动过速、房室肥大等。

4. X 射线胸片　肺纹理可增加,心影正常或增大。

5. 超声波检查　确诊有无心包积液和心内膜炎心脏瓣膜损害,可判断房室肥大、左室收缩和舒张功能。

〖诊断和鉴别诊断〗

1. Jones 诊断标准　风湿热的诊断有赖于临床表现和实验室检查的综合分析。1992 年修改的 Jones 诊断标准包括 3 个部分:① 主要指标;② 次要指标;③ 链球菌感染的证据。在确定链球菌感染证据的前提下,有两项主要表现或一项主要表现伴两项次要表现,即可做出诊断(表 7.5)。由于近年风湿热不典型和轻症病例增多,如果强行执行 Jones 标准,易造成诊断失误。因此,对比 1992 年修订的 Jones 标准,2002~2003 年 WHO 标准对风湿热进行了分类诊断,并做出了如下改变:① 对伴有风湿性心脏病的复发性风湿热的诊断明显放宽,只需具有 2 项次要表现及前驱链球菌感染证据即可确立诊断;② 对隐匿发病的风湿性心脏炎和舞蹈病的诊断也放宽,不需要其他主要表现,即使前驱链球菌感染证据缺如,也可做出诊断;③ 对多关节炎、多关节痛或单关节炎可能发展为风湿热给予重视,以避免误诊及漏诊。

表 7.5　Jones 诊断标准(1992 年修订)

主要表现	次要表现	链球菌感染的证据
1. 心脏炎	1. 临床表现	1. 近期患过猩红热
(1) 杂音	(1) 既往风湿热病史	2. 咽拭培养溶血性链球菌阳性
(2) 心脏增大	(2) 关节痛[a]	3. ASO 或风湿热抗链球菌抗体增高
(3) 心包炎	(3) 发热	
(4) 充血性心力衰竭		

续表

主要表现	次要表现	链球菌感染的证据
2. 多发性关节炎	2. 实验室检查	
3. 舞蹈病	(1) ESR 增快、CRP 阳性、白细胞增多、贫血	
4. 环形红斑	(2) 心电图b：PR 间期延长，QT 间期延长	
5. 皮下小结节		

注：a. 如关节炎已列为主要表现，则关节痛不能作为一项次要表现；b. 如心脏炎已列为主要表现，则心电图不能作为一项次要表现。如有前驱的链球菌感染证据，并有 2 项主要表现或 1 项主要表现加 2 项次要表现，高度提示可能为急性风湿热。但对以下 3 种情况，又找不到风湿热病因者，可不必严格遵循上述诊断标准：① 以舞蹈病为唯一临床表现者；② 隐匿发病或缓慢发生的心脏炎；③ 有风湿热史或现患风湿性心脏病，当再次感染 A 组链球菌时，有风湿热复发的高度危险。

确诊风湿热后，应尽可能明确发病类型，应特别了解是否存在心脏损害。以往有风湿热病史者，应明确是否有风湿热活动。

2. 鉴别诊断　风湿热需与下列疾病进行鉴别：

(1) 与风湿性关节炎的鉴别：

① 幼年特发性关节炎(juvenile idiopathic arthritis, JIA)：多于 3 岁以下起病，常侵犯指(趾)小关节，关节炎无游走性特点。反复发作后遗留关节畸形，X 线骨关节摄片可见关节面破坏、关节间隙变窄和邻近骨骼骨质疏松。

② 急性化脓性关节炎：为全身脓毒血症的局部表现，中毒症状重，好累及大关节，血培养阳性，常为金黄色葡萄球菌。

③ 急性白血病：除发热、骨关节疼痛外，有贫血、出血倾向、肝、脾及淋巴结肿大。周围血片可见幼稚白细胞，骨髓检查可予鉴别。

④ 非特异性肢痛：又名"生长痛"，多发生于下肢，夜间或入睡尤甚，喜按摩，局部无红肿。

(2) 与风湿性心脏炎的鉴别：

① 感染性心内膜炎：先天性心脏病或风湿性心脏病合并感染性心内膜炎时，易与风湿性心脏病伴风湿活动相混淆，贫血、脾肿大、皮肤瘀斑或其他栓塞症状有助于诊断，血培养可获阳性结果，超声心动图可看到心瓣膜或心内膜有赘生物。

② 病毒性心肌炎：近年单纯风湿性心肌炎病例日渐增多，与病毒性心肌炎难以区别。一般而言，病毒性心肌炎杂音不明显，较少发生心内膜炎，较多出现期前收缩等心律失常，实验室检查可发现病毒感染的证据。

〖治疗〗

风湿热的治疗目标是：清除链球菌感染，去除诱发风湿热的病因；控制临床症状，使心脏炎、关节炎、舞蹈病及风湿热症状迅速缓解，解除风湿热带来的痛苦；处理各种并发症，提高患者的身体素质和生活质量，延长寿命。

1. 休息　卧床休息的期限取决于心脏受累的程度和心功能状态。急性期无心脏炎患儿卧床休息 2 周，随后逐渐恢复活动，于 2 周后达正常活动水平；心脏炎无心力衰竭患儿卧床休息 4 周，随后于 4 周内逐渐恢复活动；心脏炎伴充血性心力衰竭患儿则需卧床休息至少 8 周，在以后 2~3 个月内逐渐增加活动量。

2. 清除链球菌感染 应用青霉素 80 万单位肌内注射,每日 2 次,持续 2 周,以彻底清除链球菌感染。青霉素过敏者可改用其他有效抗生素,如红霉素等。

3. 抗风湿热治疗 心脏炎时宜早期使用糖皮质激素,泼尼松每日 2 mg/kg,最大量≤60 mg/d,分次口服,2~4 周后减量,总疗程为 8~12 周。无心脏炎的患儿可用非甾体抗炎药,如阿司匹林,每日 100 mg/kg,最大量≤3 g/d,分次服用,2 周后逐渐减量,疗程为 4~8 周。

4. 其他治疗 有充血性心力衰竭时应视为心脏炎复发,及时静脉注射大剂量糖皮质激素,如氢化可的松或甲泼尼龙,后者每日 1 次,剂量为 10~30 mg/kg,共 1~3 次。多数情况下,在用药 2~3 天后即可控制心力衰竭,应慎用或不用洋地黄制剂,以免发生洋地黄中毒。应予以低盐饮食,必要时氧气吸入、给予利尿剂和血管扩张剂。舞蹈病时可用苯巴比妥、地西泮等镇静剂。关节肿痛时应予制动。

【预防和预后】

风湿热预后主要取决于心脏炎的严重程度、首次发作时是否得到正确的抗风湿热治疗以及是否采取正规抗链球菌治疗。心脏炎者易于复发,预后较差,尤以严重心脏炎伴充血性心力衰竭的患儿为甚。

每 3~4 周肌肉注射苄星青霉素(长效青霉素,Benzathine penicilline)120 万单位,预防注射期限至少 5 年,最好持续至 25 岁,有风湿性心瓣膜病者,宜进行终身药物预防。对青霉素过敏者可改用红霉素类药物口服,每月口服 6~7 天,持续时间同前。

风湿热或风湿性心脏病患儿,当拔牙或行其他手术时,术前、术后应用抗生素以预防感染性心内膜炎。

第六节 幼年特发性关节炎

幼年特发性关节炎(juvenile idiopathic arthritis,JIA)是儿童时期常见的风湿性疾病,它以慢性关节滑膜炎为主要特征,伴全身多脏器功能损害,是小儿时期残疾或失明的重要原因。该病命名繁多,如幼年类风湿关节炎(juvenile rheumatoid arthritis,JRA)、Still 病、幼年慢性关节炎(juvenile chronic arthritis,JCA)、幼年型关节炎(juvenile arthritis,JA)等。为了便于国际间协作组对这类疾病的遗传学、流行病学、转归和治疗方案实施等方面进行研究,2001 年国际风湿病学会联盟(ILAR)儿科常委专家会议将"儿童时期(16 岁以下)不明原因关节肿胀、疼痛持续 6 周以上者"命名为幼年特发性关节炎(JIA)。各地分类比较见表 7.6。

表 7.6 幼年特发性关节炎分类与美国和欧洲分类的比较

美国风湿病学会(ACR)	欧洲风湿病联盟(EULAR)	国际风湿病联盟(ILAR)
幼年类风湿关节炎(JRA)	幼年慢性关节炎(JCA)	幼年特发性关节炎(JIA)
全身型	全身型	全身型
多关节炎型	多关节炎型(JCA)	多关节炎型(RF 阴性)

续表

美国风湿病学会(ACR)	欧洲风湿病联盟(EULAR)	国际风湿病联盟(ILAR)
多关节炎型	幼年类风湿关节炎	多关节炎型(RF 阳性)
少关节炎型	少关节炎型	少关节炎型
	少关节炎型	持续型
		扩展型
	银屑病性关节炎(JpsA)	银屑病性关节炎
	幼年强直性脊柱炎(JAS)	与附着点炎症相关的关节炎
		其他关节炎

【病因和发病机制】

病因至今尚不明确,可能与多种因素有关。

1. 感染因素　虽有许多关于细菌(链球菌、耶尔森菌、志贺菌、空肠弯曲菌和沙门菌属等)、病毒(细小病毒 B_{19}、风疹病毒和 EB 病毒等)、支原体和衣原体感染与本病有关的报道,但都不能证实是诱导本病的直接原因。

2. 遗传因素　很多资料证实 JIA 具有遗传学背景,研究最多的是人类白细胞抗原(HLA),具有 HLA-DR_4(特别是 DR_{1*0401})、DR_8(特别是 DRB_{1*0801})和 DR_5(特别是 DR_{1*1104})位点者是 JIA 的易发病人群。其他与 JIA 发病有关的 HLA 位点为 HLA-DR_6、HLA-A_2 等。也发现另外一些 HLA 位点与 JIA 发病有关。

3. 免疫学因素　有许多研究证实 JIA 为自身免疫性疾病:① 部分患儿血清和关节滑膜液中存在类风湿因子(RF、抗变性 IgG 抗体)和抗核抗体(ANA)等自身抗体;② 关节滑膜液中有 IgG 包涵体和类风湿因子的吞噬细胞(类风湿关节炎细胞、RAC);③ 多数患儿的血清 IgG、IgM 和 IgA 上升;④ 外周血 CD_4^+ T 细胞克隆扩增;⑤ 血清炎症细胞因子明显增高。

综上所述,JIA 的发病机制可能为:各种感染性微生物的特殊成分作为外来抗原,作用于具有遗传学背景的人群,激活免疫细胞,通过直接损伤或分泌细胞因子、自身抗体触发异常免疫反应,引起自身组织的损害和变性。尤其是某些细菌、病毒的特殊成分(如 HSP)可作为超抗原,直接与具有特殊可变区 β 链(Vβ)结构的 T 细胞受体(TCR)结合而激活 T 细胞,激发免疫损伤。自身组织变性成分(内源性抗原),如变性 IgG 或变性的胶原蛋白,也可作为抗原引发针对自身组织成分的免疫反应,进一步加重免疫损伤。

【分类及临床表现】

(1) 全身型(systemic JIA):任何年龄皆可发病,但大部分起病于 5 岁以前。

① 定义:每次发热至少 2 周以上,伴有关节炎,同时伴随下面②~⑤项中的一项或更多症状。

② 短暂的、非固定的红斑样皮疹。

③ 淋巴结肿大。

④ 肝脾肿大。

⑤ 浆膜炎:如胸膜炎及心包炎。

⑥ 应排除下列情况:(a) 银屑病患者;(b) 8 岁以上 HLA-B_{27} 阳性的男性关节炎患儿;(c) 家族史中一级亲属有 HLA-B_{27} 相关的疾病(强直性脊柱炎、与附着点炎症相关的关节炎、

急性前葡萄膜炎或骶髂关节炎);(d) 两次类风湿因子阳性,两次间隔为 3 个月。

本型的发热呈弛张高热,每天体温波动在 36～40 ℃之间,其皮疹特点为随体温升降而出现或消退。关节症状主要是关节痛或关节炎,发生率在 80%以上,为多关节炎或少关节炎,常在发热时加剧,热退后减轻或缓解。关节症状既可首发,又可在急性发病数月或数年后才出现。部分有神经系统症状。

(2) 多关节型:类风湿因子阴性(polyarticular JIA, RF negative)。

① 定义:发热最初 6 个月,有 5 个关节受累,类风湿因子阴性。

② 应排除下列情况:(a) 银屑病患者;(b) 8 岁以上 HLA-B_{27} 阳性的男性关节炎患儿;(c) 家族史中一级亲属有 HLA-B_{27} 相关的疾病(强直性脊柱炎、与附着点炎症相关的关节炎、急性前葡萄膜炎或骶髂关节炎);(d) 两次类风湿因子阴性,两次间隔为 3 个月;(e) 全身型 JIA。

本型任何年龄都可起病,但起病有两个高峰,即 1～3 岁和 8～10 岁,女孩多见。受累关节 ≥5 个,多为对称性,大小关节均可受累。颞颌关节受累时可致张口困难、小颌畸形。有 10%～15%的患者最终出现严重关节炎。

(3) 多关节型:类风湿因子阳性(polyarticular JIA, RF positive)。

① 定义:发热最初 6 个月,有 5 个关节受累,类风湿因子阳性。

② 应排除下列情况:(a) 银屑病患者;(b) 8 岁以上 HLA-B_{27} 阳性的男性关节炎患儿;(c) 家族史中一级亲属有 HLA-B_{27} 相关的疾病(强直性脊柱炎、与附着点炎症相关的关节炎、急性前葡萄膜炎或骶髂关节炎);(d) 全身型 JIA。

本型发病亦以女孩多见,多于儿童后期起病。本型临床表现基本上与成人 RA 相同,关节症状较类风湿因子阴性组为重,后期可侵犯髋关节,最终约半数以上发生关节强直变形而影响关节功能。除关节炎表现外,可出现类风湿结节。

(4) 少关节型(oligoarticular JIA):

① 定义:发病最初 6 个月,有 1～4 个关节受累。疾病又分两个亚型:(a) 持续型少关节型 JIA:整个疾病过程中关节受累均在 4 个以下;(b) 扩展型少关节型 JIA:在疾病发病 6 个月后发展成关节受累≥5 个,约 20%的患儿有此情况。

② 应排除下列情况:(a) 银屑病患者;(b) 8 岁以上 HLA-B_{27} 阳性的男性关节炎患儿;(c) 家族史中一级亲属有 HLA-B_{27} 相关的疾病(强直性脊柱炎、与附着点炎症相关的关节炎、急性前葡萄膜炎或骶髂关节炎);(d) 两次类风湿因子阳性,两次间隔为 3 个月;(e) 全身型 JIA。

本型女孩多见,起病多在 5 岁以前。多为大关节受累,膝、踝、肘或腕等大关节为好发部位,常为非对称性。虽然关节炎反复发作,但很少致残。20%～30%的患儿发生慢性虹膜睫状体炎而造成视力障碍,甚至失明。

(5) 与附着点炎症相关的关节炎(enthesitis related JIA, ERA):

① 定义:关节炎合并附着点炎症或关节炎或附着点炎症,伴有以下情况中的至少 2 项:(a) 骶髂关节压痛或炎症性腰骶部及脊柱疼痛,而不局限在颈椎;(b) HLA-B_{27} 阳性;(c) 8 岁以上的男性患儿;(d) 家族史中一级亲属有 HLA-B_{27} 相关的疾病(强直性脊柱炎、与附着点炎症相关的关节炎、急性前葡萄膜炎或骶髂关节炎)。

② 应排除下列情况:(a) 银屑病患者;(b) 两次类风湿因子阳性,两次间隔为 3 个月;(c) 全身型 JIA。

本型以男孩多见,多于 8 岁以上起病。四肢关节炎常为首发症状,但以下肢大关节,如髋、膝、踝关节受累为多见,表现为肿、痛和活动受限。

骶髂关节病变可于病初发生，但多数于起病数月至数年后才出现。典型症状为下腰部疼痛，初为间歇性，数月或数年后转为持续性，疼痛可放射至臀部，甚至大腿。直接按压骶髂关节时有压痛。随着病情发展，腰椎受累时可致腰部活动受限，严重者病变可波及胸椎和颈椎，使整个脊柱呈强直状态。在儿童期常只有骶髂关节炎的 X 线改变，而无症状和体征。

患儿还可有反复发作的急性虹膜睫状体炎和足跟疼痛，这是由于跟腱及足底筋膜与跟骨附着处炎症所致。本型 HLA-B$_{27}$ 阳性者占 90%，多有家族史。

(6) 银屑病性关节炎（psoriatic JIA）：

① 定义：1 个或更多的关节炎合并银屑病，或关节炎合并以下任何 2 项：(a) 指（趾）炎；(b) 指（趾）甲凹陷或指（趾）甲脱离；(c) 家族史中一级亲属有银屑病。

② 应排除下列情况：(a) 8 岁以上 HLA-B$_{27}$ 阳性的男性关节炎患儿；(b) 家族史中一级亲属有 HLA-B$_{27}$ 相关的疾病（强直性脊柱炎、与附着点炎症相关的关节炎、急性前葡萄膜炎或骶髂关节炎）；(c) 两次类风湿因子阳性，两次间隔为 3 个月；(d) 全身型 JIA。

本型儿童时期罕见，发病以女性占多数，男女之比为 1：2.5。表现为一个或几个关节受累，常为不对称性。大约有半数以上患儿有远端指间关节受累及指甲凹陷症状。关节炎可发生于银屑病发病之前或数月、数年后。40% 的患者有银屑病家族史。发生骶髂关节炎或强直性脊柱炎者，HLA-B$_{27}$ 阳性。

(7) 未定类的幼年特发性关节炎（undefined JIA）：不符合上述任何一项或符合上述两项以上类别的关节炎。

〖诊断和鉴别诊断〗

1. 辅助诊断　实验室检查的任何项目都不具备确诊价值，但可帮助了解疾病的程度和除外其他疾病。

(1) 炎症反应的证据：血沉明显加快，但少关节型患者的血沉结果多数正常。在多关节型和全身型患者中急性期反应物（C 反应蛋白、IL-1 和 IL-6 等）增高，有助于随访时了解病程。

(2) 自身抗体：

① 类风湿因子（RF）：RF 阳性提示严重关节病变及有类风湿结节。RF 阴性中约 75% 的患儿能检出隐匿性 RF，对 JIA 患者的诊断有一定帮助。

② 抗核抗体（ANA）：40% 的患儿出现低中滴度的 ANA。

(3) 其他检查：

① 关节液分析和滑膜组织学检查：可鉴别化脓性关节炎、结核性关节炎、类肉瘤病、滑膜肿瘤等。

② 血常规：常见轻中度贫血，外周血白细胞总数和中性粒细胞增高，可伴类白血病反应。

③ X 线检查：早期（病程 1 年左右）X 线仅显示软组织肿胀，关节周围骨质疏松，关节附近呈现骨膜炎。晚期才能见到关节面骨破坏，以手腕关节多见。

④ 其他影像学检查：骨放射性核素扫描、超声波和 MRI 均有助于发现骨关节损害。

2. 诊断依据　JIA 的诊断主要依靠临床表现，采用排除诊断法。

(1) 定义：16 岁以下儿童不明原因关节肿胀，持续 6 周以上者，诊断为幼年特发性关节炎。必须除外下列鉴别诊断中的疾病。

(2) 分类：参考上述各型幼年特发性关节炎的分类定义。

(3) 注意重型并发症的诊断：目前有报道称 JIA 可能发生严重并发症，即巨噬细胞活化综合征（macrophage activation syndrome，MAS），其临床表现主要以发热、肝脾淋巴结增大、全血细胞减少、肝功能急剧恶化、凝血功能异常以及中枢神经系统表现为特征,重者甚至发生急性肺损伤及多脏器功能衰竭。实验室检查有血沉降低,血清铁蛋白增高,转氨酶及肌酶增高,血脂增高,白蛋白、纤维蛋白原降低等。骨髓穿刺活检可见吞噬血细胞。该病急性发病,进展迅速,死亡率极高,是风湿科遇到的急重症之一。主要认为是由于T淋巴细胞和巨噬细胞的活化和不可遏制的增生,导致细胞因子过度产生所致。大多数MAS发生于JIA全身型,但多关节型及少关节型JIA也有少量报道。

3. 鉴别诊断

(1) 以高热、皮疹等全身症状为主者应与以下疾病相鉴别:

① 全身感染:败血症、结核、病毒感染。

② 恶性病:白血病、淋巴瘤、恶性组织细胞病、其他恶性肿瘤。

(2) 以外周关节受累为主者,应与风湿热、化脓性关节炎、关节结核、创伤性关节炎鉴别。

(3) 与其他风湿性疾病合并关节炎相鉴别:SLE、MCTD、血管炎综合征(过敏性紫癜、川崎病)。

(4) JIA需与以下疾病相鉴别:脊髓肿瘤、腰椎感染、椎间盘病变、先天性髋关节病变以及溃疡性结肠炎、局限性小肠炎、银屑病和瑞特综合征(Reiter's syndrome)合并脊柱炎。

【治疗】

JIA的治疗原则是:控制病变的活动度,减轻或消除关节疼痛和肿胀;预防感染和关节炎症加重;预防关节功能不全和残疾;恢复关节功能及生活与劳动能力。

1. 一般治疗 除急性发热外,不主张过多地卧床休息。宜鼓励患儿参加适当的运动,尽可能像正常儿童一样生活。定期进行裂隙灯检查以发现虹膜睫状体炎。心理治疗也很重要,应克服患儿因慢性疾病或残疾造成的自卑心理,鼓励参加正常活动和上学;取得家长配合,增强他们战胜疾病的信心,使患儿的身心健康成长。

2. 药物治疗

(1) 非甾体抗炎药(non-steroidal anti-inflammatory drugs,NSAIDs):以肠溶阿司匹林(ASP)为代表,推荐剂量为每天60~90 mg/kg,分4~6次口服。有效血浓度为200~300 mg/L,1~4周内见效,病情缓解后逐渐减量,最后以最低临床有效剂量维持,可持续数月至数年。不良反应包括胃肠道反应,肝、肾功能损害,过敏反应等。近年由于发现ASP的不良反应较多,其他NSAIDs的使用逐渐增多,如萘普生(每天10~15 mg/kg,分2次)、布洛芬(50 mg/kg,分2~3次)、双氯芬酸钠或尼美舒利(nimesulide)等。

(2) 缓解病情抗风湿药(disease modifying anti-rheumatic drugs,DMARDs):即二线药物,因为应用这类药物至出现临床疗效之间所需时间较长,故又称慢作用抗风湿药(slow acting anti-rheumatic drugs,SAARDs)。近年来认为,在患者尚未发生骨侵蚀或关节破坏时及早使用本组药物可以控制病情加重。

① 羟氯喹(hydroxychloroquine):剂量为5~6 mg/(kg·d)、不超过0.25 g/d,分1~2次服用。疗程3个月至1年。不良反应有视网膜炎、白细胞减少、肌无力和肝功能损害。

② 柳氮磺吡啶(sulfasalazine):剂量为50 mg/(kg·d),服药1~2个月即可起效。副作用包括恶心、呕吐、皮疹、哮喘、贫血、溶血、骨髓抑制、中毒性肝炎和不育症。

③ 其他:包括青霉胺(d-penicillamine)、金制剂(gold),如硫代苹果酸金钠(myo-chrysine)。

(3) 肾上腺皮质激素:虽可减轻JIA关节炎症状,但不能阻止关节破坏,长期使用不良反应太大,而一旦停药将会严重复发。因此,糖皮质激素不作为首选或单独使用的药物,应严格掌握指征。临床应用适应证：

① 多关节型：NSAIDs 和 DMARDs 未能控制的严重患儿，加用小剂量泼尼松隔日顿服，可使原来不能起床或被迫坐轮椅者症状减轻，过着基本正常的生活。

② 全身型：非甾体抗炎药或其他药物治疗无效的全身型可加服泼尼松 0.5～1 mg/(kg·d)（≤40 mg/d），一次顿服或分次服用。一旦体温得到控制时即逐渐减量至停药。

③ 少关节型：不主张用肾上腺皮质激素全身治疗，可酌情在单个病变关节腔内抽液后注入醋酸氢化可的松混悬剂局部治疗。

④ 虹膜睫状体炎：轻者可用扩瞳剂及肾上腺皮质激素类眼药水点眼。对严重影响视力的患者，除局部注射肾上腺皮质激素外，需加用泼尼松口服。虹膜睫状体炎对泼尼松很敏感，无需大剂量。

对银屑病性关节炎不主张用肾上腺皮质激素。

(4) 免疫抑制剂：

① 甲氨蝶呤(methopterin, MTX)：剂量为 10 mg/m^2，每周 1 次顿服。服药 3～12 周即可起效。MTX 不良反应较轻，有不同程度的胃肠道反应、一过性转氨酶升高、胃炎和口腔溃疡、贫血和粒细胞减少。长期使用可能发生 B 细胞淋巴瘤。对多关节型安全有效。

② 其他免疫抑制剂：可选择使用环孢素、环磷酰胺(CTX)、来氟米特和硫唑嘌呤、雷公藤多苷，但其治疗 JIA 的有效性与安全性尚需慎重评价。

(5) 其他：大剂量 IVIG 治疗难治性全身发病型 JIA 的疗效尚未得到确认。抗肿瘤坏死因子(TNF)-α 单克隆抗体对多关节型 JIA 有一定疗效。

(6) 中药制剂等：目前国内有报道中药提纯制剂白芍总苷治疗 JIA 有一定疗效。

3. 理疗(physical therapy) 对保持关节活动、肌力强度是极为重要的。尽早开始保护关节活动及维持肌肉强度的锻炼有利于防止发生或纠正关节残疾。

〖预后〗

JIA 总体预后较好，给予适当处理后 75% 的患者不会严重致残。并发症主要是关节功能丧失和虹膜睫状体炎所致的视力障碍。但就个例而言，预后难测，有些人在历经数年缓解后在成人期偶尔也会出现复发。有研究认为，IgM 型 RF 阳性滴度越高，预后越差。如果发生巨噬细胞活化综合征(macrophage activation syndrome, MAS)，则死亡率高，预后差。

第七节　过敏性紫癜

过敏性紫癜(anaphylactoid purpura)又称亨-舒综合征(Henoch-Schonlein syndrome, Henoch-Schonlein purpura, HSP)，是以小血管炎为主要病变的系统性血管炎。临床特点为血小板不减少性紫癜，常伴关节肿痛、腹痛、便血、血尿和蛋白尿。多发生于 2～8 岁的儿童，男孩多于女孩；一年四季均有发病，以春秋二季居多。

〖病因〗

本病的病因尚未明确，虽然食物过敏(蛋类、乳类、豆类等)、药物(阿司匹林、抗生素等)、微生物(细菌、病毒、寄生虫等)、疫苗接种、麻醉、恶性病变等与过敏性紫癜发病有关，但均无确切证据。

近年关于链球菌感染导致过敏性紫癜的报道较多,约 50% 的过敏性紫癜患儿有链球菌性呼吸道感染史。但随后研究发现链球菌性呼吸道感染史者在过敏性紫癜患儿和健康儿童间并无差别。另有报道 30% 的过敏性紫癜肾炎患儿肾小球系膜有 A 组溶血性链球菌抗原(肾炎相关性血浆素受体,NAP_1r)沉积;而非过敏性紫癜肾炎的 NAP_1r 沉积率仅为 3%。这表明 A 组溶血性链球菌感染是诱发过敏性紫癜的重要原因。

【发病机制】

以 B 淋巴细胞多克隆活化为其特征,患儿 T 淋巴细胞和单核细胞 CD_{40} 配体($CD_{40}L$)过度表达,促进 B 淋巴细胞分泌大量 IgA 和 IgE。30%~50% 的患儿血清 IgA 浓度升高,急性期外周血 IgA^+ B 淋巴细胞数、IgA 类免疫复合物或冷球蛋白均增高。IgA、补体 C_3 和纤维蛋白沉积于肾小球系膜、皮肤和肠道毛细血管,提示本病为 IgA 免疫复合物疾病。血清肿瘤坏死因子-α 和 IL-6 等前炎症因子升高。

本病家族中可同时发病,同胞中可同时或先后发病,有一定遗传倾向,部分患儿 $HLA-DRB_{1*07}$ 及 $HLA-DW_{35}$ 等基因表达增高或 C_2 补体成分缺乏。

综上所述,过敏性紫癜的发病机制可能为:各种刺激因子,包括感染原和过敏原作用于具有遗传背景的个体,激发 B 细胞克隆扩增,导致 IgA 介导的系统性血管炎。

【病理】

过敏性紫癜的病理变化为广泛的白细胞碎裂性小血管炎,以毛细血管炎为主,亦可波及小静脉和小动脉。血管壁可见胶原纤维肿胀和坏死、中性粒细胞浸润、周围散在核碎片。间质水肿,有浆液性渗出,同时可见渗出的红细胞。内皮细胞肿胀,可有血栓形成。病变累及皮肤、肾脏、关节及胃肠道,少数涉及心、肺等脏器。在皮肤和肾脏荧光显微镜下可见 IgA 为主的免疫复合物沉积。过敏性紫癜肾炎的病理改变:轻者可为轻度系膜增生、微小病变、局灶性肾炎,重者为弥漫增殖性肾炎伴新月体形成。肾小球 IgA 性免疫复合物沉积也见于 IgA 肾病,但过敏性紫癜和 IgA 肾病的病程全然不同,不似同一疾病。

【临床表现】

多为急性起病,各种症状可以不同组合,出现先后不一,首发症状以皮肤紫癜为主,少数病例以腹痛、关节炎或肾脏症状首先出现。起病前 1~3 周常有上呼吸道感染史,可伴有低热、食欲不振、乏力等全身症状。

1. 皮肤紫癜　反复出现皮肤紫癜为本病特征,多见于四肢及臀部,对称分布,伸侧较多,分批出现,面部及躯干较少。初起呈紫红色斑丘疹,高出皮面,压之不褪色,数日后转为暗紫色,最终呈棕褐色而消退。少数重症患儿紫癜可融合成大疱伴出血性坏死。部分病例可伴有荨麻疹和血管神经性水肿。皮肤紫癜一般在 4~6 周后消退,部分患儿间隔数周、数月后又复发。

2. 胃肠道症状　约见于 2/3 病例。由血管炎引起的肠壁水肿、出血、坏死或穿孔是产生肠道症状及严重并发症的主要原因。一般以阵发性剧烈腹痛为主,常位于脐周或下腹部,可伴呕吐,但呕血少见。部分患儿可有黑便或血便,偶见并发肠套叠、肠梗阻或肠穿孔者。少部分患儿以胃肠道症状为首发症状,皮肤紫癜出现晚于腹部症状时,临床极易误诊。

3. 关节症状　约 1/3 病例可出现膝、踝、肘、腕等大关节肿痛,活动受限。关节腔有浆液性积液,但一般无出血,可在数日内消失,不留后遗症。

4. 肾脏症状　30%~60% 病例有肾脏受损的临床表现。肾脏症状多发生于起病 1 个月内,亦可在病程更晚期,于其他症状消失后发生,少数则以肾炎作为首发症状。症状轻重不一,与肾外症状的严重度无一致性关系。多数患儿出现血尿、蛋白尿和管型尿,伴血压增高及水肿,称为紫癜性肾炎;少数呈肾病综合征表现。虽然有些患儿的血尿、蛋血尿持续数月甚至数年,但大多数都能完全恢复,少数发展为慢性肾炎,死于慢性肾功能衰竭。

5. 其他表现　偶可发生颅内出血,导致惊厥、瘫痪、昏迷、失语。出血倾向包括鼻出血、牙龈出血、咯血、睾丸出血等。偶尔累及循环系统发生心肌炎和心包炎,累及呼吸系统发生喉头水肿、哮喘、肺出血等。

〖辅助检查〗

尚无特异性诊断试验,以下试验有助于了解病程和并发症。

1. 周围血象　白细胞正常或增加,中性粒细胞和嗜酸性粒细胞可增高,除非严重出血,一般无贫血。血小板计数正常甚至升高,出血和凝血时间正常,血块退缩试验正常,部分患儿毛细血管脆性试验呈阳性。

2. 尿常规　可有红细胞、蛋白、管型,重症有肉眼血尿。

3. 大便　大便隐血试验呈阳性。

4. 抗体　血沉轻度增快;血清 IgA 升高,IgG 和 IgM 正常,亦可轻度升高;C_3、C_4 正常或升高;抗核抗体及类风湿因子阴性;重症血浆黏度增高。

5. 其他　腹部超声波检查有利于早期诊断肠套叠,头颅 MRI 对有中枢神经系统症状的患儿可予确诊。对于部分胃肠道症状先于皮肤紫癜出现而临床高度怀疑为本病的,近来有应用上消化道内镜检查,可得到明确诊断。内镜虽不能深达小肠,但在上消化道检查中发现病变在十二指肠降段出现率最高且最严重。肾脏症状较重和迁延者可行肾穿刺以了解病情,给予相应治疗。

〖诊断和鉴别诊断〗

典型病例诊断不难,若临床表现不典型,皮肤紫癜未出现时,容易误诊为其他疾病,需与特发性血小板减少性紫癜、风湿性关节炎、败血症、其他肾脏疾病和外科急腹症等鉴别。

〖治疗〗

1. 一般治疗　卧床休息,积极寻找和去除致病因素,如控制感染、补充维生素。有荨麻疹或血管神经性水肿时,应用抗组胺药物和钙剂。腹痛时应用解痉剂,消化道出血时应禁食,可静脉滴注西咪替丁,每日 20～40 mg/kg,必要时输血。

2. 糖皮质激素和免疫抑制剂　急性期对腹痛和关节痛可予缓解,但预防肾脏损害的发生疗效不确切,亦不能影响预后。泼尼松每日 1～2 mg/kg,分次口服,或用地塞米松、甲泼尼龙每日 5～10 mg/kg 静脉滴注,症状缓解后即可停用。严重过敏性紫癜肾炎可加用免疫抑制剂,如雷公藤多苷、环磷酰胺、硫唑嘌呤等。

3. 抗凝治疗

(1) 阻止血小板聚集和血栓形成的药物:阿司匹林,每日 3～5 mg/kg,或每日 25～50 mg,每天一次服用;双嘧达莫,每日 3～5 mg/kg,分次服用。

(2) 肝素:每次 0.5～1 mg/kg,首日 3 次,次日 2 次,以后每日 1 次,持续 7 天。

(3) 尿激酶:每日 1 000～3 000 U/kg 静脉滴注。

4. 其他　钙拮抗剂,如硝苯地平,每日 0.5～1.0 mg/kg,分次服用,非甾体抗炎药,如吲哚美辛,每日 2～3 mg/kg,分次服用,均有利于血管炎的恢复。中成药,如贞芪扶正冲剂、复方丹参片、银杏叶片,口服 3～6 个月,可补肾益气,活血化瘀。

〖预后〗

本病预后一般良好,除少数重症患儿可死于肠出血、肠套叠、肠坏死或神经系统损害外,大多痊愈。病程一般为1～2周至1～2个月,少数可长达数月或1年以上。本病的远期预后取决于肾脏是否受累及程度。肾脏病变常较迁延,可持续数月或数年,少数病例发展为持续性肾脏疾病甚至肾功能不全。

第八节 川 崎 病

川崎病(Kawasaki disease,KD)于1967年由日本川崎富作首先报告,曾称为皮肤黏膜淋巴结综合征(mucocutaneous lymphnode syndrome,MCLS),15%～20%未经治疗的患儿发生冠状动脉损害。20世纪70年代以来,世界各国均有发生,以亚裔人群发病率为高。本病呈散发或小流行,四季均可发病。发病年龄以婴幼儿多见。我国流行病学调查表明,2000～2004年,北京5岁以下儿童发病率为49.4/10万;发病年龄5岁以下者占87.4%,男女发病比例为1.83:1。

【病因和发病机制】

1. 病因 病因不明,流行病学资料提示立克次体、丙酸杆菌、葡萄球菌、链球菌、逆转录病毒、支原体感染为其病因,但均未能证实。

2. 发病机制 本病的发病机制尚不清楚。推测感染原的特殊成分,如超抗原(热休克蛋白65、HSP_{65}等)可不经过单核/巨噬细胞,直接通过与T细胞抗原受体(TCR)Vβ片段结合,激活CD_{30}^+ T细胞和CD_{40}配体表达。在T细胞的诱导下,B淋巴细胞多克隆活化和凋亡减少,产生大量免疫球蛋白(IgG、IgM、IgA、IgE)和细胞因子(IL-1、IL-2、IL-6、TNF-α)。抗中性粒细胞胞浆抗体(ANCA)、抗内皮细胞抗体和细胞因子损伤血管内皮细胞,使其表达细胞间黏附分子-1(ICAM-1)和内皮细胞性白细胞黏附分子-1(ELAM-1)等黏附分子,同时血管内皮生长因子参与,导致血管壁进一步损伤。

【病理】

本病病理变化为全身性血管炎,好发于冠状动脉。病理过程可分为4期,各期变化如下:

Ⅰ期:1～9天,小动脉周围炎症,冠状动脉主要分支血管壁上的小营养动脉和静脉受到侵犯。心包、心肌间质及心内膜炎症浸润,包括中性粒细胞、嗜酸性粒细胞及淋巴细胞。

Ⅱ期:12～25天,冠状动脉主要分支全层血管炎,血管内皮水肿、血管壁平滑肌层及外膜炎症细胞浸润。弹力纤维和肌层断裂,可形成血栓和动脉瘤。

Ⅲ期:28～31天,动脉炎症渐消退,血栓和肉芽形成,纤维组织增生,内膜明显增厚,导致冠状动脉部分或完全阻塞。

Ⅳ期:数月至数年,病变逐渐愈合,心肌瘢痕形成,阻塞的动脉可能再通。

【临床表现】

1. 主要表现

(1) 发热:39～40℃,持续7～14天或更长,呈稽留或弛张热型,抗生素治疗无效。

(2) 球结合膜充血:于起病3～4天出现,无脓性分泌物,热退后消散。

(3) 唇及口腔表现:唇充血皲裂,口腔黏膜弥漫充血,舌乳头突起、充血,呈草莓舌。

(4) 手足症状:急性期手足硬性水肿和掌跖红斑,恢复期指、趾端甲下和皮肤交界处出现膜状脱皮,指、趾甲有横沟,重者指、趾甲亦可脱落。

(5) 皮肤表现:多形性皮斑和猩红热样皮疹,常在第一周出现。肛周皮肤发红、脱皮。

(6) 颈淋巴结肿大:单侧或双侧,坚硬有触痛,但表面不红,无化脓。病初出现,热退时消散。

2. 心脏表现　于病程1~6周可出现心包炎、心肌炎、心内膜炎、心律失常。发生冠状动脉瘤或狭窄者,可无临床表现,少数可有心肌梗死的症状。冠状动脉损害多发生于病程第2~4周,但也可发生于疾病恢复期。心肌梗死和冠状动脉瘤破裂可致心源性休克甚至猝死。3岁以下的男孩,红细胞沉降率、血小板、C-反应蛋白明显升高是冠状动脉病变的高危因素。

3. 其他　可有间质性肺炎、无菌性脑膜炎、消化系统症状(腹痛、呕吐、腹泻、麻痹性肠梗阻、肝肿大、黄疸等)、关节痛和关节炎。

〖辅助检查〗

1. 血液检查　周围血白细胞增高,以中性粒细胞为主,伴核左移。轻度贫血,血小板早期正常,第2~3周增多。血沉增快,C-反应蛋白等急性时相蛋白、血浆纤维蛋白原和血浆黏度增高;血清转氨酶升高。

2. 免疫学检查　血清 IgG、IgM、IgA、IgE 和血循环免疫复合物升高;Th_2 类细胞因子如 IL-6 明显增高,总补体和 C_3 正常或增高。

3. 心电图　早期示非特异性 ST-T 变化;心包炎时可有广泛 ST 段抬高和低电压;心肌梗死时 ST 段明显抬高、T 波倒置及异常 Q 波。

4. 胸部平片　可示肺部纹理增多、模糊或有片状阴影,心影可扩大。

5. 超声心动图　急性期可见心包积液,左室内径增大,二尖瓣、主动脉瓣或三尖瓣返流;可有冠状动脉异常,如冠状动脉扩张(3 mm<直径≤4 mm 为轻度;4~7 mm 为中度)、冠状动脉瘤(≥8 mm)、冠状动脉狭窄。

6. 冠状动脉造影　超声波检查有多发性冠状动脉瘤或心电图有心肌缺血表现者,应进行冠状动脉造影。造影检查可准确评估冠状动脉狭窄与闭塞程度以及远端病变,以指导治疗。

7. 多层螺旋 CT　在检测冠状动脉狭窄、血栓、钙化方面的能力明显优于超声心动图,可部分取代传统的冠状动脉造影。

〖诊断和鉴别诊断〗

1. 诊断标准　如表7.7所示。

2. IVIG 非敏感型 KD　目前对该病诊断尚无统一定义,还有"IVIG 无反应型 KD""IVIG 耐药型 KD""难治性 KD"等多种表述。多数认为,KD 患儿在发病10天内接受 IVIG 2 g/kg 治疗,无论一次或分次输注48小时后体温仍高于38℃,或给药2~7天(甚至2周)后再次发热,并符合至少一项 KD 诊断标准,可考虑为 IVIG 非敏感型 KD。

表7.7　川崎病的诊断标准

发热5天以上,伴下列5项临床表现中4项者,排除其他疾病后,即可诊断为川崎病:
(1) 四肢变化:急性期掌跖红斑,手足硬性水肿;恢复期指(趾)端膜状脱皮
(2) 多形性红斑
(3) 眼结合膜充血,非化脓性
(4) 唇充血皲裂,口腔黏膜弥漫充血,舌乳头突起、充血、呈草莓舌
(5) 颈部淋巴结肿大
注:如5项临床表现中不足4项,但超声心动图有冠状动脉损害,亦可确诊为川崎病。

3. 鉴别诊断　本病需与渗出性多形性红斑、幼年特发性关节炎全身型、败血症和猩红热相鉴别。

【治疗】

1. 阿司匹林　每日 30～50 mg/kg，分 2～3 次服用，热退后 3 天逐渐减量，2 周左右减至每日 3～5 mg/kg，维持 6～8 周。如有冠状动脉病变时，应延长用药时间，直至冠状动脉恢复正常。

2. 静脉注射丙种球蛋白（IVIG）　剂量为 1～2 g/kg，于 8～12 h 静脉缓慢输入，宜于发病早期（10 天以内）应用，可迅速退热，预防冠状动脉病变的发生。应同时合并应用阿司匹林，剂量和疗程同上。部分患儿对 IVIG 效果不好，可重复使用 1～2 次，但 1%～2% 的病例仍然无效。应用过 IVIG 的患儿在 9 个月内不宜进行麻疹、风疹、腮腺炎等疫苗预防接种。

3. 糖皮质激素　因可促进血栓形成，易发生冠状动脉瘤和影响冠状动脉病变修复，故不宜单独应用。IVIG 治疗无效的患儿可考虑使用糖皮质激素，亦可与阿司匹林和双嘧达莫合并应用。剂量为每日 2 mg/kg，用药 2～4 周。

4. 其他治疗

（1）抗血小板聚集：除阿司匹林外，可加用双嘧达莫，每日 3～5 mg/kg。

（2）对症治疗：根据病情给予对症及支持疗法，如补充液体、保护肝脏、控制心力衰竭、纠正心律失常等，有心肌梗死时应及时进行溶栓治疗。

（3）心脏手术：严重的冠状动脉病变需要进行冠状动脉搭桥术。

5. IVIG 非敏感型 KD 的治疗

（1）继续 IVIG 治疗：首剂 IVIG 后仍发热者，应尽早再次应用 IVIG，可有效预防 CAL，若治疗过晚，则不能预防冠状动脉损伤。建议再次使用剂量为 2 g/kg，一次性输注。

（2）糖皮质激素联用阿司匹林治疗：有学者建议 IVIG 非敏感型 KD 可以在 IVIG 使用的基础上联合使用糖皮质激素加阿司匹林。

【预后】

川崎病为自限性疾病，多数预后良好。复发见于 1%～2% 的患儿。无冠状动脉病变的患儿于出院后 1 个月、3 个月、6 个月及 1～2 年进行一次全面检查（包括体格检查、心电图和超声心动图等）。未经有效治疗的患儿，15%～25% 发生冠状动脉瘤，更应长期密切随访，每 6～12 个月一次。冠状动脉瘤多于病后 2 年内自行消失，但常遗留管壁增厚和弹性减弱等功能异常。大的动脉瘤常不易完全消失，常致血栓形成或管腔狭窄。

（李冬娥　张　帆）

第八章 感染性疾病

第一节 病毒性疾病

一、手足口病

小儿手足口病(Hand-foot-mouth disease,HFMD)是由肠道病毒引起的常见传染病。本病在临床上以手、足、口腔(咽部)皮疹或疱疹为主要特征,故称为手足口病。大多数患者症状轻微,但少数患者可引起脑炎、肺水肿(肺出血)、心肌炎等并发症。个别重症患儿病情进展迅速,易发生死亡。多发生于5岁以下的小儿,重症患儿易发生于3岁(多数2岁)以内,尤其是1岁(10个月~1岁3个月)左右的较小婴幼儿,病情进展迅速,可于第三天末或第四天初肺出血而死亡。重症患儿多由新肠道病毒71型引起。

〖病因〗

引起手足口病的病毒主要为小RNA病毒科肠道病毒属的柯萨奇病毒(CoxasckievirusA,CVA)、埃可病毒(Echovirus,ECHO)和新肠道病毒71型(EV71)。EV71,Cox A组的16、4、5、7、9、10型及Cox B组的2、5、13型均为手足口病较常见的病原体,最常见的是EV71及Cox A16型。尤其是EV71型可引起脑干脑炎,导致神经源性肺水肿、肺出血而死亡。肠道病毒适合在湿、热的环境下生存与传播,对紫外线敏感,干燥环境下不易存活,酒精、来苏尔不能灭活,但各种氧化剂(高锰酸钾、漂白粉等)、甲醛、碘酒都能灭活。病毒在50℃可被迅速灭活,在4℃可存活1年,在-20℃可长期保存,在外环境中病毒可长期存活。

〖流行病学〗

手足口病是全球性传染病,世界大部分地区均有此病流行的报道。1969年美国加利福尼亚首次发现EV71,以后在整个亚太地区迅速播散,按发病顺序依次为马来西亚、中国台湾、日本、新加坡、越南、中国大陆、中国香港、柬埔寨。

中国自1981年在上海始见本病,以后北京、河北、天津、福建等十几个省市均有报道。2008年3月在安徽北部引起手足口病的流行,它被规定为丙类传染病。

1. 传染源　引发手足口病的肠道病毒有20多种,其中Cox A16和EV71最常见。手足口病的传染源是患者和隐性感染者。流行期间,患者是主要传染源。患者在发病1~2周自咽部排出病毒,3~5周从粪便中排出病毒,疱疹液中含大量病毒,破溃时病毒即溢出。带毒者和轻型散发病例是流行间歇和流行期的主要传染源。

2. 传播途径　手足口病主要是通过人群间的密切接触进行传播的。患者咽喉分泌物及唾液中的病毒可通过空气飞沫传播。唾液、疱疹液、粪便污染的手、毛巾、手绢、牙杯、玩具、食具、奶具以及床上用品、内衣等通过日常接触亦可传播。接触被病毒污染的水源，也可经口感染，并常造成流行。手足口病分布极广泛，无严格地区性。四季均可发病，以夏、秋季多见，冬季的发病较为少见。本病常呈暴发流行后散在发生，该病流行期间，幼儿园和托儿所易发生集体感染。家庭也有此类发病集聚现象。天津市两次较大流行中，托幼单位儿童发病率明显高于散居儿童。家庭散发，常一家一例；家庭暴发，一家多人或小孩与成人全部感染发病。此病传染性强，传播途径复杂，流行强度大，传播快，在短时间内即可造成大流行。

3. 易感人群　人对引起手足口病的肠道病毒普遍易感，受感染后可获得免疫力，各年龄组均可感染发病，但病毒隐性感染与显性感染之比为100∶1，成人大多已通过隐性感染获得相应的抗体，因此，手足口病的患者主要为学龄前儿童，尤以≤3岁年龄组发病率最高，4岁以内占发病数的85%～95%。据国外观察报告，在人群中，每隔2～3年流行一次，主要是非流行期间新生儿出世，易感者逐渐积累，达到一定数量时，便为新的流行提供先决条件。中国天津市1983年流行后，散发病例不断，1986年再次发生流行，而且两次均为Cox A16引起。

【发病机制】

手足口病毒由咽部或肠道侵入局部黏膜、淋巴结增殖，然后第一次进入血液引起病毒血症；在全身淋巴结、肝脏和脾脏大量增殖，然后第二次进入血液产生病毒血症，引起各个靶器官的病变。

EV71有嗜神经性，可沿神经传导直接损伤神经元引起相应病变。脑干是最易被EV71感染的部位，并可损伤大脑、脑桥、延髓、小脑和脊髓。脑干损伤主要集中于延髓腹侧、背侧和中间，这些部位是与血管运动有关的交感抑制中枢，破坏后导致交感神经活性、动脉压和心率随着呼吸压力增加而增加。此后，副交感神经活性增加，导致动脉压和心率下降。

脑干损伤可引起神经源性肺水肿(neurologic pulmonary edema,NPE)，它是指在无心、肺、肾等疾病的情况下，由于中枢神经系统损伤而导致的急性肺水肿，最终导致肺出血。神经源性肺水肿起病急，治疗困难，病死率高(60%～100%)。研究发现，神经源性肺水肿与患儿脑部病变所致脑干与呼吸中枢和血管舒缩有关的区域受损，以及脑水肿致颅内压升高有关。中枢神经系统受累后，神经源性肺水肿可快速进展，在数分钟内导致患儿死亡，这在其他中枢神经系统感染性疾病中比较少见。中枢神经系统损伤后引起突然的颅内压增高，造成视丘下部和延髓孤束核功能紊乱，机体的应激反应导致交感神经过度兴奋，造成交感神经瀑布式反应，血中儿茶酚胺(肾上腺素、去甲肾上腺素等)含量显著增高，全身血管收缩，血流动力学急剧变化；体循环阻力增加，动脉血压急剧增高，左心室射血减少，体循环内大量血液进入肺循环内。一方面肺毛细血管床有效滤过压急剧增高，大量液体潴留在肺组织间隙，形成肺水肿；另一方面血流冲击造成血管内皮细胞损伤，体内血管活性物质(如组织胺和缓激肽等)大量释放，使血管通透性增加，大量血浆蛋白外渗导致急性肺水肿进一步加重。

EV71感染患儿外周血及脑脊液IL-10、IFN-γ、IL-6、TNF-α、IL-1β、IL-8等细胞因子或前炎症细胞因子明显升高，CD_4^+细胞、CD_8^+ T细胞及NK细胞数量下降，合并肺水肿者尤著，提示EV71感染患儿有免疫功能紊乱，推测可能与TNF-α等前炎症细胞因子改变肺血管通透性、加重肺毛细血管渗漏综合征有关。

【临床表现】

潜伏期：多为2～10天，平均3～5天。

1. 普通病例表现　急性起病，发热，手、足、口腔黏膜和臀部出现丘疹、疱疹，疱疹呈椭圆型。疱疹周围可有炎性红晕，疱内液体较少。可伴有咳嗽、流涕、食欲不振等症状。部分病例仅表现为皮疹或疱疹性咽峡炎。多在一周内痊愈,预后良好。部分病例皮疹表现不典型,如单一部位或仅表现为丘疹。

2. 重症病例表现　少数病例(尤其是小于3岁者)病情进展迅速,在发病1~5天左右出现脑炎(以脑干脑炎最为凶险)、脑脊髓炎、肺水肿、循环障碍等,极少数病例病情危重,可致迅速死亡。

(1) 神经系统表现:精神差、嗜睡、易惊、肢体抖动,无力或急性弛缓性麻痹。查体可见腱反射减弱或消失,巴氏征等病理征阳性。

(2) 呼吸系统表现:呼吸浅促或节律改变,口唇发绀,咳白色、粉红色或血性泡沫样痰液;肺部可闻及湿啰音或痰鸣音。

(3) 循环系统表现:面色苍灰、皮肤花纹、四肢发凉、指(趾)发绀;出冷汗;毛细血管再充盈时间延长。心率增快或减慢,脉搏浅速或减弱甚至消失;血压先升高,后下降。

〖实验室检查〗

1. 血常规　一般病例白细胞计数正常或偏高,分类时淋巴细胞较高,中性粒细胞较低。重症病例白细胞计数增高。

2. 血生化检查　EV71感染所致的手足口病患者肝功能一般正常或轻度升高。EV71感染所致的手足口病轻型患者的血糖在发病初期一般均正常,但部分重型患者在病程早期出现血糖增高,甚至出现显著的高血糖症,尤其是并发神经源性肺水肿的患者。目前,高血糖已被认为是EV71感染所致的手足口病危重患者早期预警的标志之一。一般心肌酶正常,但部分患者可并发心肌损害而出现心肌酶谱的改变。

3. 脑脊液检查　压力增高,外观清亮,白细胞计数增多(危重病例多核细胞可多于单核细胞),蛋白正常或轻度增多,糖和氯化物正常。

4. X线胸片　表现为双肺纹理增多,网格状,快速进展为双侧大片阴影,多尤以右肺为重。

5. 磁共振　脑干、脊髓灰质损害为主。

6. 脑电图　可表现为弥漫性慢波,少数可出现棘(尖)慢波。

7. 心电图　无特异性改变。少数病例可见窦性心动过速或过缓,Q-T间期延长,ST-T改变。

8. 病原学检测

(1) 病毒分离:自咽拭子或咽喉洗液、粪便或肛拭子、脑脊液或疱疹液及脑、肺、脾、淋巴结等组织标本中分离到肠道病毒,并鉴定为EV71、CoA16或其他肠道病毒。

(2) 血清学检测:急性期与恢复期血清肠道病毒中和抗体有4倍或4倍以上升高。

〖诊断〗

1. 临床诊断

(1) 一般病例诊断:患儿出现感冒样症状,如发热、咳嗽等。部分病例可无发热,仅表现为皮疹或疱疹性咽峡炎。口腔黏膜病变在口腔后部,如咽弓、扁桃体、软腭、悬雍垂。疱疹灰白色,直径为2~4 mm,周围有红晕。疱疹破溃后形成浅灰色小溃疡,咽痛明显。1周左右全身症状及咽部体征消失。皮肤损害在手掌和脚掌出现丘疹或疱疹,臀部也可出现皮疹。疱疹浆液较少。

(2) 重症病例诊断:有以下任何一项表现即可诊断为重症手足口病。

① 神经系统损害表现:常发生脑膜炎、脑炎、脑膜脑炎及脑脊髓炎等,严重者有脑干脑炎、脑疝而引起死亡。具体临床表现包括:(a) 中枢神经功能紊乱,如精神差、嗜睡、易惊等;

(b)颅内压增高,如哭闹、呕吐、前囟门饱满等;(c)脊髓损害表现,如无力或急性迟缓性麻痹、腱反射减弱或消失。

② 呼吸系统表现:呼吸表浅、困难或节律改变;口唇发绀,口吐白色、粉红色或血性泡沫痰液,肺部可闻及痰鸣音或湿性啰音,即神经源性肺水肿。

③ 循环系统表现:面色苍灰、皮肤发花、四肢发凉、指(趾)发绀、出冷汗,心率增快或减慢,血压升高而后下降。极少数重症病例皮疹不典型,临床诊断困难,需结合实验室检查做出诊断。

(3)重症病例的早期识别:重症手足口病病情发展极快,可在极短时间内突然病情加重,肺出血而死亡。若符合以下几项,应立即进行抢救(关口前移):① 年龄在3岁以下,尤其是1岁左右的患儿;② 发病在3天末、4天初的患儿;③ 中枢神经功能紊乱,如精神差、嗜睡、易惊(有的频繁打惊);④ 末梢循环不良,心率明显增快;⑤ 外周血白细胞计数明显增高;⑥ 高血压;⑦ 高血糖;⑧ X线胸片有肺水肿表现。

2. 确诊病例 临床诊断病例有下列条件之一,即为确诊病例。

(1)病毒分离:自咽拭子或咽喉洗液、粪便或肛拭子、脑脊液或疱疹液,以及脑、肺、脾、淋巴结等组织标本中分离出肠道病毒,并鉴定为CoA16、EV71或其他可引起手足口病的肠道病毒,是确诊手足口病的金标准。

(2)血清学检验:患者血清中特异性IgM抗体呈阳性,或急性期与恢复期血清IgG抗体有4倍以上的升高。

(3)核酸检验:自患者血清、咽拭子或咽喉洗液、粪便或肛拭子、脑脊液或疱疹液,以及脑、肺、脾、淋巴结等组织标本中检测到病毒核酸。

【治疗】

1. 手足口病/疱疹性咽峡炎阶段

(1)一般治疗:隔离,休息,清淡饮食,做好口腔和皮肤护理。

(2)对症治疗:高热予以物理降温,清淡饮食,口腔溃疡者予以纤维细胞生长因子喷剂喷患处。

(3)抗病毒治疗:目前缺乏特异、高效的抗病毒药物,可选用利巴韦林。

2. 神经系统受累阶段

(1)控制颅内高压(治疗关键措施):限制液体入量,每日60~80 ml/kg;降颅压给予20%甘露醇每次2.5~5 ml/kg,开始每4小时1次,根据病情调整给药间隔时间,加用或必要时加用呋塞米,每次1~2 mg/kg,可在两次甘露醇之间使用。

(2)免疫球蛋白:大剂量丙种球蛋白,每天1 g/kg静脉滴注,连用2天。可中和病毒并避免病毒进一步扩散。

(3)糖皮质激素:用于重症病例,一般给予甲基泼尼松龙每天5~10 mg/kg,1次静脉滴入。有些重症病例进展快、病情凶险,可给予冲击量甲基泼尼松龙每天15~30 mg/kg(单次小于1 g),1次静脉滴入,连用3天,第4天逐渐减量,共用5~7天。

(4)病因治疗:病毒唑10~15 mg/(kg·d),加入葡萄糖液或生理盐水中静滴,疗程为5~7天。干扰素100万单位,肌肉注射,每日1次,连用5天。潘生丁3~5 mg/(kg·d),分3次口服。

3. 肺功能衰竭阶段

(1)护理:

① 确保两条静脉通道畅通,监测呼吸、心率、血压和血氧饱和度。

② 体位:头肩抬高15°~30°;插胃管,导尿(禁止压迫膀胱排尿)。

(2) 呼吸管理：

① 氧气吸入、翻身、拍背、吸痰,保持呼吸道通畅。

② 辅助呼吸：Ⅰ型呼衰,持续气道正压(CPAP)给氧；Ⅱ型呼衰,立即给予正压机械通气。呼吸机初调参数为：吸入氧浓度(FiO_2)80%～100%,吸气峰压(PIP)20～30 cmH_2O,呼气末正压(PEEP)4～8 cmH_2O,呼吸频率(f)20～40次/分,吸呼比(I∶E)1∶(1.5～2),潮气量(T)6～8 ml/kg。根据血气分析调整参数。病情好转,血气正常,可考虑撤机。

4. 其他药物的应用

(1) 血管活性药物的应用：

根据血压、循环的变化可选用：

① 米力侬：0.35～0.40 μg/(kg·min),米力侬调整交感神经兴奋性,明显低血压慎用。

② 多巴胺：2～5 μg/(kg·min)。

③ 东莨菪碱(四肢凉)：0.01～0.03 mg/(kg·次),静脉注射,先每15～30 min给药一次,根据病情改善情况逐步延长给药时间。

④ 硝普钠：0.05～8 μg/(kg·min)(严重高血压)。

(2) 降血糖：监测血糖变化,严重高血糖时可应用胰岛素：血糖>15.0 mmol/L时使用胰岛素0.03～0.1 μ/(kg·h)(注意慢速,并且30 min监测一次血糖),静脉输入液体宜用生理盐水。持续高血糖预后不良。

(3) 镇静、止惊：咪唑安定0.15 mg/kg,静注,继以1～5 μg/(kg·min),持续泵入至惊止。

【预防】

1. 个人预防措施

(1) 饭前便后、外出后要用肥皂或洗手液等给儿童洗手,不要让儿童喝生水、吃生冷食物,避免接触患病儿童。

(2) 看护人接触儿童前、替幼童更换尿布、处理粪便后均要洗手,并妥善处理污物。

(3) 婴幼儿使用的奶瓶、奶嘴使用前后应充分清洗。

(4) 本病流行期间不宜带儿童到人群聚集、空气流通差的公共场所,注意保持家庭环境卫生,居室要经常通风,勤晒衣被。

(5) 儿童出现相关症状时要及时到医疗机构就诊。居家治疗的儿童,不要接触其他儿童,父母要及时对患儿的衣物进行晾晒或消毒,对患儿粪便及时进行消毒处理；轻症患儿不必住院,宜居家治疗、休息,以减少交叉感染。

2. 托幼机构及小学等集体单位的预防控制措施

(1) 本病流行季节,教室和宿舍等场所要保持良好通风；

(2) 每日对玩具、个人卫生用具、餐具等物品进行清洗消毒；

(3) 进行清扫或消毒工作(尤其清扫厕所)时,工作人员应戴手套,清洗工作结束后应立即洗手；

(4) 每日对门把手、楼梯扶手、桌面等物体表面进行擦拭消毒；

(5) 教育指导儿童养成正确洗手的习惯；

(6) 每日进行晨检,发现可疑患儿时,要对患儿采取及时送诊、居家休息的措施,对患儿所用的物品要立即进行消毒处理；

(7) 患儿增多时,要及时向教育和卫生部门报告,根据疫情控制需要当地教育和卫生部门可决定采取托幼机构或小学放假措施。

(陈兰举　周　瑞)

二、流行性感冒

流行性感冒简称流感,是由流感病毒引起的常见急性呼吸道传染病,经呼吸道飞沫传播,传播力强,在世界范围内流行,人群普遍易感,是人类面临的主要公共健康问题之一。每年季节性流感导致全球 5%～15% 人群感染,死亡人数为 25 万～50 万。流感病毒可分为甲(A)、乙(B)、丙(C)三种类型,流行主要由甲型、乙型病毒引起,丙型流感大多为散发。甲型流感病毒易发生抗原变异,当人群对新型的流感病毒变异株缺乏免疫力时,可致世界性大流行,其特点为突然发生与迅速传播,自 1900 年以来全球已发生四次流感大流行。流感主要临床表现为突发高热、头痛、全身酸痛、乏力、咳嗽、咽痛等呼吸道症状。本病具有自限性,婴幼儿、老年人和存在心肺基础疾病的患者容易并发肺炎等严重并发症,防控工作不容忽视。儿童和青少年的流感发病率高,是社区流感传播的重要传播者。接种流感疫苗是预防流感最有效的策略,目前被推荐用于 6 个月以上儿童。

【病原学】

流感病毒属正黏液病毒科,为单股负链 RNA 病毒。根据其核蛋白的抗原性,可以分为甲(A)、乙(B)、丙(C)三种类型。流感病毒呈球形,直径为 80～120 nm,新分离的毒株则多呈丝状,长度可达 400 nm。流感病毒不耐热和酸(100 ℃ 1 分钟,或 56 ℃ 30 分钟,或 pH 3.0 时即灭活),对酒精、石炭酸、漂白粉及紫外线都敏感。1% 盐酸、乳酸、醋酸都可作为消毒剂。较低的相对湿度和环境温度对其生存有利。常用鸡胚、人羊膜、猴肾等细胞培养流感病毒,易感动物为雪貂。

甲型和乙型流感病毒的 RNA 由 8 个节段组成,分别编码 10 种和 11 种蛋白质,丙型流感病毒由 7 个节段组成,缺少编码神经氨酸酶的节段。甲型流感病毒基因组各节段编码的蛋白和功能各有不同。流感病毒结构自外向内可分为包膜、基质蛋白以及核心三部分。病毒核心包含了存贮病毒信息的遗传物质以及负责 RNA 转录的 RNA 多聚酶。RNA 与核蛋白(NP)相结合,缠绕成核糖核蛋白体(RNP)。基质蛋白构成了病毒的外壳骨架,与包膜紧密结合起到保护病毒核心和维系病毒空间结构的作用。包膜中有两种非常重要的糖蛋白:血凝素(HA)和神经氨酸酶(NA),具有表面抗原特性,诱导宿主产生保护性中和抗体。血凝素为棒状突起,与宿主上皮细胞特异性唾液酸的受体结合进入细胞,并可引起人、鸟、猪、豚鼠等动物红细胞发生凝集。血凝素蛋白前体(HA0)水解为 HA1 和 HA2 两条多肽链是病毒感染性的先决条件,血凝素蛋白水解后分为轻链和重链两部分,前者则可以协助病毒包膜与宿主细胞膜相融合,后者可以与宿主细胞膜上的唾液酸受体相结合,包含抗原决定簇。神经氨酸酶为哑铃状突起,具有水解血凝素同宿主细胞表面唾液酸受体之间连接的 N-乙酰神经氨酸糖苷键的作用,促进新生子代病毒自细胞表面释放,在体内扩散。

甲型流感病毒自然宿主广泛,包括人类、哺乳动物以及禽类。野禽是甲型流感病毒的自然宿主,所有亚型的流感病毒都可从禽类得到分离。甲型流感病毒根据 HA 和 NA 的特异性,又可进一步分为 16 种血凝素亚型(H1～H16)及 9 种神经氨酸酶亚型(N1～N9)。现时在人群流行株为新型甲型 H1N1 和 H3N2 亚型,季节性甲型 H1N1 亚型自 2009 年新型甲型 H1N1 流感病毒出现后被取代。乙型流感病毒仅在人与海豹中发现,根据其血凝素 HA1 基因序列和抗原特性,可分为两大谱系:Yamagata 系和 Victoria 系,不同谱系间的抗原性无交叉。丙型流感病毒仅在人与猪中发现,在人群中散发感染。根据世界卫生组织 1980 年通过的流感病毒毒株命名法修正案,流感毒株的命名包含6个要素:型别/宿主/分离地区/毒株序号/分离年份(HnNn),其中对于人类流感病毒,省略宿主信息,对于乙型和丙型流感病毒,省略亚型信息,例如 Influenza A/swine/Iowa/15/30（H1N1）, Influenza A/California/7/2004（H3N2）, Influenza B/Hong Kong/20/2003。

流感病毒抗原易发生变异,主要涉及表面抗原血凝素(HA)和神经氨酸酶(NA),根据变异的程度分为两种形式,即抗原性漂移和抗原性转变。流感病毒由于其RNA聚合酶没有纠错功能,在病毒基因组复制过程中容易积累突变,发生小的抗原漂移。当不同流感病毒同时感染相同宿主时,病毒的8个节段RNA可以发生重组,产生新的流感病毒,造成大的抗原转变。抗原性漂移(antigenic drift)主要是亚型内抗原氨基酸序列的点突变,变异幅度小或连续变异,属于量变,可发生于甲型和乙型流感病毒。甲型流感病毒变异最为频繁,每年都有大小不同的流行,每隔2~3年就会有流行病学上重要的抗原变异株出现。乙型流感病毒的抗原变异不如甲型明显,乙型流感病毒的变异可产生新的主流毒株,新毒株与旧毒株之间存在交叉免疫,但也有因抗原变异而引起流行。丙型流感病毒的抗原性稳定。

抗原性转变(antigenic shift)指流感病毒的血凝素(HA)和(或)神经氨酸酶(NA)抗原性发生大幅度的变异,由此形成新的亚型,属于质变,仅发生于甲型流感病毒。这种情况通常很少发生,但可引起流感大流行。流感大流行(pandemic influenza)需具备以下三个条件:人群普遍对新型抗原的流感病毒缺乏免疫力,新颖的变异株可以在人体有效复制并致病,并且可以在人际间持续有效传播。新型流感病毒大流行株可以通过禽、猪或人流感病毒在人体或者中间宿主重组而形成,猪流感病毒和禽流感病毒也可以突破种属屏障而直接感染人类。猪通常被认为是流感病毒不同毒株基因重组或重排、产生新亚型毒株的"混合器",这是因为猪呼吸道内同时存在α-2,6唾液酸受体和α-2,3唾液酸受体,可以同时被禽流感病毒和人流感病毒感染。根据历史的记载,流感大流行每10~40年发生一次。20世纪以来,甲型流感病毒引发了4次人类流感大流行,包括1918年的西班牙流感大流行(流行株为H1N1)造成了近4 000万人的死亡;1957年的亚洲流感(流行株为H2N2)和1968年的香港流感(流行株为H3N2)也都分别造成了上百万人的死亡;2009年的猪流感(pH1N1),后称为新型甲型H1N1流感。研究发现,西班牙流感毒株的来源是禽的流感病毒,亚洲流感和香港流感病毒的HA基因和PB1基因重组自禽流感病毒,2009年大流行的新型甲型H1N1流感病毒(2009 pandemic H1N1 influenza A virus)是由人流感、禽流感和猪流感病毒的基因在猪体内重组而成的。

〖流行病学〗

流感一年四季均可发生,一般温带和寒温带地区都在冬末春初流行,热带和亚热带地区任何季节都可流行,但以雨季为多,大流行可发生在任何季节。我国北方地区流行高峰一般发生在冬、春季,而南方地区全年流行,高峰多发生在夏季和冬季。流感在流行病学上最显著的特点为:突然暴发,迅速扩散,从而造成不同程度的流行。全球每年5%~15%人群发生流感,300万~500万人群发病,20万~50万人群死于流感,大多数死于季节性流感的患者为年龄≥65岁的老年人。流感流行造成的死亡率与流行强度、地区、经济文化、社会条件都有密切关系,一般在(10~20)/10万,以老年人为多,农村、边缘、贫困落后地区高于城市发达地区。相对于季节性甲型H1N1和乙型流感病毒,甲型H3N2流感病毒通常导致更高的发病率和死亡率。根据我国2003~2008年的监测数据和分析结果,每年流感引起的死亡率在北方城市为18.0/10万,南方城市为11.3/10万,86%的死亡患者系年龄≥65岁的老年人,而流感的死亡率在乙型流感流行季节更高,约50%流感所致的死亡与乙型流感有关。

甲型流感病毒变异最为频繁，每年都有大小不等的流行，每隔 2~3 年就会有流行病学上重要的抗原变异株出现而导致暴发流行。乙型流感病毒 Victoria 系和 Yamagata 谱系之间抗原性不同，相同谱系也有因抗原变异而引起流行，每 2~4 年发生一次暴发流行或者小流行。自 1983 年以来乙型流感病毒两大谱系 Yamagata 系和 Victoria 系在世界范围内同时流行。20 世纪 90 年代，人群中的乙型流感病毒主要以 Yamagata 系为主要流行株，虽然局部地区有 Victoria 系的流行，但一直持续到 2001 年，形成 Victoria 系和 Yamagata 系共存的局面。丙型流感散发流行。20 世纪以来，甲型流感病毒引发了前述的 4 次人类流感大流行，造成数千万人口死亡。20 世纪 80 年代以来人群中以季节性甲型 H1N1、甲型 H3N2 和乙型流感病毒共存并流行，2009 年新型甲型 H1N1 流感病毒已取代季节性甲型 H1N1 流感病毒在人群中流行。

1. **传染源及传播途径** 流感患者和隐性感染者是流感的传染源，健康带病毒者排病毒量少且短暂，故在传播疾病上起作用不大。流感主要通过空气飞沫在人与人之间直接传播，在咳嗽、打喷嚏、谈话时喷射出来的小于 10 μm 直径的小雾粒传染最明显；也可通过口腔、鼻腔、眼睛等处黏膜直接或间接接触传播；接触患者的呼吸道分泌物、体液和污染病毒的物品也可能引起感染。从潜伏期末到发病的急性期都有传染性，其中病初 2~3 天传染性最强。流感病毒在呼吸道分泌物中一般持续排毒 6~8 天，重症流感患者、免疫抑制的流感患者和婴幼儿流感患者排毒时间可长达 2 周。

2. **免疫力** 人体在感染流感病毒后或疫苗接种后可产生特异性的细胞免疫和体液免疫。细胞免疫应答主要是特异性 CD_4^+ T 淋巴细胞辅助 B 淋巴细胞产生抗体和 CD_8^+ T 细胞溶解感染细胞，后者有助于减少和清除病毒，并促进疾病的恢复。

体液免疫反应包括产生局部和血清特异性抗血凝素（HA）及抗神经氨酸酶（NA）抗体，抗体的免疫保护性在各型和亚型之间无交叉性。抗血凝素（HA）为主要的中和抗体，可抵抗感染的发生，抗神经氨酸酶（NA）抗体可减少病毒复制、减轻病情和阻止病毒传播。血清抗体和鼻腔分泌物中的 sIgA 抗体与保护作用有关，血清抗体从血液中渗入组织及其分泌物中，可起阻止病毒入侵及繁殖的作用，鼻腔局部分泌性 sIgA 抗体可能是防止感染的最重要因素。具有一定抗体滴度的个体虽可感染流感病毒但病情轻微。保护性抗体通常在流感病毒感染后 2 周达高峰，血清抗体可持续数月至数年，而分泌性抗体存留短暂，一般只有几个月。血凝素和神经氨酸酶发生抗原漂移可减弱中和抗体的免疫保护作用。新生儿可自母体获得被动免疫，第 2~3 个月起明显下降，7 个月时基本消失。

3. **易感人群** 人群普遍易感，感染后有一定的免疫力，不同流感病毒的型别和亚型之间无交叉免疫，人群可反复感染发病。每年流感的发病率在学龄前儿童和学龄儿童中是最高的。在流感流行初期，大多数流感病例发生于学龄儿童，与成人相比，儿童感染流感后不仅排泄病毒时间较长，而且呼吸道分泌物的病毒滴度更高，因此，儿童在流感持续流行和传播中具有重要的作用。在流感季节幼托儿童流感发病率可高达 50%，门急诊 10%~30% 因流感样疾病就诊的儿童系流感所致。流感相关的住院率在婴幼儿中最高，5~17 岁、有心肺基础疾病或者神经系统及神经肌肉疾病的儿童住院率和死亡率高于健康儿童。虽然儿童流感发病率和住院率高，但是儿童流感的病死率低于 1/10 万。

一些高危人群感染流感病毒后，较易发展为重症病例，包括：① 妊娠期妇女；② 伴有以下疾病或状况者：慢性呼吸系统疾病、心血管系统疾病（高血压除外）、肾病肝病血液系统疾病、神经系统及神经肌肉疾病、代谢及内分泌系统疾病、免疫功能抑制（包括应用免疫抑制剂或 HIV

感染等致免疫功能低下)、集体生活于养老院或其他慢性病疗养机构的被看护人员和19岁以下长期服用阿司匹林者;③ 肥胖者:体质指数>30,BMI=体重(kg)/[身高(m)]²;④ 年龄<5岁的儿童(年龄<2岁更易发生严重并发症);⑤ 年龄≥65岁的老年人。

〖发病机制及病理改变〗
流感病毒与敏感的呼吸道上皮细胞接触时很快依靠其表层的血凝素吸附于细胞表面的特异受体,病毒包膜和细胞膜融合,使细胞外层产生间隙,同时病毒在细胞外脱去外膜,将病毒内核基因直接经细胞间隙进入细胞质内,在病原体 RNA 转录酶和细胞 RNA 多聚酶的参与下,进行病毒复制与繁殖,然后各种病毒成分移行至细胞膜进行装配,成熟后被隆起的细胞膜包围,形成新的有感染性的病毒体,病毒脱离细胞膜表面后又可以同样方式侵入邻近上皮细胞,经病毒反复繁殖复制引起细胞死亡脱落,病毒大量释放,使呼吸道发生炎性病症。自病毒入侵至出现病症、排出病毒需要18~72小时,视入侵病毒剂量大小而定。排病毒1~2天后,鼻分泌物及血清中干扰素上升,4~5天达高峰,而症状随即改善,排病毒停止。病情严重者病毒可经淋巴及血循环侵入其他组织器官,但一般很少发生病毒血症,虽然也有学者报告从脑、心、肌肉等组织中分离到流感病毒。临床所见高热、白细胞数降低、心肌炎、脑炎等大都为中毒表现。

轻症病变仅有上呼吸道卡他性变化,重症则以出血性坏死性支气管炎及间质性肺炎为主,呼吸道黏膜早期有单核细胞浸润及间质水肿、纤毛脱落,晚期则有广泛上皮坏死及出血性渗出物,而基底细胞未受影响。肺间质也有水肿及细胞浸润,肺泡内可有肺透明膜形成,包涵体只见于胞浆内而不见于胞核内。肺部病变可因继发感染不同的细菌而异。单纯流感一般病后5天基底层上皮细胞开始增生,未分化的上皮细胞可高达7~8层,至15天后才有纤毛出现,并产生黏液;有继发细菌感染时则基底层细胞亦受损害而延迟恢复。

〖临床表现〗
1. 潜伏期 一般为1~7天,多数为2~4天。
2. 临床症状 小儿患流感时其临床症状常因年龄不同而各具特点,年长儿症状与成人相似,多表现为普通流感型,起病急骤,有高热、畏寒、头痛、背痛、四肢酸痛、疲乏等,不久即出现咽痛、干咳、流鼻涕、眼结膜充血、流泪、畏光以及局部淋巴结肿大,肺部可出现粗啰音,可伴随腹痛、恶心、腹泻、腹胀等消化道表现,在婴幼儿和学龄前更常见,明显多于成人。婴幼儿患者的临床表现与其他呼吸道病毒感染相似,不易区分。炎症涉及上呼吸道、喉部、气管、支气管、毛细支气管及肺部,病情较严重,幼小婴儿可有严重的喉、气管、支气管炎伴黏稠痰液,甚至发生呼吸道梗阻现象。新生儿往往出现嗜睡、拒食及呼吸暂停;婴儿则易激惹、喂养困难或者单纯发热,临床类似细菌感染所致脓毒症,学龄前和学龄儿童流感以发热和呼吸道症状常见。儿童甲型和乙型流感临床症状和表现无明显差异,丙型流感大多表现为轻症上呼吸道感染。相对于季节性 H1N1 和乙型流感病毒,甲型 H3N2 流感病毒引起更为严重的疾病,新型甲型 H1N1 流感引起儿童疾病的严重程度与甲型 H3N2 流感相似。无并发症的流感发热一般持续3~4天,体温可达39~40℃,热退后全身中毒症状减轻,但干咳及体力恢复可持续1~2周。
3. 血常规检查 周围白细胞总数大多减少,平均约为 4×10^9 个/L,中性粒细胞减少显著,淋巴细胞相对增加,大单核细胞也可增加,此种特殊血象在发病最初数日很显著,往往持续10~15日。并发肺炎时白细胞总数可能大幅度下降,可低达 $(1\sim2)\times10^9$ 个/L。CRP 和血沉一般正常。

〖并发症〗
流感引起的呼吸道并发症包括中耳炎、鼻窦炎、细支气管炎和肺炎,呼吸道并发症在婴幼儿中更常见。重症肺炎主要发生在婴幼儿、老年人、慢性心肺疾病及免疫功能低下者。肺炎可由流感病毒所致，或为继发性细菌感染，多由流感嗜血杆菌、肺炎球菌、金黄色葡萄球菌所致。起病急，常于48小时内见高热，持续不退；少数先中等度发热，2～3日后渐升高，常伴严重喘息及发绀，甚至热退后仍有气喘，严重者可发生呼吸衰竭和急性呼吸窘迫综合征（ARDS）。发生肺炎者影像学检查可见肺内斑片状、多叶段渗出性病灶；进展迅速者，可发展为双肺弥漫的渗出性病变或实变，个别病例可见胸腔积液。

热性惊厥在儿童（主要是婴幼儿）中较为常见。流感还可导致呼吸道以外的其他脏器损害，但较少见。肌炎和血红蛋白尿可发生于甲型和乙型流感的患者，儿童较成人常见，乙型流感较甲型流感多见，由急性良性肌炎引起的肌痛，主要见于下肢，尤以小腿腓肠肌疼痛为甚，而全身中毒表现如头昏、疲乏等较轻，伴肌酸磷酸激酶及其同工酶升高。心脏损伤主要引起心肌炎和心包炎，可见肌酸激酶升高、心电图异常，而肌钙蛋白异常少见，多可恢复，重症病例可出现心力衰竭。神经系统损伤可引起脑炎和脑病、脑脊髓炎、横断性脊髓炎、局灶性神经功能紊乱、急性感染性脱髓鞘性多发性神经根病（GBS）。流感相关性脑病在一些国家和地区被报道，主要表现为脑炎、瑞氏综合征、急性坏死性脑病、出血休克和脑病综合征，是特殊类型的重型脑病。急性坏死性脑病典型临床表现为急性高热后突然惊厥发作，起病1～2天内快速进展至昏迷状态或死亡，病情凶险，死亡率约为30%，28%的存活者留有后遗症。脊髓液压力增高，细胞数可正常，蛋白质正常或轻度升高，头颅CT或MRI在发病初期可无明显异常，但在起病后数天多数患者可发现异常病灶，包括脑皮质弥漫型病变，皮质下脑白质不同部位病变，对称性丘脑病变，脑干、基底节损伤，小脑白质病变伴或不伴脑水肿。肌炎主要表现为肌痛，主要见于乙型流感，发生在流感发病后1～3天，血清肌酶暂时性升高。横纹肌溶解综合征在流感中罕见，主要症状有肌无力、肾衰竭、肌酸激酶升高。危重症患者可发展为多器官功能衰竭和弥散性血管内凝血等，导致死亡。

2009年新型甲型H1N1大流行期间，我国深圳儿童医院报道148例确诊住院病例中，主要的并发症包括肺炎（64%）、神经系统并发症（12%）、胸腔积液（8%）、心肌炎（5%），3例患儿死于重症脑病，1例死于继发真菌性脑膜炎。

〖诊断〗

由于流感的表现与普通感冒及上呼吸道感染十分相似，无十分明显的特征，因此最初发生的病例不易诊断，需根据流行病史、临床症状体征及病原学检验综合进行诊断。确诊需要病原学依据。

1. 流行病学史　当地有流行情报对诊断最有帮助，在流感流行季节，周围人群中有同样病症就应提高警惕，疑及本病。

2. 临床诊断　突然起病，有发热、怕冷、头痛、四肢肌肉酸痛、倦怠疲乏症状，逐渐出现的呼吸道症状有咳嗽、咽痛、眼结合膜充血、面颊潮红，而卡他症状体征不如普通感冒明显，咽痛、咽部红肿和扁桃体体征也不如急性扁桃体炎严重，为流感临床特点。周围白细胞计数大多偏低或正常，中性粒细胞降低明显，则临床上可疑为流感，婴幼儿凭临床表现更不易与其他上呼吸道病毒感染鉴别，应及早进行病原学诊断。出现以下任意一项应考虑有重症流感病例：神志改变；呼吸困难或呼吸频率增快；严重消化道症状；少尿；动脉血压降低；动脉血氧分压降低；胸片显示明显改变；心肌明显损伤；原有基础疾病明显加重等。

3. 病原学诊断　主要包括病毒分离、病毒抗原、核酸和抗体检测。病毒分离为实验室检测的"金标准"；病毒的抗原和核酸检测可以用于早期诊断；抗体检测可以用于回顾性调查。

(1) 病毒分离：采用急性期鼻咽腔洗液、咽部含漱液、鼻拭子或咽拭子置保存液中送检，最好立即接种于鸡胚羊膜腔或尿囊，或接种于敏感的细胞中培养，分离流感病毒，必要时接种于实验动物中分离病毒。采取标本最好在起病3～5天之内，过晚分离阳性率降低。病毒分离敏感度和特异度高，为实验室检测的"金标准"，但耗时，获得结果需要2～7天。

(2) 病毒核酸检测：以 RT-PCR 方法检测呼吸道标本（咽拭子、鼻拭子、鼻咽或气管抽取物、痰、肺泡灌洗液）中的流感病毒核酸。病毒核酸检测的特异度和敏感度高，敏感度较病毒分离高，且能快速区分病毒类型和亚型，可作为确诊实验，一般能在4～6小时内获得结果。

(3) 病毒抗原检测：可采用免疫荧光的方法，检测呼吸道标本（咽拭子、鼻拭子、鼻咽或气管抽取物中的黏膜上皮细胞、肺泡灌洗液），使用单克隆抗体来区分甲、乙型流感病毒，特异度较高，敏感度取决于检测人员的技术和采集标本的质量（是否含有上皮细胞），一般可在2～4小时以内获得结果。胶体金或者酶联免疫试验是另外一种快速抗原检测方法，有商业化试剂盒，一般能在10～30分钟内获得结果，特异度和敏感度变化较大，与患者年龄、病程、标本类型有关，可用于快速筛查区分甲、乙型流感病毒。无论阳性和阴性结果，这两种情况均应考虑使用 PT-PCR 或病毒分离培养做进一步确认。

(4) 血清病毒抗体检测：① 血凝抑制试验；② 中和试验；③ 补体结合试验；④ ELISA 法。动态检测的 IgG 抗体水平在恢复期比急性期有4倍或4倍以上升高有诊断意义。仅可在参比试验室开展，用于回顾性诊断、监测和研究。

〖预后〗

本病预后与当年疫情轻重、患者年龄、免疫状况及有无并发症密切相关，疫情传播广而重，病死率较高，流行早期多见重症。老人、年幼儿童、孕妇及体弱多病者如患有心血管病以及免疫低下者易发生下呼吸道并发症，如继发细菌性肺炎，则病情重，病程迁延，易危及生命，因此这类人群应作为防治重点。

〖预防〗

1. 建立疫情监测网　严密监测流感流行、病毒抗原变异以及人群免疫力，以便通过及早发现患者和及时疫情报告，预测流行的发生和发展趋势，尽早采取相应预防措施，发现病例，隔离休息，医学监护，减少播散机会。通过对各地流感病毒抗原变异情况的监测，及时更新疫苗株以提高免疫保护效果。世界卫生组织已自1947年起在世界各国建立全球流感监测网（GISN），自2011年5月重新命名为全球流感监测和响应系统（GISRS），对疫苗株推荐和防止流感大流行起到重要作用，目前包括136个国家流感中心、6个 WHO 合作中心，我国国家流感中心于2009年成为 WHO 第6个合作中心。

2. 切断传播途径　应广泛向群众宣传防止传染流感的方法，一旦确诊应要求患者入院治疗或居家修养，并采取隔离措施，尽量避免、减少与他人接触。保持室内空气流通；流行高峰期避免去人群聚集场所；咳嗽、打喷嚏时应使用纸巾等，避免飞沫传播；经常彻底洗手，避免脏手接触口、眼、鼻；流行期间如出现流感样症状及时就医，并减少接触他人，尽量居家休息，避免不必要去医院门诊部患者集中的地方就诊。幼托和学校机构发生流感暴发流行时，停课甚至班级关闭消毒以减少传播。呼吸道分泌物（脓、痰等）用3%氯胺溶液或10%～20%漂白粉乳剂消毒，用具煮沸或用0.5%过氧乙酸溶液浸泡15～30分钟，衣被用环氧乙烷熏蒸12～24小时进行消毒。患儿离室后可用2%～5%漂白粉澄清液或1%过氧乙酸擦拭家具，喷洒地面，通风换气，紫外线照射，做终期消毒。室内尚可用乳酸或环氧乙烷密闭熏蒸消毒，医护、抚养人员应戴口罩，进出换外衣和鞋子，勤用流水肥皂洗手或0.5%过氧乙酸浸泡手。

3. 接种疫苗　接种流感疫苗可明显降低流感发病率,是预防流感最有效的手段。由于流感病毒不断发生变异,需要动态监测流感病毒的变异,选育新的流行株用于疫苗株的制备和更新,提高疫苗的保护效果。目前应用的疫苗有灭活疫苗和减毒活疫苗两种,都为三价疫苗,同时包含新型甲型H1N1、季节性甲型H3N2以及乙型流感病毒的血凝素(HA)和神经氨酸酶(NA)抗原成分。疫苗株是根据流行株抗原监测的结果,选择与下一个流感季节流行株最可能匹配的代表株。疫苗的保护效果与接种对象的年龄、疫苗株和流行株是否匹配有关。接种流感疫苗后,通常2周内产生保护性抗体,可在体内持续1年,由于抗体水平随时间而下降,并且每年疫苗株因优势株不同而有所变化,所以每年都需要接种当季的疫苗,才能达到最佳免疫保护效果。

灭活疫苗的优点是经肌肉内注入,可产生大量的IgG抗体,副作用小,缺点是局部sIgA少,接种次数多,被批准用于≥6个月以上的儿童。减毒活疫苗采用鼻咽腔喷雾法接种,虽然操作简单方便,局部SIgA较多,但是副作用大,类似轻症感染,被批准用于≥2岁以上的儿童。儿童是流感的易感人群,2岁以下婴幼儿是重症流感的高危人群,幼托和学龄儿童不仅流感发病率高,而且还是社区流感传播的主要传播者,因此儿童是接种流感疫苗的重点优先人群。目前使用三价灭活季节性流感疫苗(TIV),包括裂解病毒疫苗和病毒亚单位疫苗,被批准用于≥6个月的儿童,保护效力为77%~91%,疫苗接种后血清保护性抗体阳性转化率随年龄增加而增高,青少年可达到70%~100%。如果儿童接种灭活疫苗之前未曾暴露过与疫苗株匹配的流感病毒型和亚型,1剂疫苗不能有效诱导免疫保护,因此,9岁以下儿童首次接种灭活疫苗需要接种两剂,间隔≥4周,每年秋后加强一次。接种后2周抗体上升达最高峰,4~5个月后降1/3,一般一年以后消失,故有效保护时间为半年~1年。灭活疫苗副作用较小,故特别适用于婴幼儿,老年人,孕妇,体弱者,患心、肺、肾脏疾病及糖尿病患者。孕妇接种灭活流感疫苗不仅可以有效预防流感引起的重症并发症,而且可以将抗体传递给分娩的婴儿,对0~6个月的婴儿提供免疫保护,可减少41%~69%实验室确诊的流感病例。

减毒流感活疫苗(LAIV)是利用生物重组技术获得,用冷适应的减毒的供体毒株6个内部蛋白基因以及当前流行的野生型毒株的血凝素(HA)和神经氨酸酶(NA)基因重配制备而成的冷适应型减毒活疫苗,通过在低温下连续传代使流感病毒的毒力下降。用鼻腔喷雾法或气溶胶作气雾法进行接种,疫苗需冷藏。在欧美被批准用于2~49岁的健康人群,孕妇、有慢性基础疾病、免疫抑制患者禁用;接受抗病毒治疗者需停药48小时后方可接种减毒活疫苗。幼儿接种减毒活疫苗将病毒传播给未接种疫苗的接触者发生率小于2%,但不会引起明显的疾病,因此,接种减毒活疫苗7天内避免接触严重免疫抑制患者。减毒活疫苗对2~17岁的儿童具有良好的免疫保护效果,首次接种2剂后第1年对于病毒培养确诊的流感的保护效力为83%,次年加强1剂保护效力为87%。接种后可有发热及呼吸道症状,儿童发热较多。一般较轻,但在无基础免疫力者反应较重,故婴幼儿,老人,孕妇,心、肾、肺、神经系统病等慢性患者及糖尿病,免疫低下患者禁用减毒活疫苗。

流感疫苗的优先接种人群有两大类:① 易发生流感严重并发症的高危人群,包括年幼儿童(6个月~5岁)、≥50岁的成年人和老人、有基础疾病的人群、免疫低下或抑制患者、18岁以下青少年长期接受阿司匹林治疗者、肥胖的成年人、长期居住疗养院等慢性疾病护理机构者、妊娠期妇女;② 职业暴露人群,如医护人员、托幼机构和老人院工作者。流感疫苗接种禁忌证包括:对卵蛋白或任何疫苗过敏者、急性发热者、曾患吉兰-巴雷综合征者。

4. 药物预防　抗病毒药物可用于暴露后流感的预防,推荐用于:① 没有接种疫苗或接种疫苗后尚未获得免疫能力的并发症风险人群的紧急临时预防措施。② 流感患者的家庭成员有易发生流感并发症的高危人群，奥司他韦对暴露流感患者的家庭接触者的保护效力为 68%～89%。用于家庭暴露个体的预防，抗病毒药物预防使用持续 10 天。③ 机构流感暴发，比如医院、老年护理院、学校等，药物预防持续 14 天或者最后 1 例病例发病后 7 天。对于有流感疫苗接种禁忌证或者不能及时接种疫苗并且易发生重症流感的高危个体，在流感流行期间可以酌情持续使用抗病毒药物预防流感。

【治疗】

1. 一般治疗　大部分流感具有自限性，应着重一般护理和并发症防治。无并发症患者通常居家隔离，密切观察病情变化。强调一般护理，患儿宜卧床休息，饮食宜清淡，多饮水。合理使用对症治疗药物。高热、烦躁不安、头痛等应对症处理，可物理降温或服对乙酰氨基酚或布洛芬等退热剂。儿童避免使用阿司匹林，以防发生瑞氏综合征。

2. 抗病毒药物治疗　是流感治疗最基本和最重要的环节，在发病 48 小时内尽早开始抗流感病毒药物治疗。儿童流感的抗病毒药物治疗应根据疾病的严重程度、无基础疾病、起病时间应用指征：① 凡实验室病原学确认或高度怀疑流感需要住院的儿童、有发生并发症高危因素的儿童、疾病进行性加重或者发生并发症的儿童，不论处于基础疾病还是处于流感疫苗免疫状态，都应当在发病 48 小时内给予治疗，抗病毒药物疗程通常为 5 天；② 对于重症住院病例即使病程超过 48 小时，亦应给予抗病毒药物治疗，而且疗程可延长至 10 天；③ 对于 5 岁以下儿童尤其是 2 岁以下婴幼儿、长期接受阿司匹林治疗的儿童、免疫抑制状态的儿童、有慢性基础疾病的儿童，如果实验室病原学确认或高度怀疑流感，推荐经验抗病毒药物治疗。

目前抗流感病毒药物按其作用机制可分为两类：一类为 M2 离子通道阻滞剂，用来阻断流感病毒 M2 蛋白的离子通道，从而抑制病毒复制，但仅对甲型流感病毒有抑制作用，包括金刚烷胺和金刚乙胺，神经系统不良反应有神经质、焦虑、注意力不集中和轻度头痛等，多见于金刚烷胺；胃肠道反应有恶心、呕吐，大多比较轻微，停药后可迅速消失。另一类为神经氨酸酶抑制剂，作用机制是阻止病毒由被感染细胞释放和入侵邻近细胞，减少病毒在体内的复制，对甲、乙型流感病毒均具有活性。在我国上市的有三个品种，即奥司他韦、扎那米韦和帕拉米韦。不良反应包括胃肠道症状、咳嗽和支气管炎、头晕和疲劳以及神经系统症状（头痛、失眠、眩晕），曾报道有抽搐和神经精神障碍，主要见于儿童、青少年，但不能确定与药物的因果关系。此外，偶有皮疹、过敏反应和胆肝系统异常。

奥司他韦为口服剂型，批准用于≥1 岁的儿童和成人，2009 年新型甲型流感大流行时期在美国被批准用于婴儿。奥司他韦口服生物利用度达 80%，儿童剂量根据年龄和体重不同：① 14 天～11 个月的婴儿，按体重给药，每次 3 mg/kg，每日 2 次。② ≥1 岁儿童，按体重给药：≤15 kg 者，60 mg/d，每日 2 次；15～23 kg 者，90 mg/d，每日 2 次；24～40 kg 者，120 mg/d，每日 2 次；＞40 kg 者，150 mg/d，每日 2 次。预防剂量为治疗剂量的半量，1 天服用 1 次，被推荐用于 1 岁以上的儿童，在特殊情况下，可以考虑给予≥3 个月的婴儿奥司他韦口服来预防流感。扎那米韦为粉雾吸入剂型，经鼻喷雾或雾化器吸入，用于＞5 岁（英国）或 7 岁（美国）的儿童和成人，对照研究证明它与奥司他韦疗效没有差别。≥5 岁的儿童每次吸入 10 mg，疗程 5 天，预防用药只需 1 天吸 1 次。帕拉米韦为静脉注射剂型，血浆半衰期长到 12～25 小时，为长效抗病毒药物，可以很好渗透到鼻咽部，通过肾脏清除。虽然帕拉米韦在美国尚未获得 FDA 批准，但在 2009 年新型甲型流感暴发时，被批准紧急用于不能耐受口服抗病毒药物治疗的重症住院比例，关于其疗效仍需要进一步评估。儿童剂量为 10 mg/kg，最大剂量为 600 mg，成人每次为300～600 mg,每天一次,可用于1个月以上的儿童,疗程为1～5天。研究显示帕拉米韦治疗儿童流感是安全、有效的,疗效与奥司他韦和扎那米韦相当。

目前人群中甲型流感病毒流行株包括2009年新型甲型H1N1和H3N2亚型对烷胺类药物耐药,因此金刚烷胺不再被推荐治疗甲型流感。2008～2009年度全球监测数据显示季节型H1N1流感病毒对NAIs耐药率高达90%,但是2009年新型甲型H1N1出现以后取代了季节性甲型H1N1。目前全球已报道出现对奥司他韦耐药的甲型H3N2、新型甲型H1N1和乙型流感病毒株,但大多数耐药株分离自接受抗病毒药物治疗过的患者。2008年12月～2011年6月全球监测研究报告显示:季节性甲型H1N1病毒对奥司他韦耐药率为100%,新型甲型H1N1病毒对奥司他韦耐药率为1.5%～2%,甲型H3N2病毒对奥司他韦耐药率为0.6%,乙型流感病毒对奥司他韦均敏感,奥司他韦耐药株对扎那米韦仍敏感,耐药株都分离自奥司他韦治疗后的病例,而且常见于儿童。因此,奥司他韦和扎那米韦仍然是治疗儿童流感的首选抗病毒药物。

3. 抗菌药物 避免盲目或不恰当地使用抗菌药物。仅在流感继发细菌性肺炎、中耳炎和鼻窦炎等时才是使用抗生素的指征。流感并发社区获得性肺炎可给予经验抗菌药物治疗,结合病原学结果调整抗生素。

4. 重症病例或原有疾病基础加重患者应住院治疗 重症病例治疗原则:积极治疗原发病,防治并发症,并进行有效的器官功能支持,包括呼吸支持、循环支持、肾脏支持、激素的应用和中医中药等综合治疗手段。

5. 中医中药 挖掘中医中药治疗流感多年的传统经验,做到中西医结合,相互补充,可起到很好的效果。

(周 瑞 陈 岩)

三、麻疹

麻疹(measles)是麻疹病毒引起的小儿常见的急性呼吸道传染病。以发热、上呼吸道炎(咳嗽、流涕)、结膜炎、口腔麻疹黏膜斑(又称柯氏斑,Koplik's spots)及皮肤特殊性斑丘疹为主要临床表现。本病传染性强,易并发肺炎。病后免疫力持久,大多终身免疫。

【病因】

麻疹病毒属副黏病毒属的单股RNA病毒,直径为100～150 nm。麻疹病毒主要蛋白质的抗原性稳定,只有一个血清型。病毒不耐热,对阳光和一般消毒剂均敏感,但耐寒、耐干燥,在-15℃以下可保存数月至数年。

【流行病学】

1. 传染源 病人是唯一的传染源,自发病前2天(潜伏期末)至出疹后5天内,眼结膜分泌物,鼻、口、咽、气管的分泌物中都含有病毒,具有传染性。恢复期不带病毒。

2. 传播途径 主要通过飞沫传播。密切接触者亦可经污染病毒的手传播,通过玩具、衣物等间接传播甚少见。

3. 人群易感性 人群普遍易感。易感者接触后90%以上均可发病。病后有持久免疫力。

4. 流行特征 发病季节以冬、春季为多,高峰在2～5月份。但全年均可有病例发生。我国6个月至5岁小儿发病率最高。近年因长期疫苗免疫的结果,麻疹流行强度减弱,平均发病年龄后移。流动人口或免疫空白点易造成城镇局部易感人群累积,导致局部或点状麻疹暴发流行。

【发病机制】

麻疹病毒侵入呼吸道和眼结膜上皮细胞内复制繁殖,通过局部淋巴组织进入血液(初次病毒血症),此后病毒在全身单核-巨噬细胞系统内复制活跃,大量病毒再次进入血液,此即为第二次病毒血症,引起全身广泛性损害而出现一系列临床表现。病毒血症持续至出疹后第2日。由于免疫反应受到抑制,易发生细菌性继发感染,故部分病人常继发鼻窦炎、中耳炎和支气管肺炎,并使结核病复燃,阳性的结核菌素反应变成阴性。麻疹病毒感染过程中,机体反应明显降低,可使湿疹、哮喘、肾病综合征患儿病情得到暂时缓解,但患者亦易继发细菌感染。亚急性硬化全脑炎(subacute sclerosing panenc ephalitis,SSPE)也是麻疹并发症之一,常在患麻疹后7~11年发生,其致病机制与免疫致病机制密切相关。

【病理】

麻疹系全身性疾病,其病理改变可见于各个系统,其中以单核-吞噬细胞系统和呼吸系统更为明显,全身淋巴组织有不同程度的增生,在淋巴结、扁桃体、呼吸道、肠道等处可见多核巨细胞,也称"华-佛细胞"(Warthin-Finkeldey giant cell)。多核巨细胞大小不一,内含数十至百余个核,核内外均有病毒集落(嗜酸性包涵体)。颊黏膜下层的微小分泌腺发炎,其病变内有浆液性渗出及内皮细胞增殖形成 koplik 斑。真皮毛细血管内皮细胞增生,血浆渗出,红细胞相对增多,形成麻疹淡红色斑丘疹。疹退后,表皮细胞坏死,角化形成脱屑。由于皮疹处红细胞裂解,疹退后形成棕色色素。麻疹病毒引起的间质性肺炎为 Hecht 巨细胞肺炎。脑、脊髓初期可有充血水肿,后期少数可有脱髓鞘改变。SSPE 患者有皮质和白质的变性,细胞核及细胞质内均可见包涵体。在电镜下,包涵体呈管状结构,是副黏病毒核衣壳的典型表现。这些损害在脑内分布不均匀,且在病程早、晚期改变也不一致,故脑活检无诊断意义。此外,肝、心、肾可有细胞混浊肿胀和脂肪变性等改变。

【临床表现】

潜伏期为6~18天(平均10天左右),曾接受被动或主动免疫者可延至3~4周。典型表现如图8.1所示。

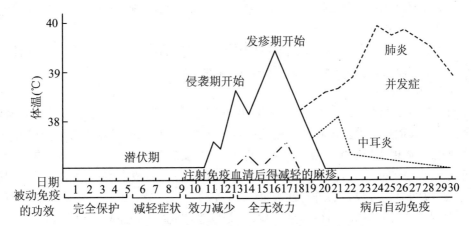

图 8.1 麻疹的典型体温曲线图与被动免疫的功效

本图显示一般麻疹病人的病程。越早施行被动免疫则保护力越大。如果在初次接触病人之后四五天内做被动免疫注射,大都可以完全保护,不发麻疹。如果在晚期注射,功效就很小,甚至全无功效

1. **潜伏期** 一般为6~18天,潜伏期末可有低热、全身不适。

2. 前驱期 从发热到出疹一般为3～4天。主要表现如下：

(1) 发热：多为中度以上，热型不一。小儿也可骤发高热伴惊厥。

(2) 上呼吸道炎：在发热同时出现咳嗽、流鼻涕、打喷嚏、咽部充血等其他症状伴眼结膜充血、流泪、畏光及眼睑水肿。

(3) 麻疹黏膜斑(Koplik 斑)：见于90%以上的病人，具有早期诊断价值。发生在病程2～3天，出现于双侧近第一臼齿相对应的颊黏膜上，为直径0.5～1.0 mm 的灰白色小点，周围有红色晕圈，常在1～2天内迅速增多，可累及整个颊黏膜并蔓延至唇部黏膜，于出疹后1～2天迅速消失。

3. 出疹期 于发热第3～4天出皮疹。皮疹先出现于耳后、发际、颈部，逐渐蔓延至额面、躯干、四肢及手掌与足底。疹形是玫瑰色斑丘疹，呈充血性皮疹，压之褪色，继而色加深呈暗红，可融合成片，疹间皮肤正常。皮疹高峰时全身毒血症状加重，体温可增高至40℃，伴嗜睡或烦躁不安，重者有谵妄、抽搐、咳嗽频繁。此期肺部有湿性啰音，X 射线胸片检查可见肺纹理增多或轻重不等弥漫性肺部浸润。出疹期为3～5天。

4. 恢复期 出疹3～4天后，发热开始减退，全身症状明显减轻，皮疹按出疹的先后顺序开始消退。若无并发症发生，食欲、精神等其他症状也随之好转。疹退后，皮肤有糠麸状脱屑及棕色色素沉着，历时1～2周。

除典型麻疹外，其他非典型麻疹的临床类型有：① 轻型麻疹；② 重型麻疹(含中毒性麻疹和休克型麻疹)；③ 出血型麻疹；④ 异型麻疹。

〖并发症〗

1. 肺炎 是麻疹最常见的并发症，占麻疹患儿死因的90%以上。由麻疹病毒本身引起的巨细胞肺炎，多随其他症状消退而消散。继发性肺炎常见于免疫功能缺陷的小儿，临床表现出疹较轻，而肺炎的症状较重、体征明显，预后差。病原体多为细菌性，常为金黄色葡萄球菌、肺炎链球菌等，故易并发脓胸和脓气胸。部分为病毒性，多为腺病毒。

2. 喉炎 2～3岁小儿多见，因小儿喉腔狭小，并发细菌感染时喉部组织水肿，分泌物增多，极易造成喉梗阻，临床表现为声音嘶哑、犬吠样咳嗽、吸气性呼吸困难及三凹征，严重者可窒息死亡。

3. 心肌炎 多见于2岁以下患重型麻疹或营养不良的小儿，轻者仅有心音低钝、心率增快、一过性心电图改变，重者可出现心力衰竭、心源性休克。

4. 神经系统

(1) 麻疹脑炎：发病率为0.1%～0.2%，大多发生在出疹后2～6天，与麻疹病情轻重无关，临床表现与其他病毒性脑炎相似。病死率约为15%，部分患者可发生瘫痪和智力障碍。

(2) 亚急性硬化性全脑炎：是麻疹的远期并发症，发病率约为百万分之一，男多于女。主要见于曾患过麻疹的年长儿，偶可见接种过麻疹活疫苗者。一般在麻疹数年后才出现脑炎的症状、体征。发病后先有数月的进行性痴呆，脑炎呈进行性恶化，出现肌阵挛等表现，以及典型的脑电图改变，脑脊液麻疹抗体持续呈阳性，最后昏迷，发生去大脑强直、死亡。

〖实验室检查〗

1. 血象 血白细胞总数减少，淋巴细胞相对增多。淋巴细胞严重减少提示预后不好。

2. 血清学检查

(1) 抗体检测：ELISA 测定血清特异性 IgM 和 IgG 抗体，敏感性和特异性均好。但 IgM 的阳性率与病程有关。有研究认为，在患者出皮疹后3天至4周内取血，麻疹病毒特异性 IgM

抗体的阳性率达97%,而在出皮疹后3天内取血其阳性率只有77%或更低。

(2) 抗原检测:用免疫荧光方法检测鼻咽部脱落细胞内的麻疹病毒抗原是一种早期快速的诊断方法。有人用逆转录聚合酶链反应方法从患者血和鼻咽分泌物标本及外周血单核细胞扩增麻疹病毒的N、H基因来检测麻疹病毒。

3. 查多核巨细胞 取初期病人鼻咽部分泌物、痰和尿沉渣涂片,用赖特(Wright)染色查多核巨细胞;也可通过电镜找多核巨细胞核内外包涵体中的麻疹病毒颗粒。多核巨细胞以出疹前2日至出疹后1日阳性率最高。

【诊断】

根据麻疹接触史、前驱期出现 Koplik 斑、皮疹形态和出现顺序、出疹与发热关系、退疹后皮肤脱屑及色素沉着等特点,典型麻疹诊断并不难。前驱期鼻咽分泌物找到多核巨细胞及尿中检测包涵体细胞有助于早期诊断。在出疹1~2天时用 ELISA 法测出麻疹抗体可确诊。

【鉴别诊断】

1. 风疹 前驱期短,全身症状和呼吸道症状轻,无 Koplik 斑。发热1~2天即出疹,皮疹主要见于面部和躯干,1~2天即退,不留色素沉着,不脱屑。常伴耳后、枕后和颈部淋巴结肿大。

2. 幼儿急疹 幼儿急起发热或高热3~4天,热退后出现玫瑰色散在皮疹,面部及四肢远端皮疹甚少,1~2天皮疹退尽。

3. 药物疹 近期有服用或接触药物史,皮疹呈多样性,有痒感,伴低热或无热,无黏膜斑及呼吸道其他炎症,停药后皮疹可渐消退。

【治疗】

无特殊治疗,治疗原则是:加强护理,对症治疗,预防感染。

1. 一般治疗 卧床休息,保持室内空气流通,注意温度和湿度。保持眼、鼻、口腔和耳的清洁,避免强光刺激。给予容易消化、富有营养的食物,补充足量水分。

2. 对症治疗 高热可酌用小剂量退热剂,应避免急骤退热致虚脱。烦躁可适当给予镇静剂。频繁剧咳可用非麻醉镇咳剂或超声雾化吸入。继发细菌感染可给抗生素。补充维生素A治疗小儿麻疹,有利于疾病的治疗,可减少并发症的发生。有条件可加用中药治疗。

3. 并发症的治疗 有并发症者给予相应治疗。

【预防】

采用预防接种为主的综合措施。

1. 管理传染源 早发现、早报告、早隔离、早治疗麻疹患者,一般隔离至出疹后5天,伴有呼吸道并发症者应延长至出疹后10天。对接触麻疹的易感者应隔离检疫3周,若曾做被动免疫者应延长至4周。

2. 切断传播途径 医护人员要做消毒隔离工作,病人曾住的房间应通风并用紫外线照射,病人衣物应在阳光下曝晒。无并发症的患儿在家中隔离,以减少传播和继发院内感染。流行季节易感儿尽量少去公共场所。

3. 保护易感人群

(1) 主动免疫:未患过麻疹的小儿均应接种麻疹减毒活疫苗,初种年龄国内规定为生后8个月,7岁时复种一次。易感者在接触病人2天内若接种疫苗,仍有可能预防发病或减轻病情。接种疫苗后一般反应轻微,少数接种后有低热数日。

接种禁忌为妊娠、过敏体质、活动性结核病、白血病、恶性肿瘤及免疫缺陷病或免疫功能被抑制者(如用肾上腺皮质激素或放射治疗等)。若有发热和急、慢性疾病者应暂缓主动免疫。凡6周内接受过丙种球蛋白者,应推迟3个月接种。

(2) 被动免疫:年幼、体弱、患病的易感儿接触麻疹后,可采用被动免疫。在接触病人后5天内注射人血丙种球蛋白3 ml(或每次0.25 ml/kg)可预防发病。如用量不足或接触麻疹后第5～9日使用,仅可减轻症状。被动免疫只能维持3～8周,以后应采取主动免疫。

4. **开展麻疹病毒基因变异的监测** 20世纪80年代后分离得到的病毒在抗原性和生物学特性上已出现变异,应密切监测麻疹病毒野生型的基因变异和抗原性改变,从分子病毒学上深入研究这些变化,为最终消灭麻疹做出努力。

(尹淮祥)

四、流行性腮腺炎

流行性腮腺炎(epidemic parotitis mumps)是由腮腺炎病毒所致的急性呼吸道传染病。以腮腺肿大、疼痛为主要临床特征,偶无腮腺肿大,有时其他唾液腺亦可受累,并可延及全身各种腺体组织。尚能引起脑膜炎、脑膜脑炎、睾丸炎、卵巢炎和胰腺炎等。

〖病因和流行病学〗

腮腺炎病毒(mumps virus)属副黏液病毒科。副黏液病毒属的单股RNA病毒,只有一个血清型,加热至55～60 ℃后20分钟就失去感染性,福尔马林或紫外线均能将其杀灭,然而耐低温。人是腮腺炎病毒的唯一宿主。本病病毒主要通过飞沫传播。一年四季均可发病,以冬、春季为高峰。患者主要是学龄儿童,无免疫力的成人亦可发病。感染后一般可获较持久的免疫力。

〖发病机制〗

腮腺炎病毒从呼吸道侵入机体后,在局部黏膜上皮细胞和脸部淋巴结中增殖,引起局部炎症和免疫反应,然后进入血液,引起病毒血症。病毒经血液至全身各器官,首先使多种腺体(腮腺、舌下腺、颌下腺、胰腺、生殖腺等)发生炎性病变,也可侵犯神经系统。在这些器官中病毒再度繁殖复制后,再次侵入血循环,形成第二次病毒血症,并侵犯第一次病毒血症未曾侵入的其他器官,临床上呈现不同器官相继出现病变的症状。因此腮腺炎实际上是一种系统的、多器官受累的疾病。

〖病理〗

腮腺炎的病理变化特征是非化脓性炎症,包括间质水肿、点状出血、淋巴细胞浸润和腺泡坏死等。腮腺导管的壁细胞肿胀,管腔内有脱落的坏死上皮细胞堆积,使淀粉酶排出受阻,经淋巴管进入血液而使血、尿淀粉酶增高。其他器官如胰腺、睾丸等受累时亦可见类似病理改变。

腮腺炎病毒所致脑膜炎的发病机制目前认为是腮腺炎病毒的血溶-细胞融合糖蛋白所致,动物实验表明应用此蛋白的单克隆抗体能预防脑炎和脑细胞坏死的发生。病理变化包括神经细胞的变性、坏死和炎性浸润,也可见脱髓鞘改变。

〖临床表现〗

潜伏期为14～25天,平均为18天。部分病例有发热、无力、纳差、头痛等前驱症状,1～2天后出现腮腺肿大。常先见一侧,然后另一侧也相继肿大,肿大以耳垂为中心,向前、后、下发展,边缘不清,表面发热不红,触之有弹性感,有疼痛及触痛,咀嚼食物时疼痛加重。腮腺导管口(位于上颌第二磨牙旁的颊黏膜处)可见红肿。腮腺肿3~5天达高峰,持续4~5日后逐渐消退。颌下腺和舌下腺也可同时受累,或单独出现腮腺肿大。可有不同程度发热,持续时间不一,亦有体温始终正常者。不典型病例可无腮腺肿胀而以单纯睾丸炎或脑膜脑炎的症状出现,也有仅见颌下、舌下腺肿胀者。

流行性腮腺炎是全身性疾病,其病毒有嗜腺体和嗜神经性,故病毒常侵入中枢神经系统、其他腺体或器官而产生下列症状。

Ⅰ. 神经系统

1. 脑膜炎 较常见,可出现在腮腺肿大前、腮腺肿大同时,也可见腮腺肿大消失以后。表现为发热、头痛、呕吐、脑膜刺激征,但很少惊厥。约半数病例脑脊液可有白细胞计数升高,细胞数大多小于500×10^6个/L,偶有大于$2\,000\times10^6$个/L者;分类以淋巴细胞为主,蛋白稍高,糖和氯化物正常。在疾病早期,脑脊液中可分离出腮腺炎病毒。大部分预后良好。脑膜脑炎或脑炎患者,常有高热、谵妄、抽搐、昏迷,重症者可致死亡。可遗留耳聋、视力障碍等后遗症。

2. 多发性神经炎、脊髓灰质炎 偶有腮腺炎后1~3周出现多发性神经炎、脊髓灰质炎,预后多良好。肿大的腮腺压迫面神经可引起暂性面神经麻痹。有时出现三叉神经炎、偏瘫、截瘫、上升性麻痹等。偶有因腮腺炎后大脑导水管狭窄而并发脑积水者。

3. 耳聋 为听神经受累所致,发病率虽不高(约1/15 000),但可成为永久性和完全性耳聋。所幸75%为单侧性,故影响较小些。

Ⅱ. 生殖系统

睾丸炎或卵巢炎:睾丸炎常见于腮腺肿大开始消退病人又发热时。睾丸明显肿胀、疼痛,可并发附睾炎、鞘膜积液和阴囊水肿。睾丸炎多为单侧,约1/3的病例为双侧受累。部分患者睾丸炎后发生不同程度的睾丸萎缩,双侧萎缩者可导致不育症。7%的青春期后女性患者可并发卵巢炎,出现下腹疼痛及压痛;右侧卵巢炎患者可酷似阑尾炎,有时可触及肿大的卵巢,一般不影响生育能力。

Ⅲ. 胰腺炎

急性胰腺炎较少见,轻型或亚临床型感染多见。常发生于腮腺肿大数日后。中上腹疼痛、压痛明显,伴呕吐、发热、腹胀、腹泻或便秘等。由于单纯腮腺炎即可引起血、尿淀粉酶增高,故不宜作为诊断依据,因此需做脂肪酶检查,若升高则有助于胰腺炎的诊断。

Ⅳ. 其他

尚可有心肌炎、甲状腺炎、乳腺炎、肾炎、泪腺炎、角膜炎、关节炎、肝炎等,均可在腮腺炎发生前后发生。

〖实验室检查〗

1. 常规检查 白细胞计数和尿常规一般正常,有睾丸炎者白细胞可以增高。有肾损害时尿常规可出现尿蛋白和管型。

2. 血清和尿淀粉酶测定 其增高程度常与腮腺肿胀程度平行,在2周左右恢复正常,90%的患者发病早期有血清和尿淀粉酶增高,无腮腺肿大的脑膜炎患者,血和尿中的淀粉酶也可增高。故测定淀粉酶可与其他原因的腮腺肿大或其他病毒性脑膜炎相鉴别。血脂肪酶增高,有助于胰腺炎的诊断。

3. 血清学检查 ELISA法检测血清中腮腺炎病毒核蛋白的IgM抗体可作为近期感染的诊断,有报告认为用于患者唾液检查阳性率亦很高。近年来有应用特异性抗体或单克隆抗体来检测腮腺炎病毒抗原,可做早期诊断。应用逆转录PCR技术检测腮腺炎病毒RNA,可大大提高可疑患者的诊断。

4. 病毒分离 患者唾液、脑脊液、尿或血中可分离出病毒。

【诊断与鉴别诊断】

Ⅰ. 诊断

主要依据有发热和以耳垂为中心的腮腺肿大,结合流行情况和发病前有接触史,且排除其他原因引起的腮腺肿大情况,诊断一般不困难。对没有腮腺肿大的脑膜脑炎、脑膜炎和睾丸炎等,确诊需依靠血清学检查和病毒分离。

Ⅱ. 鉴别诊断

1. 化脓性腮腺炎 主要是一侧性腮腺肿大,不伴睾丸炎或卵巢炎。挤压腮腺时有脓液从腮腺导管口流出。白细胞计数和中性粒细胞明显增高。

2. 其他病毒性腮腺炎 流感 A 病毒、副流感病毒、巨细胞病毒及淋巴细胞脉络丛脑膜炎病毒等均可引起腮腺炎,需根据血清学检查和病毒分离进行鉴别。

3. 其他原因的腮腺肿大 许多慢性病如糖尿病、慢性肝病、营养不良和腮腺导管阻塞等,均可引起腮腺肿大,一般不伴急性感染症状,局部也无明显疼痛和压痛。

【治疗】

完全是对症处理。急性期避免刺激性食物,多饮水,保持口腔卫生。高热者给予退热剂或物理降温。严重头痛和并发睾丸炎者可给予解热镇痛药。此外,中医中药内外兼治,金黄散调醋局部涂敷腮肿处。汤济方常用普济消毒饮加减。干扰素治疗似有加速消肿、缩短热程的效果。氦氖激光局部照射治疗流行性腮腺炎,对止痛、消肿有一定效果。脑炎症状明显者可按乙型脑炎治疗。对重症脑膜脑炎、睾丸炎或心肌炎患儿必要时可采用中等剂量的糖皮质激素进行 3~7 天的短期治疗。

【预防】

及早隔离病人直至腮腺肿胀完全消退为止。集体机构的易感儿应检疫 3 周。由于症状开始前数天患者已开始排出病毒,因此预防的重点是应用疫苗对易感者进行主动免疫。目前国内外已有单价腮腺炎减毒活疫苗和腮腺炎-麻疹-风疹三联疫苗(MMR)应用于预防,取得了良好的保护作用,除皮下接种外还可采用气雾喷鼻法。孕妇、先天或获得性免疫低下者以及对鸡蛋蛋白过敏者不能使用腮腺炎活疫苗。

(尹淮祥)

五、艾滋病

艾滋病是获得性免疫缺陷综合征(acquired immune deficiency syndrome,AIDS)的简称,是由人类免疫缺陷病毒(human immunodeficiency virus,HIV)所引起的一种传播迅速、病死率极高的传染病。本病主要通过性接触和血液传播,病毒主要侵犯和破坏辅助 T 淋巴细胞(CD_4^+ T 淋巴细胞),使机体细胞免疫功能受损,最后并发各种严重的机会性感染和肿瘤。

【病因】

HIV 属 RNA 逆转录病毒,目前已知 HIV 有两个型,即 HIV-Ⅰ和 HIV-Ⅱ。两者均能引起 AIDS,但 HIV-Ⅱ致病性较 HIV-Ⅰ弱,世界各地的艾滋病几乎均由 HIV-Ⅰ引起。该病毒的外形为球形,直径为 90~200 nm,外层为类脂包膜,表面有锯齿样突起,内有圆柱状核心,含 Mg^{2+} 依赖性逆转录酶。病毒包括结构蛋白 p19、核心蛋白 p24 和 p15、逆转录酶蛋白 p66 和 p51、外膜蛋白 gp120 和跨膜蛋白 gp41 等(图 8.2)。HIV 对理化因素的抵抗力并不强。加热至 56 ℃,30 分钟可将其灭活,一般消毒剂,如 50% 的乙醇、0.3% 的过氧化氢、0.2% 的次氯酸钠及 10% 的漂白粉,经 10 分钟都可灭活病毒,但对甲醛溶液、紫外线和 γ 射线不敏感。

【流行病学】

小儿患病主要自成人传播而来。我国 1985 年发现首例成人 AIDS 患者以来,目前估计实际感染人数超出 40 万以上。1982 年世界上报道了首例儿童 HIV 感染,估计全球每天有 1 000 例 HIV 感染的新生儿出生。据美国及欧洲国家的儿科学术会议及儿科杂志报道,此病在小儿发生日益增多,治疗困难,预后极差,国内儿科临床工作者必须予以应有的关注。

Ⅰ. 传染源

病人和无症状病毒携带者是本病的传染源,特别是后者。病毒主要存在于血液、精子、子宫和阴道分泌物中,其他体液如唾液、眼泪和乳汁亦含有病毒,均具有传染性。

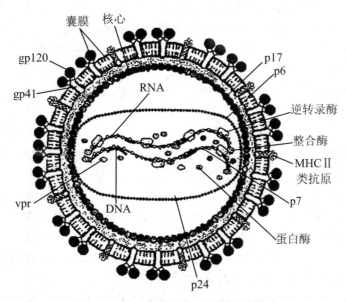

图 8.2 HIV-Ⅰ病毒粒子的结构示意图

Ⅱ. 儿童 HIV 感染的传播方式

1. 注射传播 吸毒者之间共用注射器和针头,血友病患者应用第Ⅷ因子和输注 HIV 感染者的血液和血液制品均可传染。

2. 母婴传播 感染本病的孕妇可以通过胎盘,产程中及产后血性分泌物或喂奶等方式传播给婴儿。

3. 其他途径 包括应用病毒携带者的器官进行移植、人工授精等。

此外医护人员被污染的针头刺伤或破损皮肤污染都有可能受传染,目前尚未证实空气、昆虫、水及食物或与艾滋病患者的一般接触,如握手、公共游泳、共用被褥等会造成感染,亦未见到偶然接触发病的报告。

【发病机制】

HIV 进入人体后,其 gp120 抗原与 CD_4^+ T 淋巴细胞(以及巨噬细胞)表面相应的受体结合。经 gp41 辅助，HIV 的囊膜与 CD_4^+ T 淋巴细胞融合，病毒的核心，包括其 RNA 进入细胞内，在逆转录酶作用下逆转录出与病毒 RNA 互补的双链 DNA。这些 DNA 进入细胞核，与细胞染色体 DNA 整合，形成病毒的 cDNA，并处于潜伏状态。经过相当长的时间后，在某些细胞因子的作用下病毒被激活，由病毒 DNA 转录出 mRNA，不断复制。其结果使大量 CD_4^+ T 淋巴细胞受到破坏，从而造成免疫缺陷。近年来研究发现 HIV 侵入 CD_4^+ T 淋巴细胞时，必须借助融合素（fusion），可使 CD_4^+ T 淋巴细胞融合在一起，使未受 HIV 侵犯的 CD_4^+ T 淋巴细胞与受害的 CD_4^+ T 淋巴细胞融合而直接遭受破坏。由于 CD_4^+ T 淋巴细胞被大量破坏，细胞免疫功能严重受损乃至衰竭。另外丧失辅助 B 淋巴细胞分化的能力，使体液免疫功能亦出现异常，表现为高免疫球蛋白血症，出现自身抗体，而正常的保护性抗体反应则大大减低。抗体反应缺陷，使患儿易患严重化脓性病变；细胞免疫功能低或衰竭，引起各种机会性感染，如结核菌、卡氏肺囊虫、李司忒菌、巨细胞病毒等感染，常是致死的原因。

【病理】

HIV 感染后主要病理变化在淋巴结和胸腺等免疫器官。淋巴结呈反应性病变和肿瘤性病变两种。早期表现是淋巴组织反应性增生，以后出现淋巴结内淋巴细胞稀少，生发中心空虚，脾脏小动脉周围 T 细胞区和脾小结淋巴细胞稀少，无生发中心或完全丧失淋巴成分。胸腺显著萎缩，缺少胸腺小体。艾滋病患儿往往发生严重的机会性感染，但由于存在免疫缺陷，所以组织中炎症反应少，而病原繁殖多，其病理改变因病原体不同而异。HIV 常侵犯中枢神经系统，病变包括胶质细胞增生，灶性坏死，血管周围炎性浸润，多核巨细胞形成和脱髓现象。

【临床表现】

垂直传播的 HIV 感染主要临床表现有生长停滞、淋巴结肿大、慢性咳嗽和发热，反复发生肺部感染以及持续的腹泻。艾滋病患儿的临床表现很大程度上取决于其所发生的机会性感染的部位和种类。

肺部疾病可见于儿科艾滋病患者的 80% 以上，是发生并发症和死亡的主要原因。肺部感染主要是卡氏肺囊虫肺炎（PCP）、淋巴细胞性间质性肺炎（LIP），反复发生细菌感染，包括结核。PCP 是婴儿期艾滋病最常见的机会感染，其主要表现为呼吸急促、缺氧和 X 射线检查见双侧阴影。LIP 的早期可无症状，有双侧肺部阴影。

中枢神经系统的感染包括急性自限性疾病，如肠道病毒性脑膜炎、引起破坏性后遗症的严重弥漫性或局灶性感染（如虫媒病毒性脑炎）。CNS 感染的所有临床表现都继发于毒性介质，如细胞因子的释放。这些因子有神经毒性，并引起脑病的临床表现，如运动异常和痉挛。许多这类疾病也引起神经根疾病和血管病。

儿科 HIV 感染病人的口腔和面部的一些表现包括念珠菌病、单纯疱疹病毒感染、线性齿龈红斑、口腔毛状白斑。

目前世界卫生组织（WHO）根据临床表现和免疫状态将 HIV 感染进行分类，根据临床表现分为无临床表现（N）、轻度临床表现（A）、中度临床表现（B）和严重临床表现（C）。结合免疫学状况又可分为无免疫学抑制、中度免疫学抑制和严重免疫学抑制。

【实验室检查】

Ⅰ．病原学诊断

1．病毒分离　目前常采用的方法是将受检者周围血单个核细胞（PBMCs）与经植物血凝素（PHA）激活 3 天的正常人 PBMCs 共同培养（加入 IL-2 10 U/ml）。3 周后观察细胞病变，检测逆转录酶或 p24 抗原或病毒核酸(PCR),确定有无 HIV。目前一般只用于实验研究,不作为诊断指标。

2. 抗原检测　主要是检测病毒核心抗原 p24,一般在感染后 1~2 周内即可检出。

3. 病毒核酸检测　利用 PCR 或连接酶链反应(LCR)技术,可检出微量病毒核酸。

4. 病毒抗体检测

(1) 初筛试验:血清或尿的酶联免疫吸附试验、血快速试验。

(2) 确认试验:蛋白印迹试验或免疫荧光检测试验。

Ⅱ. 免疫缺陷的实验诊断

1. 血淋巴细胞亚群分析　CD_4^+/CD_8^+ 倒置,自然杀伤细胞活性降低,皮肤迟发性变态反应减退或消失,抗淋巴细胞抗体和抗精子抗体、抗核抗体呈阳性。B_2 微球蛋白增高,尿中新蝶呤升高。

2. 各种机会性感染病原的检诊　应尽早进行,以便及时明确感染病原,实施针对性治疗。

〖诊断〗

2002 年中华医学会儿科学分会感染学组、中华医学会儿科学分会免疫学组共同制定了小儿 HIV 感染和 AIDS 的诊断标准。

1. 小儿无症状 HIV 感染

(1) 流行病史:① HIV 感染母亲所生的婴儿;② 输入未经 HIV 抗体检测的血液或血液制品。

(2) 临床表现:无任何症状、体征。

(3) 实验室检查:≥18 个月的儿童,HIV 抗体呈阳性,经确认试验证实者;患儿血浆中 HIV RNA 呈阳性。

(4) 确诊标准:① ≥18 个月的小儿,具有相关流行病史,实验室检查中任何一项阳性可确诊;② <18 个月的小儿,具备相关流行病学史,2 次不同时间的血浆样本 HIV RNA 阳性可确诊。

2. 小儿 AIDS

(1) 流行病史同无症状 HIV 感染。

(2) 临床表现:不明原因的持续性全身淋巴结肿大(直径>1 cm)、肝脾肿大、腮腺炎;不明原因的持续发热超过 1 个月;慢性反复发作性腹泻;生长发育迟缓;体重下降明显(3 个月下降大于基线 10%);迁延难愈的间质性肺炎和口腔霉菌感染;常发生各种机会感染等。与成人 AIDS 相比,小儿 AIDS 的特点为:① HIV 感染后,潜伏期短,起病较急,进展快;② 偏离正常生长曲线的生长停滞是小儿 HIV 感染的一种特殊表现;③ 易发生反复的细菌感染,特别是对多糖夹膜细菌更易感染;④ 慢性腮腺炎和淋巴细胞性间质性肺炎常见;⑤ 婴幼儿易发生脑病综合征,且发病早、进展快、预后差。

(3) 实验室检查:HIV 抗体阳性并经确认试验证实,患儿血浆中 HIV RNA 呈阳性;外周血 CD_4^+ T 淋巴细胞总数减少,CD_4^+ T 细胞占淋巴细胞数百分比减少。

(4) 确诊标准:患儿具有一项或多项临床表现,≥18 个月的患儿 HIV 抗体呈阳性(经确认实验证实)或 HIV RNA 阳性者;<18 个月的患儿 2 次不同时间的样本 HIV RNA 阳性者均可确诊。有条件者应做 CD_4^+ T 细胞计数和百分比以评估免疫状况(表 8.1)。

表 8.1　AIDS 患儿 CD_4^+ 细胞计数和 CD_4^+ T 细胞百分率与免疫状况分类

免疫学分类	小于 1 岁	1~5 岁	6~12 岁
无抑制	~1 500/mm³(≥25%)	~1 000/mm³(≥25%)	~500/mm³(≥25%)
中度抑制	750~1 499/mm³(15%~24%)	500~999/mm³(15%~24%)	200~499/mm³(15%~24%)
重度抑制	<750/mm³(<15%)	<500/mm³(<15%)	<200/mm³(<15%)

〖治疗〗

目前艾滋病尚无特别有效的治疗方法。多年实践认为早期抗病毒治疗是关键,它既能缓解病情,减少机会性感染和肿瘤,又能预防或延缓艾滋病相关疾病的发生,如免疫复合物引起的肾小球肾炎和血小板减少等。

Ⅰ.抗病毒治疗

目前抗 HIV 的药物可分 3 大类。

1.核苷逆转录酶抑制剂　如齐多夫定(zidovudine,AZT)、二脱氧肌苷(DDI)、拉米夫定(lamivudine,3TC)和司他夫定(stavudius,D4T),此类药物能选择性地与 HIV 逆转录酶结合,并渗入正在延长的 DNA 链中,使 DNA 链中止,从而抑制 HIV 的复制和转录。

2.非核苷逆转录酶抑制剂　如维乐命(nevirapine,NVP)、delavirdine(DLR),其主要作用于 HIV 逆转录酶的某个位点,使其失去活性,从而抑制 HIV 复制。

3.蛋白酶抑制剂　如沙奎那韦(saquinavir)、佳息患(indinavir,IDV)、奈非即韦(rifonavir)和利托那韦(ritonavir),其机制通过抑制蛋白酶,即阻断 HIV 复制和成熟过程中所必需的蛋白质合成,从而抑制 HIV 的复制。

单用一种药物治疗效果差,目前提倡 2 种以上药物联合治疗,但药物最佳搭配并无定论。已确诊的 AIDS 患儿应转入指定医院接受治疗。

Ⅱ.免疫学治疗

基因重组 IL-2 与抗病毒药物同时应用对改善免疫功能是有益的,IL-12 是另一个有治疗价值的细胞因子,体外实验表明 IL-12 能增强免疫细胞杀伤被 HIV 感染细胞的能力。

Ⅲ.支持及对症治疗

包括输血及营养支持疗法,补充维生素特别是维生素 B_{12} 和叶酸。

Ⅳ.抗感染和抗肿瘤治疗

发生感染或肿瘤时,应给予相应的治疗。

〖预防〗

儿童 AIDS 的预防应特别注意以下几点:① 严格禁止高危人群献血,在供血员中必须除外 HIV 抗体阳性者。② 严格控制血液及各种血制品的质量。③ 加强宣传教育,普及 AIDS 知识,尤其对育龄期女性,让她们懂得自我保护,做好卫生消毒工作。④ HIV 感染者避免妊娠。⑤ HIV 抗体阳性母亲及其新生儿应服用 AZT,以降低母婴传播。⑥ 疫苗预防:目前正在美国和泰国等地施行的美国 Vax Gen 公司研制的 AIDSVAX 疫苗用基因重组技术,以 HIV-1 的糖蛋白 gp120 为靶位点,正在进行三期临床试验。

(尹淮祥)

第二节 细菌性疾病

一、败血症

败血症(septicemia)是指致病菌进入血循环并在其中繁殖,产生毒素而引起的全身性感染。临床上常有发热、全身中毒症状、肝脾肿大和血培养阳性等特征。

〖病因〗

各种致病菌都可引起败血症。

1. G^+ 球菌　主要为葡萄球菌、肠球菌和链球菌。金黄色葡萄球菌是医院内败血症最常见的病原菌之一,也是院外感染败血症中较常见的细菌;高度耐药的表皮葡萄球菌也不少见,尤其多见于院内感染败血症;肺炎链球菌可引起免疫缺陷者、老年人和婴幼儿败血症;B组链球菌常可引起新生儿败血症。近20年来,肠球菌所致败血症比例逐年增加,该菌对抗生素敏感性差。

2. G^- 细菌　主要为大肠埃希菌、肺炎克雷伯杆菌、假单胞菌属、变形杆菌等。

3. 厌氧菌　占败血症病原的5%~7%,以脆弱类杆菌、梭状芽孢杆菌及消化道链状菌为多见。

4. 真菌　以白色念珠菌为多见,其次为曲菌、隐球菌等。

5. 其他　一些致病力很弱的条件致病菌,如腐生葡萄球菌、单核细胞增多性李斯特菌所致败血症均有报道。免疫缺陷者,如艾滋病患者、长期留置静脉导管的恶性肿瘤病人,可发生分枝杆菌败血症。

败血症致病菌种类可因年龄、性别、感染灶、原发病、免疫功能、感染场所和地区有一定差别。抗生素应用以来,特别是随着新型抗生素的不断问世和广泛应用于临床,使 G^+ 球菌有所下降,G^- 菌及耐药菌株逐年上升。但近年来 G^+ 菌又有所抬头,且复数菌感染常见。由于糖皮质激素等免疫抑制剂及抗肿瘤药物的广泛应用,随着防御机能受损,致使一些既往认为不致病或致病力弱的条件致病菌引起的败血症亦有所增加。

〖发病机制〗

机体免疫防御功能缺陷是败血症的最主要诱因。健康者在病原体入侵后,一般仅表现为短暂的菌血症,细菌可被人体的免疫防御系统迅速消灭,并不引起明显症状;但各种免疫防御功能缺陷者(包括局部和全身屏障功能的丧失),都易诱发败血症。过去强调病原体对机体的损伤和侵袭性,如今揭示了机体对病原体的反应,即免疫反应和炎症反应的作用,认识到机体反应的程度、范围决定了感染性疾病的临床表现、病程和结局。侵入人体的病原微生物能否引起败血症,不仅与微生物的毒力及数量有关,更重要的是取决于人体的免疫防御机能。当人体的抵抗力因各种慢性疾病,皮肤黏膜屏障破坏、免疫抑制而受到削弱时,致病微生物可自局部侵入血循环,细菌进入血循环后,在生长、增殖的同时产生了大量毒素,G^- 杆菌释放出的内毒素或 G^+ 细菌产生的多种酶和外毒素(溶血毒素、红斑毒素、剥脱性毒素、血浆凝固酶等)首先造成机体组织受损,进而激活补体系统、激肽系统、凝血与纤溶系统以及交感肾上腺髓质系统、ACTH/内啡肽系统等,并激活各种血细胞和内皮细胞,产生多种细胞因子(如 TNF、IL-1、IL-6、

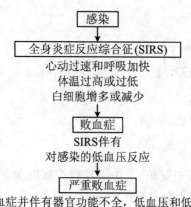

图 8.3 败血症的发展过程

IL-8、IFN-γ 等），由此触发了机体对入侵细菌的阻抑反应。但在抗感染原的同时，发生了 SIRS，造成广泛的内皮细胞损伤、凝血及纤溶过程改变，血管张力丧失及心肌抑制，引发感染性休克、DIC 和多器官功能衰竭（MOF）（图 8.3）。

〖病理〗

败血症患者共同的和最显著的病理变化是毒血症引起的中毒改变。病原菌的毒素可引起组织器官细胞变性、微血管栓塞，可发生水肿、坏死和脂肪变性。除肺、肠、肝、肾、肾上腺等具有上述病变外，心、脾也常被波及。脏器可呈混浊肿胀，细胞变性与灶状坏死和炎性细胞浸润（图 8.4）。

〖临床表现〗

败血症无特异的临床表现。除外伤性、手术后、挤压疖疮等发生者外，大多无明确潜伏期。

1. 原发感染灶　多数败血症病人都有轻重不等的原发感染灶，各种病原菌的原发局部炎症与细菌在人体存在的部位有关。原发感染灶的特点为

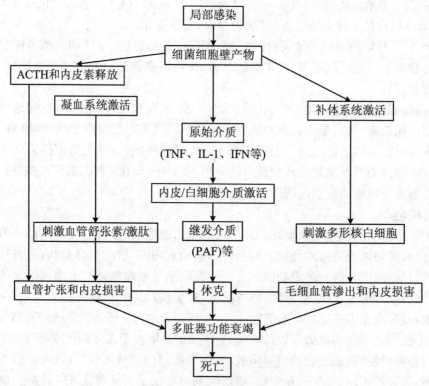

图 8.4 败血症的病理过程

TNF:肿瘤坏死因子；IFN:干扰素；IL-1:白细胞介素-1；ACTH:促肾上腺皮质激素；PAF:血小板活化因子

所在部位红、肿、热、痛和功能障碍,其毒素入血也可引起不同程度的毒血症表现,如发热、畏寒、身痛与乏力等。

2. 感染中毒症状　大多起病急骤,常有寒战与高热,发热多为弛张型或间歇型,少数可呈稽留热或不规则热、双峰热。体弱、重症营养不良和小婴儿可不发热,甚至体温不升。可伴有精神萎靡或烦躁不安、面色苍白或青灰、头痛、肌关节酸痛、软弱无力、不思饮食、气促、脉速,甚至呼吸困难。少数患者可有恶心、呕吐、腹痛、腹泻等胃肠道症状。重者可出现中毒性脑病、中毒性心肌炎、肝炎、肠麻痹、感染性休克、DIC等。

3. 皮疹　可有出血点、斑疹、丘疹或荨麻疹等。金葡菌败血症可出现猩红热样皮疹、荨麻疹;脑膜炎双球菌败血症常有大小不等的瘀点、瘀斑。坏死性皮疹可见于铜绿假单胞菌败血症。

4. 肝脾肿大　一般仅轻度增大,当发生中毒性肝炎或肝脓肿时则肝增大显著且伴明显压痛,并可出现黄疸。

5. 迁徙性病灶　乃由细菌栓子播散至身体其他部位而引起。多见于化脓球菌(尤其是金葡菌)、厌氧菌等所致的败血症。常见的迁徙性病灶有皮下及深部肌肉脓肿、肺炎、渗出性胸膜炎、肺脓肿、脓胸、感染性心内膜炎、化脓性心包炎、脑脓肿、骨髓炎等。

6. 关节症状　多见于革兰氏阳性球菌和产碱杆菌败血症,表现为大关节红肿、疼痛、活动受限,少数有关节腔积液、积脓。

【实验室检查】

1. 血象　白细胞总数以及中性粒细胞百分比增高,可出现核左移,胞浆中出现中毒颗粒。嗜酸粒细胞减少或消失。重症或衰弱患者白细胞总数可正常或偏低,但中性粒细胞百分比仍增多。红细胞以及血红蛋白常降低,重者血小板减少。

2. 病原学检查　血培养在病原学检查中最为重要,为提高病原菌检出率,尽量于早期、抗菌药物治疗之前于发热和寒战发作期间采血,连续两次或同时从不同部位取双份标本,以便能分清是污染还是致病菌。有条件者同时做厌氧菌、L型细菌和真菌培养。骨髓培养的阳性率较血培养者为高。原发病灶及迁徙病灶的脓液培养及涂片和瘀点涂片检查,亦有检出病原菌的机会。

3. 其他检查　鲎溶解物试验(LLT)可检测血清等标本中 G^- 菌的内毒素,但不能鉴别为何种病原菌,有助于判断 G^- 菌败血症。聚合酶链反应(PCR)可用于检测病原菌DNA,方法快速敏感,但易出现假阳性。化脓性关节炎及骨髓炎在发病2周后检查才有所发现。

【诊断】

有明显原发性化脓病灶及较为典型的败血症症状时,如有血培养阳性结果,诊断不困难。高热、皮肤及黏膜瘀点、瘀斑、黄疸、肝脾肿大以及发病前的皮肤或伤口感染,呼吸道感染或泌尿系统感染,都是诊断败血症的重要线索。此外,进行性贫血、中性粒细胞相对或绝对增多或减少,有其他局部脏器损害表现如蛋白尿等,对诊断都有帮助。诊断没明确前即用抗生素治疗,尤其广谱抗生素,易掩盖病情,给确诊造成困难。因此提倡及时做血培养,并应多次进行。对病情较严重或弱小的婴儿,发现败血症可疑迹象,即应做必要的有效治疗,可先行经验治疗,不需等血培养结果。

【鉴别诊断】

应注意与仅有局部感染(尤其是严重感染),如胃肠道感染、中毒性菌痢、重症伤寒、粟粒性结核、脑炎和隐性局部感染灶等做鉴别。还应与变应性亚败血症以及其他伴有高热的恶性疾病鉴别，它们有其特有的临床表现，血培养多次呈阴性，抗生素无效。

【治疗】

1. 一般治疗　患儿宜卧床休息，加强护理，供给营养丰富食品及足够液体，注意电解质平衡及维生素补充，注意口腔卫生，防止念珠菌口腔炎。病情严重者应定时翻身，防止继发性肺炎和褥疮等。对危重体弱者可静脉给予丙种球蛋白或少量多次输入血浆、全血或白蛋白。感染中毒症状严重者可在足量应用有效抗生素的同时给予糖皮质激素短程（3～5天）治疗。

2. 抗菌治疗　一旦怀疑败血症，应尽早使用抗生素，用药前一定要先做血培养。在未获得病原学结果之前应根据情况给予抗菌药物经验治疗，以后再根据病原菌种类和药敏试验结果调整给药方案。过去常选用二联或三联杀菌性抗生素联合静脉给药，目的是提高疗效，但也易引起菌群失调。从实践的经验来看，对于败血症或其他严重感染，如果根据前述的选择办法，特别是有了病原菌的药敏结果，一般只选用一种敏感的抗菌药物（有些已是广谱抗生素），也能治愈败血症等感染。因此，最好避免不必要的抗菌药物联合应用。疗程须持续到病情显著减轻，退热后2～3周，或血培养转阴后1～2周或连续2～3次血培养阴性后方可停药。

针对革兰氏阳性球菌，可用青霉素、苯唑西林、头孢唑林；对金黄色葡萄球菌耐药菌株，可用万古霉素；对耐药性革兰氏阴性菌，可用哌拉西林、头孢三代抗生素；对超广谱β内酰胺酶阳性革兰氏阴性菌，则应用碳氢霉素类抗生素，如亚胺培南西司他丁或美罗培南；真菌败血症则选用氟康唑或氟胞嘧啶、两性霉素B等；厌氧菌用甲硝唑、替硝唑，亦可用大剂量青霉素；军团菌用红霉素或利福平。抗生素宜用足量静脉给药，无尿或少尿者不宜用对肾脏有毒副作用的药物。如有化脓病灶，则在全身应用抗生素的同时还应进行外科切开引流或穿刺排脓等处理。

3. 并发症的防治

（1）感染性休克：详见有关章节。

（2）原发炎症及迁徙性化脓性炎症或脓肿：应及时进行处理，有效引流。

（3）基础病的治疗：败血症易在某些有基础疾病患者身上发生，如糖尿病、肝硬化、慢性肾炎、恶性肿瘤等。对这些基础疾病仍应继续治疗。如需用肾上腺皮质激素者，其剂量应酌减。

二、中毒型细菌性痢疾

中毒型细菌性痢疾(bacillary dysentery, toxic type)是急性细菌性痢疾的危重型。起病急骤，突然高热，反复惊厥，嗜睡，迅速发生休克、昏迷。本型多见于2～7岁健壮儿童，病死率高，必须积极抢救。

【病因及发病机制】

病原是痢疾杆菌，属于肠杆菌的志贺菌属，分A、B、C、D共4群（志贺菌、福氏菌、鲍氏菌、宋内氏菌），我国以福氏菌、志贺菌多见。近年来，痢疾杆菌对各种药物的耐药性逐渐上升，同一株痢疾杆菌可对多种抗生素具有耐药性，其耐药性主要是通过耐药因子（R因子）传递引起的。志贺菌属经口进入胃肠道，依靠其毒力质粒所编码的一组多肽毒素侵入结肠上皮细胞，并生长繁殖，细菌裂解后产生大量内毒素与少量外毒素。中毒型痢疾的发病机制尚不十分清楚，可能和机体对细菌毒素产生异常强烈的过敏反应（全身炎症反应综合征）有关。志贺菌内毒素从肠壁吸收入血后，引起发热、毒血症及急性微循环障碍。内毒素作用于肾上腺髓质及兴奋交感神经系统释放肾上腺素、去甲肾上腺素等，使小动脉和小静脉发生痉挛性收缩。内毒素直接作用或通过刺激网状内皮系统，使组氨酸脱羧酶活性增加，或通过溶酶体释放，导致大量血管扩张物质释放,使血浆外渗,血液浓缩;还可使血小板聚集,释放血小板因子3,促进血管内凝血,加重微循环障碍。中毒性菌痢的上述病变在脑组织中最为显著。可发生脑水肿甚至脑疝,出现昏迷、抽搐及呼吸衰竭,这是中毒性菌痢死亡的主要原因。

〖病理〗

中毒性菌痢肠道病变轻微,多见充血水肿;个别病例结肠有浅表溃疡,但全身病变重,多脏器的微血管痉挛及通透性增加;突出的病理改变为大脑及脑干水肿,神经细胞变性及点状出血,肾小管上皮细胞变性坏死;部分病例肾上腺充血、皮质出血和萎缩。

〖临床表现〗

潜伏期多数为1~2天,短者数小时。起病急,发展快,高热可大于40℃(少数不高),迅速发生呼吸衰竭、休克或昏迷;肠道症状多不明显甚至无腹痛与腹泻;也有在发热、脓血便后2~3天始发展为中毒型。根据其主要表现又可分为以下4种类型:

1. 休克型(皮肤内脏微循环障碍型) 主要表现为感染性休克。早期为微循环障碍,可见精神萎靡、面色灰白、四肢厥冷、脉细速、呼吸急促、血压正常或偏低、脉压小;后期微循环瘀血、缺氧、口唇及甲床发绀、皮肤花斑、血压下降或测不出,可伴心、肺、血液、肾脏等多系统功能障碍。

2. 脑型(脑微循环障碍型) 因脑缺氧、水肿而发生反复惊厥、昏迷和呼吸衰竭。早期嗜睡、呕吐、头痛、血压偏高、心率相对缓慢,随病情进展很快进入昏迷、频繁或持续惊厥。瞳孔大小不等,对光反射消失,呼吸深浅不匀、节律不整,甚至停止。此型较严重,病死率高。

3. 肺型(肺微循环障碍型) 又称呼吸窘迫综合征,以肺微循环障碍为主,常在中毒性痢疾脑型或休克型基础上发展而来,病情危重,病死率高。

4. 混合型 上述两种或三种类型同时或先后出现,是最为凶险的一型,病死率很高。严重病例常合并DIC,肾功能衰竭,偶可合并溶血尿毒综合征。

〖实验室检查〗

1. 大便常规 病初可正常,以后出现脓血黏液便,镜检有成堆脓细胞、红细胞和吞噬细胞。

2. 大便培养 可分离出志贺菌属痢疾杆菌。

3. 外周血象 白细胞总数多增高至$(10\sim20)\times10^9$个/L以上,以中性粒细胞为主,并可见核左移。当有DIC时,血小板明显减少。

4. 免疫学检测 目前已有应用荧光物质标记的痢疾杆菌特异性多价抗体来检测大便标本中的致病菌,方法各异,都较快速,但特异性有待进一步提高。

5. 特异性核酸检测 采用核酸杂交或PCR可直接检查粪便中的痢疾杆菌核酸,具有灵敏度高、特异性强、快速简便、对于标本要求较低等优点,是较有发展前途的方法。

〖诊断与鉴别诊断〗

2~7岁健壮儿童,夏、秋季节突起高热,伴反复惊厥、脑病和(或)休克表现者,均应考虑中毒型菌痢。可用肛拭子或灌肠取粪便镜检,有大量脓细胞或红细胞可初步确诊。本病应注意与高热惊厥、流行性乙型脑炎等疾病相鉴别。高热惊厥多见于6个月~3岁小儿,常在上感体温突然升高时出现惊厥,抽搐时间短,止惊后一般情况好,无感染中毒的其他症状。一次病程多发生1次惊厥,粪常规正常。流行性乙型脑炎发病季节、高热、惊厥与本病相似,但昏迷多在2~3天后发生,多不出现循环衰竭。脑脊液检查可异常而粪便检查正常。与其他侵袭肠黏膜细菌所致肠炎、结肠炎的鉴别主要依据大便致病菌培养结果确诊。

【治疗】

病情凶险,必须及时抢救。

Ⅰ. 降温止惊

可综合使用物理、药物降温或亚冬眠疗法。惊厥不止者,可用地西泮 0.3 mg/kg 静脉注射(最大剂量≤10 mg/次);或用水合氯醛 40~60 mg/kg 保留灌肠;或肌注苯巴比妥钠 5~10 mg/(kg·次)。

Ⅱ. 治疗循环衰竭

(1) 扩充血容量,纠正酸中毒,维持水与电解质平衡。

(2) 改善微循环:在充分扩容的基础上应用东莨菪碱、酚妥拉明、多巴胺或阿拉明等血管活性药物改善微循环。每天 1~2 次,疗程 3~5 天。纳洛酮能有效提高血压和心肌收缩力,剂量为 0.01~0.02 mg/(kg·次),肌注或静注,必要时可重复使用。

Ⅲ. 防治脑水肿和呼吸衰竭

保持呼吸道通畅,给氧。首选 20% 甘露醇降颅压,剂量为 0.5~1 g/(kg·次),静注,每 6~8 小时一次,疗程 3~5 天;或与利尿剂交替使用,可短期静脉推注地塞米松,常用 0.2~0.5 mg/(kg·次)。若出现呼吸衰竭应及早使用呼吸机。

Ⅳ. 抗菌治疗

为迅速控制感染,通常选用两种痢疾杆菌敏感的抗生素静脉滴注。因近年来痢疾杆菌对氨苄青霉素、庆大霉素等耐药菌株日益增多,故可选用丁胺卡那霉素、头孢噻肟钠或头孢曲松钠等药物。

第三节 结 核 病

一、总论

结核病(tuberculosis)是由结核杆菌引起的慢性感染性疾病。全身各个脏器均可受累,但小儿以原发综合征及支气管淋巴结结核最常见。随着 20 世纪 80 年代人类免疫缺陷病毒(HIV)的流行和 AIDS 的出现,结核病的流行呈快速上升趋势,且耐多药性结核菌株(MDR-TB)的产生,已成为防治结核病的严重问题。因此 1993 年 WHO 宣布全球结核处于紧急状态(global emergency)。2002 年 WHO 认定全世界 22 个国家为结核病高发国家,我国即在其中。为了预防、控制结核病的传染与流行,1995 年 WHO 首次提出新的"WHO 结核病控制战略",即"控制传染源"和"直接督导治疗+短程化疗(directly observed therapy short course,DOTS)"。1997 年将每年 3 月 24 日定为世界结核病日。

【病因】

结核病的病原菌形如杆状,故称结核杆菌。属于分枝杆菌属,具抗酸性,为需氧菌,革兰氏染色呈阳性,抗酸染色呈红色。分裂繁殖缓慢,在固体培养基上需 4~6 周才出现菌落。结核杆菌的抵抗力较强,在室内阴暗潮湿处能存活半年,阳光直接照射下 2 小时死亡,紫外线照射 10~20 分钟死亡。结核杆菌可分为 4 种类型:人型、牛型、鸟型和鼠型,对人类致病的主要为人型和牛型，其中人型是人类结核病的主要病原体。

【流行病学】

1. 传染源　开放性肺结核患者是主要传染源。

2. 传播途径　呼吸道是主要的传染途径，小儿吸入带结核菌的飞沫或尘埃后即可引起感染，形成肺部原发病灶。消化道对结核杆菌有较大的抵抗力，当结核杆菌进入胃内，很容易被大量胃酸杀死。除非大量结核杆菌或少量反复进入，通过消化道进入肠壁淋巴滤泡形成病灶，构成感染。经皮肤或胎盘传染者少见。

3. 易感人群　生活贫困、居住拥挤、营养不良、社会经济落后等是人群结核病高发的原因。新生儿对结核菌非常易感。患麻疹、百日咳及白血病、淋巴瘤或艾滋病等小儿免疫功能受抑制和接受免疫抑制剂治疗者尤其好发结核病。遗传因素与本病的发生有一定关系，单卵双胎儿结核病的一致性明显高于双卵双胎儿；亚洲人种（主要为菲律宾）发病率最高，白人最低；身材瘦长者较矮胖者易感。另外，经研究发现组织相容性抗原（HLA）与结核病密切相关，特别是有 HLA-BW_{35} 抗原者发生结核病的危险性比一般小儿高 7 倍。

【发病机制】

小儿初次接触结核杆菌后是否发展为结核病，主要与机体的免疫力、细菌的毒力和数量有关，尤其与细胞免疫力强弱相关。机体在感染结核菌后，在产生免疫力的同时，也产生变态反应，均为致敏 T 细胞介导的，是同一细胞免疫过程的两种不同表现。

1. 细胞介导的免疫反应　巨噬细胞吞噬和消化结核杆菌，并将特异性抗原传递给辅助 T 淋巴细胞（CD_4^+ 细胞），巨噬细胞（主要为树突状细胞）分泌 IL-12，诱导 CD_4^+ 细胞向 Th_1 细胞极化，分泌和释放 IFN-γ。IFN-γ 进一步促进单核细胞聚集、激活、增殖和分化，产生大量反应性产物，释放氧化酶和消化酶及其他杀菌素，以便吞噬和杀灭更多的结核杆菌。IFN-γ 增强细胞毒性 T 淋巴细胞（CTL、CD_8^+ 细胞）和自然杀伤（NK）细胞的活性，溶解已吞噬结核杆菌和受抗原作用的巨噬细胞。上述细胞免疫反应，可最终消灭结核杆菌，但亦可导致宿主细胞和组织破坏。当细胞免疫反应不足以杀灭结核杆菌时，结核杆菌可通过巨噬细胞经淋巴管扩散到淋巴结。

2. 迟发型变态反应　是宿主对结核菌及其产物的超常免疫反应，亦由 T 细胞介导，以巨噬细胞为效应细胞。在一定条件下，如局部聚集的抗原量较低时，这种反应有利于预防外源性再感染和在局部扑灭血源播散结核杆菌，但在大多数情况下，由于迟发型变态反应直接和间接作用，引起细胞坏死及干酪样改变，甚至形成空洞。小儿原发感染后易出现的结核变态反应有疱疹性结膜炎、皮肤结节性红斑和过敏性关节炎等。

感染结核杆菌后机体可获得免疫力，90% 可终身不发病；5% 因免疫力低下当即发病，是为原发性肺结核；另 5% 仅于日后机体免疫力降低时才发病，称为继发性肺结核，是成人肺结核的主要类型。初染结核杆菌除潜匿于胸部淋巴结外，亦可随感染初期菌血症转到其他脏器，并长期潜伏，成为肺外结核（extra pulmonary tuberculosis）发病的来源。

【诊断】

早期诊断最为重要，包括：① 明确结核感染；② 发现病灶；③ 决定其活动性，以作为预防和治疗的根据。

Ⅰ．病史

1. 结核病接触史　应特别注意家庭病史，肯定的开放性结核病接触史对诊断有重要意义，年龄愈小，意义愈大。

2. 卡介苗接种史 接种卡介苗能提高对结核病的抵抗力,应仔细检查患儿双上臂有无卡介苗接种后疤痕。

3. 结核中毒症状 有无长期低热、轻咳、盗汗、乏力、食欲减退、消瘦等。

4. 近期急性传染病史 如患麻疹、百日咳等可使机体免疫功能暂时降低,诱发体内潜在的结核病灶活动、恶化。

5. 有无结核过敏表现 如皮肤结节性红斑、疱疹性结膜炎等。

Ⅱ. 结核菌素试验

为判断结核感染的早期特异性诊断方法。小儿被结核感染4～8周后,做结核菌素试验即呈阳性反应。其局部炎症主要为致敏淋巴细胞和巨噬细胞浸润,分泌 Th_1 类细胞因子 IFN-γ,诱发炎症反应,血管通透性增高,在注射局部形成硬结所致。属于迟发型变态反应。

1. 试验方法 常用的结核菌素皮内试验为皮内注射 0.1 ml 含 5 个结核菌素单位的纯蛋白衍化物(PPD)。一般注入左前臂掌侧面中下 1/3 交界处皮内,使之形成直径为 6～10 mm 的皮丘。48～72 小时后观测反应结果,测定局部硬结的直径,取纵、横两者的平均直径来判断其反应强度。硬结平均直径不足 5 mm 为阴性,≥5 mm 为阳性(+);10～19 mm 为中度阳性(++);≥20 mm 为强阳性(+++);局部除硬结外,还有水疱、破溃、淋巴管炎及双圈反应等为极强阳性反应(++++)。

若患儿结核变态反应强烈,如患疱疹性结膜炎、结节性红斑或一过性多发性结核过敏性关节炎等,宜用 1 个结核菌素单位的 PPD 试验,以防局部的过度反应及可能的病灶反应。

2. 临床意义 结核菌素皮试的结果应根据试验的目的分析,硬结大小的阳性意义随有关流行病学因素而异。

(1) 阳性反应:① 接种卡介苗(BCG)4～8周后,为人工免疫所致。② 年长儿无明显临床症状,仅呈一般阳性反应,表示曾感染过结核杆菌,但不一定有活动病灶。③ 婴幼儿尤其是未接种卡介苗者,阳性反应多表示体内有新的结核病灶。年龄愈小,活动性结核可能性愈大。④ 强阳性反应者,提示体内有活动性结核病。⑤ 由阴性反应转为阳性反应,或反应强度由原来小于 10 mm 增至大于 10 mm,且增幅超过 6 mm 时,表示新近有感染。

由于广泛推行卡介苗接种,结核菌素试验的诊断价值受到一定限制。接种卡介苗后与自然感染阳性反应的主要区别见表 8.2。此外,非结核分枝杆菌感染也可致 PPD 皮试阳性。

表 8.2 接种卡介苗后与自然感染阳性反应的主要区别

	接种卡介苗后	自然感染
硬结直径	多为 5～9 mm	多为 10～15 mm
硬结颜色	浅红	深红
硬结质地	较软、边缘不整	较硬、边缘清楚
阳性反应持续时间	较短,2～3 天即消失	较长,可达 7～10 天以上
阳性反应的变化	有较明显的逐年减弱倾向,一般于 3～5 年内逐渐消失	短时间内反应无减弱倾向,可持续若干年,甚至终身

(2) 阴性反应见于:① 未感染过结核,亦未接种过卡介苗。② 结核迟发性变态反应前期(初次感染后 4～8 周内)。③ 假阴性反应,由于机体免疫功能低下或受抑制所致,如部分严重结核病、急性传染病如麻疹、水痘、风疹、百日咳等;体质极度衰弱如重度营养不良、细胞免疫功能低下;应用糖皮质激素或其他免疫抑制剂治疗时;原发或继发免疫缺陷病。④ 技术误差或

结核菌素失效。

Ⅲ. 实验室检查

1. 结核杆菌检查　从痰、胃液、脑脊液、浆膜腔液中找到结核杆菌是重要的确诊手段。采用厚涂片法或荧光染色法检查结核杆菌的阳性率较高。

2. 免疫学诊断及分子生物学诊断

(1) 酶联免疫吸附试验(ELISA)：用于检测结核病人血清、浆膜腔液、脑脊液等的抗结核杆菌抗体，可作为结核病辅助诊断指标之一。该项诊断关键在于所用抗原应具有特异性和强的免疫原性。近十多年来纯化抗原有了较大进展，提高了诊断的可靠性。

(2) 酶联免疫电泳技术(ELIEP)：是将 ELISA 与电泳结合起来的一项免疫技术，是对各种结核性疾病较为可靠的血清学诊断方法。

(3) 聚合酶链式反应(PCR)：选择性地扩增对结核杆菌复合物有特异性的 $MP-B_{64}$ 蛋白质的编码基因片断，以快速诊断结核病。临床应用的最大问题是假阳性和假阴性，关键在于试剂的标准化、操作的规范化及建立质控管理体系。

3. 血沉　多增快，结合临床表现及 X 射线检查可协助判断结核病的活动性。

Ⅳ. 结核病影像学诊断

1. X 射线检查　胸部 X 射线检查是筛查小儿结核病必备的手段，除后前位胸片外同时应拍侧位片。可检出结核病灶的范围、性质、类型、活动或进展情况。重复检查有助于结核与非结核疾病的鉴别，也可作为治疗过程中疗效的判断指标。

2. 计算机断层扫描　胸部 CT 检查有利于发现隐蔽区病灶。特别是高分辨薄切 CT 可显示早期(2 周内)粟粒性肺结核，≥4 mm 的肺门纵隔淋巴结。淋巴结的钙化显示率也高于 X 射线放射学检查。

3. 磁共振影像(MRI)　目前在结核病领域主要用作结核病与非结核病的鉴别诊断。

Ⅴ. 其他辅助检查

1. 纤维支气管镜检查　有助于支气管内膜结核及支气管淋巴结结核的诊断。

2. 周围淋巴结穿刺液涂片检查　可发现特异性结核改变，如朗格汉斯细胞、结核结节或干酪性坏死，有助于疑难病例的诊断。

3. 肺穿刺活检或胸腔镜取肺活检　病理和病原学检查，对特殊疑难病例确诊有帮助。

〖治疗〗

Ⅰ. 一般治疗

有发热及明显结核中毒症状及高度衰弱者应卧床休息。居住环境应阳光充足，空气流通。避免并发各种传染病，尤其以防治麻疹、百日咳为最重要。注意营养，选用富含蛋白质和维生素的食物。

Ⅱ. 抗结核药物

治疗目的是：① 杀灭病灶中的结核菌；② 防止血行播散。

治疗原则为：① 早期治疗；② 适宜剂量；③ 联合用药；④ 规律用药；⑤ 坚持全程；⑥ 分段治疗。

1. 目前常用的抗结核药物分类　可分为以下两类：

(1) 杀菌药物：

① 全杀菌药：如异烟肼(INH)和利福平(RFP)。对细胞内外处于生长繁殖期的细菌及干酪病灶内代谢缓慢的细菌均有杀灭作用，且在酸性和碱性环境中均能发挥作用。

②半杀菌药:如链霉素(SM)和吡嗪酰胺(PZA)。SM 能杀灭在碱性环境中生长、分裂、繁殖活跃的细胞外的结核菌;PZA 能杀灭在酸性环境中细胞内结核菌及干酪病灶内代谢缓慢的结核菌。

(2) 抑菌药物:常用者有乙胺丁醇(EMB)及乙硫异烟胺(ETH)。

2. 针对耐药菌株的几种新型抗结核药

(1) 老药的复合剂型:如 Rifamate(内含 INH 150 mg 和 RFP 300 mg)、Rifater(内含 INH、RFP 和 PZA)等。

(2) 老药的衍生物:如利福喷汀(Rifapentine),是一种长效利福霉素的衍生物,对利福霉素以外的耐药结核分枝杆菌有较强的杀菌作用。

(3) 新的化学制剂:如力克肺疾(Dipasic),是一种独立合成的新抗结核药,是耐受性较好的 INH 类制品,可延迟 INH 的抗药性。

3. 抗结核药的使用　具体使用方法见表8.3。

表8.3　小儿抗结核药物

药　物	剂量 mg/(kg·d)	给药途径	主要副作用
异烟肼(INH 或 H)	10～20(≤300 mg/d)	口服(可肌注、静滴)	肝毒性,末梢神经炎,过敏,皮疹和发热
利福平(RFP 或 R)	10～15(≤450 mg/d)	口服	肝毒性,恶心,呕吐,流感样症状
链霉素(SM 或 S)	15～20(≤0.75 g/d)	肌注	Ⅷ颅神经损害,肾毒性,过敏,皮疹和发热
吡嗪酰胺(PZA 或 Z)	20～30(≤0.75 g/d)	口服	肝毒性,高尿酸血症,关节痛,过敏和发热
乙胺丁醇(EMB 或 E)	15～25	口服	皮疹,球后视神经炎
乙硫异烟胺(ETH)	10～15	口服	胃肠道反应,肝、神经毒性,过敏,发热
卡那霉素	15～20	肌注	肾毒性,Ⅷ颅神经损害
对氨柳酸	150～200	口服	胃肠道反应,肝毒性,过敏,皮疹和发热

4. 化疗方案

(1) 标准疗法:一般用于无明显自觉症状的原发型肺结核。每日服用 INH、RFP 和(或)EMB,疗程为 9～12 个月。

(2) 两阶段疗法:用于活动性原发型肺结核、急性粟粒性结核病及结核性脑膜炎。① 强化治疗阶段:联用 3～4 种杀菌药物。目的在于迅速杀灭敏感菌及生长繁殖活跃的细菌与代谢低下的细菌,防止或减少耐药菌株的产生,为化疗的关键阶段。在长程化疗时,此阶段一般需 3～4 个月。短程疗法时一般为 2 个月。② 巩固治疗阶段:联用 2 种抗结核药物,目的在于杀灭持续存在的细菌以巩固疗效,防止复发,在长程化疗时,此阶段可长达 12～18 个月;短程化疗时,一般为 4 个月。

(3) 短程疗法:为结核病现代疗法的重大进展,直接监督下服药与短程化疗(DOTS)是 WHO 治愈结核病人的重要策略。短程化疗的作用机制是快速杀灭机体内处于不同繁殖速度的细胞内、外结核菌群,使痰菌早期转阴并持久阴性,且病变吸收、消散快,远期复发少。可选用以下几种 6 个月短程化疗方案:① 2HRZ/4HR(数字为月数,以下同);② 2SHRZ/4HR;

③ 2EHRZ/4HR。若无 PZA 则将疗程延长至 9 个月。

【预防】

降低结核病的发病率重在预防,措施如下:

1. 控制传染源　结核菌涂片阳性病人是小儿结核病的主要传染源,早期发现及合理治疗结核菌涂片阳性病人是预防小儿结核病的根本措施。

2. 普及卡介苗接种　卡介苗接种是预防小儿结核病的有效措施。目前我国计划免疫要求在全国城乡普及新生儿卡介苗接种。下列情况禁止接种卡介苗:① 先天性胸腺发育不全症或严重联合免疫缺陷病患者;② 急性传染病恢复期;③ 注射局部有湿疹或患全身性皮肤病;④ 结核菌素试验呈阳性。

3. 预防性化疗　适应证为:① 密切接触家庭内开放性肺结核者;② 3 岁以下婴幼儿未接种卡介苗而结核菌素试验呈阳性者;③ 结核菌素试验新近由阴性转为阳性者;④ 结核菌素试验阳性伴结核中毒症状者;⑤ 结核菌素试验呈阳性,新患麻疹或百日咳小儿;⑥ 结核菌素试验呈阳性小儿需较长期使用糖皮质激素或其他免疫抑制剂者。方法:INH 每日 10 mg/kg(≤300 mg/d),疗程为 6~9 个月。或 INH 每日 10 mg/kg(≤300 mg/d)联合 RFP 每日 10 mg/kg(≤300 mg/d),疗程为 3 个月。

二、原发型肺结核

原发型肺结核(primary pulmonary tuberculosis)是原发性结核病中最常见者,为结核杆菌初次侵入肺部后发生的原发感染,是小儿肺结核的主要类型,占儿童各型肺结核总数的 85.3%。原发型肺结核包括原发综合征(primary complex)和支气管淋巴结结核(tuberculosis of bronchil lymph nodes)。肺部原发病灶多位于胸膜下、肺上叶底部和下叶的上部,右侧多见。典型的原发综合征呈"双极"病变,即一端为原发病灶,一端为肿大的肺门淋巴结。由于小儿机体处于高度过敏状态,故其病灶周围炎症广泛。小儿年龄愈小,原发病灶病变愈明显。引流淋巴结肿大多为单侧,但亦有对侧淋巴结受累者。

【病理】

肺部原发病灶多位于右侧肺上叶底部和下叶的上部,近胸膜处。基本病变为渗出、增殖、坏死。渗出性病变以炎症细胞、单核细胞及纤维蛋白为主要成分;增殖性改变以结核结节及结核性肉芽肿为主;坏死的特征性改变为干酪样改变,常出现于渗出性病变中。结核性炎症的主要特征是上皮样细胞结节及郎格汉斯细胞。

原发型肺结核的病理转归如图 8.5 所示。

1. 吸收好转　此种转归最常见,病灶一般在治疗 3~6 个月后开始吸收,10~12 个月后开始钙化,2 年内吸收痊愈或遗留钙化灶。

2. 进展　① 原发病灶扩大,产生空洞;② 支气管淋巴结周围炎,形成淋巴结支气管瘘,导致支气管内膜结核或干酪性肺炎;③ 支气管淋巴结肿大,造成肺不张或阻塞性肺气肿;④ 结核性胸膜炎。

3. 恶化　血行播散,导致急性粟粒性肺结核或全身性粟粒性结核病。

【临床表现】

症状轻重不一。轻者可无症状,一般起病缓慢,可有低热、食欲减退、疲乏、盗汗等结核中毒症状,多见于年龄较大儿童。婴幼儿及症状较重者可急性起病,高热可达 39~40 ℃,

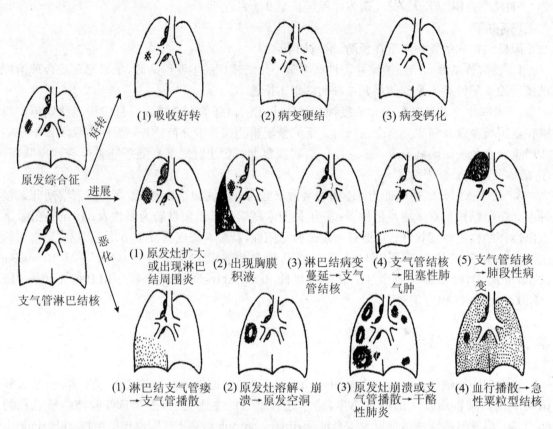

图 8.5 原发综合征发展示意图

但一般情况尚好,与发热不相称,持续 2~3 周后转为低热,并伴结核中毒症状,干咳和轻度呼吸困难是最常见的症状。婴儿可表现为体重不增或生长发育障碍。部分高度过敏状态小儿可出现眼疱疹性结膜炎、皮肤结节性红斑及(或)多发性一过性关节炎。当胸内淋巴结高度肿大时,可产生一系列压迫症状:压迫气管分叉处可出现类似百日咳样痉挛性咳嗽;压迫支气管使其部分阻塞时可引起喘鸣;压迫喉返神经可致声嘶;压迫静脉可致胸部一侧或双侧静脉怒张。

体查可见周围淋巴结不同程度肿大。肺部体征可不明显,与肺内病变不一致。胸片呈中到重度肺结核病变者,50%以上可无体征。如原发病灶较大,叩诊呈浊音,听诊呼吸音减低或有少许干湿啰音。婴儿可伴肝脏肿大。

【诊断和鉴别诊断】

Ⅰ.诊断

1. 病史 有无卡介苗接种史、结核接触史及有关麻疹或百日咳等传染病既往史。

2. 临床表现 有低热、纳差、疲乏、盗汗等结核中毒症状及干咳和轻度呼吸困难。若发现眼疱疹性结膜炎、皮肤结节性红斑者,血沉增快,则活动性结核病的可能性较大。

3. 结核菌素实验 结核菌素实验呈强阳性或由阴性转为阳性者。

4. X 射线检查

(1) 原发综合征:肺内原发灶大小不一。局部炎性淋巴结相对较大而肺部的初染灶相对较小是原发性肺结核的特征(图 8.6)。婴幼儿病灶范围较广,可占据一肺段甚至一肺叶;年长儿病灶周围炎症较轻,阴影范围不大,多呈小圆形或小片状影。部分病例可见局部胸膜病变。小儿原发型肺结核在X射线胸片上呈现典型哑铃状双极影者已少见。

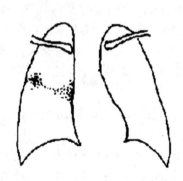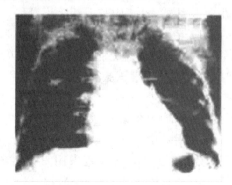

图8.6 原发综合征

(2) 支气管淋巴结结核

它是小儿原发型肺结核X射线胸片最为常见者,分3种类型:

① 炎症型:淋巴结周围肺组织的渗出性炎性浸润,呈现从肺门向外扩展的密度增高阴影,边缘模糊,此为肺门部肿大淋巴结阴影。

② 微小型:是近年来逐渐被重视的一型,其特点是肺纹理紊乱,肺门形态异常,肺门周围呈小结节状及小点片状模糊阴影,此型应紧密结合病史、临床表现及其他有关检查等分析,以免漏诊(图8.7)。

③ 结节型:表现为肺门区域圆形或卵圆形致密阴影,边缘清楚,突向肺野(图8.8)。

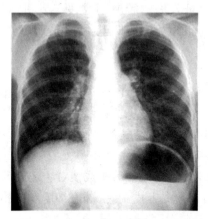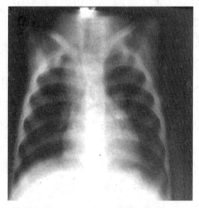

图8.7 支气管淋巴结结核(微小型)
肺纹理紊乱,肺门形态异常,肺门周围呈小结节状及小点片状模糊阴影

图8.8 支气管淋巴结结核(结节型)
肺门区域圆形或卵圆形致密阴影,边缘清楚,突向肺野

CT扫描可显示纵隔和肺门淋巴结肿大,对疑诊肺结核但胸部平片正常病例有助于诊断。

5. 纤维支气管镜检查 结核病变蔓延至支气管内造成支气管结核,纤维支气管镜检查可见到以下病变:① 肿大淋巴结压迫支气管致管腔狭窄,或与支气管壁粘连固定以致活动受限;② 黏膜充血、水肿、炎性浸润溃疡或肉芽肿;③ 在淋巴结穿孔前期,可见突入支气管腔的肿块;④ 淋巴结穿孔形成淋巴结支气管瘘,穿孔口呈火山样突起,色泽红而有干酪样物质排出。

6. 实验室检查　见本节总论部分。

Ⅱ. 鉴别诊断

本病在 X 射线检查前，应与上呼吸道感染、支气管炎、百日咳、风湿热、伤寒等相鉴别；在 X 射线检查后应与各种肺炎、支气管扩张相鉴别；胸内淋巴结肿大明显时，应与纵隔良性及恶性肿瘤相鉴别。X 射线表现为肺不张-肺实变或肺段性结核病者需与异物吸入鉴别。鉴别方法为寻找结核菌、结核菌素试验、实验室检查、X 射线摄片动态观察及淋巴结活检等。

〖治疗〗

1. 无明显症状的原发型肺结核　治疗目的为杀灭病灶中的结核菌，防止血行播散。选用标准疗法，每日服用 INH、RFP 和（或）EMB，疗程为 9～12 个月。

2. 活动性原发型肺结核　宜采用直接督导下短程化疗（DOTS）。强化治疗阶段宜用 3～4 种杀菌药：INH、RFP、PZA 或 SM，2～3 个月后以 INH、RFP 或 EMB 巩固维持治疗。常用方案为 2HRZ/4HR。

判断小儿结核病具有活动性的参考指标为：① 结核菌素试验呈强阳性；② 未接种卡介苗且小于 3 岁，尤其是小于 1 岁婴儿结核菌素试验呈阳性者；③ 有发热及其他结核中毒症状者；④ 排出物中找到结核菌者；⑤ 胸部 X 射线检查示活动性原发型肺结核改变者；⑥ 血沉加快而无其他原因解释者；⑦ 纤维支气管镜检查有明显支气管结核病变者。

三、急性粟粒性肺结核

急性粟粒性肺结核（acute miliary tuberculosis of the lungs）或称急性血行播散性肺结核，是结核杆菌经血行播散而引起的肺结核，常是原发综合征发展的后果，主要见于小儿时期，尤其是婴幼儿。年龄幼小，患麻疹、百日咳或营养不良时，机体免疫力低下，特别是 HIV 感染的婴幼儿，易诱发本病。婴幼儿和儿童常并发结核性脑膜炎。

〖病理〗

婴幼儿多在初次感染后 3～6 个月以内发生。当原发病灶或淋巴结干酪样坏死发生溃破时，则大量细菌同时或在极短时间内相继进入血液而引起急性全身粟粒性结核病，可累及肺、脑膜、脑、肝、脾、肾、肠、肠系膜淋巴结等。播散到上述脏器中的结核菌，在间质组织中形成细小结节。

在肺脏中的结核结节分布于上肺部者多于下肺部，为灰白色半透明或淡黄色不透明的结节，如针尖或粟粒一般，1～2 mm 大小。镜检示结核结节由类上皮细胞、淋巴细胞和朗格罕细胞加上中心干酪坏死性病灶组成。

〖临床表现〗

多数起病急骤，婴幼儿突然高热（39～40 ℃），呈稽留热或弛张热，很像伤寒，为"伤寒型"；部分病例除高热外有咳嗽、呼吸急促、发绀症状，即"肺型"；有的患儿从开始就出现脑膜刺激症状，即"脑膜型"；此外还有"败血症型"，除弛张高热和结核中毒症状外，有全身紫癜和出血现象；少数婴儿表现为消化道症状、营养不良和明显消瘦。

6 个月以下婴儿粟粒性结核的特点为发病急，症状重而不典型，累及器官多，特别是伴发结核性脑膜炎者居多，病程进展快，病死率高。

全身性粟粒性结核患者的眼底检查可发现脉络膜结核结节，多分布于视网膜中心动脉分支周围。

【诊断和鉴别诊断】

诊断主要根据结核接触史、临床表现、全身淋巴结和肝脾肿大及结核菌素试验呈阳性,并进行细菌学检查、血清抗结核菌抗体检测与胸部 X 射线摄片(图 8.9)。胸部 X 射线摄片常对诊断起决定性作用,早期因粟粒阴影细小而不易查出。至少在起病 2～3 周后胸部摄片方可发现大小一致、分布均匀的粟粒状阴影,密布于两侧肺野。肺部 CT 扫描可见肺影显示大小(1～3 mm)、密度(中度)、分布(全肺)一致阴影,部分病灶有融合。

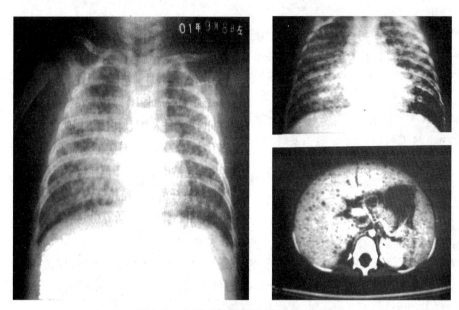

图 8.9　急性粟粒型肺结核、肝脾结核

鉴别诊断应注意与肺炎、伤寒、败血症、恶性组织细胞病及肺含铁血黄素沉着症等相鉴别。

【治疗】

早期抗结核治疗甚为重要。

1. 抗结核药物　目前主张分两个阶段治疗,即强化治疗阶段及维持治疗阶段。前者于治疗开始时即给予强有力的四联杀菌药物,如 INH、RFP、PZA 及 SM。继而用 2SHRZ/4HR 方案维持治疗。

2. 糖皮质激素　可促使发热和中毒症状消失,加速病灶吸收和减少肺纤维性变。在足量应用抗结核药物的同时,可用泼尼松 1～2 mg/(kg·d)口服,疗程为 1～2 个月。

【预后】

病情多危重,死亡率高,但若能早期诊断和彻底治疗多可治愈。

四、结核性脑膜炎

结核性脑膜炎(tuberculous meningitis)简称结脑,是小儿结核病中最严重的类型。常在结核原发感染后 3 个月到 1 年以内发生,多见于 3 岁以内的婴幼儿。病死率高,后遗症多,故早期诊断和合理治疗是改善本病预后的关键。

【发病机制】

结脑常为全身性粟粒性结核病的一部分,通过血行播散而来。婴幼儿中枢神经系统发育不成熟、血脑屏障功能不完善、免疫功能低下与本病的发生密切相关。此外,结脑亦可由脑实质或脑膜的结核病灶破溃,结核菌进入蛛网膜下腔及脑脊液所造成。经脊椎、中耳与乳突的结核灶直接蔓延侵犯脑膜则极为少见。

【病理】

1. 脑膜病变 脑膜血管充血、水肿、炎性渗出,脑膜粗糙、失去光泽并形成许多结核结节。蛛网膜下腔有大量白色或灰白色渗出物,颅底可有渗出性粘连、增厚、机化、挤压包埋颅神经,引起颅神经损害。

2. 脑血管病变 在早期主要为急性动脉炎,病程较长者,增生性结核病变较明显,可见栓塞性动脉内膜炎,严重者可引起脑组织梗死、缺血、软化而致偏瘫。

3. 脑实质病变 炎症可蔓延至脑实质,可致结核性脑膜脑炎。少数病例脑实质内有结核瘤。

4. 脑积水及室管炎 炎症侵犯室管膜及脉络丛,使脑脊液分泌增加,结核性炎症渗出使脑脊液循环通路阻塞以及炎症影响使蛛网膜颗粒产生吸收障碍,诸多因素可发生交通性脑积水或梗阻性脑积水、脑室扩张。

5. 脊髓病变 有时炎症蔓延至脊膜、脊髓及脊神经根,脊膜肿胀、充血、水肿和粘连,蛛网膜下腔完全闭塞。

【临床表现】

起病多较缓慢。典型结脑临床病程大致可分为 3 期。

1. 早期(前驱期) 1～2 周,主要症状为小儿性格改变,如少言、懒动、易倦、情绪烦躁、易怒等。一般有发热、纳差、盗汗、呕吐、便秘(婴儿可为腹泻)等。年长儿可自诉头痛,多轻微或非持续性,婴儿则表现为蹙眉皱额,或凝视、嗜睡等。

2. 中期(脑膜刺激期) 1～2 周,头痛持续并加重,伴喷射性呕吐、易激惹、嗜睡或烦躁不安交替出现、惊厥等。出现颈项强直、克氏征、布氏征、巴氏征阳性。幼婴则表现为前囟膨隆、颅缝裂开。此期可出现颅神经障碍,最常见者为面神经瘫痪,其次为动眼神经和外展神经瘫痪。部分患儿出现定向障碍、运动障碍或语言障碍。眼底检查可见视乳头水肿、视神经炎或脉络膜粟粒状结核结节。

3. 晚期(昏迷期) 1～3 周,以上症状逐渐加重,神志由意识蒙眬、半昏迷继而进入昏迷。阵挛性或强直性惊厥频繁发作。颅压增高及脑积水症状更明显,可呈角弓反张(图 8.10),去脑或去皮层强直,最终因呼吸及心血管运动中枢麻痹而死亡。

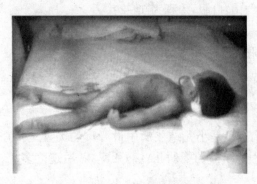

图 8.10 结核性脑膜炎昏迷期(晚期)

不典型结脑表现为:① 婴幼儿起病急,进展较快,有时仅以惊厥为主诉;② 早期出现脑实质损害者,可表现为舞蹈症或精神障碍;③ 早期出现脑血管损害者,可表现为肢体瘫痪;④ 合并脑结核瘤者可似颅内肿瘤表现;⑤ 当颅外结核病变极端严重时,可将脑膜炎表现掩盖而不易识别;⑥ 在抗结核治疗过程中发生脑膜炎时,常表现为顿挫型。

根据小儿结脑的病理变化、病情轻重及临床表现,可分为以下 4 种类型:

1. 浆液型 其特点为浆液渗出物仅局限于脑底,脑膜刺激征及颅神经障碍不明显,脑脊液变化轻微,生化检查方面正常,经抗结核药治疗症状及脑脊液改变很快消失。常在粟粒型结核病常规检查脑脊液时发现。

2. 脑底脑膜炎型　为最常见的一型。浆液纤维蛋白性渗出物较弥漫,炎性病变主要位于脑底。其临床特征有明显脑膜刺激征、颅高压及颅神经障碍,可有程度不等的颅高压及脑积水症状,但没有脑局灶性症状。脑脊液呈现典型结脑改变。多见于疾病中期,病情较重。

3. 脑膜脑炎型　脑膜和脑实质均受累。脑血管变化明显,可出现脑局灶性症状,如肢体瘫痪或偏瘫,语言障碍,甚至失语,手足徐动或震颤,颅高压或脑积水症状显著。脑脊液改变较轻,恢复较快,与临床表现不平行。此型病程长,迁延不愈或恶化、复发,预后差,常留有严重后遗症。

4. 脊髓型　炎症蔓延至脊髓膜或脊髓,除脑及脑膜症状明显外,尚出现脊髓和神经根障碍,如截瘫、感觉障碍、括约肌功能障碍等。因脑脊液通路梗阻,脑脊液可呈黄色,有明显蛋白细胞分离现象。此型病程长,多见于年长儿,临床恢复慢,常遗留截瘫后遗症。

[诊断]

早期诊断主要依靠详细的病史询问、临床观察及对本病高度的警惕性。最可靠的诊断依据是脑脊液中查见结核杆菌。

1. 病史　有明显结核病接触史,或有既往结核病史,可有近期急性传染病史。有无卡介苗接种史。

2. 临床表现　凡有上述病史的患儿出现结核中毒症状及性格改变、头痛、不明原因的呕吐、嗜睡或烦躁不安相交替及顽固性便秘时,即应考虑本病的可能。

3. 结核菌素试验　阳性对诊断有帮助,但高达50%的患儿可呈阴性反应。

4. 脑脊液检查　对本病的诊断极为重要。

常规检查:脑脊液压力增高,外观无色透明或呈毛玻璃样,白细胞数多为$(50\sim500)\times10^6$个/L,分类以淋巴细胞为主,但急性进展期,当脑膜新病灶或结核瘤破溃时,白细胞数可大于$1\,000\times10^6$个/L,其中1/3病例分类以中性粒细胞为主。糖和氯化物均降低为结脑的典型改变。当蛋白含量增高,蛛网膜下腔阻塞时,可呈黄色,静置12～24小时后,脑脊液中可有蜘蛛网状薄膜形成,取之涂片作抗酸染色,结核杆菌检出率较高。

5. 其他检查

(1) 结核菌抗原检测:以ELISA双抗夹心法检测脑脊液结核菌抗原,是敏感、快速诊断结脑的辅助方法。

(2) 抗结核抗体测定:以ELISA法检测结脑患儿脑脊液PPD-IgM抗体和PPD-IgG抗体,其水平常高于血清中的水平。PPD-IgM抗体于病后2～4天开始出现,2周达高峰,至8周时基本降至正常,为早期诊断依据之一;而PPD-IgG抗体于病后2周起逐渐上升,至6周达高峰,约在12周时降至正常。

(3) 脑脊液结核菌培养阳性是诊断结脑可靠的依据。

(4) 聚合酶链反应(PCR):应用PCR技术在结脑患儿脑脊液中扩增出结核菌所特有的DNA片段,能使脑脊液中极微量结核菌体DNA被准确地检测,其灵敏度和特异性超过目前使用的各种实验手段。

6. X射线检查、CT扫描或磁共振(MRI)　约85%结核性脑膜炎患儿的胸片有结核病改变,其中90%为活动性病变,呈粟粒型肺结核者占48%。胸片证明有血行播散性结核病对确诊结脑很有意义。脑CT在疾病早期可正常,随着病情进展可出现基底节阴影增强,脑池密度增高、模糊、钙化,脑室扩大,脑水肿或有早期局灶性梗塞症(图8.11)。

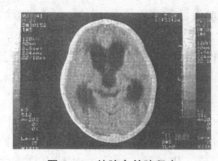

图8.11 结脑合并脑积水

【鉴别诊断】

1. 化脓性脑膜炎 一般而言,化脓性脑膜炎起病急骤,病情进展迅速,血常规示白细胞升高,以中性粒细胞为主。重要鉴别点是脑脊液检查:化脑脑脊液外观混浊,细胞数多大于$1\,000×10^6$个/L,分类以中性粒细胞为主,涂片或培养可找到致病菌。

2. 病毒性脑膜炎 起病较急,早期脑膜刺激征较明显,脑脊液外观无色透明,白细胞数多在正常值至$200×10^6$个/L之间,分类以淋巴细胞为主,蛋白质一般不超过$1.0\,g/L$,糖和氯化物含量正常。结核菌素试验呈阴性。

3. 隐球菌脑膜炎 起病更为缓慢,病程更长,病初多无明显发热。多有长期使用广谱抗生素和(或)免疫抑制剂史。颅高压症状显著,头痛剧烈,与脑膜炎其他表现不平行。视力障碍及视神经乳头水肿较常见,症状有时可自行缓解。脑脊液蛋白、细胞数升高,糖显著降低,脑脊液墨汁涂片可找到厚荚膜圆形发亮的菌体,结核菌素试验呈阴性(表8.4)。

表8.4 中枢神经系统隐球菌病与结核性脑膜炎的鉴别诊断

	中枢神经系统隐球菌病	结核性脑膜炎
年龄	10岁以上较多	5岁以下较多
病程	起病隐缓,病程长,前3个月内常有间歇性自然缓解	起病稍急,如未经抗结核治疗,则数周后病情渐重而不缓解
开始症状	阵发性头痛,早期多无热	精神不振,食欲差,低热
运动障碍	多见	较少见
视神经乳头水肿	多见	较少见
脑脊液压力	显著增高	增高
病原菌	易发现新型隐球菌(墨汁染色)	可发现抗酸杆菌(抗酸染色)
结核菌素试验	不一定	阳性
其他部位结核(如肺、淋巴结)	少见或无	较多见
抗结核治疗	无效	有效

4. 脑肿瘤 尤其是婴幼儿较常见的髓母细胞瘤可经蛛网膜下腔播散转移,易发生颅神经障碍、脑膜刺激征及脑脊液改变,易误诊为结脑。但脑肿瘤一般无发热史,少见抽搐、昏迷,颅高压症状与脑膜刺激征不相平行,脑脊液改变较轻微,结核菌素试验呈阴性,脑部CT扫描或磁共振(MRI)有助于诊断。

【并发症及后遗症】

最常见的并发症为脑积水、脑实质损害、脑出血、脑软化及颅神经障碍,其中前3种是导致结脑死亡的常见原因。严重后遗症包括脑积水、肢体瘫痪、智力低下、失明、失语、癫痫及尿崩症等。在后遗症小儿中,晚期患者约占2/3,而早期者甚少。

【治疗】

主要抓住两个重点环节:一是抗结核治疗,二是降低颅内压。

1. **一般疗法** 应卧床休息,加强护理,做好口腔、皮肤的清洁护理。对昏迷患者可予鼻饲或胃肠外营养,以保证足够热量。应经常变换体位,以防止褥疮和坠积性肺炎。

2. **抗结核治疗** 联合应用易透过血脑屏障的抗结核杀菌药物,分阶段治疗。

(1) 强化治疗阶段:联合使用 INH、RFP、PZA 及 SM。疗程为 3～4 个月,其中 INH 每日 15～25 mg/kg,RFP 每日 10～15 mg/kg(<450 mg/d),PZA 每日 20～30 mg/kg(<750 mg/d),SM 每日 15～20 mg/kg(<750 mg/d)。开始治疗的 1～2 周,将 INH 全日量的一半加入 10% 葡萄糖中静脉滴注,余量口服,待病情好转后改为全日量口服。

(2) 巩固治疗阶段:继续用 INH、RFP 或 EMB。抗结核药物总疗程不少于 12 个月,或待脑脊液恢复正常后继续治疗 6 个月;RFP 或 EMB 9～12 个月。早期患者可采用 9 个月短程治疗方案(3HRZS/6HR)。

3. **降低颅高压** 由于室管膜炎症的刺激,脑脊液分泌增多,压力增高;加之颅底大量炎性渗出物及肉芽充填后,使脑脊液循环通路受阻而产生各种类型脑积水。最早于 10 天即可出现,故应及时控制颅内压。

(1) 脱水剂:常用 20% 甘露醇,一般剂量每次 0.5～1.0 g/kg,于 30 分钟内快速静脉注入,4～6 小时一次。目前多主张小剂量用法,即每次 0.25～0.50 g/kg。脑疝时可加大剂量至每次 2 g/kg。

(2) 利尿剂:常用呋塞米每次 1～2 mg/kg,用生理盐水稀释成 0.2% 浓度静脉推注,每日 2～3 次,用药期间注意电解质紊乱。慢性脑积水可用乙酰唑胺,每日 20～40 mg/kg(<0.75 g/d),分 2～3 次口服;根据颅内压情况,可服用 1～3 个月或更长,每日服或间歇服(服 4 日,停 3 日)。有减少脑脊液的产生而降低颅内压的作用。

(3) 侧脑室穿刺引流:适用于急性脑积水而其他降颅压措施无效或疑有脑疝形成时。引流量根据脑积水严重程度而定,一般每日 50～200 ml,持续引流时间为 1～3 周。有室管膜炎时可予侧脑室内注药。特别注意防止继发感染。

(4) 腰穿减压及鞘内注药:

适用于:① 颅内压较高,应用激素及甘露醇效果不明显,但不急需做侧脑室引流或没有做侧脑室引流的条件者;② 脑膜炎症控制不好以致颅内压难于控制者;③ 脑脊液蛋白量大于 3.0 g/L。方法为:根据颅内压情况,适当放出一定量脑脊液以减轻颅内压,3 岁以上每次注入 INH 20～50 mg 及地塞米松 2 mg,3 岁以下剂量减半,开始为每日 1 次,1 周后酌情改为隔日 1 次、1 周 2 次及 1 周 1 次。2～4 周为 1 疗程。

4. **糖皮质激素** 早期使用效果好。能抑制炎症渗出从而降低颅内压,可减轻中毒症状及脑膜刺激症状,有利于脑脊液循环,并可减少粘连,从而减轻或防止脑积水的发生。一般使用泼尼松,每日 1～2 mg/kg(<45 mg/d),1 个月后逐渐减量,疗程为 8～12 周。

5. **对症治疗**

(1) 惊厥的处理:见相关章节。

(2) 水、电解质紊乱的处理:

① 稀释性低钠血症:可用 3% 氯化钠液静滴,每次 6～12 ml/kg,可提高血钠 5～10 mmol/L,同时控制入水量。

② 脑性失盐综合征:可用 2∶1 等张含钠液补充部分失去的体液后,酌情补以 3% 氯化钠液以提高血钠浓度。

③ 低钾血症:宜用含 0.2% 氯化钾的等张溶液静脉滴注,或口服补钾。

6. 随访观察　复发病例全部发生在停药后 4 年内,绝大多数在 2~3 年内,故停药后随访观察至少 3 年。临床症状消失,脑脊液正常,疗程结束后 2 年无复发者,方可认为治愈。

〖预后〗

预后主要与下列因素有关:

① 治疗早晚:治疗愈晚病死率愈高,早期病例无死亡,中期病死率为 3.3%,晚期病死率高达 24.9%。

② 年龄:年龄愈小,脑膜炎症发展愈快,愈严重,病死率愈高。

③ 病期和病型:早期、浆液型预后好,晚期、脑膜脑炎型预后差。

④ 结核杆菌耐药性:原发耐药菌株已成为影响结脑预后的重要因素。

⑤ 治疗方法:剂量不足或方法不当时可使病程迁延而易出现并发症。

五、潜伏结核感染

由结核杆菌感染引起的结核菌素试验阳性和(或)血清 PPD-IgM 抗体或 IgG 抗体呈阳性,而 X 射线胸片或临床无活动性结核病证据者,称潜伏结核感染(latent tuberculosis infection)。

〖诊断要点〗

1. 病史　多有结核病接触史。
2. 临床表现　有或无结核中毒症状,查体可无阳性发现。
3. 胸部 X 射线检查　胸部 X 射线检查正常。
4. 结核菌素试验阳性和(或)血清 PPD-IgM 抗体或 IgG 抗体检查　呈阳性。
5. 鉴别　应注意与慢性扁桃体炎、反复上呼吸道感染、泌尿道感染及风湿热相鉴别。

〖治疗〗

下列情况按预防性抗结核感染治疗:① 接种过卡介苗,但结核菌素试验最近 2 年内硬结直径增大≥10 mm 者可认定为自然感染;② 结核菌素试验反应新近由阴性转为阳性的自然感染者;③ 结核菌素试验呈强阳性反应的婴幼儿和少年;④ 结核菌素试验呈阳性并有早期结核中毒症状者;⑤ 结核菌素试验呈阳性而同时因其他疾病需用糖皮质激素或其他免疫抑制剂者;⑥ 结核菌素试验呈阳性,新患麻疹或百日咳小儿;⑦ 结核菌素试验呈阳性的艾滋病毒感染者及艾滋病患儿。

第四节　深部真菌病

深部真菌病(deep mycosis)是由各种真菌所引起的黏膜、皮肤深层、肌肉、体腔和内脏等的病变。深部真菌病比较少见,但比浅部真菌病的危害性大。近年来,由于抗生素、糖皮质激素和免疫抑制剂的广泛应用,深部真菌病发病率有明显上升趋势,已引起医学界高度重视。致病真菌分为两大类:① 原发病原菌,如组织胞浆菌、球孢子菌、新型隐球菌、芽生菌等;② 条件致病菌,如念珠菌、曲霉菌、毛霉菌等。深部真菌病常为继发感染,多在糖尿病、血液病、恶性肿瘤、严重营养不良或其他慢性消耗性疾病的基础上发病；或长期应用抗生素、糖皮质激素、免疫抑制剂，使机体内菌群失调或抑制了机体的免疫反应而诱发。深部真菌病的临床表现无特殊性，与某些疾病症状相似，容易误诊，因此凡在上述疾病基础上并发感染，经给予积极治疗而无显著疗效者，应警惕深部真菌病的可能。

一、念珠菌病

念珠菌病（candidiasis）是由念珠菌属，主要是白色念珠菌引起的急性、亚急性或慢性感染。本病多见于儿童，有的自婴儿发病后，长期潜伏至成人时再发病。最常引起人类疾病的念珠菌是白色念珠菌，以其为代表叙述如下。

〖病因和发病机制〗

白色念珠菌（candida albicans）是一种假丝酵母菌，菌体呈圆形或椭圆形，主要以出芽方式繁殖，产生芽生孢子和假菌丝，易在酸性环境中繁殖，革兰氏染色呈阳性。白色念珠菌属于条件致病菌，可作为共栖菌寄生于健康人的皮肤、口腔、消化道、阴道等处。健康小儿带菌率达5%～30%，但并不致病；当机体抵抗力降低时可致病，称内源性感染。原发灶常在口腔，感染自口、咽部向下蔓延而引起食管、胃和肠病变。外源性感染则由接触引起，可有（或无）诱发因素。深入组织的真菌可产生菌丝，当机体抵抗力降低时菌丝进一步穿透弥散，导致血行播散。幼婴、慢性腹泻、营养不良、白细胞减少、T细胞功能异常者和久用广谱抗生素、皮质激素或免疫抑制剂者，其免疫功能低下，易感染念珠菌病。

〖病理〗

白色念珠菌侵入组织后，基本病理改变是以单核细胞为主的肉芽肿性炎症。不同器官和不同的发病阶段，病理改变是不同的。黏膜病变以其坏死组织、纤维素及大量菌丝和芽孢形成假膜，假膜脱落后形成灶性糜烂和出血性溃疡；内脏病变多呈肉芽肿改变；急性播散型病灶显示灰白色的微小脓肿。病灶内可找到孢子及假菌丝，外围有中性粒细胞及组织细胞浸润。血管受累呈急、慢性血管炎改变，易破裂出血，亦可见微血管内血栓形成。严重免疫抑制者炎症反应较轻，仅见念珠菌及坏死组织形成的脓肿。

〖临床表现〗

本病分为皮肤黏膜型和内脏型，可呈急性、亚急性或慢性。

1. **皮肤黏膜型** 好发于新生儿和小婴儿，尤其是肥胖多汗者。皮肤皱褶处如腋窝、颈前、下颌、肛周、臀部、外阴及腹股沟等处，表面糜烂，界限清晰，周围有散在的红色丘疹、小水泡或脓疱。局部痛痒，患儿哭闹不安。镜检见菌丝和芽孢，培养为白色念珠菌。如患者有免疫缺陷，皮肤可呈肉芽肿改变。播散型可见全身性粟粒疹。

黏膜受损以鹅口疮最多见，在口腔黏膜表面出现白色乳凝块样物，不易擦去，强行剥离后可见鲜红色糜烂面，可有溢血。免疫功能低下时，黏膜病变由口腔黏膜蔓延至咽喉、气管和食道。因此，鹅口疮可以是消化道、呼吸道念珠菌病的局部表现，也可以是播散型念珠菌病的早期征象。

2. **内脏型**

（1）消化道念珠菌病：最常见为念珠菌肠炎，大便为稀便、水样便或豆腐渣样便，多泡沫，有发酵气味，病程迁延，常伴低热。严重者形成肠黏膜溃疡而出现便血。

念珠菌食管炎的主要症状为恶心、呕吐、拒食、吞咽困难、流涎。年长儿诉吞咽痛和胸骨后烧灼痛。

(2) 呼吸道念珠菌病：以念珠菌性肺炎多见。起病缓慢，临床表现支气管肺炎的症状体征，常咳出胶冻样痰，有时带血丝，可闻及中细湿啰音，当病灶融合时可出现相应肺实变体征。X射线表现与支气管肺炎相似。抗生素治疗无效，病程迁延。

(3) 泌尿道念珠菌病：全身性念珠菌病患者常见肾内病灶，肾皮质和髓质均可见小脓肿。轻者临床症状不明显，重者出现尿频、尿急、尿痛、血尿及肾功能改变等。

(4) 播散性念珠菌病综合征和念珠菌菌血症：主要表现为长期发热，全身多系统感染。念珠菌播散时往往侵犯多个器官，常见心肌炎、心内膜炎、心包炎、肾小脓肿、脑膜炎、骨髓炎和肺炎等。念珠菌心内膜炎的赘生物较大且易发生栓塞；亦可经血行播散引起脑膜炎、脑脓肿，病死率高。

〖诊断〗

1. 真菌检查　从正常人皮肤、黏膜、痰、粪等标本中查到孢子不能肯定其为致病菌，必须在镜下见到出芽的酵母菌与假菌丝，结合临床表现才能确定念珠菌病的诊断。① 病灶组织或伪膜、渗液等标本镜检，可见厚膜孢子及假菌丝，多次镜检阳性有诊断意义；② 沙氏琼脂培养基上出现乳白色光滑菌落，菌落数大于50%即有诊断意义。

2. 血清学试验　血清念珠菌抗体滴度升高，其中抗体凝集试验和沉淀反应比补体结合试验更有诊断价值。

3. 病理诊断　病理组织中发现真菌和相应病理改变即可确诊。

4. 眼底检查　念珠菌菌血症患者视网膜和脉络膜上可见白色云雾状或棉球样病灶。

二、隐球菌

隐球菌病（cryptococcosis）主要是由隐球菌属中的新型隐球菌感染所引起的亚急性或慢性肉芽肿性深部真菌病，主要侵袭中枢神经系统，亦可累及肺部、皮肤、骨髓、关节和其他脏器，各年龄均可发病。

〖病因和发病机制〗

新型隐球菌属酵母菌，广泛分布于自然界，存在于土壤、鸽粪、水果、蔬菜、正常人皮肤和粪便中。在干燥鸽粪中可以生存达数年之久，是人的主要传染源。该菌以芽生方式繁殖，不生成假菌丝，芽生孢子成熟后脱落成独立个体。在脑脊液、痰液或病灶组织中呈圆形或半圆形，直径为 5~20 μm，四周包围肥厚的胶质样夹膜，可经呼吸道或皮肤黏膜破损处侵入人体，血行播散至脑、骨骼和皮肤。有80%的病例中枢神经系统受损，可能是隐球菌从鼻腔沿嗅神经及淋巴管传播至脑膜所致。正常人血清中存在可溶性抗隐球菌因子，而脑脊液中缺乏，故利于隐球菌生长繁殖。

白血病、淋巴瘤、组织细胞增生症X、胰岛素依赖型糖尿病、免疫缺陷病和接受糖皮质激素或免疫抑制剂治疗的患者是隐球菌病的易感人群，部分原发患者可无明显诱因。近年随艾滋病发病率的迅速增高，本病的发生率也相应增高。

〖病理〗

基本病理变化有两种：早期为弥漫性浸润渗出性改变，晚期为肉芽肿形成。在早期病灶组织中有大量的新型隐球菌集聚，因菌体周围包绕胶样荚膜，使菌体与组织没有直接接触，故组织炎症反应不明显。肉芽肿的形成常在感染数月后，可见巨细胞、巨噬细胞及成纤维细胞的增生,淋巴细胞和浆细胞浸润,偶见坏死灶及小空洞形成。脑组织较其他组织更易形成小空洞,脑膜增厚,有肉芽肿形成,以基底节及皮层的灰质受累最严重。肺部病变可见少量淋巴细胞浸润、肉芽肿形成、广泛纤维化。

〖临床表现〗

1. 隐球菌脑膜炎(cryptococcal meningitis) 是真菌性脑膜炎中最常见的类型。一般起病缓慢,开始症状为阵发性头痛,以后逐渐加重,但仍可自然缓解,经常反复;多伴有不同程度的发热、恶心、呕吐、眩晕。数周或月后可出现颅内压增高症状及颅神经受累的表现,常伴有眼底水肿和视网膜渗出性改变。有时出现精神症状:抑郁、淡漠、易激动。晚期可出现偏瘫、共济失调、抽搐、昏迷等。临床表现颇似结核性脑膜炎。如隐球菌肉芽肿局限于脑某一部位,临床表现与脑脓肿或脑肿瘤相似。本病的病程长短不一,预后不良。

2. 肺隐球菌病(pulmonary cryptococcosis) 常与中枢神经系统感染并存,亦可单独发生。起病缓慢,常无明显症状而被忽略。如出现低热、乏力、轻咳、盗汗、体重减轻等症状,则与肺结核不易鉴别。少数患儿呈急性肺炎的表现,如病灶侵及胸膜,可有胸痛和胸膜渗出。X射线胸片可显示单侧或双侧块状病变,部分呈广泛性浸润、支气管周围浸润或粟粒状病变,但不侵犯肺门或纵隔淋巴结。肺部感染一般预后良好。

3. 皮肤黏膜隐球菌病(mucocutaneous cryptococcosis) 皮肤黏膜隐球菌病很少单独发生,常为全身性隐球菌病的局部表现,可能由脑膜、肺部或其他病灶播散所致。主要表现为痤疮样皮疹、硬结,或随病变扩大而中央坏死,形成溃疡、瘘管等。偶有发生于硬腭、软腭、舌、齿龈、咽部、鼻腔等黏膜上,表现为结节、溃疡和肉芽肿样,表面覆盖黏性渗出性薄膜,病程较长。

〖诊断〗

除临床表现外,实验室检查可作为重要依据。

1. 病原体检查

(1) 墨汁染色法:取所需检查的新鲜标本,如脑脊液、痰液、病灶组织或渗液等,置于玻片上,加墨汁1滴,覆以盖玻片在显微镜暗视野下找隐球菌,可见圆形菌体,外周有一圈透明的肥厚荚膜,内有反光孢子但无菌丝。反复多次查找阳性率高。脑脊液应离心后取沉淀涂片。该方法迅速,简便,可靠。

(2) 真菌培养:取标本少许置于沙氏琼脂培养基中,在室温或37℃环境中,培养3~4天可见菌落长出。

2. 血清学检查 由于病人血清中可测到的抗体不多,因此检测抗体阳性率不高,特异性不强,仅做辅助诊断。通常检测新型隐球菌荚膜多糖体抗原,以乳胶凝集试验灵敏而特异,且有估计预后和疗效的作用。

三、曲霉菌病

曲霉菌病(aspergillosis)是由致病曲霉菌(aspergillus)所引起的疾病。致病菌主要经呼吸道吸入侵犯肺部,也可侵犯消化道、脑、皮肤、黏膜等。毒素和菌丝可阻塞血管引起组织坏死,严重者可发生败血症。近年来证明一些曲霉菌可致癌。

〖病因和发病机制〗

曲霉菌属丝状真菌,自然界广泛分布,存在于土壤、空气、植物、动物及飞鸟的皮毛中,也常见于农田、马棚、牛栏、谷仓等处。可寄生于正常人的皮肤和上呼吸道,为条件致病菌。一般正常人对曲霉菌有一定的抵抗力,不引起疾病。当机体抵抗力降低时,病原菌可经皮肤黏膜损伤处或吸入呼吸道,随后进入血液循环到其他组织或器官而致病。过敏体质者吸入曲霉菌孢子可触发哮喘。引起人类疾病常见的有烟曲霉菌和黄曲霉菌。

【病理】

曲霉菌最常侵犯支气管和肺,亦可侵犯鼻窦、外耳道、眼和皮肤,或经血行播散至全身各器官。病变早期呈弥漫性浸润渗出性改变;晚期为坏死、化脓和肉芽肿形成。病灶内可找到大量菌丝。菌丝穿透血管可引起血管炎、血管周围炎、血栓形成,血栓形成又会造成组织缺血、坏死。

【临床表现】

发病部位不同,临床表现不同。

1. 肺曲霉菌病(pulmonary aspergillosis)　最常见,多发生在慢性肺部疾病基础上。临床表现分为两种类型:① 曲霉菌性支气管-肺炎,大量曲霉孢子被吸入后引起急性支气管炎,若菌丝侵袭肺组织,则引起广泛的浸润性肺炎或局限性肉芽肿,也可引起坏死、化脓,形成多发性小脓肿。患者可有发热、咳嗽、气促、咳绿色脓痰或出现咯血等症状。肺部体征不明显或闻及粗湿啰音。X射线检查见肺纹理增多,肺部可见弥漫性斑片状模糊阴影、团块状阴影。② 球型肺曲霉菌病,常在支气管扩张、肺结核等慢性肺疾患基础上发生,菌丝体在肺内空腔中繁殖、聚集并与纤维蛋白和黏膜细胞形成球形肿物,不侵犯其他肺组织。多数患者无症状或表现原发病症状。肺部X射线检查可见圆形曲霉球悬在空洞内,形成一个新月体透亮区,有重要诊断价值。

2. 变态反应性曲霉菌病(allegic asperigillosis)　过敏体质者吸入大量含有曲霉孢子的尘埃,引起过敏性鼻炎、支气管哮喘、变应性肺曲霉菌病等病症。吸入后数小时出现咳嗽、气喘、咳痰、呼吸困难,可伴发热。大多数患者3～4天缓解,如再吸入又复发上述症状。痰中可检出大量嗜酸性粒细胞和菌丝,培养见烟熏色曲霉菌生长。血嗜酸性粒细胞增多($>1.0\times10^9$个/L),血清IgE$>1\ 000$ ng/ml。

3. 全身性曲霉菌病(disseminated aspergillosis)　多见于原发性或继发性免疫缺陷者。曲霉菌多由肺部病灶进入血循环,播散至全身多个脏器。白血病、恶性淋巴瘤、肿瘤、慢性肺部疾患、长期使用抗生素和皮质激素等,是发生本病的诱因。其临床表现随所侵犯的脏器而异,临床上以发热、全身中毒症状和栓塞最常见。累及心内膜、心肌或心包,引起化脓、坏死和肉芽肿。中枢神经系统受累引起脑膜炎和脑脓肿。消化系统以肝受累多见。

【诊断】

1. 病原体检查　取自患处的标本做直接涂片或培养,涂片可见菌丝或曲霉菌孢子,培养见曲霉菌生长。曲霉菌是实验室常见的污染菌,必须反复涂片或培养,多次呈阳性且为同一菌种才有诊断价值。

2. 病理组织检查　取受损组织或淋巴结活检,可根据真菌形态确诊。尤其对播散性曲霉菌病,可及时做出诊断。

四、组织胞浆菌病

组织胞浆菌病(histoplasmosis)是由荚膜组织胞浆菌(histoplasma capsulatum)引起的一种传染性很强的深部真菌病,主要侵犯网状内皮系统或肺部,可累及全身各脏器。其变型菌杜氏组织胞浆菌(histoplasma duboisii)致病者,以累及皮肤或骨骼为主,不侵犯肺部。本病患者半数为儿童,以6个月至2岁发病率最高,且多为播散型。

〖病因和发病机制〗

荚膜组织胞浆菌是一种双相性真菌,在自然界它以菌丝形态存在,在人体组织中以酵母菌形态出现,以出芽方式繁殖。本菌存在于被蝙蝠、鸡粪等污染的土壤中。人类感染主要途径是经呼吸道吸入微分生孢子,微分生孢子在局部增殖转变成酵母菌,引起肺部感染,经血源播散到单核-巨噬细胞系统,在细胞介导的免疫作用下使病变局限,形成肉芽肿,不治自愈,临床上无症状。免疫功能低下者的肺部病灶可经淋巴和血液将组织胞浆菌病播散到全身各脏器,引起广泛病变。目前认为,Ⅱ型和Ⅳ型变态反应参与了肺组织胞浆菌病的发病。

〖病理〗

典型的病理变化是由于单核-巨噬细胞系统的组织细胞和吞噬细胞吞噬组织胞浆菌以后,在肺、肝、脾、肾上腺和其他组织器官形成上皮样或组织细胞样肉芽肿、结核样结节、干酪样坏死及钙化,部分形成空洞,很少化脓。播散型除软骨和骨皮质外,身体任何部位均可被侵犯。由于组织细胞明显浸润和增生,常破坏受累器官的正常结构,50%患者发生肾上腺皮质坏死。

〖临床表现〗

一般分为以下3种类型:

1. 急性肺组织胞浆菌病(acute pulmonary histoplasmosis) 起病急,多表现发热、寒战、咳嗽、胸痛、呼吸困难等症状,少数患者肺部可闻湿啰音,肝脾肿大。胸部X射线检查可见弥漫性与多个浸润区,愈后再检查可见多个大小分布一致的钙化点,为本病特征。

2. 慢性肺组织胞浆菌病(chronic pulmonary histoplasmosis) 可由肺部原发病灶蔓延而致,亦可为二重感染。病程长,肺部呈进行性、退化性病变。任何年龄均可发病,2岁以下婴幼儿最多见,病死率高。临床表现与肺结核相似,发热、咳嗽、盗汗、乏力、体重下降。胸部X射线检查见肺实变,以单或双侧上肺多见,部分患者肺尖形成空洞。病情进行性加重,最终导致肺纤维化和肺功能减退。

3. 播散性组织胞浆菌病(disseminated histoplasmosis) 此型很少见,婴幼儿易得。起病急缓不一,除骨及软骨外,全身任何器官均可受累及。全身症状明显,有发热、寒战、咳嗽、呼吸困难、头痛、胸痛、腹痛、腹泻、便血、肝脾及淋巴结肿大、低色素性贫血、白细胞减少、血小板减少等。婴幼儿患者很似严重的粟粒性结核表现。部分儿童伴有皮肤黏膜损害。

〖诊断〗

1. 病原体检查 痰、尿、血、骨髓和分泌物涂片或培养分离出组织胞浆菌,或病理切片发现酵母型真菌即可确诊。播散型患者周围血涂片Wright-Giemsa染色在中性粒细胞和单核细胞内、外见典型芽状的酵母型组织胞浆菌。

2. 组织胞浆菌素皮肤试验 方法类似于结核菌素试验。皮试后48~72小时看结果,以红肿硬结≥5 mm为阳性。阳性提示过去或现在有感染。

3. 组织胞浆菌抗体检测 ① 补体结合试验:检测抗体敏感性高、特异性强,抗体滴度≥1:8或近期升高4倍以上为阳性。② 酶联免疫吸附试验:简便易行,滴度≥1:16为阳性。免疫功能低下者可呈假阴性。

4. 组织胞浆菌抗原检测 从血清、尿液、脑脊液中可检出抗原,阳性示活动性感染。对免疫缺陷的患者更具诊断意义。

【鉴别诊断】

儿童患者的临床表现很类似血液病或肺结核等，须仔细鉴别。

五、深部真菌病的治疗

(一) 一般治疗

(1) 积极治疗原发病，去除病因。

(2) 严格掌握抗生素、糖皮质激素和免疫抑制剂的用药指征，尽可能少用或不用这些药物。

(3) 加强护理和营养支持疗法，补充维生素和微量元素。

(二) 抗真菌治疗

1. 制霉菌素(nystatin)

(1) 局部用药：可制成油剂、霜剂、粉剂、溶液等，浓度为含制霉菌素 10 万 U/g(ml 基质)，依患者具体情况选用一种剂型局部涂擦，每日 2～4 次。

(2) 口服：肠道念珠菌病可给予制霉菌素口服，新生儿每日 20 万～40 万 U，2 岁以下每日 40 万～80 万 U，2 岁以上每日 100 万～200 万 U，分 3～4 次饭前服用，疗程为 7～10 日。口服不易吸收，全部由粪便排出。不良反应有恶心、呕吐、轻泻。

(3) 雾化吸入：适用于呼吸系统念珠菌病，制霉菌素 5 万 U 溶于 2 ml 0.9%氯化钠溶液中雾化吸入。

2. 二性霉素 B(amphotericin B)　为多烯类抗生素，与真菌胞膜上的固醇类结合，改变膜的通透性，使菌体破坏，抗真菌作用较强。是目前治疗隐球菌病、组织胞浆菌病和全身念珠菌病的首选药物，对曲霉菌病效果较差。

(1) 静脉滴注：开始宜用小量，每日 0.1 mg/kg，如无不良反应，渐增至每日 1.0～1.5 mg/kg，疗程为 1～3 个月。静注时用 5%葡萄糖液稀释，浓度为 0.05～0.10 mg/ml，缓慢静脉滴注，每剂不少于 6 小时滴完。浓度过高易引起静脉炎，滴速过快可发生抽搐、心律失常、血压骤降甚至心跳停搏。

(2) 椎管内注射或脑室内注射：限于治疗隐球菌性脑膜炎的病情严重或静脉滴注失败的病例。儿童鞘内注射，首次 0.01 mg，用蒸馏水(不用 0.9%氯化钠溶液)稀释，浓度不超过 0.25 mg/ml(偏稀为宜)，或将药物与腰穿时引流出的脑脊液 3～5 ml 混合后一并缓慢注入。以后每日 1 次，剂量渐增，约 1 周内增至每次 0.1 mg，以后每隔 1～3 日增加 0.1 mg，直至每次 0.5 mg 为止，不超过 0.7 mg。疗程一般为 30 次，如有副作用可减量或暂停用药。脑脊液内药物过多可引起蛛网膜炎而脑脊液细胞增多、暂时性神经根炎、感觉消失、尿潴留，甚至瘫痪、抽搐。如及时停药，大多能缓解。

(3) 二性霉素的副作用：恶心、呕吐、腹痛、发热、打寒战、头痛、头晕、贫血、血小板减少、血栓性静脉炎等，对肝、肾、造血系统有一定毒性。为减轻副作用，可于治疗前半小时及治疗后 3 小时给阿司匹林，严重者可静脉滴注氢化可的松或地塞米松。用药期间，应每隔 3～7 天检查血、尿常规及肝、肾功能，血清肌酐＞2.5 mg/dl 时用药应减量。尿素氮＞40 mg/d 时应停药，停药 2～5 周恢复正常，再从小剂量开始给药。注射部位易发生血栓性静脉炎，最初输液部位宜先从四肢远端小静脉开始。

3. 5-氟胞嘧啶　是一种口服抗真菌化学药物，对隐球菌有良好抑制作用。可与二性霉素

B合用,治疗全身性隐球菌病,亦可治疗二性霉素 B 治疗失败的病例。剂量为每日 50～150 mg/kg,分 4 次口服,疗程为 4～6 周。婴儿剂量酌减。口服吸收良好,血清浓度高,脑脊液浓度可达血清的 64%～88%。容易产生耐药性,副作用有恶心、呕吐、皮疹、中性粒细胞和血小板减少、肝肾损伤。与二性霉素 B 合用时可减少耐药性,药量可稍减,毒性反应可减轻,可缩短疗程。

4. 克霉唑(clotrimazole)　为咪唑类广谱抗真菌药,1%～5%软膏皮肤外用。口服不易吸收,剂量为每日 20～60 mg/kg,分 3 次口服。全身性深部真菌感染可与二性霉菌 B 联合使用。副作用有胃肠症状、兴奋失眠、荨麻疹、白细胞减少、ALT 升高等。

5. 酮康唑(ketoconazole)　合成的口服咪唑类抗真菌药,系咪唑类衍生物。通过抑制麦角甾醇的合成,改变真菌细胞的通透性,导致真菌死亡。抗菌谱广,口服体内吸收良好,毒性反应低,对念珠菌病、曲霉菌病、组织胞浆菌病等疗效均显著。开始剂量:体重 30 kg 以下者每日口服 100 mg;30 kg 以上者每日口服 200～400 mg。维持剂量:1～4 岁者每日口服 50 mg;5～12 岁者每日口服 100 mg。如小儿每日用量达 400 mg 高剂量时,可有恶心、呕吐、一过性的低胆固醇血症和肝功能异常。

6. 氟康唑(fluconazol)　为三唑类抗真菌药,作用机制和抗菌谱与酮康唑相似,体内抗真菌活性比酮康唑强 10～100 倍,对念珠菌和隐球菌作用强大。生物利用度高,口服吸收好,可在脑脊液中达到有效治疗浓度,为隐球菌性脑膜炎的选择性药物。用法:大于 3 岁每日 3～6 mg/kg,一次顿服或静滴,每日最大剂量为 400～800 mg。副作用有胃肠反应、皮疹,偶有肝功能异常。

(尹淮祥)

第九章　消化系统疾病

第一节　小儿消化系统解剖生理特点

一、口腔

口腔是消化道的起端,具有吸吮、吞咽、咀嚼、消化、味觉、感觉和语言等功能。新生儿及婴儿的口腔较小,两颊部脂肪层肥厚、很发达,咀嚼肌发育良好,有利于吸吮。6个月以下乳儿吸吮吞咽与呼吸能协调进行,6个月以后近似成人,吸吮与呼吸不能同时进行。新生儿腭正中线两旁的黏膜上有时可见黄白色小点,称硬腭小结,系死亡上皮细胞堆积所致,为正常现象,一般出生后1个月左右自然消失,不宜挑破,以免引起感染。小儿的腭较成人宽而扁平,且出现几条横行皱劈,到成年则趋向退化。小儿整个口腔黏膜柔嫩,血管丰富,容易破损,故不能用手或粗糙的物品用力洗涤。3~4个月时唾液分泌开始增加,5~6个月时明显增多,但婴儿口底浅,尚不能及时吞咽所分泌的全部唾液,因此常发生生理性流涎。

二、食管

新生儿食管通常平3~4颈椎之间,续于口咽,比成年人高3个椎骨,以后逐渐下降,到12~13岁时停止,到成年人平第6~7颈椎间。新生儿食管下口与胃贲门相接处,平10~11胸椎,在成年人为平11胸椎。小儿食管较成人窄而短,形似漏斗,长度相当于从切牙到剑突下的距离,新生儿全长约为10 cm,1岁时为11~12 cm,学龄儿童为20~25 cm。食管横径:乳儿为0.6~0.8 cm,幼儿为1 cm,年长儿为1.2~1.5 cm。关于消化管由牙列到贲门的长度,可用此算式计算:长度=0.2×身长×6.3。新生儿的食管也具有3个狭窄,其中穿过膈肌的狭窄部,比成年人要相对窄些。

婴儿食管黏膜柔嫩,腺体缺乏,弹力组织及肌层尚不发达,下食管括约肌发育不成熟,控制能力差,常发生胃食管反流,绝大多数在8至10个月时症状消失。婴儿吸奶时常吞咽过多空气,易发生溢奶。

三、新生儿胃容量

新生儿胃容量为30~60 ml,1~3个月时为90~150 ml,1岁时为250~300 ml,5岁时为700~850 ml,成人约为2 000 ml,故年龄愈小每天喂养的次数愈多。但哺乳后不久幽门即开放,胃内容物陆续进入十二指肠,故实际胃容量不完全受上述容量限制。婴儿胃略呈水平位,当开始行走时其位置变为垂直。胃平滑肌发育尚未完善,在充满液体食物后胃易扩张。由于贲门和胃底部肌张力低,幽门括约肌发育较好,故易发生幽门痉挛而出现呕吐。胃排空时间随食物种类不同而异:稠厚含凝乳块的乳汁排空慢;水的排空时间为 1.5～2.0 小时;母乳为 2～3 小时;牛乳为 3～4 小时;早产儿胃排空更慢,易发生胃潴留(图 9.1、图 9.2)。

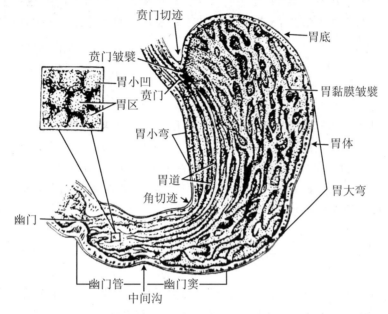

图 9.1　胃的形态和分布

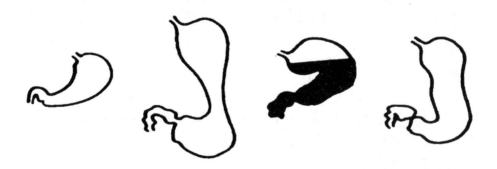

图 9.2　胃的 X 射线形态分型

四、肠

小儿肠管相对比成人长,一般为身长的 5～7 倍,或为坐高的 10 倍。小肠的主要功能包括运动(蠕动、摆动、分节运动)、消化、吸收及免疫保护。大肠的主要功能是贮存食物残渣、进一步吸收水分以及形成粪便。小儿肠黏膜肌层发育差,肠系膜柔软而长,结肠无明显结肠带与脂肪垂,升结肠与后壁固定差,易发生肠扭转和肠套叠。肠壁薄故通透性高,屏障功能差,肠内毒素、消化不全产物和过敏原等可经肠黏膜进入体内,引起全身感染和变态反应性疾病。由于小儿大脑皮层功能发育不完善,进食时常引起胃-结肠反射,产生便意,所以大便次数多于成人。

五、肝

年龄愈小,肝脏相对愈大。婴儿肝脏结缔组织发育较差,肝细胞再生能力强,不易发生肝硬化,但易受各种不利因素的影响,如缺氧、感染、药物中毒等均可使肝细胞发生肿胀、脂肪浸润、变性、坏死、纤维增生而肿大,影响其正常功能。婴儿时期胆汁分泌较少,故对脂肪的消化、吸收功能较差。

六、胰腺

出生后3~4个月时胰腺发育较快,胰液分泌量也随之增多,出生后1年,胰腺外分泌部生长迅速,为出生时的3倍。胰液分泌量随年龄生长而增加,至成人每日可分泌1~2 L。酶类出现的顺序为:胰蛋白酶最先,而后是糜蛋白酶、羧基肽酶、脂肪酶,最后是淀粉酶。新生儿所含脂肪酶活性不高,直到2~3岁时才接近成人水平。婴幼儿时期胰腺液及其消化酶的分泌易受炎热天气和各种疾病的影响而被抑制,容易发生消化不良。

七、肠道细菌

在母体内,胎儿肠道是无菌的,生后数小时细菌即侵入肠道,主要分布在结肠和直肠。肠道菌群受食物成分影响,单纯母乳喂养儿以双歧杆菌占绝对优势,人工喂养和混合喂养儿肠内的大肠杆菌、嗜酸杆菌、双歧杆菌及肠球菌所占比例几乎相等。正常肠道菌群对侵入肠道的致病菌有一定的拮抗作用。婴幼儿肠道正常菌群脆弱,易受许多内外界因素影响而致菌群失调,引起消化功能紊乱。

八、健康小儿粪便

食物进入消化道至粪便排出时间因年龄而异:母乳喂养的婴儿平均为13小时,人工喂养者平均为15小时,成人平均为18~24小时。

(一) 人乳喂养儿粪便

为黄色或金黄色,多为均匀膏状或带少许黄色粪便颗粒,或较稀薄,绿色,不臭,呈酸性反应(pH 4.7~5.1)。平均每日排便2~4次,一般在添加辅食后次数即减少。

(二) 人工喂养儿粪便

为淡黄色或灰黄色,较干稠,呈中性或碱性反应(pH 6~8)。因牛乳含蛋白质较多,粪便有明显的蛋白质分解产物的臭味,有时可混有白色酪蛋白凝块。大便1~2次/日,易发生便秘。如果只是排便间隔超过48小时,不伴任何不适,不应称为便秘。

(三) 混合喂养儿粪便

人乳加牛乳者的粪便与单喂牛乳者相似,但较软、黄。添加淀粉类食物可使大便增多,稠度稍减,稍呈暗褐色,臭味加重。添加各类蔬菜、水果等辅食时大便外观与成人粪便相似,初加菜泥时,常有少量绿色便排出。便次每日1次左右。

第二节 小儿胃肠影像学检查

一、胸腹部平片及透视

主要用于食管闭锁、胃肠道穿孔、肠梗阻、肛门闭锁、腹部肿块、脏器异位、组织钙化等病变的诊断。根据病情及诊断的需要可取仰卧位、立位、水平侧位及倒立侧卧位等进行摄片。

二、消化道造影

常用造影剂(对比剂)有阴性造影剂和阳性造影剂。阴性造影剂有空气、氧气等;阳性造影剂有钡餐、碘剂。碘造影剂有油性和水溶性两类。

(一)胃肠道钡餐检查

适用于胃、十二指肠的先天性疾病,如幽门肥厚性狭窄、胃重复畸形、十二指肠闭锁或狭窄等。用于确定胃十二指肠溃疡,不明确原因的消化道出血,明确腹部肿块的部位及性质,不明确原因的腹痛,疑肠结核、Crohn 病者,禁用于胃肠道穿孔、急性胃扩张、肠梗阻、急性消化道出血、病情较重不易合作者。

1. 胃十二指肠钡餐造影 婴儿可以用奶瓶服钡或鼻胃管注入钡剂,一次用量 15~50 ml,幼儿和儿童用量为 130~150 ml。检查消化道各部位时根据需要可取正位、侧位及左右前斜位等。

2. 胃气钡双重对比造影 很少用于小儿。必要检查时可用鼻胃管注入钡剂及适量空气,7 岁以上患儿服用产气粉后迅速服钡,然后旋转体位涂钡满意后摄胃气钡双重对比像。

3. 十二指肠低张气钡双重对比造影 首先使用乙酰胆碱类药物使平滑肌松弛,然后用钡和空气对比造影,使十二指肠充分扩张,很好地显示其形态。本法在儿科主要用于十二指肠病变的检查,可以对几毫米大小的息肉、浅表溃疡和肉芽做出诊断。

4. 小肠钡灌造影

(1) 口服法:一般于上消化道钡餐检查后再服等量钡剂,分段摄片观察。

(2) 插管法:当口服造影不能区别是否为异常或鉴别诊断困难时,用小肠插管灌钡造影。婴儿由于容易反流,产生呕吐,甚至吸入肺内,检查时应有儿科医师监护。

以上应严格掌握适应证和禁忌证,一般无并发症。

(二)十二指肠镜逆行胰胆管造影术(ERCP)

经内镜逆行胰胆管造影对胰胆管疾病的诊断具有独特的使用价值,可提供胰管和胆管的走行全貌,能显示胰胆管汇合的共同管,确定胰胆合流异常。对胆管闭锁、胆道发育不良和婴儿肝炎综合征的鉴别提供直视确切的确诊依据,对胆管扩张症的病变部位、类型、形态得以了解,对指导治疗和确定方案起到决定性作用。

1. 适应证 凡属胰胆疾病及疑有胰胆疾病者皆为适应证,用以区分肝内外胆管各种因素所致的先天性或后天性梗阻性黄疸,并确定梗阻性质和部位。诊断疑是由于胆道或胰腺病变引起的不明原因的腹痛。用以诊断胰腺的良恶性肿瘤。急诊手术前确定反复发作的慢性胰腺者胰管狭窄或梗阻部位、假性胰腺囊肿者囊肿的部位和形态,以利指导外科手术。获取诊断检查所需的纯净胰腺或肝脏分泌物。

2. **禁忌证** 怀疑胆管严重狭窄所致重度黄疸者;急性胰腺炎和胆管炎的急性期;内外科危重疾病患者,如休克、昏迷、腹膜炎等;对碘剂造影剂超敏感者;施行全麻困难者。

3. **并发症** 逆行性胰腺炎和逆行性胆管炎,消化道损伤甚至穿孔、出血,十二指肠乳头周围黏膜破裂造影剂渗于黏膜下层等。

三、CT

主要用于腹部包块、腹腔脓肿、外伤及肝脏和胰腺疾病的诊断,也可以用于小肠和腹部血管性病变的检查。螺旋CT扫描可增加扫描速度,减少呼吸运动造成的伪影。静脉增强扫描可清楚地显示血管的解剖及鉴别肿瘤和正常组织。

四、磁共振成像(MRI)

主要适用于肝脏肿瘤,血管瘤与囊性病变的诊断,对于局限性脂肪浸润显示较清,对胰腺囊性纤维化伴脂肪沉积及囊肿有明显的诊断价值。MRI对血管的显示优于CT,特别是磁共振血管造影对肝脏病变的血管显示清晰。

第三节 口 炎

口炎(stomatitis)是指口腔黏膜由于各种感染引起的炎症;若病变限于局部如舌、齿龈、口角亦可称为舌炎、齿龈炎或口角炎等。本病多见于婴幼儿。可单独发生,亦可继发于全身疾病如急性感染,腹泻,营养不良,久病体弱和维生素B、C缺乏等。感染常由病毒、真菌、细菌引起。不注意食具及口腔卫生或各种疾病导致机体抵抗力下降等因素均可导致口炎的发生。

目前细菌感染性口炎已经很少见,病毒及真菌感染所致的口炎仍经常见到。现将常见的几种口炎分述如下。

一、鹅口疮

鹅口疮(thrush,oralcandidiasis)又称雪口病,为白色念珠菌感染引起,在黏膜表面形成白色斑膜。多见于新生儿和婴幼儿,营养不良、腹泻、长期使用广谱抗生素或激素的患儿有此症。新生儿多由产道感染或因哺乳时奶头不洁及污染的乳具感染。

〖**临床表现**〗

口腔黏膜表面可见乳白色凝块样小点或小片状物覆盖,可逐渐融合成大片,不易擦去,周围无炎症反应,不痛,擦去斑膜后可见下方出血的红色创面,一般不影响吃奶;重症则整个口腔均被白色斑膜覆盖,甚至可蔓延到咽、喉头、食管、气管、肺等处而危及生命。重症患儿可伴低热、拒食、吞咽困难。取白膜少许放玻片上加10%氢氧化钠1滴,在显微镜下可见真菌的菌丝和孢子。

〖治疗〗
一般不需口服抗真菌药物。可用2%～5%碳酸氢钠溶液清洁口腔。或局部涂抹10万～20万U/ml制霉菌素鱼肝油混悬溶液,每日2～3次。亦可口服肠道微生态制剂,纠正肠道菌群失调,抑制真菌生长。

二、疱疹性口腔炎

疱疹性口腔炎(herptic stomatitis)是由单纯疱疹病毒Ⅰ型感染引起的急性口腔黏膜炎症。多见于6个月～5岁小儿,发病无明显季节差异。有自限性。从患者的唾液、皮肤病变和大小便中均能分离出病毒。

〖临床表现〗
起病时发热,1～2天后,口腔黏膜出现单个或成簇的小疱疹,直径约为2 mm,周围有红晕,迅速破溃后形成溃疡,有黄白色分泌物覆盖,可融合成不规则的大溃疡,有痛感。患儿可表现拒食、流涎、烦躁,所属淋巴结经常肿大,有压痛。体温在3～5天后恢复正常,病程为1～2周。局部淋巴结肿大可持续2～3周。

〖治疗〗
无特效药,主要是对症治疗。保持口腔清洁,多饮水,局部可涂疱疹净抑制病毒,亦可喷洒西瓜霜、锡类散等。为预防继发感染可涂2.5%～5.0%金霉素鱼肝油。疼痛严重者可在餐前用2%利多卡因涂抹局部。以流质饮食为宜。发热时可用退热剂,有继发感染时可用抗生素。

第四节 胃食管反流及反流性食管炎

胃食管反流(gastro esophageal reflux,GER)是指胃内容物反流入食管,分生理性和病理性两种。生理情况下,由于小婴儿食管下端括约肌(LES)发育不成熟或神经肌肉协调功能差,可出现反流,往往出现于日间餐时或餐后,又称"溢乳"。病理性反流是由于LES的功能障碍和(或)与其功能有关的组织结构异常,以致LES压力低下而出现的反流,常常发生于睡眠、仰卧及空腹时,引起一系列临床症状和并发症,即胃食管反流病(GERD)。

〖病因和发病机制〗
1. 食管下端括约肌(LES)
(1) LES压力降低是引起GER的主要原因。LES是食管下端平滑肌形成的功能高压区,是最主要的抗反流屏障。正常吞咽时LES反射性松弛,静息状态保持一定的压力使食管下端关闭,如因某种因素使上述正常功能发生紊乱时,LES短暂性松弛即可导致胃内容物反流入食管。
(2) LES周围组织作用减弱。例如,缺少腹腔段食管,致使腹内压增高时不能将其传导至

LES 使之收缩达到抗反流的作用;小婴儿食管角(由食管和胃贲门形成的夹角,即 His 角)较大(正常为 30°~50°);膈肌食管裂孔钳夹作用减弱;膈食管韧带和食管下端黏膜瓣解剖结构存在器质性或功能性病变时以及胃内压、腹内压增高等,均可破坏正常的抗反流功能。

2. 食管与胃的夹角(His 角) 由胃肌层悬带形成,正常是锐角,胃底扩张时悬带紧张使角度变锐起瓣膜作用,可防止反流。新生儿 His 角较钝,易反流。

3. 食管廓清能力降低 正常情况下,食管廓清能力是依靠食管的推动性蠕动、唾液的冲洗、对酸的中和作用、食丸的重力和食管黏膜细胞分泌的碳酸氢盐等多种因素发挥作用。当食管蠕动减弱、消失或出现病理性蠕动时,食管清除反流物的能力下降,这样就延长了有害的反流物质在食管内的停留时间,增加了对黏膜的损伤。

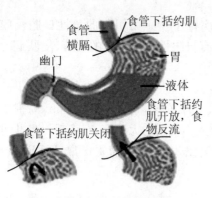

图 9.3 胃食管反流模式图

4. 食管黏膜的屏障功能破坏 屏障作用是由黏液层、细胞内的缓冲液、细胞代谢及血液供应共同构成的。反流物中的某些物质,如胃酸、胃蛋白酶以及十二指肠反流入胃的胆盐和胰酶使食管黏膜的屏障功能受损,引起食管黏膜炎症(图 9.3)。

5. 胃、十二指肠功能失常 胃排空能力低下,使胃内容物及其压力增加,当胃内压增高超过 LES 压力时可使 LES 开放。胃容量增加又导致胃扩张,致使贲门食管段缩短,使其抗反流屏障功能降低。十二指肠病变时,幽门括约肌关闭不全则导致十二指肠胃反流。

【临床表现】

1. 呕吐 新生儿和婴幼儿以呕吐为主要表现。多数发生在进食后,呕吐物为胃内容物,有时含少量胆汁,也有表现为漾奶、反刍或吐泡沫。年长儿以反胃、反酸、嗳气等症状多见。

2. 反流性食管炎 常见症状有:

(1) 烧心:见于有表达能力的年长儿,位于胸骨下端,饮用酸性饮料可使症状加重,服用抗酸剂症状减轻。

(2) 咽下疼痛:婴幼儿表现为喂奶困难、烦躁、拒食,年长儿诉咽下疼痛,如并发食管狭窄则出现严重呕吐和持续性咽下困难。

(3) 呕血和便血:食管炎严重者可发生糜烂或溃疡,出现呕血或黑便症状。

严重的反流性食管炎可发生缺铁性贫血。

3. Barrette 食管 由于慢性 GER,食管下端的鳞状上皮被增生的柱状上皮所替代,抗酸能力增强,但更易发生食管溃疡、狭窄和腺癌。症状为咽下困难、胸痛、营养不良和贫血。

4. 其他全身症状

(1) 呼吸系统疾病:反流物直接或间接可引发反复呼吸道感染、吸入性肺炎、难治性哮喘、早产儿窒息或呼吸暂停及婴儿猝死综合征等。

(2) 营养不良:主要表现为体重不增和生长发育迟缓、贫血。

(3) 其他:如声音嘶哑、中耳炎、鼻窦炎、反复口腔溃疡、龋齿等。部分患儿可出现精神神经症状:

① Sandifer 综合征:是指病理性 GER 患儿呈现类似斜颈样的一种特殊"公鸡头样"的姿势。此为一种保护性机制,以期保持气道通畅或减轻酸反流所致的疼痛,同时伴有杵状指、蛋

白丢失性肠病及贫血。

② 婴儿哭吵综合征：表现为易激惹、夜惊、进食时哭闹等。

〖诊断〗

GER 临床表现复杂且缺乏特异性，单一检查方法都有局限性，故诊断需采用综合技术。凡临床发现不明原因反复呕吐、咽下困难、反复发作的慢性呼吸道感染、难治性哮喘、生长发育迟缓、营养不良、贫血、反复出现窒息、呼吸暂停等症状时都应考虑到 GER 的可能，以及严重病例的食管黏膜炎症改变。

〖辅助检查〗

1. 食管钡餐造影　可适于任何年龄，但对胃滞留的早产儿应慎重。可对食管的形态、运动状况、钡剂的反流和食管与胃连接部的组织结构做出判断，并能观察到食管裂孔疝等先天性疾患，检查前禁食 3~4 h，分次给以相当正常摄食量的钡剂（表 9.1）。

表 9.1　GRE X 射线分级

分级	表现
0 级	无胃内容物反流入食管下端
1 级	少量胃内容物反流入食管下端
2 级	反流至食管，相当于主动脉弓部位
3 级	反流至咽部
4 级	频繁反流至咽部，且伴有食管运动障碍
5 级	反流至咽部，且有钡剂吸入

2. 食管 pH 动态监测　将微电极放置在食管括约肌的上方，24 小时连续监测食管下端 pH，如有酸性 ER 发生则 pH 下降。通过计算机分析可反映 GER 的发生频率、时间，反流物在食管内停留的状况，以及反流与起居活动、临床症状之间的关系，借助一些评分标准，可区分生理性和病理性反流，是目前最可靠的诊断方法。

3. 食管动力功能检查　应用低顺应性灌注导管系统和腔内微型传感器导管系统等测压设备，了解食管运动情况及 LES 功能。对于 LES 压力正常患儿应连续测压，动态观察食管运动功能。

4. 食管内镜检查及黏膜活检　可确定是否存在食管炎病变及 Barrette 食管。内镜下食管炎可分为 3 度：Ⅰ 度为充血；Ⅱ 度为糜烂和（或）浅溃疡；Ⅲ 度为溃疡和（或）狭窄。

5. 胃-食管同位素闪烁扫描　口服或胃管内注入含有 ^{99m}Tc 标记的液体，应用 R 照相机测定食管反流量，可了解食管运动功能，明确呼吸道症状与 GER 的关系。

6. 超声学检查　B 型超声可检测食管腹段的长度、黏膜纹理状况、食管黏膜的抗反流作用，同时可探查有无食管裂孔疝。

〖鉴别诊断〗

（1）以呕吐为主要表现的新生儿、小婴儿应排除消化道器质性病变，如肠旋转不良、肠梗阻、先天性幽门肥厚性狭窄、胃扭转等。

（2）对反流性食管炎伴并发症的患儿，必须排除由于物理性、化学性、生物性等致病因素所引起组织损伤而出现的类似症状。

【治疗】

治疗目的是缓解症状，改善生活质量，防治并发症。

1. 一般治疗

(1) 体位治疗：将床头抬高 15°～30°，婴儿采用仰卧位，年长儿左侧卧位。

(2) 饮食治疗：适当增加饮食的稠厚度，少量多餐，睡前避免进食。低脂、低糖饮食，避免过饱。肥胖患儿应控制体重。避免食用辛辣食品、巧克力、酸性饮料、高脂饮食。

2. 药物治疗 包括 3 类，即促胃肠动力药、抑酸药、黏膜保护剂。

(1) 促胃肠动力药(prokinetic agents)：能提高 LES 张力，增加食管和胃蠕动，促进胃排空，从而减少反流。① 多巴胺受体拮抗剂：多潘立酮(domperidone，吗叮啉)为选择性、周围性多巴胺受体拮抗剂，促进胃排空，但对食管动力改善不明显。常用剂量为每次 0.2～0.3 mg/kg，每日 3 次，饭前半小时及睡前口服。② 通过乙酰胆碱起作用的药物：西沙必利(cisapride，普瑞博思)，为新型全胃肠动力剂，是一种非胆碱能非多巴胺拮抗剂。主要作用于消化道壁肌间神经丛运动神经元的 5-羟色胺受体，增加乙酰胆碱释放，从而诱导和加强胃肠道生理运动。常用剂量为每次 0.1～0.2 mg/kg，3 次/日口服。

(2) 抗酸和抑酸药：主要作用为抑制酸分泌以减少反流物对食管黏膜的损伤，提高 LES 张力。① 抑酸药：H_2 受体拮抗剂，常用西咪替丁(cimetidine)、雷尼替丁(ranitidine)；质子泵抑制剂，奥美拉唑(omeprazol，洛赛克)。② 中和胃酸药：如氢氧化铝凝胶，多用于年长儿。

(3) 黏膜保护剂：如硫糖铝、硅酸铝盐、磷酸铝等。

(4) 外科治疗：采用上述治疗后，大多数患儿症状能明显改善或痊愈。具有下列指征可考虑外科手术：① 内科治疗 6～8 周无效，有严重并发症（消化道出血、营养不良、生长发育迟缓）；② 严重食管炎伴溃疡、狭窄或发现有食管裂孔疝者；③ 有严重的呼吸道并发症，如呼吸道梗阻、反复发作吸入性肺炎或窒息、伴支气管肺发育不良者；④ 合并严重神经系统疾病。

第五节 胃炎和消化性溃疡

一、胃炎

胃炎(gastrms)是指由各种物理性、化学性或生物性有害因子引起的胃黏膜或胃壁炎性改变的一种疾病。根据病程分急性和慢性两种，后者发病率高。

【病因和发病机制】

1. 急性胃炎 多为继发性，可由严重感染、休克、颅内损伤、严重烧伤、呼吸衰竭和其他危重疾病所致的应激反应（又称胃肠功能损害）引起。误服毒性物质和腐蚀剂，摄入由细菌及其毒素污染的食物，服用对胃黏膜有损害的药物，如乙酰水杨酸等非甾体类抗炎药，食物过敏、胃内异物、情绪波动、精神紧张和各种因素所致的变态反应等均能引起胃黏膜的急性炎症。

2. 慢性胃炎 是有害因子长期反复作用于胃黏膜引起损伤的结果。小儿慢性胃炎中以浅表性胃炎最常见，占 90%～95%，萎缩性胃炎极少。病因迄今尚未完全明确，可能与下列因素有关。

(1) 幽门螺杆菌(helicobacter pylori,HP)感染:已证实幽门螺杆菌所致的胃内感染是胃炎的主要病因(图9.4),在活动性、重度胃炎中HP检出率达90%～100%。

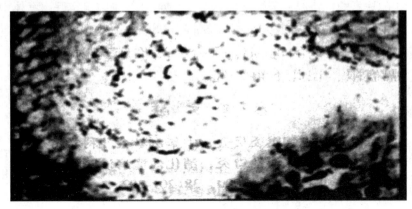

图9.4 幽门螺杆菌

(2) 胆汁反流:胆盐刺激减低了胃黏膜对离子通透的屏障功能,使得胃液中的氢离子得以反弥散进入胃黏膜引起炎症。

(3) 药物:非类固醇抗炎药(NSAIDs)可以使胃黏膜内的前列腺素减少,从而降低了胃黏膜的屏障作用,造成黏膜损伤,引起胃黏膜糜烂和慢性炎症。

(4) 精神神经因素:持续精神紧张、压力过大,可使消化道激素如胃泌素等分泌异常。

(5) 多种慢性病影响:如尿毒症、肝胆系统疾病、重症糖尿病、类风湿性关节炎、系统性红斑狼疮等。

〖临床表现〗

1. 急性胃炎　急性起病,表现为腹胀、腹痛、食欲减退、恶心、呕吐,严重者可出现呕血、黑便、脱水、电解质及酸碱平衡紊乱。有感染者常伴有发热等全身中毒症状。

2. 慢性胃炎　常见症状为反复发作、无规律性的腹痛,疼痛经常出现于进食过程中或餐后,多数部位不固定,性质为间歇性隐痛或钝痛,严重者为剧烈绞痛。常伴有食欲不振、恶心、呕吐、腹胀,继而影响营养状况及生长发育。胃黏膜糜烂出血者伴呕血/黑便。

〖实验室检查〗

1. 胃镜检查　为最有价值、安全、可靠的诊断手段,可直接观察胃黏膜病变及其程度。正常胃黏膜表面光滑、柔软、色泽淡红,被覆一层透明黏液,胃炎时可见胃黏膜广泛充血、水肿、糜烂、出血,有时可见黏膜表面的黏液斑或反流的胆汁。同时可取病变部位组织进行幽门螺杆菌和病理学检查。

2. X线钡餐造影　钡餐造影难有阳性发现。胃窦炎时可呈现胃窦部激惹征,黏膜纹理增粗、迂曲、锯齿状,胃窦部痉挛。萎缩性胃炎时可见胃体皱襞相对平坦。

3. 幽门螺杆菌检测

(1) 细菌培养:Hp培养需在微氧环境下用特殊培养基进行,3～5天可出结果,是最准确的诊断方法。

(2) 尿素酶试验:将活检胃黏膜放入尿素酶试剂(滤纸片)中,如胃黏膜含有Hp则试剂变为红色,此法快速、简单,特异性和敏感性可达90%以上。

(3) 血清学检测抗Hp抗体:即使是IgM抗体也可在清除了Hp几个月后仍保持阳性,限制了其诊断意义。亦可用 PCR 法检测血中 Hp 的 DNA。

(4) 核素标记尿素呼吸试验：让患儿空腹口服同位素 ^{13}C 标记的尿素，如果患儿胃内含有 Hp，则 Hp 产生的尿素酶可将尿素分解产生 CO_2，由肺呼出。通过测定呼出气体中的 ^{13}C 含量即可判断胃内 Hp 的感染程度，其特异性和敏感性均达 90% 以上。

〖诊断和鉴别诊断〗

根据病史、体检、临床表现、胃镜和病理学检查，基本可以确诊。由于引起小儿腹痛的病因很多，急性发作的腹痛必须注意与外科急腹症、肝、胆、胰、肠等腹内脏器的器质性疾病以及腹型过敏性紫癜相鉴别。慢性反复发作性腹痛应与肠道寄生虫、肠痉挛等疾病鉴别。

1. 肠道寄生虫病　常有不固定腹痛、偏食、异食癖、恶心、呕吐等消化功能紊乱症状，严重时有贫血、营养不良等症状。往往有吐、排虫史，可在粪便中查找虫卵，驱虫治疗有效。

2. 肠痉挛　多与饮食不当、食物过敏以及中枢神经系统发育不良有关。婴儿多见，可出现反复发作的阵发性腹痛，腹部无异常体征，排气、排便后可缓解。

3. 心理因素所致非特异性腹痛　是一种常见的儿童期身心疾病。原因不明，与情绪改变、生活事件、家庭成员过度焦虑等有关。表现为弥漫性、发作性腹痛，持续数十分钟或数小时而自行缓解，可伴有恶心、呕吐等症状。临床和辅助检查往往无阳性发现。

〖治疗〗

1. 急性胃炎　去除病因，积极治疗原发病，避免服用一切刺激性食物和药物，及时纠正水、电解质紊乱。有上消化道出血者卧床休息，进清淡流质或半流质饮食，必要时停食 1～2 餐、内镜止血等。静滴 H_2 受体拮抗剂，口服胃黏膜保护剂。细菌感染者应用有效抗生素。

2. 慢性胃炎

(1) 去除病因，积极治疗原发病。

(2) 饮食治疗：养成良好的饮食习惯和生活规律。饮食定时定量，避免服用刺激性食品和对胃黏膜有损害的药物。

(3) 药物治疗：

① 黏膜保护剂：如次碳酸铋、硫糖铝、蒙脱石粉剂等。

② H_2 受体拮抗剂：常用西咪替丁、雷尼替丁、法莫替丁等。

③ 胃肠动力药：腹胀、呕吐或胆汁反流者加用吗叮啉、西沙必利。

④ 有幽门螺杆菌感染者应进行规范的抗 Hp 治疗（见消化性溃疡病治疗）。药物治疗时间视病情而定。

二、消化性溃疡

消化性溃疡(pepticulcer)是指胃和十二指肠的溃疡。是由于胃酸及消化酶腐蚀而发生的胃及十二指肠黏膜及黏膜下较深的组织缺损。各年龄儿童均可发病，以学龄儿童多见。婴幼儿多为急性、继发性溃疡，常有明确的原发疾病，胃溃疡和十二指肠溃疡发病率相近；年长儿多为慢性、原发性溃疡，以十二指肠溃疡多见，男孩多于女孩，可有明显的家族史。

〖病因和发病机制〗

1. 胃酸和胃蛋白酶的侵袭力　盐酸(hydrochloric acid)是由壁细胞分泌的，胃壁细胞上有 3 种受体，即乙酰胆碱受体、胃泌素受体和组胺 H_2 受体。乙酰胆碱、胃泌素和组胺分别能刺激相应受体促使壁细胞分泌盐酸。H^+-K^+-ATP 酶的活性，影响着壁细胞向胃腔分泌 H^+ 的能力。盐酸能激活胃蛋白酶原变成有活性的胃蛋白酶。胃酸和胃蛋白酶是对胃和十二指肠黏膜有侵袭作用的主要因素。十二指肠溃疡患者基础胃酸、壁细胞数量及壁细胞对刺激物质的敏感性均高于正常人,且胃酸分泌的正常反馈抑制机制亦发生缺陷,故酸度增高是形成溃疡的重要原因。新生儿生后1~2天胃酸分泌高,与成人相同,4~5天时下降,以后又逐渐增高,故生后2~3天亦可发生原发性消化性溃疡。因胃酸分泌随年龄而增加,因此年长儿消化性溃疡的发病率较婴幼儿高。

2. 胃和十二指肠黏膜的防御功能　决定胃黏膜抵抗损伤能力的因素包括黏膜血流、上皮细胞的再生、黏液分泌和黏膜屏障的完整性。在各种攻击因子的作用下,黏膜血循环及上皮细胞的分泌与更新受到影响,屏障功能受损,发生黏膜缺血、坏死而形成溃疡。

3. 幽门螺杆菌感染　小儿十二指肠溃疡Hp检出率为52.6%~62.9%,Hp被根除后溃疡的复发率即下降,说明Hp在溃疡病发病机制中起重要作用。

4. 遗传因素　消化性溃疡具有遗传因素的证据,20%~60%患儿有家族史,单卵双胎发生溃疡的一致性也较高,但其家族史也可能与Hp感染的家族聚集倾向有关。O型血的人十二指肠溃疡发病率较其他血型的人高;2/3的十二指肠溃疡患者家族成员血清胃蛋白酶原升高。

5. 其他　精神创伤、中枢神经系统病变、外伤、手术、饮食习惯不当如暴饮暴食、过冷、油炸食品、气候因素、服用对胃黏膜有刺激性的药物如非甾体抗炎药、肾上腺皮质激素等均可降低胃黏膜的防御能力,引起胃黏膜损伤。

继发性溃疡是由于全身疾病引起的胃、十二指肠黏膜局部损害,见于各种危重疾病所致的应激反应(参见急性胃炎病因)。

〖病理〗

十二指肠溃疡好发于球部,偶尔位于球后以下的部位称球后溃疡。多为单发,也可多发。胃溃疡多发生在胃窦、胃体交界的小弯侧,少数可发生在胃窦、胃体、幽门前方或幽门管内。溃疡基底可分4层,表面覆盖一层由白细胞、红细胞和纤维素渗出物形成的膜,第二层为纤维素样坏死组织,第三层为血管的炎性肉芽组织,第四层为纤维组织。溃疡大小不等,深浅不一,胃镜下观察呈圆形、不规则圆形或线形,底部有灰白苔,周围黏膜充血、水肿。球部因黏膜充血、水肿,或因多次复发后纤维组织增生和收缩而导致球部变形,胃和十二指肠同时有溃疡时称复合溃疡。

〖临床表现〗

由于溃疡在各年龄阶段的好发部位、类型和演变过程不同,临床症状和体征也有所不同,年龄愈小,症状愈不典型,不同年龄患者的临床表现有各自的特点。

1. 新生儿　继发性溃疡多见,常见原发病有:早产、缺氧窒息、败血症、低血糖、呼吸窘迫综合征和中枢神经系统疾病等。常表现急性起病,呕血、黑便。生后2~3天亦可发生原发性溃疡。

2. 婴儿期　继发性溃疡多见,发病急,首发症状可为消化道出血和穿孔。原发性以胃溃疡多见,表现为食欲差、呕吐、进食后啼哭、腹胀、生长发育迟缓,也可表现为呕血、黑便。

3. 幼儿期　胃和十二指肠溃疡发病率相等,常见进食后呕吐,间歇发作脐周及上腹部疼痛,烧灼感少见,食后减轻,夜间及清晨痛醒,可发生呕血、黑便甚至穿孔。

4. 学龄前及学龄期　以原发性十二指肠溃疡多见,主要表现为反复发作脐周及上腹部胀痛、烧灼感,饥饿时或夜间多发,可持续数分钟至数小时。严重者可出现呕血、便血、贫血。部分有穿孔,穿孔时疼痛剧烈并放射至背部或左右上腹部。也有仅表现为贫血、粪便隐血试验呈阳性。

〖并发症〗

常见并发症是出血、穿孔及幽门梗阻。半数以上病例可出现呕血或(和)黑便。出血量多少不等,多者可出现失血性休克,少者只能从检查大便隐血中发现。约10%的新生儿或婴幼儿患者可出现穿孔。幽门管或十二指肠球部溃疡,可出现球变形、幽门狭窄和梗阻。

〖实验室检查〗

1. 粪便隐血试验 素食3天后检查,阳性者提示可能有活动性溃疡。

2. 上消化道内镜检查 是目前诊断消化性溃疡最好的检查方法。内镜观察不仅能准确检出黏膜病变,同时可以取活检做组织病理学检查,还可以在内镜下控制活动性出血。

3. 胃肠X射线钡餐造影 虽然应用较广泛,但此诊断手段不够敏感和特异。

(1) 直接征象:发现胃和十二指肠壁龛影可确诊。

(2) 间接征象:溃疡对侧切迹,十二指肠球部痉挛、畸形对本病有诊断参考价值。因小儿溃疡浅表,钡餐通过快,检出率较成人为低,且假阳性率较高,气、钡双重对比造影效果较佳。

4. 幽门螺杆菌检测 见慢性胃炎节。

〖诊断和鉴别诊断〗

由于儿童消化性溃疡的症状和体征不如成人典型,常易误诊和漏诊,故对出现:剑突下有烧灼感或饥饿痛;反复发作、进食后缓解的上腹痛,夜间及清晨症状明显;与饮食有关的呕吐;贫血患儿粪便隐血试验呈阳性;反复胃肠不适,且有溃疡病尤其是十二指肠溃疡家族史;原因不明的呕血、便血等,均应警惕消化性溃疡病的可能性,及时进行上消化道内镜检查,尽早明确诊断。应与以下疾病相鉴别。

1. 呕血 新生儿和小婴儿呕血可见于新生儿自然出血症、食管裂孔疝等;年长儿需与肝硬化致食管静脉曲张破裂及全身出血性疾病鉴别。

2. 腹痛 应与肠痉挛、蛔虫症、腹内脏器感染、结石等疾病鉴别。

3. 便血 应与肠套叠、梅克尔憩室息肉、腹型过敏性紫癜及血液病所致出血鉴别。

〖治疗〗

治疗目的是缓解症状、促进溃疡愈合和防止复发。

1. 一般治疗 应培养良好的生活饮食习惯,减少精神刺激,适当休息,消除有害因素,如避免用刺激性、对胃黏膜有损害的食物和药物。激发性溃疡应积极治疗原发病。

2. 药物治疗 原则为抑制胃酸分泌和中和胃酸,强化黏膜防御能力,抗幽门螺杆菌治疗。

(1) 抑制胃酸治疗:是消除侵袭因素的主要途径。

① H_2 受体拮抗剂(H_2RA):可直接抑制组织胺、阻滞乙酰胆碱和胃泌素分泌,达到抑酸和加速溃疡愈合的目的。(a) 西咪替丁(cimitidine):每日 10～15 mg/kg,分 4 次于饭前 10～30 分钟口服。(b) 雷尼替丁(ranitidine):每日 3～5 mg/kg,每 12 小时 1 次,或每晚 1 次口服,疗程均为 4～8 周。(c) 法莫替丁(farmotidine),0.9 mg/kg,睡前 1 次口服,或 1 次/日静脉注,疗程为 2～4 周。

② 质子泵抑制剂:作用于胃黏膜壁细胞,降低壁细胞中的 H^+-K^+-ATP 酶活性,阻抑 H^+ 从胞浆内转移到胃腔而抑制胃酸分泌。常用奥美拉唑(omeprazole,洛塞克),剂量为每日 0.6～0.8 mg/kg,晨顿服。疗程为 2～4 周。

③ 中和胃酸的抗酸剂:起缓解症状和促进溃疡愈合的作用。常用碳酸钙、氢氧化铝、氢氧

化镁等。

④ 胃泌素受体阻滞剂：丙谷胺，主要用于溃疡病后期，作为其他制酸药（尤其是质子泵抑制剂）停药后的维持治疗，可抑制胃酸反跳，增进溃疡愈合质量，防止复发。

(2) 胃黏膜保护剂：

① 硫糖铝：在酸性胃液中与蛋白形成大分子复合物，凝聚成糊状物覆盖于溃疡表面起保护作用，尚可增强内源性前列腺素合成，促进溃疡愈合。常用剂量为每日 $10\sim25$ mg/kg，分 4 次口服，疗程为 $4\sim8$ 周。主要优点是安全，偶尔可引起便秘、恶心。该药分子中含铝，长期服用，尤其当肾功能不全时会引起铝中毒。

② 枸橼酸铋钾（CBS）：在酸性环境中沉淀，与溃疡面的蛋白质结合，覆盖其上，形成一层凝固的隔离障，促进前列腺素分泌，还具抗幽门螺杆菌的作用。剂量为每日 $6\sim8$ mg/kg，分 3 次口服，疗程为 $4\sim6$ 周。长期、大剂量应用铋剂，尤其合并肾功能衰竭时可导致神经系统不可逆转损害。小儿应用时应谨慎，严格掌握剂量和疗程，最好有血铋监测。

③ 蒙石粉、麦滋林-S 颗粒剂：亦有保护胃黏膜、促进溃疡愈合的作用。

④ 米索前列醇：有前列腺素样作用，其作用机制可能与刺激黏液和碳酸氢盐分泌，或与直接保护胃黏膜上皮的完整性有关。但因其副作用，临床应用较少，罕见儿科应用。

(3) 抗幽门螺杆菌治疗：有 Hp 感染的消化性溃疡，需用抗菌药物治疗。临床上对 Hp 治疗有效的抗菌药物常用的有：CBS 每日 $6\sim8$ mg/kg，羟氨苄青霉素每日 $30\sim50$ mg/kg，呋喃唑酮每日 $3\sim5$ mg/kg，克拉霉素每日 $15\sim20$ mg/kg。由于 Hp 栖居部位的环境特殊性，不易被根除。单用一种药物不能取得较高的根治率，常需联合用药以达根治目的。H_2RA 和 PPI 与抗生素联用可提高抗生素活性。

(4) 以下方案可供参考：

① 以 PPI 为中心药物的"三联"方案：(a) PPI 加上述抗生素中的 2 种，持续 2 周；(b) PPI 加上述抗生素中的 2 种，持续 1 周。

② 以铋剂为中心药物的"三联""四联"治疗方案：(a) 枸橼酸铋钾 $4\sim6$ 周加 2 种抗生素（羟氨苄青霉素 4 周、克拉霉素 2 周、甲硝唑 2 周、呋喃唑酮 2 周）；(b) 枸橼酸铋钾 $4\sim6$ 周加 H_2RI $4\sim8$ 周，再加上述 2 种抗生素 2 周。

(5) 消化性溃疡一般不需手术治疗。但如有以下情况，应根据个体情况考虑手术治疗：① 溃疡合并穿孔；② 难以控制的出血，失血量大，48 小时内失血量超过血容量的 30%；③ 有幽门全梗阻，经胃肠减压等保守治疗 72 小时仍无改善；④ 慢性难治性疼痛。

第六节　先天性肥厚性幽门狭窄

先天性肥厚性幽门狭窄（congenital hypertrophic pyloric stenosis）是指由于幽门环肌肥厚、增生使幽门管腔窄而引起的上消化道不完全梗阻性疾病。它是新生儿常见的疾病，国内发生率为 0.3‰～1‰，男多于女，为 4∶1～5∶1，50%～60% 为第 1 胎，患儿多为足月儿，未成熟儿较少见。

【病因和发病机制】

病因至今尚未完全清楚,一般认为与下列两种因素有关。

1. 遗传因素　本病为多基因遗传病,父或母有本病史者,其子代发病率可高达7%左右;母亲有本史的子代发病机会比父亲有本病史者为高。

2. 幽门肌间神经丛异常　由于神经节细胞发育不正常,数目减少或退行性变,使幽门括约肌神经控制不平衡,长期处于痉挛状态,使幽门肌肉肥厚、增生,幽门管腔狭窄而形成幽门部不全梗阻。

【病理】

幽门肌全层增生、肥厚,以环肌更为明显。幽门明显增大呈橄榄形,长为2~3 cm,直径为1.5~2.0 cm,肌层厚达0.4~0.6 cm,颜色苍白,表面光滑,质地如橡皮。肿块随日龄而逐渐增大。肥厚的肌层渐向胃壁移行,胃窦部界限不明显,十二指肠端则界限分明,肥厚组织突然终止于十二指肠始端,因胃强烈蠕动使幽门管部分被推入十二指肠,使十二指肠黏膜反折呈子宫颈样。幽门管腔狭窄造成食物潴留,致使胃扩大,胃壁增厚,黏膜充血、水肿,可有炎症和溃疡(图9.5)。

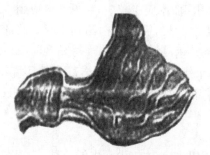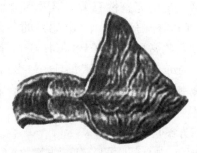

图9.5　先天性肥厚性幽门狭窄病理示意图

【临床表现】

典型症状和体征为无胆汁的喷射性呕吐,胃蠕动波和右上腹肿块。

1. 呕吐　为本病主要症状,一般在出生后2~4周,少数于生后1周发病,也有迟至生后2~3个月发病。开始为溢乳,逐日加重呈喷射性呕吐,几乎每次奶后均吐,发生于每次奶后10~30分钟。呕吐物为奶汁或奶凝块,不含胆汁,有酸味。少数患儿因呕吐频繁使胃黏膜损伤,呕吐物可含咖啡样物或血。患儿食欲旺盛,呕吐后即饥饿欲食,吃奶迅速有力。

2. 胃蠕动波　常见,但非特有体征。上腹部可见蠕动波,从左季肋下向右上腹部移动,到幽门即消失。在喂奶或呕吐前容易见到,轻拍上腹部常可引出。

3. 右上腹肿块　为本病特有体征,具有诊断意义,临床检出率可达60%~80%。在右上腹肋缘下与右侧腹直肌之间可触到一表面光滑、硬似软骨、可移动的橄榄样肿物,即肥厚的幽门。呕吐后,因腹肌放松,更易触到。

4. 黄疸　1%~2%患儿伴有黄疸,间接胆红素增高,手术后数日即消失。原因不明,可能与饥饿和肝功能不成熟、葡萄糖醛酸基转移酶活性不足,以及大便排出少、胆红素肝肠循环增加有关。

5. 脱水、电解质紊乱、酸碱失衡和营养不良　因反复呕吐、营养物质及水摄入不足,导致脱水,皮肤干燥,皮下脂肪少,前囟、眼窝凹陷,颊部脂肪消失,呈老人貌,长期呕吐大量胃酸及氯化物、钾丢失,导致低氯低钾性碱中毒,晚期脱水加重,组织缺氧,产生乳血症、低钾血症;肾功能损害时,酸性代谢产物潴留,可合并代谢性酸中毒。

〖辅助检查〗

1. 腹部 B 型超声检查 可发现幽门肥厚肌层为一环形低回声区,相应的黏膜层为高密度回声,并可测肥厚肌层的厚度、幽门直径和幽门管长度。如果幽门肌厚度≥4 mm、幽门前后径≥13 mm、幽门管长≥17 mm,即可诊断为本病。

2. X 线钡餐检查 可用于临床和 B 超诊断不明确的病例。透视下可见胃扩张,钡剂通过幽门排出时狭如线状,为诊断本病特有的 X 射线征象。

〖诊断和鉴别诊断〗

凡具有典型的呕吐病史者,应疑及本病。若于右上腹部扪及橄榄状肿块,即可确诊。如不能肯定,可行 X 射线或超声检查,对疑似病例与下列病鉴别。

1. 喂养不当 由于喂奶过多、过急,或人工喂养时奶瓶倾斜将奶瓶内气体吸入胃内,或喂奶后体位放置不当,均为新生儿呕吐的常见原因。如系喂养不当引起的呕吐,应防止喂奶过多过急,食后抱起小儿,轻拍后使积存在胃内的气体排出,呕吐即可停止。

2. 幽门痉挛 多于生后最初几天出现呕吐,间歇性不规则呕吐,非喷射性,呕吐量少,右上腹摸不到肿物,B 超检查幽门肌层不肥厚。用阿托品、冬眠灵等解痉镇静剂治疗,效果良好。

3. 胃食管反流 呕吐发生可早可晚,呕吐物有时可含胆汁。腹部无阳性体征,钡餐造影及食管 24 小时 pH 监测有助于诊断。采用体位疗法和稠厚食物喂养可减轻呕吐症状。

4. 胃扭转 生后数周内出现呕吐,移动体位时呕吐加剧。X 线钡餐检查可见:① 食管与胃黏膜有交叉现象;② 胃大弯位于小弯之上;③ 幽门窦的位置高于十二指肠球部;④ 双胃泡、双液平面;⑤ 食管腹段延长,且开口于胃下方。胃镜检查亦可达到诊断和治疗(胃镜下整复)的目的。

〖治疗〗

确诊后应及早进行幽门环肌切开术,手术方法简便,效果良好。

第七节 肠 套 叠

肠套叠(intus susception)系指部分肠管及其肠系膜套入邻近肠腔所致的一种绞窄性肠梗阻,是婴幼儿时期最常见的急腹症之一,是 3 个月至 6 岁期间引起肠梗阻的最常见原因。80%患儿年龄在 2 岁以内,男孩与女孩的发病率之比为 4∶1。健康肥胖儿多见,发病季节与胃肠道病毒感染流行相一致,以春、秋季多见。常伴发于中耳炎、胃肠炎和上呼吸道感染。

〖病因和发病机制〗

肠套叠分原发和继发两种。95%为原发性,多为婴幼儿,病因迄今尚未完全清楚,有人认为婴儿回盲部系膜尚未完全固定、活动度较大是引起肠套叠的原因。5%继发性病例多为年长儿,发生肠套叠的肠管可见明显的机械原因,如梅克尔憩室翻入回肠腔内,成为肠套叠的起点;肠肿瘤、肠息肉、肠重复畸形、腹型紫癜致肠壁血肿等均可牵引肠壁而发生肠套叠。

有些促发因素可导致肠蠕动的节律发生紊乱,从而诱发肠套叠,如饮食改变和辅食刺激、腹泻及其病毒感染等均与之有关。病毒感染可引起末段回肠集合淋巴结增生,局部肠壁增厚,甚至凸入肠腔,构成套叠起点,加之肠道受病毒感染后蠕动增强而导致发病。

〖病理〗

肠套叠多为近端肠管套入远端肠管,绝大多数是单发性肠套叠,偶见多发性肠套叠同时发生者。依据其套入部位不同分为:① 回盲型:回盲瓣是肠套叠头部,带领回肠末端进入升结肠,盲肠、阑尾也随着翻入结肠内。此型最常见,占总数的50%～60%。② 回结型(图9.6):回肠从距回盲瓣几厘米处起,套入回肠最末端,穿过回盲瓣进入结肠,约占30%。③ 回回结型:回肠先套入远端回肠内,然后整个再套入结肠内,约占10%。④ 小肠型:小肠套入小肠,少见。⑤ 结肠型:结肠套入结肠,少见。⑥ 多发型:回结肠套叠和小肠套叠合并存在。肠套叠多为顺行性套叠,与肠蠕动方向相一致。套入部随着肠蠕动不断继续前进,该段肠管及其肠系膜也一并套入鞘内,颈部束紧不能自动退出。由于鞘层肠管持续痉挛,致使套入部肠管发生循环障碍,初期静脉回流受阻,组织充血水肿,静脉曲张,黏膜细胞分泌大量黏液,进入肠腔内,与血液及粪质混合成果酱样胶冻状排出,肠壁水肿、静脉回流障碍加重,使动脉受累,供血不足,导致肠壁坏死并出现全身中毒症状,严重者可并发肠穿孔和腹膜炎。

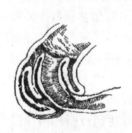 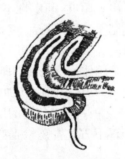 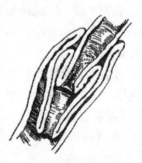

(a) 回结套叠(回盲瓣为顶点,阑尾套入)　　(b) 回结套叠(回肠末端为顶点,阑尾未套入)　　(c) 回结复套

图9.6　肠套叠纵剖面图解

〖临床表现〗

1. 急性肠套叠

(1) 腹痛:由于小儿不会述说腹痛,故表现为突然发作的阵发性哭闹不安、屈膝缩腹、面色苍白、拒食、出汗,持续数分钟或更长时间后,腹痛缓解,安静或入睡,间歇10～20分钟又反复发作。如此反复,久之患儿精神渐差,腹痛表现反而减轻,而以嗜睡、面色苍白为主。个别较小的患儿开始即以面色苍白伴有精神萎靡、嗜睡为主,随后即进入休克状态,而哭闹、腹痛等症状反而不明显,可称为无痛型肠套叠。阵发性腹痛系由于肠系膜受牵拉和套叠鞘部强烈收缩所致。

(2) 呕吐:初为乳汁、乳块和食物残渣,后可含胆汁,晚期可吐粪便样液体,说明有肠管梗阻。

(3) 血便:为重要症状。出现症状的最初几小时大便可正常,以后大便少或无便。约85%病例在发病后6～12小时排出果酱样黏液血便,或做直肠指检时发现血便。

(4) 腹部包块:多数病例在右上腹季肋下可触及有轻微触痛的套叠肿块,呈腊肠样,光滑不太软,稍可移动。晚期病例发生肠坏死或腹膜炎时,出现腹胀、腹水、腹肌紧张和压痛,不易扪及肿块,有时腹部扣诊和直肠指检双合检查可触及肿块。

(5) 全身情况:患儿在早期一般情况尚好,体温正常,无全身中毒症状。随着病情加重,并发肠坏死或腹膜炎时，全身情况恶化，常有严重脱水、高热、嗜睡、昏迷及休克等中毒症状，如不及时治疗可死亡。

2. 慢性肠套叠　年龄愈大，发病过程愈缓慢。病期较长，多在 10～15 天。主要表现为阵发性腹痛，腹痛时上腹或脐周可触及肿块，不痛时腹部平坦柔软无包块。由于年长儿肠腔较宽阔可无梗阻现象，肠管亦不易坏死。呕吐少见，便血发生也较晚。

〖辅助检查〗

1. 腹部 B 超检查　在套叠部位横断扫描可见同心圆或靶环状肿块图像，纵断扫描可见"套筒征"(图 9.7)。

2. B 超监视下水压灌肠　经肛门插入 Foley 管并将气囊充气 20～40 ml。将"T"形管一端接 Foley 管，侧管接血压计监测注水压力，另一端为注水口，注入 37～40℃等渗盐水匀速推入肠内，可见靶环状块影退至回盲部，"半岛征"由大到小，最后消失，诊断治疗同时完成。

3. 空气灌肠　由肛门注入气体，在 X 射线透视下可见钡柱或气体在结肠的套入部受阻，呈"杯口阴影"，并可同时进行复位治疗(图 9.8)。

图 9.7　B 超检查可见"套筒征"

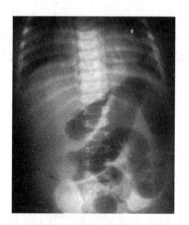 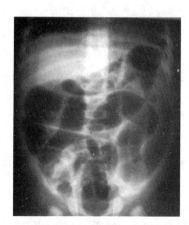

(a) 空气灌肠复位前　　　　　(b) 空气灌肠复位后

图 9.8　空气灌肠复位前后

4. 钡剂灌肠　可见套叠部位充盈缺损和钡剂前端的杯口影以及钡剂进入鞘部与套入部之间呈现的线条状或弹簧状阴影。只用于慢性肠套叠疑难病例。

〖诊断和鉴别诊断〗

凡健康婴幼儿突然发生阵发性腹痛或阵发性哭闹、呕吐、便血和腹部扪及腊肠样肿块时可确诊。肠套叠早期在未排出血便前应做直肠指检。本病应与以下疾病鉴别。

1. 急性痢疾　夏季多发，起病急，大便次数多，有脓血便，里急后重，多伴有高热等感染中毒症状。粪便检查可见成堆脓细胞，细菌培养呈阳性。但必须注意菌痢因肠功能紊乱亦可引起肠套叠，两种疾病可同时存在或肠套叠继发于菌痢后。

2. 梅克尔憩室出血　无腹痛或轻微腹痛，大量血便，开始为暗红色，以后为鲜红色，为突然发生,无前驱症状。亦可并发肠套叠。

3. 过敏性紫癜　有阵发性腹痛,呕吐,便血,左右下腹可触及肿块,绝大多数患儿有出血性皮疹、关节肿痛,部分病例有血尿。该病由于肠功能紊乱和肠壁血肿,亦可并发肠套叠。

4. 蛔虫性肠梗阻　症状与肠套叠相似,婴儿少见,无便血。腹部肿块呈条状,多在脐周及脐下。

【治疗】

急性肠套叠是一种危及生命的急症,其复位是一个紧急的过程,一旦确诊须立即进行。

1. 非手术疗法　灌肠疗法。

(1) 适应证:肠套叠在48小时内,全身情况良好,腹部不胀,无明显脱水及电解质紊乱。

(2) 方法包括:① B超监视下水压灌肠;② 空气灌肠;③ 钡剂灌肠复位。

(3) 注意事项:灌肠复位时应做如下观察:① 拔出肛管后排出大量带臭味的黏液血便和黄色粪水;② 患儿很快入睡,不再哭闹及呕吐;③ 腹部平软,触不到原有的包块;④ 灌肠复位后给予0.5～1.0 g活性炭口服,6～8小时后应有炭末排出,表示复位成功。

(4) 禁忌证:① 病程已超过48小时,全身情况差,如有脱水、精神萎靡、高热、休克等症状,对3个月以下婴儿更应注意;② 高度腹胀,腹部有腹膜刺激征者及X射线腹部平片可见多数液平面者;③ 套叠头部已达脾曲,肿物硬而且张力大;④ 多次复发疑有器质性病变;⑤ 小肠型肠套叠。

2. 手术治疗　手术复位比灌肠复位的复发率低。手术疗法指征:① 发病超过48小时或全身情况不良,有高热脱水、精神萎靡不振及休克等中毒症状;② 腹胀明显,在透视下肠腔内有多个巨大液平面,腹部压痛,肌紧张,疑有肠坏死;③ 复发3次以上,或疑有器质性病变;④ 疑为小肠套叠;⑤ 气灌肠未能复位且有复套征象。根据患儿全身情况及套叠肠管的病理变化选择进行肠套叠复位、肠切除吻合术或肠造瘘术等。

第八节　先天性巨结肠

先天性巨结肠(congenital megacolon)又称先天性无神经节细胞症(aganglionosis)或赫什朋病(Hirschsprung's disease,HD),是由于直肠或结肠远端的肠管持续痉挛,粪便瘀滞在近端结肠,使该肠管肥厚、扩张。本病是小儿常见的先天性肠道畸形,发病率为1/2 000～1/5 000,男女之比为3:1～4:1,有遗传倾向。

【病因和病理生理】

目前认为是多基因遗传和环境因素共同作用的结果。其基本病理变化是肠壁肌间和黏膜下神经丛内缺乏神经节细胞,无髓鞘性的副交感神经纤维数量增加且变粗。在形态学上可分为扩张段、移行区、痉挛段3部分。除形成巨结肠外,其他病理生理变化有排便反射消失等(图9.9,图9.10)。根据病变肠管痉挛段的长度,本病可分为:① 常见型(约占85%);② 短段型(10%左右);③ 长段型(4%左右);④ 全结肠型(1%左右)。

【临床表现】

1. 胎便排出延迟、顽固性便秘和腹胀　生后48小时内多无胎便或少量胎便,于2～3天

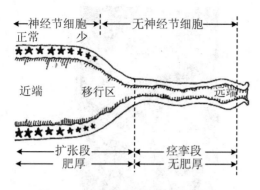
图9.9 先天性巨结肠病理示意图

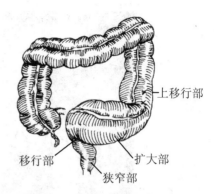
图9.10 先天性巨结肠模式图

出现低位肠梗阻症状。以后即有顽固性便秘,3~7天以至于1~2周排便一次。严重者发展成不灌肠不排便。痉挛段愈长,出现便秘时间愈早、愈严重。腹胀逐渐加重,腹壁紧张发亮,有静脉扩张,可见肠型及蠕动波,肠鸣音增强,膈肌上升引起呼吸困难。

2. 呕吐、营养不良、发育迟缓　可出现呕吐,量不多,呕吐物含少量胆汁,严重者可见粪样液。加上长期腹胀、便秘,患儿食欲下降,影响营养物质吸收,致发育迟缓、消瘦、贫血或有低蛋白血症伴水肿。

3. 直肠指检　直肠壶腹部空虚,拔指后由于近端肠管内积存多量粪便,可排出恶臭气体及大便。

〖并发症〗

1. 小肠结肠炎　为最常见和最严重的并发症,尤其是新生儿期。由于远端肠梗阻使结肠高度扩张,导致肠黏膜缺血,降低了黏膜的屏障作用,使粪便的代谢产物、细菌、毒素进入血循环,患儿出现高热、高度腹胀、呕吐、排出恶臭并带血的稀便。肠黏膜缺血处可产生水肿、溃疡,引起全血便及肠穿孔。重者炎症侵犯肌层,出现浆膜充血、水肿,导致渗出性腹膜炎。由于腹泻及扩大肠管内大量肠液积存,产生脱水酸中毒、高热、脉快、血压下降,若不及时治疗,可引起较高的病死率。

2. 肠穿孔　多见于新生儿,常见的穿孔部位为乙状结肠和盲肠。

3. 继发感染　如败血症、肺炎等。

〖辅助检查〗

1. X射线检查　一般可确定诊断。

(1) 腹部立位平片:多显示低位结肠梗阻,近端结肠扩张,盆腔无气体。

(2) 钡剂灌肠检查:其诊断率在90%左右,可显示痉挛段及其上方的扩张肠管,排钡功能差,24小时后仍有钡剂存留(图9.11)。若黏膜皱襞变粗(锯齿状变化),提示伴有小肠结肠炎。

2. 直肠、肛门测压检查　确诊率为76%~100%。测定直肠、肛门括约肌的反射性压力变化,患儿压力升高。此法在10天以内的新生儿有时可出现假阳性结果,故不适用。

3. 直肠黏膜活检　染色判断神经节细胞的有无。组化方法测定乙酰胆碱含量和胆碱酯酶活性;患儿两者均较正常儿高出5~6倍,但对新生儿诊断率较低。还可用免疫组化法检测神经元特异性稀醇化酶等。

4. 直肠肌层活检　取距肛门4 cm以上直肠壁黏膜下层及肌层一小块组织,计数神经节细胞数量。患儿缺乏神经节细胞,而无髓鞘的神经纤维增殖。

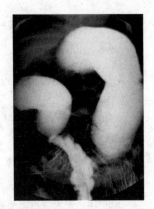 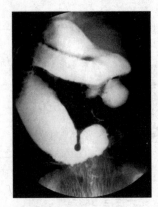

图 9.11 先天性巨结肠钡剂灌肠检查

5. 肌电图检查 患儿直肠和乙状结肠远端的肌电图波形低矮,频率低,不规则,峰波消失。

〖诊断和鉴别诊断〗

凡新生儿生后胎粪排出延迟或不排胎粪,伴有腹胀、呕吐,应考虑本病。婴幼儿有长期便秘史和腹胀等体征者即应进行特殊检查,以便明确诊断。应与以下疾病鉴别。

1. 新生儿期

(1) 胎粪栓综合征(胎粪便秘):由于胎粪浓缩稠厚,可出现一过性低位肠梗阻症状,经灌肠排出胎粪后,即可正常排便且不再复发。

(2) 先天性肠闭锁:新生儿回肠或结肠闭锁,表现为低位肠梗阻症状,直肠指检仅见少量灰白色胶冻样便,用盐水灌肠亦不能排便。腹部直位平片可见整个下腹部无气,钡剂灌肠 X 射线造影可明确诊断。

(3) 新生儿坏死性小肠结肠炎:与先天性巨结肠伴发小肠结肠炎者很难鉴别。本病多为早产儿,出生后曾有窒息、缺氧、休克的病史,且有便血。X 射线平片显示肠壁有气囊肿和(或)门静脉积气。

2. 婴儿和儿童期

(1) 继发性巨结肠:肛门、直肠末端有器质性病变,如先天性肛门狭窄、术后疤痕狭窄或直肠外肿瘤压迫等使排便不畅、粪便滞留、结肠继发扩张。经肛诊可以确诊。

(2) 特发性巨结肠:该症与排便训练不当有关,特点是患儿直、结肠有正常的神经节细胞。表现为无新生儿期便秘史,2~3 岁出现症状,慢性便秘常伴肛门污便,便前常有腹痛。肛诊感觉除直肠扩张积便外,括约肌处于紧张状态,直肠肛门测压有正常反射。

(3) 功能性便秘:是一种原因不明的慢性便秘,分为慢传输型、出口梗阻型及混合型。表现为排便次数少、排便费力、粪质较硬或呈球状、排便不尽感,有时需借助人工方式(手抠)来协助排便。诊断需钡剂灌肠或肠镜检查排除器质性疾病。

〖治疗〗

1. 治疗原则 先天性巨结肠便秘症状顽固,难以用非手术方法解决,尤其是无神经节细胞段长者更困难,确诊后均应准备手术治疗,但应考虑以下问题。

(1) 婴幼儿一般情况差,梗阻症状严重,且合并其他先天性畸形或小肠结肠炎者,宜先控制感染,给 TPN(肠外静脉营养)加强支持治疗,必要时做肠造瘘术,待情况好转后再行巨结肠根治术。

(2) 新生儿、婴儿巨结肠经用扩肛、开塞露或缓泻药可维持每天排便,其营养发育保持在正常水平,可将根治术延迟到6个月后进行。

2. 保守治疗

① 口服缓泻剂、润滑剂,帮助排便;② 使用开塞露、扩肛等刺激括约肌,诱发排便;③ 灌肠肛管插入深度要超过狭窄段,每日一次注入生理盐水,揉腹后使灌肠水与粪水排出,反复数次,逐渐使积存的粪便排出。

3. 手术治疗的目的　是针对无神经节细胞的痉挛段。由于痉挛段长短不同以及手术者经验不同,可选择不同的手术方式和手术途径,包括结肠造瘘术和根治术。凡合并小肠结肠炎不能控制者,合并有营养不良、高热、贫血、腹胀、不能耐受根治术者,或保守治疗无效、腹胀明显影响呼吸者,均应及时行结肠造瘘术。现多主张早期进行根治手术,认为体重在3 kg以上、一般情况良好即可行根治术。

第九节　小儿腹泻

小儿腹泻(infantile diarrhea)或称腹泻病,是一组由多病原、多因素引起的以大便次数增多和大便性状改变为特点的消化道综合征。其发病率高,危害大,是造成小儿营养不良、生长发育障碍的主要原因之一。腹泻病已成为第三世界国家小儿第一位常见多发病与死因,在我国属第二位常见多发病(仅次于呼吸道感染)。我国对腹泻病非常重视,并制定了国家腹泻病控制规划。

〖易感因素〗

1. 婴幼儿消化系统发育尚未成熟　婴幼儿消化系统发育尚未成熟,胃酸和消化酶分泌少,酶活力偏低,不能适应食物质和量的较大变化;婴幼儿水代谢旺盛,1岁以内每日摄入及排出的水分占体内总液量的1/2(成人为1/7),对缺水的耐受力差,一旦失水容易发生体液紊乱;婴儿时期神经、内分泌、循环、肝、肾功能发育不成熟,容易发生消化道功能紊乱。

2. 胃肠道负担重　生长发育快,所需营养物质相对较多,且婴儿食物以液体为主,进入量较多,胃肠道负担重。

3. 机体防御功能差　① 婴儿胃酸偏低,胃排空较快,对进入胃内的细菌杀灭能力较弱;② 血清免疫球蛋白(尤其是IgM、IgA)和胃肠道分泌型IgA均较低。

4. 肠道菌群失调　正常肠道菌群对入侵的致病微生物有拮抗作用,在新生儿生后尚未建立正常肠道菌群时、改变饮食使肠道内环境改变时或滥用广谱抗生素时,均可使肠道正常菌群的平衡失调,而患肠道感染。

5. 人工喂养　母乳中含有大量体液因子(SIgA、乳铁蛋白)、巨噬细胞和粒细胞、溶菌酶、溶酶体,有很强的抗肠道感染作用。家畜乳中虽有某些上述成分,但在加热过程中被破坏,而且人工喂养的食物和食具极易受污染,故人工喂养儿肠道感染发生率明显高于母乳喂养儿。

〖病因〗

Ⅰ．感染因素

肠道内感染可由病毒、细菌、真菌、寄生虫引起,以前两者多见,尤其是病毒。

1. **病毒感染** 现已经分离出70多种肠道病毒,包括柯萨奇病毒、埃可病毒、肠道腺病毒等。典型的婴幼儿流行性腹泻常由A组轮状病毒(rotavirus)引起,多在秋、冬季节发病,它是世界各地感染性腹泻最常见、分布最广的病原体,是婴幼儿秋、冬季腹泻的最常见病原。

2. **细菌感染**(不包括法定传染病)

(1) 致腹泻大肠杆菌:根据引起腹泻的大肠杆菌不同致病性和发病机制,已知菌株可分为5大组。① 致病性大肠杆菌(enteropathogenic E. coli,EPEC):为最早发现的致腹泻大肠杆菌。EPEC侵入肠道后,黏附在肠黏膜上皮细胞,引起肠黏膜微绒毛破坏,皱襞萎缩变平,黏膜充血、水肿而致腹泻,可累及全肠道。② 产毒性大肠杆菌(enterotoxigenic E. coli,ETEC)可黏附在小肠上皮刷状缘,在细胞外繁殖,产生不耐热肠毒素(labiletoxin,LT)和耐热肠毒素(stable toxin,ST),引起腹泻。③ 侵袭性大肠杆菌(enteroinvasive E. coli,EIEC):可直接侵入小肠黏膜引起炎症反应,也可黏附和侵入结肠黏膜,导致肠上皮细胞炎症和坏死,引起痢疾样腹泻。该菌与志贺菌相似,两者O抗原有交叉反应。④ 出血性大肠杆菌(enterohemor E. coli,EGEC):黏附于结肠产生与志贺杆菌相似的肠毒素(vero毒素),引起肠黏膜坏死和肠液分泌,致出血性肠炎。⑤ 黏附-集聚性大肠杆菌(enteroadherent-aggregative E. coli,EAEC):以集聚方式黏附于下段小肠和结肠黏膜致病,不产生肠毒素,亦不引起组织损伤。

(2) 空肠弯曲菌(campylobacter):与肠炎有关的弯曲菌有空肠型、结肠型和胎儿亚型3种,95%~99%的弯曲菌肠炎是由胎儿弯曲菌空肠亚种(简称空肠弯曲菌)所引起。致病菌直接侵入空肠、回肠和结肠黏膜,引起侵袭性腹泻。某些菌株亦能产生肠毒素。

(3) 耶尔森菌(Yersinia):除侵袭小肠、结肠黏膜外,还可产生肠毒素,引起侵袭性和分泌性腹泻。使人类发生疾病的菌属主要属于O抗原型。

(4) 其他:沙门氏菌(主要为鼠伤寒和其他非伤寒、副伤寒沙门菌)、嗜水气单胞菌、难辨梭状芽孢杆菌、金黄色葡萄球菌、绿脓杆菌、变形杆菌等均可引起腹泻。

3. **真菌** 致腹泻的真菌有念珠菌、曲菌、毛霉菌,小儿以白色念珠菌(candida albicans)多见。

4. **寄生虫** 常见为蓝氏贾第鞭毛虫、阿米巴原虫和隐孢子虫等。

肠道外感染有时亦可产生腹泻症状,如患中耳炎、上呼吸道感染、肺炎、泌尿系感染、皮肤感染或急性传染病时,可由于发热、感染原释放的毒素、抗生素治疗、直肠局部激惹(膀胱感染)作用而并发腹泻。有时病原体(主要是病毒)可同时感染肠道。

滥用抗生素也可引起腹泻。除了一些抗生素可降低碳水化合物的转运和乳糖酶水平之外,肠道外感染时长期、大量地使用广谱抗生素可引起肠道菌群紊乱,肠道正常菌群减少,耐药性金黄色葡萄球菌、变形杆菌、绿脓杆菌、难辨梭状芽孢杆菌或白色念珠菌等大量繁殖,引起药物较难控制的肠炎,有学者称之为抗生素相关性腹泻(AAD)。

Ⅱ. 非感染因素

1. **饮食因素** 喂养不当可引起腹泻,多为人工喂养儿。由于喂养不定时,饮食量不当,突然改变食物品种,如过早喂给大量淀粉或脂肪类食品或突然改变食物性质,可引起消化不良,产生腹泻;肠道刺激物(调料、富含纤维素的食物)也可引起腹泻。个别患儿对牛奶或大豆(豆浆)过敏而引起腹泻。此外原发性或继发性双糖酶(主要为乳糖酶)缺乏或活性降低,肠道对糖的消化吸收不良而引起腹泻。

2. **气候因素** 气候突然变化,腹部受凉使肠蠕动增加,天气过热,消化液分泌减少,或由于口渴饮奶过多等都可能诱发消化功能紊乱致腹泻。

【病理生理】

近年来对小儿感染性腹泻发病机制的研究认为其大致有以下几种方式。

1. 细菌毒素作用　如产毒素型大肠杆菌及霍乱弧菌等，并不直接侵袭破坏肠黏膜，但能分泌肠毒素。肠毒素作用于肠壁促进前列腺素在肠道的合成，使前列腺素（PGE_2、PGF_2）在肠壁含量增多，前列腺素激活腺苷环化酶，引起环磷酸腺苷（cAMP）增加，cAMP促使肠黏膜细胞分泌功能亢进，向肠腔分泌大量的液体和电解质，引起水稀便。

2. 病原菌直接侵袭作用　典型的侵袭型细菌有痢疾杆菌、侵袭型大肠杆菌、沙门氏菌等，这类细菌直接侵袭小肠或（和）结肠黏膜细胞，使肠黏膜发生炎症充血、水肿、渗出，甚至发生溃疡，临床上出现黏液脓血便。

3. 渗透性腹泻　指由于肠腔内液体渗透压过高所引起的腹泻，其中以双糖酶先天性或继发性缺乏最常见，某些高渗药如50%硫酸镁、乳果糖、甘露醇等口服也可引起。肠内容物渗透压增高时，不但影响水的吸收，更使细胞外液渗入肠腔的液体增多，引起腹泻。

4. 病毒作用　轮状病毒能侵犯小肠上皮细胞，破坏其微绒毛，影响水和食物的消化吸收。由于微绒毛受损引起双糖酶缺乏，尤其乳糖酶最易受累，所以渗透性腹泻也可是病毒性腹泻的发病机制之一。

【临床表现】

不同病因引起的腹泻常各具临床特点和不同临床过程。故在临床诊断中常包括病程、轻重及估计可能的病原。病程在2周以内的腹泻为急性腹泻，2周～2个月为迁延性腹泻，病程2个月以上为慢性腹泻。

Ⅰ. 急性腹泻

1. 腹泻的共同临床表现

（1）轻型：常由饮食因素及肠道外感染引起，起病可急可缓，以胃肠道症状为主。食欲不振，偶有溢乳或呕吐，大便次数增多，但每次大便量不多，稀薄或带水，呈黄色或黄绿色，有酸味，常见白色或黄白色奶瓣和泡沫。无脱水及全身中毒症状，多在数日内痊愈。

（2）重型：多由肠道内感染引起。常急性起病，也可由轻型逐渐加重、转变而来。除有较重的胃肠道症状外，还有较明显的脱水、电解质紊乱和全身感染中毒症状，如发热、精神烦躁或萎靡、嗜睡，甚至昏迷、休克。① 胃肠道症状为食欲低下，常有呕吐，严重者可吐咖啡色液体；腹泻频繁，大便每日十余次至数十次，多为黄色水样或蛋花样便，含有少量黏液，少数患儿也可有少量血便。② 水、电解质及酸碱平衡紊乱。

由于吐泻丢失体液和摄入量不足，使体液总量尤其是细胞外液量减少，导致不同程度（轻、中、重）脱水。由于腹泻患儿丧失的水和电解质的比例不尽相同，可造成等渗、低渗或高渗性脱水，以前两者多见。出现眼窝、囟门凹陷，尿少泪少，皮肤黏膜干燥，弹性下降，甚至血容量不足引起末梢循环的改变。

代谢性酸中毒发生的原因是由于：腹泻丢失大量碱性物质；进食少，肠吸收不良，热卡不足使机体得不到正常能量供应，导致脂肪分解增加，产生大量酮体；脱水时血容量减少，血液浓缩使血流缓慢，组织缺氧导致无氧酵解增多而使乳酸堆积；脱水使肾血流量亦不足，其排酸、保钠功能低下使酸性代谢产物滞留体内。患儿可出现精神不振、口唇樱红、呼吸深大、呼出气凉且有丙酮味等症状，但小婴儿症状可以很不典型。

胃肠液中含钾较多，呕吐和腹泻丢失大量钾盐（腹泻时大便中含钾量约为 17.9±11.8 mmol/L）；进食少，钾的摄入量不足；肾脏保钾功能比保钠差，缺钾时仍有一定量钾继续排出,所以腹泻病时常有体内缺钾症状。但在脱水未纠正前,由于血液浓缩,酸中毒时钾由细胞内向细胞外转移,尿少而致钾排出量减少等,体内钾总量虽然减少,但血清钾多数正常。随着脱水、酸中毒被纠正、排尿后钾排出增加、大便继续失钾以及输入葡萄糖合成糖原时消耗钾等因素使血钾迅速下降,出现不同程度的缺钾症状,如精神不振、无力、腹胀、心律失常、碱中毒等。

腹泻患儿进食少,吸收不良,从大便中丢失钙、镁,可使体内钙、镁减少,活动性佝偻病和营养不良患儿更多见。但是脱水、酸中毒时由于血液浓缩、钙离子增多等,不出现低钙的症状,待脱水、酸中毒纠正后则出现低钙症状(手足搐搦和惊厥)。极少数久泻和营养不良患儿输液后出现震颤、抽搐。用钙治疗无效时应考虑有低镁血症可能。

2. 几种常见类型肠炎的临床特点

(1) 轮状病毒肠炎:是秋、冬季小儿腹泻最常见的病原。呈散发或小流行,经粪—口传播,也可经呼吸道感染而致病。潜伏期为1～3天,多发生在6～24个月患儿中。本病为自限性疾病,自然病程一般在7～10天。起病急,常伴发热和上呼吸道感染症状,无明显感染中毒症状。病初1～2天常发生呕吐,随后出现腹泻。大便次数多、量多、水分多,黄色水样或蛋花样便带少量黏液,无腥臭味。常并发脱水、酸中毒及电解质紊乱。轮状病毒感染亦可侵犯多个脏器,可产生神经系统症状,如惊厥等;50%左右患儿血清心肌酶谱异常,提示心肌受累。大便镜检偶有少量白细胞,感染后1～3天即有大量病毒自大便中排出,最长可达6天。血清抗体一般在感染后3周上升。病毒较难分离,有条件可直接用电镜检测病毒,或用ELISA法检测病毒抗原、抗体,或用PCR及核酸探针技术检测病毒抗原。

(2) 诺沃克(Norwalk)病毒性肠炎:于1972年由Kapikian在Norwak地区发现。好发生在9月～次年4月,发病年龄为1～10岁,多见于年长儿和成人。潜伏期为1～2天,起病急慢不一。主要通过水源、食物经消化道传播。症状类似轮状病毒肠炎,但较轻,有自限性。自然病程为1～6天。可有发热、呼吸道症状。腹泻和呕吐,轻重不等,大便为稀便或水样便,伴有腹痛。病情重者体温较高,伴有乏力、头痛、肌肉痛等。粪便及周围血象检查一般无特殊发现。确诊依据病毒学检查。

(3) 产毒性细菌引起的肠炎:多发生在夏季。潜伏期为1～2天,起病较急。轻症仅大便次数稍增,性状轻微改变。重症腹泻频繁,量多,呈水样或蛋花样混有黏液,镜检无白细胞。伴呕吐,常发生脱水、电解质和酸碱平衡紊乱。自限性疾病,自然病程为3～7天,亦可较长。

(4) 侵袭性细菌性肠炎:多由侵袭性大肠杆菌、空肠弯曲菌、耶尔森菌、鼠伤寒杆菌等引起,多见于夏季。潜伏期长短不等。常引起志贺杆菌性痢疾样病变。起病急,高热甚至可以发生热惊厥。腹泻频繁,大便呈黏液状,带脓血,有腥臭味。常伴恶心、呕吐、腹痛和里急后重,可出现严重的中毒症状,如高热、意识改变,甚至感染性休克。大便镜检有大量白细胞及数量不等的红细胞。粪便细菌培养可找到相应的致病菌。其中空肠弯曲菌常侵犯空肠和回肠,且有脓血便,腹痛甚剧烈,易误诊为阑尾炎,亦可并发严重的小肠结肠炎、败血症、肺炎、脑膜炎、心内膜炎、心包炎等。研究表明格林-巴利综合征与空肠弯曲菌感染有关。耶尔森菌小肠结肠炎多发生在冬季和早春,可引起淋巴结肿大,亦可产生肠系膜淋巴结炎,症状可与阑尾炎相似,也可引起咽痛和颈淋巴结炎。鼠伤寒沙门菌小肠结肠炎,有胃肠炎型和败血症型,新生儿和小于1岁婴儿尤易感染,新生儿多为败血症型,常引起暴发流行。可排深绿色黏液脓便或白色胶冻样便。

(5) 出血性大肠杆菌肠炎:大便次数增多,开始为黄色水样便,后转为血水便,有特殊臭味。大便镜检有大量红细胞,常无白细胞。伴腹痛,个别病例可伴发溶血尿毒综合征和血小板减少性紫癜。

(6) 抗生素诱发的肠炎:

① 金黄色葡萄球菌肠炎:发生于较长期应用广谱抗生素的病儿,由于菌群紊乱、微生态失衡,导致金黄色葡萄球菌感染。临床表现为高热中毒症状严重,稀水带黏液粪便,量极多呈海蓝色,可见脱落的肠黏膜。初诊依据粪便涂片镜检,可见大量革兰氏阳性球菌。常合并败血症,确诊依据粪便及血培养葡萄球菌阳性。

② 伪膜性小肠结肠炎:病原菌为难辨梭状芽孢杆菌。主要引起小肠及结肠黏膜急性坏死性炎症,并有伪膜形成。诱因是滥用抗生素及腹部手术。腹泻常发生在抗生素治疗后的第2~9天或手术后5~20天。临床表现有高热、中毒症状重(嗜睡、萎靡、谵妄),腹泻粪便为黄稀便、水样便或水样黏液便,可有伪膜脱落,少数为血便,可伴有痉挛性腹痛,有时有压痛和反跳痛,需与急腹症鉴别。严重者并发脱水、急性肾功能衰竭、休克或弥散性血管内凝血(DIC)等。确诊依据粪便做厌氧菌培养,分离出难辨梭状芽孢杆菌,并证明其为产毒菌株。

③ 真菌性肠炎:多为白色念珠菌所致,2岁以下婴儿多见。常并发于其他感染,或肠道菌群失调时。病程迁延,常伴鹅口疮。大便次数增多,黄色稀便,泡沫较多带黏液,有时可见豆腐渣样细块(菌落)。大便镜检有真菌孢子和菌丝,如芽孢数量不多,应进一步以沙氏培养基做真菌培养确诊。

Ⅱ. 迁延性、慢性腹泻

病因复杂,感染、营养物质过敏、酶缺陷、免疫缺陷、药物因素、先天性畸形等均可引起。以急性腹泻未彻底治疗或治疗不当,迁延不愈最为常见。人工喂养、营养不良小儿患病率高,其原因为:① 重症营养不良时胃黏膜萎缩,胃液酸度降低,使胃杀菌屏障作用明显减弱,有利于胃液和十二指肠液中的细菌和酵母菌大量繁殖。② 营养不良时十二指肠、空肠黏膜变薄,肠绒毛萎缩、变性,细胞脱落增加,双糖酶尤其是乳糖酶活性以及刷状缘肽酶活性降低,小肠有效吸收面积减少,引起各种营养物质的消化吸收不良。③ 重症营养不良儿腹泻时小肠上段细菌显著增多,十二指肠内厌氧菌和酵母菌过度繁殖,由于大量细菌对胆酸的降解作用,使游离胆酸浓度增高,损害小肠细胞,同时阻碍脂肪微粒形成。④ 营养不良患儿常有肠动力的改变。⑤ 长期滥用抗生素引起肠道菌群失调,使正常肠道菌群在消化道的积极作用不能发挥。⑥ 重症营养不良儿免疫功能缺陷,抗G-杆菌有效的IgM抗体、起黏膜保护作用的分泌型IeA抗体、吞噬细胞功能和补体水平均降低,因而增加了对病原和食物蛋白抗原的易感性。故营养不良儿患腹泻时易迁延不愈,持续腹泻又加重了营养不良,两者互为因果,最终引起免疫功能低下、继发感染,形成恶性循环,导致多脏器功能异常。

对于迁延性、慢性腹泻的病因诊断,必须详细询问病史,全面体格检查,正确选用有效的辅助检查,例如:① 粪便常规、肠道菌群分析、大便酸度、还原糖和细菌培养;② 十二指肠液检查,分析pH、胰蛋白酶、糜蛋白酶、肠激酶及血清胰蛋白酶原以判断蛋白质的消化吸收能力,测定十二指肠液的脂酶、胆盐浓度以了解脂肪的消化吸收状况,还可进行细菌培养和寄生虫卵的检测;③ 小肠黏膜活检是了解慢性腹泻病理生理变化的最可靠方法。必要时还可做蛋白质、碳水化合物和脂肪的吸收功能试验,X线、结肠镜等检查,综合分析判断。

【诊断和鉴别诊断】

根据发病季节、病史(包括喂养史和流行病学资料)、临床表现和大便性状可以做出临床诊断。必须判定有无脱水(程度和性质)、电解质紊乱和酸碱失衡。注意寻找病因,从临床诊断和治疗需要考虑。可先根据大便常规有无白细胞将腹泻分为两组。

Ⅰ. 大便无或偶见少量白细胞者

为侵袭性细菌以外的病因(如病毒、非侵袭性细菌、寄生虫等肠道内、外感染或喂养不当)引起的腹泻,多为水泻,有时伴脱水症状,应与下列疾病鉴别。

1. 生理性腹泻　多见于6个月以内婴儿,外观虚胖,常有湿疹,生后不久即出现腹泻,除大便次数增多外,无其他症状,食欲好,不影响生长发育。近年来发现此类腹泻可能为乳糖不耐受的一种特殊类型,添加辅食后,大便即逐渐转为正常。

2. 导致小肠消化吸收功能障碍的各种疾病　如乳糖酶缺乏、葡萄糖-半乳糖吸收不良、失氯性腹泻、原发性胆酸吸收不良、过敏性腹泻等,可根据各病特点进行粪便酸度、还原糖试验等检查方法加以鉴别。

Ⅱ. 大便有较多的白细胞者

表明结肠和回肠末端有侵袭性炎症病变,常由各种侵袭性细菌感染所致。仅凭临床表现难以区别,必要时应进行大便细菌培养、细菌血清型和毒性检测。尚需与下列疾病鉴别。

1. 细菌性痢疾　常有流行病学病史,起病急,全身症状重。便次多,量少,排脓血便伴里急后重,大便镜检有较多脓细胞、红细胞和吞噬细胞,大便细菌培养有志贺痢疾杆菌生长可确诊。

2. 坏死性肠炎　中毒症状较严重,腹痛,腹胀,频繁呕吐,高热,大便暗红色糊状,肠间隙增宽,肠壁积气等。

【治疗】

《中国腹泻病诊断治疗方案》确立了新的治疗方法,包括:① 预防脱水;② 纠正脱水;③ 继续饮食;④ 合理用药。

Ⅰ. 急性腹泻的治疗

1. 饮食疗法　腹泻时进食和吸收减少,而肠黏膜损伤的恢复、发热时代谢旺盛、侵袭性肠炎丢失蛋白等因素使得营养需要量增加,如限制饮食过严或禁食过久常造成营养不良,并发酸中毒以致病情迁延不愈影响生长发育。故应强调继续饮食,满足生理需要,补充疾病消耗,以缩短腹泻后的康复时间;应根据疾病的特殊病理生理状况、个体消化吸收功能和平时的饮食习惯进行合理调整。以母乳喂养的婴儿继续哺乳,暂停辅食;人工喂养儿可喂以等量米汤或稀释的牛奶或其他代乳品,由米汤、粥、面条等逐渐过渡到正常饮食。有严重呕吐者可暂时禁食4~6小时(不禁水),待好转后继续喂食,由少到多,由稀到稠。病毒性肠炎多有继发性双糖酶(主要是乳糖酶)缺乏,对疑似病例可暂停乳类喂养,改为豆制代乳品,或发酵奶,或去乳糖配方奶粉以减轻腹泻,缩短病程。腹泻停止后逐渐恢复营养丰富的饮食,并每日加餐1次,共2周。

2. 纠正水、电解质紊乱及酸碱失衡

(1) 口服补液:ORS可用于腹泻时预防脱水及纠正轻、中度脱水。轻度脱水口服液量为50~80 ml/kg,中度脱水为80~100 ml/kg,于8~12小时内将累积损失量补足。脱水纠正后,可将ORS用等量水稀释,按病情需要随意口服。因ORS为2/3张液,故新生儿和有明显呕吐、腹胀、休克、心肾功能不全等症状的患儿不宜采用口服补液。

(2) 静脉补液:适用于中度以上脱水、吐泻严重或腹胀的患儿。所用溶液的成分、量和滴注持续时间必须根据不同的脱水程度和性质决定,同时要注意个体化,结合年龄、营养状况、自身调节功能而灵活掌握。

第一天补液:

① 总量：包括补充累积损失量、继续损失量和生理需要量，一般轻度脱水为 90~120 ml/kg，中度脱水为 120~150 ml/kg，重度脱水为 150~180 ml/kg，对少数营养不良、肺炎、心、肾功能不全的患儿尚应根据具体病情分别做较详细的计算。

② 溶液种类：溶液中电解质溶液与非电解质溶液的比例应根据脱水性质（等渗性、低渗性、高渗性）分别选用，一般等渗性脱水用 1/2 张含钠液，低渗性脱水用 2/3 张含钠液，高渗性脱水用 1/3 张含钠液。若临床判断脱水性质有困难时，可先按等渗性脱水处理。

③ 输液速度：主要取决于脱水程度和继续损失的量及速度，对重度脱水有明显周围循环障碍者应先快速扩容，20 ml/kg 等渗含钠液 30~60 分钟内快速输入。累积损失量（扣除扩容液量）一般在 8~12 小时内补完，每小时 8~10 ml/kg。脱水纠正后，补充继续损失量和生理需要量时速度宜减慢，于 12~16 小时内补完，每小时约 5 ml/kg。若吐泻缓解，可酌情减少补液量或改为口服补液。

④ 纠正酸中毒：因输入的混合溶液中已含有一部分碱性溶液，输液后循环和肾功能改善，酸中毒即可纠正。也可根据临床症状结合血气测定结果，另加碱性液纠正。对重度酸中毒可用 1.4% 碳酸氢钠扩容，兼有扩充血容量及纠正酸中毒的作用。

⑤ 纠正低钾：有尿或来院前 6 小时内有尿即应及时补钾；浓度不应超过 0.3%；每日静脉补钾时间不应少于 8 小时；切忌将钾盐静脉推入，否则导致高钾血症，危及生命。细胞内的钾浓度恢复正常要有一个过程，因此纠正低钾血症需要有一定时间，一般静脉补钾要持续 4~6 天。能口服时可改为口服补充。

⑥ 纠正低钙、低镁：出现低钙症状时可用 10% 葡萄糖酸钙（每次 1~2 ml/kg，最大量≤10 ml）加葡萄糖稀释后静注。低镁者用 25% 硫酸镁按每次 0.1 mg/kg 深部肌肉注射，每 6 小时一次，每日 3~4 次，症状缓解后停用。

第二天及以后的补液：经第一天补液后，脱水和电解质紊乱已基本纠正，第二天及以后主要是补充继续损失量（防止发生新的累积损失）和生理需要量，继续补钾，供给热量。一般可改为口服补液。若腹泻仍频繁或口服量不足者，仍需静脉补液。补液量需根据吐泻和进食情况估算，并供给足够的生理需要量，用 1/3~1/5 张含钠液补充。继续损失量是按"丢多少补多少""随时丢随时补"的原则，用 1/2~1/3 张含钠溶液补充。将这两部分相加于 12~24 小时内均匀静滴。仍要注意继续补钾和纠正酸中毒的问题。

3. **药物治疗**

(1) 控制感染：① 水样便腹泻患者（约占 70%）多为病毒及非侵袭性细菌所致，一般不用抗生素，应合理使用液体疗法，选用微生态制剂和黏膜保护剂。如伴有明显中毒症状不能用脱水解释者，尤其是对重症患儿、新生儿、小婴儿和衰弱患儿（免疫功能低下）应选用抗生素治疗。② 黏液、脓血便患者（约占 30%）多为侵袭性细菌感染，应根据临床特点，针对病原经验性选用抗菌药物，再根据大便细菌培养和药敏试验结果进行调整。大肠杆菌、空肠弯曲菌、耶尔森菌、鼠伤寒沙门菌所致感染常选用庆大霉素、卡那霉素、氨苄青霉素、红霉素、氯霉素、头孢霉素、呋喃唑酮、复方新诺明等。金黄色葡萄球菌肠炎、伪膜性肠炎、真菌性肠炎应立即停用原使用的抗生素，根据症状可选用万古霉素、新青霉素、利福平、甲硝唑或抗真菌药物治疗。婴幼儿选用氨基糖甙类及其他副作用较为明显的抗生素时应慎重。

(2) 微生态疗法：有助于恢复肠道正常菌群的生态平衡，抑制病原菌定植和侵袭，控制腹泻。常用双歧杆菌、嗜酸乳杆菌、粪链球菌、需氧芽孢杆菌、蜡样芽孢杆菌制剂。

(3) 肠黏膜保护剂：能吸附病原体和毒素，维持肠细胞的吸收和分泌功能，与肠道黏液糖蛋白相互作用可增强其屏障功能,阻止病原微生物的攻击,如蒙脱石粉。

(4) 避免用止泻剂:如洛哌丁醇,因为它有抑制胃肠动力的作用,增加细菌繁殖和毒素的吸收,对于感染性腹泻有时是很危险的。

Ⅱ. 迁延性和慢性腹泻治疗

因迁延性、慢性腹泻常伴有营养不良和其他并发症,病情较为复杂,必须采取综合治疗措施。

(1) 积极寻找引起病程迁延的原因,针对病因进行治疗,切忌滥用抗生素,避免顽固的肠道菌群失调。

(2) 预防和治疗脱水,纠正电解质及酸碱平衡紊乱。

(3) 营养治疗:此类病儿多有营养障碍,继续喂养对促进疾病恢复,如肠黏膜损伤的修复、胰腺功能的恢复、微绒毛上皮细胞双糖酶的产生等,是必要的治疗措施。禁食对机体有害。

① 继续母乳喂养。

② 人工喂养儿应调整饮食,小于 6 个月的婴幼儿用牛奶加等量米汤或水稀释,或用发酵奶(即酸奶),也可用奶-谷类混合物,每天喂 6 次,以保证足够热量。大于 6 个月的婴儿可用已习惯的平常饮食,如选用加有少量熟植物油、蔬菜、鱼末或肉末的稠粥、面条等,由少到多,由稀到稠。

③ 双糖不耐受患儿由于有不同程度的原发性或继发性双糖酶缺乏,食用含双糖(包括蔗糖、乳糖、麦芽糖)的饮食可使腹泻加重,其中以乳糖不耐受最多见。治疗宜采用去双糖饮食,可采用豆浆(每 100 毫升鲜豆浆加 5~10 克葡萄糖)、酸奶或去乳糖配方奶粉。

④ 过敏性腹泻:患儿在应用无双糖饮食后腹泻仍不改善时,需考虑对蛋白质过敏(如对牛奶或大豆蛋白过敏)的可能性,应改用其他饮食。

⑤ 要素饮食:是肠黏膜受损伤患儿最理想的食物,系由氨基酸、葡萄糖、中链甘油三酯、多种维生素和微量元素组合而成,即使在严重黏膜损害和胰消化酶、胆盐缺乏情况下仍能吸收与耐受,应用时的浓度和量视患儿临床状态而定。

⑥ 静脉营养:少数严重病儿不能耐受口服营养物质者,可采用静脉高营养。推荐方案为:脂肪乳剂每日 2~3 g/kg,复方氨基酸每日 2.0~2.5 g/kg,葡萄糖每日 12~15 g/kg,电解质及多种微量元素适量,液体每日 120~150 ml/kg,热量每日 50~90 cal/kg。通过外周静脉输入,好转后改为口服。

4. 药物治疗

(1) 抗生素:仅用于分离出特异病原的感染患儿,并根据药物敏感试验选用。

(2) 补充微量元素和维生素:如锌、铁、烟酸、维生素 A、B_{12}、B_1、C 和叶酸等,有助于肠黏膜的修复。

(3) 应用微生态调节剂和肠黏膜保护剂。

5. 中医治疗　中医辨证论治有良好疗效,并可配合中药、推拿、捏脊、针灸和磁疗等。

〖预防〗

(1) 合理喂养,提倡母乳喂养,及时添加辅助食品,每次限 1 种,逐步增加,适时断奶。人工喂养者应根据具体情况选择合适的代乳品。

(2) 对于生理性腹泻的婴儿应避免不适当的药物治疗,或由于小儿便次多而怀疑其消化能力,而不按时添加辅食。

(3) 养成良好的卫生习惯,注意乳品的保存和奶具、食具、便器、玩具、设备的定期消毒。

(4) 气候变化时,避免过热或受凉,居室要通风。

(5) 感染性腹泻患儿,尤其是大肠杆菌、鼠伤寒沙门菌、轮状病毒肠炎的传染性强,集体如有流行应积极治疗患者,做好消毒隔离工作,防止交叉感染。

(6) 避免长期滥用广谱抗生素,对于因败血症、肺炎等肠道外感染而合并腹泻者必须使用抗生素。特别是对使用较长时间广谱抗生素的婴幼儿,即使无消化道症状时亦应加用微生态制剂,以防止难治性肠道菌群失调所致的腹泻。

(7) 轮状病毒肠炎流行甚广,接种疫苗为理想的预防方法;口服疫苗已见诸报道,保护率在 80% 以上,但持久性尚待研究。

(陈贞祥　陈　岩)

第十章 呼吸系统疾病

小儿呼吸道疾病包括上、下呼吸道急、慢性炎症,呼吸道变态反应性疾病,胸膜疾病,呼吸道异物,先天畸形及肺部肿瘤等。其中急性呼吸道感染最为常见,占儿科门诊的60%以上,北方地区比率更高。由于婴幼儿免疫功能尚不完全成熟,在住院患儿中,肺炎为最多见,且是第一位的死亡原因。因此卫生部把它列为小儿四病(肺炎、腹泻、佝偻病、贫血)防治方案中的首位。

本章仅介绍小儿呼吸系统解剖、生理特点和急性上、下呼吸道常见疾病。

第一节 小儿呼吸系统解剖生理特点和检查方法

小儿呼吸系统的解剖生理特点与小儿时期易患呼吸道疾病密切相关。呼吸系统以环状软骨下缘为界,分为上、下呼吸道。上呼吸道包括鼻、鼻窦、咽、咽鼓管、会厌及喉;下呼吸道包括气管、支气管、毛细支气管、呼吸性细支气管、肺泡管及肺泡。

一、解剖特点

(一)上呼吸道

1. **鼻** 婴幼儿鼻腔相对狭窄,位置较低,没有鼻毛,鼻黏膜柔嫩并富于血管,感染时黏膜肿胀,易造成堵塞,导致呼吸困难或张口呼吸。

2. **鼻窦** 新生儿上颌窦和筛窦极小,2岁以后迅速增大,至12岁才充分发育。额窦2~3岁开始出现,12~13岁时才发育。蝶窦3岁时才与鼻腔相通,6岁时很快增大。鼻窦黏膜与鼻腔黏膜相连续,鼻窦口相对大,故急性鼻炎常累及鼻窦,易发生鼻窦炎。

3. **鼻泪管和咽鼓管** 婴幼儿鼻泪管短,开口接近于内眦部,且瓣膜发育不全,故鼻腔感染常易侵入结膜引起炎症。婴儿咽鼓管较宽,且直而短,呈水平位,故鼻咽炎时易致中耳炎。

4. **咽部** 咽部较狭窄且垂直。扁桃体包括咽及腭扁桃体。咽扁桃体又称腺样体或增值体,约在小儿6个月开始发育,位于鼻咽顶与后壁交界,肥大时可堵塞后鼻孔,影响呼吸;腭扁桃体即扁桃体,位于两腭弓之间,1岁末才逐渐增大,4~10岁发育达高峰,14~15岁后则渐退化,故扁桃体炎常见于年长儿,婴儿则少见。

5. 喉　以环状软骨下缘为标志。喉部呈漏斗形,喉腔较窄,声门狭小,软骨柔软,黏膜柔嫩而富有血管及淋巴组织,故轻微炎症即可引起声音嘶哑和呼吸困难。

(二) 下呼吸道

1. 气管、支气管　婴幼儿的气管、支气管较成人短且较狭窄,黏膜柔嫩,血管丰富,软骨柔软,因缺乏弹力组织而支撑作用差,因黏液腺分泌不足而气道较干燥,因纤毛运动较差而清除能力差。故婴幼儿容易发生呼吸道感染,而一旦感染易于发生充血、水肿,导致呼吸道阻塞。左支气管细长,由气管向侧方伸出,而右支气管短而粗,为气管直接延伸,故异物较易进入右支气管。

2. 肺　肺泡数量较少,弹力纤维发育较差,血管丰富,间质发育旺盛,致肺含血量多而含气量少,易于感染。感染时易致黏液阻塞,引起间质炎症、肺气肿和肺不张等。

(三) 胸廓

婴幼儿胸廓较短,前后径相对较长,呈桶状;肋骨呈水平位,膈肌位置较高,胸腔小而肺脏相对较大;呼吸肌发育差。因此,呼吸时,肺不能充分地扩张、通气和换气,易致缺氧和二氧化碳潴留而出现发绀。小儿纵隔体积相对较大,周围组织松软,在胸腔积液或气胸时易致纵隔移位。

二、生理特点

(一) 呼吸频率与节律

小儿呼吸频率高,年龄越小,频率越高。新生儿为 40～44 次/分,1 岁左右为 30 次/分,3 岁上下为 24 次/分,3～7 岁为 22 次/分,14 岁左右为 20 次/分,18 岁左右为 16～18 次/分。婴儿期呼吸中枢调节能力差,易出现节律不整。

(二) 呼吸型

婴幼儿呼吸肌发育不全,呈腹膈式呼吸。随年龄增长,膈肌和腹腔脏器下降,肋骨由水平位变为斜位,逐渐转化为胸腹式呼吸。

(三) 呼吸功能特点

1. 肺活量　小儿肺活量为 50～70 ml/kg。按单位体表面积计算,成人大于小儿 3 倍,说明其呼吸潜在力差。呼吸功能储备较低,发生呼吸障碍时其代偿呼吸量最大不超过正常的 2.5 倍,而成人可达 10 倍,因此易发生呼吸衰竭(图 10.1)。

2. 潮气量　年龄越小,潮气量越小,无效腔/潮气量比值大于成人。

3. 每分钟通气量和气体弥散量　前者按体表面积计算与成人相近;后者按单位肺容积计算与成人相近。

4. 气道阻力　由于气道管径细小,小儿气道阻力大于成人,随年龄增大气道管径逐渐增大,从而阻力递减。

三、呼吸道免疫特点

小儿呼吸道的非特异性和特异性免疫功能均较差。如咳嗽反射及纤毛运动功能差,难以有效清除吸入的尘埃和异物颗粒。肺泡吞噬细胞功能不足,婴幼儿辅助性 T 细胞功能暂时性低下,使 SIgA、IgG,尤其是 IgG_2 亚类含量低微。此外,乳铁蛋白、溶菌酶、干扰素及补体等数量和活性不足,故易患呼吸道感染。

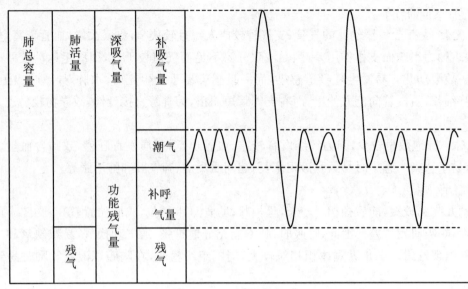

图 10.1　肺容量及组成

四、检查方法

(一) 体格检查

1. 望诊

(1) 呼吸频率改变:呼吸困难的第一征象为呼吸频率增快,年龄越小越明显。呼吸频率减慢或节律不规则也是危险征象。

(2) 发绀:肢端发绀为末梢性发绀,舌、黏膜的发绀为中心性发绀。中心性发绀较末梢性发绀发生晚,但更有意义。

(3) 吸气时胸廓软组织凹陷:上呼吸道梗阻或严重肺实变时,胸骨上、下,锁骨上窝及肋间隙软组织凹陷,称为"三凹征"。

2. 吸气喘鸣(inspiratory wheeze)和呼气喘鸣(expiratory wheeze)　吸气时出现喘鸣音,同时伴吸气延长,是上呼吸道梗阻的表现。呼气时出现喘鸣音,同时伴呼气延长,是下呼吸道梗阻的表现。

3. 肺部听诊　哮鸣音常于呼气相明显,提示细小支气管梗阻。不固定的中、粗湿啰音常来自小支气管的分泌物。于吸气相,特别是深吸气末,听到固定不变的细湿啰音提示肺泡内存在分泌物,常见于肺泡炎。

(二) 血气分析

血气分析反映气体交换和血液的酸碱平衡状态,为诊断和治疗提供依据。小儿血气分析正常值见表10.1。

当动脉血氧分压(PaO_2)<50 mmHg(6.67 kPa)、动脉二氧化碳分压($PaCO_2$)>50 mmHg(6.67 kPa)、动脉血氧饱和度(SaO_2)<85%时为呼吸衰竭。

表 10.1 小儿血液气体分析正常值

项 目	新 生 儿	≤2岁	>2岁
pH	7.35~7.45	7.35~7.45	7.35~7.45
PaO_2(kPa)	8~12	10.6~13.3	10.6~13.3
$PaCO_2$(kPa)	4.00~4.67	4.00~4.67	4.67~6.00
HCO_3^-(mmol/L)	20~22	20~22	22~24
BE(mmol/L)	-6~+2	-6~+2	-4~+2
SaO_2	90%~97%	95%~97%	96%~98%

(三) 肺脏影像学

胸部 X 射线透视和摄片是最常用的检查。近 20 年,肺脏影像学发展迅速,CT、高分辨 CT(HRCT)、磁共振(MRI)和数字化胸部 X 射线摄片等技术的使用使肺部疾病的诊断率大为提高。

1. MRI　MRI 特别适合肺门及纵隔肿块或淋巴结的检查,在显示肿块与肺门、纵隔血管关系方面优于 CT。利用三维成像技术可发现亚段肺叶中血管内的血栓。气管及血管的同时三维成像能非常清楚地显示小儿异常血管环对气道的压迫。

2. HRCT　对许多肺脏疾病有无法估量的价值,尤其是对慢性肺间质病变的描述。HRCT 是应用一种薄层技术(层厚 1~2 mm),详细评价肺实质病变的,它能描述小至 200~300 μm 的肺脏解剖细节,识别直径为 1~2 mm 的气道和直径为 0.1~0.2 mm 的血管。

(四) 纤维支气管镜(纤支镜)检查

可在直视下做活检或刷检,可视范围大,容易取材,进行细胞和组织学检查,可提高阳性率。亦可进行支气管肺泡灌洗,了解肺泡灌洗液中的细胞成分、形态和生物学特征,分析各种细胞因子和炎症介质。

第二节　急性上呼吸道感染

急性上呼吸道感染(acute upper respiratory infection,AURI)系由各种病原引起的上呼吸道炎症,简称上感,俗称"感冒",是小儿最常见的疾病。该病主要侵犯鼻、鼻咽和咽部,如上呼吸道某一局部炎症特别突出,即按该炎症处命名,如急性鼻炎、急性咽炎、急性扁桃体炎等。急性上呼吸道感染主要用于上呼吸道局部感染定位并不确切者。

【病因】

各种病毒和细菌均可引起,但 90% 以上为病毒,主要有鼻病毒(RV)、呼吸道合胞病毒(RSV)、流感病毒(FLUV)、副流感病毒(para FLUV)、腺病毒(ADV)等。病毒感染后可继发细菌感染,最常见为溶血性链球菌,其次为肺炎链球菌、流感嗜血杆菌等,近年来肺炎支原体亦不少见。

婴幼儿时期由于上呼吸道的解剖和免疫特点而易患本病。营养障碍性疾病,如维生素 D

缺乏性佝偻病、亚临床维生素A、锌或铁缺乏症等，或护理不当、气候改变和环境不良等，则易发生反复上呼吸道感染或使病程迁延。

【临床表现】

由于年龄大小、体质强弱及病变部位的不同，病情的缓急、轻重程度也不同。年长儿症状较轻，婴幼儿则较重。

Ⅰ．一般类型上感

1．症状

(1) 局部症状：鼻塞、流涕、喷嚏、干咳、咽部不适和咽痛等，多于3～4天内自然痊愈。

(2) 全身症状：发热、烦躁不安、头痛、全身不适、乏力等。部分患儿有食欲不振、呕吐、腹泻、腹痛等消化道症状。腹痛多为脐周阵发性疼痛，无压痛，可能为肠痉挛所致，如腹痛持续存在，多为并发急性肠系膜淋巴结炎。

婴幼儿起病急，全身症状为主，局部症状较轻。多有发热，体温可高达39～40℃，热程为2～3天至1周左右，起病1～2天可因高热引起惊厥。年长儿以局部症状为主，全身症状较轻，可仅轻度发热。

2．体征　体检可见咽部充血、扁桃体肿大，有时可见下颌和颈淋巴结肿大，肺部听诊一般正常。肠道病毒感染者可见不同形态的皮疹。

Ⅱ．两种特殊类型上感

1．疱疹性咽峡炎(herpangina)　病原体为柯萨奇A组病毒。好发于夏、秋季。起病急骤，临床表现为高热、咽痛、流涎、厌食、呕吐等。体检可发现咽部充血，在咽腭弓、软腭、悬雍垂的黏膜上可见数个至数十个2～4 mm大小灰白色的疱疹，周围有红晕，1～2日后破溃形成小溃疡，疱疹也可发生于口腔的其他部位。病程为1周左右。

2．咽结合膜热(pharyngo-conjunctival fever)　病原体为腺病毒3、7型。好发于春、夏季，散发或发生小流行。以发热、咽炎、结膜炎为特征。临床表现为高热、咽痛、眼部刺痛，有时伴消化道症状。体检发现咽部充血，可见白色点块状分泌物，周边无红晕，易于剥离；一侧或双侧滤泡性眼结合膜炎，可伴眼结合膜出血；颈及耳后淋巴结增大。病程为1～2周。

【并发症】

以婴幼儿多见，可引起中耳炎、鼻窦炎、咽后壁脓肿、扁桃体周围脓肿、颈淋巴结炎、喉炎、支气管炎及肺炎等。年长儿若患A组溶血性链球菌咽峡炎可引起急性肾小球肾炎和风湿热。

【实验室检查】

病毒感染者白细胞计数正常或偏低，中性粒细胞减少，淋巴细胞计数相对增高。病毒分离和血清学检查可明确病原体，近年来免疫荧光、酶联免疫及分子生物学技术可做出早期诊断。

细菌感染者白细胞可增高，中性粒细胞增高，在使用抗菌药物前进行咽拭子培养可发现致病菌。链球菌引起者于感染2～3周后ASO滴度可增高。

【诊断和鉴别诊断】

根据临床表现一般不难诊断，但需与以下疾病鉴别。

1．流行性感冒　系流感病毒、副流感病毒引起。有明显的流行病史，局部症状较轻，全身症状较重。常有高热、头痛、四肢肌肉酸痛等，病程较长。

2．急性传染病早期　上感常为各种传染病的前驱症状，如麻疹、流行性脑脊髓膜炎、百日咳、猩红热等，应结合流行病史、临床表现及实验室资料等综合分析，并观察病情演变加以鉴别。

3. 急性阑尾炎　伴腹痛者应注意与急性阑尾炎鉴别。本病腹痛常先于发热,腹痛部位以右下腹为主,呈持续性,有固定压痛点、反跳痛及腹肌紧张、腰大肌试验阳性等体征,白细胞及中性粒细胞增高。

在排除上述疾病后,尚应对上呼吸道感染的病因进行鉴别:病毒性或细菌性感染,以便指导治疗。

〖治疗〗

Ⅰ. 一般治疗

病毒性上呼吸道感染者,应告诉家长该病的自限性和治疗的目的,防止交叉感染及并发症。注意休息,保持良好的周围环境,多饮水和补充大量维生素 C 等。

Ⅱ. 抗感染治疗

1. 抗病毒药物　大多数上呼吸道感染由病毒引起,可试用三氮唑核苷(病毒唑,virazole),10～15 mg/(kg·d),口服或静脉点滴,或 2 mg 含服,每 2 小时一次,每日 6 次,3～5 日为一疗程。亦可试用潘生丁,5 mg/(kg·d),分 2～3 次口服,3 日为一疗程。

2. 抗生素　细菌性上呼吸道感染或病毒性上呼吸道感染继发细菌感染者可选用抗生素治疗,常选用青霉素类、复方新诺明及大环内酯类抗生素。咽拭子培养阳性结果有助于指导抗菌治疗。若证实为链球菌感染,或既往有风湿热、肾炎病史者,青霉素疗程应为 10～14 日。

Ⅲ. 对症治疗

1. 高热　可口服对乙酰氨基酚或布洛芬,亦可用冷敷、温湿敷或酒精浴降温。
2. 高热惊厥　可予以镇静、止惊等处理。
3. 咽痛　可含服咽喉片。
4. 中成药　中成药亦有较好的效果。

〖预防〗

主要靠加强体格锻炼来增强抵抗力;提倡母乳喂养;防治佝偻病及营养不良;避免去人多拥挤的公共场所。

第三节　急性支气管炎

急性支气管炎(acute bronchitis)是指由于各种致病因素引起的支气管黏膜炎症,由于气管常同时受累,故称为急性气管支气管炎(acute tracheobronchitis)。它常继发于上呼吸道感染或为急性传染病的一种表现。它是儿童时期常见的呼吸道疾病,婴幼儿多见。

〖病因〗

病原为各种病毒或细菌,或为混合感染。能引起上呼吸道感染的病原体都可引起支气管炎。免疫功能低下、特异性体质、营养障碍、佝偻病和支气管局部结构异常等均为本病的危险因素。

〖临床表现〗

大多先有上呼吸道感染症状,之后以咳嗽为主要症状,开始为干咳,以后有痰。婴幼儿症状较重,常有发热、呕吐及腹泻等。一般无全身症状。双肺呼吸音粗糙,可有不固定的、散在的干啰音和粗中湿啰音。

婴幼儿可发生一种特殊类型的支气管炎,称为哮喘性支气管炎(asthmatic bronchitis),它泛指一组有喘息表现的婴幼儿急性支气管感染。除上述临床表现外,其特点为:① 多见于3岁以下,常有湿疹或其他过敏史;② 有类似哮喘的表现,如呼气性呼吸困难,肺部叩诊呈鼓音,听诊两肺可闻及哮鸣音及少量粗湿啰音;③ 部分病例复发,大多与感染有关;④ 近期预后大多良好,到了3~4岁发作次数减少,渐趋康复,但少数可发展成为哮喘。目前有学者认为哮喘性支气管炎实际上是婴儿哮喘的一种表现。

〖X射线检查〗

胸片显示正常,或肺纹理增粗,肺门阴影增深。

〖治疗〗

1. 一般治疗　同上呼吸道感染,经常变换体位,多饮水,使呼吸道分泌物易于咳出。

2. 控制感染　由于病原体多为病毒,一般不采用抗生素。怀疑有细菌感染者则可用青霉素类,如系支原体感染,则应予以大环内酯类抗生素。

3. 对症治疗　应使痰易于咳出,故不用镇咳剂。① 化痰止咳:如复方甘草合剂、急支糖浆或氨溴索等,痰液黏稠者可用10%氯化铵,高渗盐水雾化吸入有助于排痰。② 止喘:对喘憋严重者,可雾化吸入喘乐宁等β受体激动剂,或用氨茶碱口服或静脉给药。喘息严重者可短期使用糖皮质激素,如口服泼尼松3~5天。③ 抗过敏:使用抗过敏药物如富马酸酮替芬、马来酸氯苯吡胺(扑尔敏)和盐酸异丙嗪(非那根)等可缓解支气管炎症性分泌和支气管痉挛。

第四节　毛细支气管炎

毛细支气管炎(bronchiolitis)是由多种致病原感染引起的急性毛细支气管炎症,以喘憋、三凹征和喘鸣为主要临床特点。临床上较难发现未累及肺泡与肺泡间壁的纯粹毛细支气管炎,故国内认为是一种特殊类型的肺炎,有人称之为喘憋性肺炎。

〖病因〗

主要由呼吸道合胞病毒(RSV)引起,副流感病毒、某些腺病毒及肺炎支原体也可引起本病。最近发现人类偏肺病毒(human meta-pneumovirus,HMPV)也是引起毛细支气管炎的病原体。

〖发病机制和病理〗

1. 发病机制　研究较多的是免疫学机制,几个事实可以表明在RSV引起的毛细支气管炎的发病机制中存在免疫损害:① 恢复期的毛细支气管炎婴儿的分泌物中发现有抗RSV IgE抗体;② 近来对感染RSV的婴儿与动物模型的研究表明,在RSV感染时有大量的可溶性因子的释放(包括白介素、白三烯、趋化因子),导致炎症与组织破坏;③ 经胃肠道外获得高抗原性、非活化的RSV疫苗的儿童在接触野毒株RSV时比对照组更容易发生严重的毛细支气管炎。

目前认为具有过敏体质(atopy)者,发生RSV或其他病毒感染时,更易于引起毛细支气管炎。毛细支气管炎患者日后发生反复喘息发作,甚至形成哮喘的机制尚不完全清楚。

2. **病理** 小气道是指内径<2 mm 的气道。毛细支气管炎的病变主要在直径 75~300 μm 的气道,出现上皮细胞坏死和周围淋巴细胞浸润,黏膜下充血、水肿和腺体增生、黏液分泌增多。细胞碎片及纤维素部分或全部阻塞毛细支气管,并有支气管平滑肌痉挛,使管腔狭窄甚至堵塞,导致肺气肿和肺不张,出现通气和换气功能障碍。

〖临床表现〗

本病多发生于 2 岁以下小儿,多数在 6 个月以内。喘憋和肺部哮鸣音为其突出表现。主要表现为下呼吸道梗阻症状,出现呼气性呼吸困难,呼气相延长伴喘鸣。呼吸困难可呈阵发性,间歇期呼气性喘鸣消失。严重发作者面色苍白,烦躁不安,口周和口唇发绀。全身中毒症状较轻,可无热、低热、中度发热,少见高热。体检发现呼吸浅而快,60~80 次/分,甚至 100 次/分,伴鼻翼扇动和三凹征;心率加快,可达 150~200 次/分,甚至可出现心力衰竭。肺部体征主要为哮鸣音,叩诊可呈鼓音,喘憋缓解期可闻及中、细湿啰音。肝脾可由于肺气肿(图 10.2)而推向肋缘下,因此可触及肝脏和脾脏。由于喘憋,PaO_2 降低,$PaCO_2$ 升高,SaO_2 降低而致呼吸衰竭。本病高峰期在呼吸困难发生后的 48~72 小时,病程一般为 1~2 周。

〖辅助检查〗

白细胞总数及分类大多在正常范围内。采集鼻咽拭子或分泌物使用免疫荧光技术、免疫酶联技术及分子生物学技术可明确病原体。

X 射线胸部检查可见不同程度肺气肿或肺不张,也可以见到支气管周围炎症及肺纹理增粗(图 10.2)。血气分析可了解患儿缺氧和 CO_2 潴留程度。

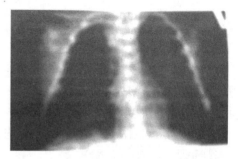

图 10.2 毛细支气管炎时两肺明显肺气肿

〖诊断与鉴别诊断〗

本病发生在小婴儿,具有典型的喘憋及喘鸣音,一般诊断不难,但须与以下疾病鉴别:

1. **婴幼儿哮喘** 婴儿的第一次感染性喘息发作,即为毛细支气管炎,但若 3 次以上,则应考虑为婴幼儿哮喘的可能。

2. **粟粒型肺结核** 有时呈发作性喘憋,但一般听不到啰音。可有结核中毒症状,结核菌素试验呈阳性,结合 X 射线改变可以鉴别。

3. **其他疾病** 如充血性心力衰竭、哮喘性支气管炎、心内膜弹力纤维增生症和异物吸入等均可发生哮喘,应结合病史和体征及必要的检查做出鉴别。

〖治疗〗

毛细支气管炎的治疗主要为氧疗、控制喘憋、抗病原体药物治疗及生物制品治疗。

1. **氧疗** 所有本病患儿均有低氧血症,因此重症患儿可采用不同方式吸氧,如鼻前庭导管给氧、面罩或氧帐等。

2. **控制喘憋** 可用异丙嗪和氯丙嗪,各 1 mg/(kg·次)肌注或口服,具有止喘、镇咳和镇静的作用。也可使用氨茶碱口服、静脉滴注或保留灌肠。重症患儿可用沙丁胺醇(喘乐宁)雾化吸入。糖皮质激素用于严重的喘憋发作或其他治疗不能控制者,琥珀酸氢化可的松 5~10 mg/(kg·d)或甲基泼尼松龙 1~2 mg/(kg·d),数小时内静脉滴入。

3. **抗病原体药物治疗** 如系病毒感染所致,可用三氮唑核苷静脉滴注或雾化吸入,亦可试用干扰素肌注,但其疗效均不肯定。怀疑支原体感染者可应用大环内酯类抗生素,有细菌感染者应用适当的抗生素。

4. **生物制品治疗** 静脉注射免疫球蛋白(IVIG)400 mg/(kg·d),连续3~5天,可缓解临床症状,减少患儿排毒量和缩短排毒期限。静脉注射抗合胞病毒免疫球蛋白(RSV-IVIG)的疗效与IVIG相当,最近生产的抗RSV单克隆抗体(palivizumab)对高危婴儿(早产、支气管肺发育不良、先天性心脏病、免疫缺陷病)和毛细支气管炎后反复喘息发作者的预防效果确切,但容易导致RSV发生基因突变,而对该单克隆抗体产生抗性。

5. **其他** 保证液体摄入量、纠正酸中毒,并及时发现和处理呼吸衰竭及其他生命体征危象。

第五节 肺 炎

一、支气管肺炎

支气管肺炎(broncho pneumonia)是小儿时期最常见的肺炎,2岁以内儿童多发。一年四季均可发病,北方多发生于冬、春寒冷季节及气候骤变时。室内居住拥挤、通风不良、空气污浊、致病微生物较多,易发生肺炎。此外有营养不良、维生素D缺乏性佝偻病、先天性心脏病等并存症及低出生体重儿、免疫缺陷者均易发生本病。

【病因】

最常为细菌和病毒,也可由病毒、细菌"混合感染"。发达国家中小儿肺炎病原以病毒为主,主要有RSV、ADV、流感及副流感病毒等。发展中国家则以细菌为主,细菌感染仍以肺炎链球菌多见,近年来肺炎支原体、衣原体和流感嗜血杆菌有增加趋势。病原体常由呼吸道入侵,少数经血行入肺。

【病理】

肺炎的病理变化以肺组织充血、水肿、炎性细胞浸润为主。肺泡内充满渗出物,经肺泡壁通道(Kohn孔)向周围组织蔓延,呈点片状炎症灶。若病变融合成片,可累及多个肺小叶或更广泛。当小支气管、毛细支气管发生炎症时,可导致管腔部分或完全阻塞引起肺气肿或肺不张。

不同的病原造成的肺炎病理改变亦有不同:细菌性肺炎以肺实质受累为主;而病毒性肺炎则以间质受累为主,亦可累及肺泡。临床上支气管肺炎与间质性肺炎常并存。

【病理生理】

主要变化是由于支气管、肺泡炎症引起通气和换气障碍,导致缺氧和二氧化碳潴留,从而造成一系列病理生理改变(图10.3)。

1. **呼吸功能不全** 由于通气和换气障碍,氧进入肺泡以及氧自肺泡弥散至血液中均发生障碍,血液含氧量下降,动脉血氧分压(PaO_2)和动脉血氧饱和度(SaO_2)均降低,致低氧血症。当$SaO_2<85\%$,还原血红蛋白>5.0 g/L时,则出现发绀。肺炎的早期,以通气功能障碍为主,仅有缺氧,无明显CO_2潴留,为代偿缺氧,呼吸和心率加快以增加每分钟通气量和改善通气血流比。随着病情的进展,换气功能严重障碍,在缺氧的基础上出现CO_2潴留,此时PaO_2和

SaO_2 下降,$PaCO_2$ 升高,当 $PaO_2<50$ mmHg,$PaCO_2>50$ mmHg,$SaO_2<85\%$ 时即为呼吸衰竭。为增加呼吸深度,以吸进更多的氧,呼吸辅助肌也参加活动,因而出现鼻翼扇动和三凹征。

2. 酸碱平衡失调及电解质紊乱　严重缺氧时,体内需氧代谢发生障碍,无氧酵解增加,酸性代谢产物增加,加上高热、进食少、脂肪分解等因素,常引起代谢性酸中毒。同时由于二氧化碳排出受阻,可产生呼吸性酸中毒,因此,严重者存在不同程度的混合性酸中毒。6 个月以上的小儿,因呼吸代偿功能稍强,通过加深呼吸,加快排出二氧化碳,可致呼吸性碱中毒,血 pH 变化不大,影响较小;6 个月以下的小儿,代偿能力较差,二氧化碳潴留往往明显,甚至发生呼吸衰竭。缺氧和二氧化碳潴留导致肾小动脉痉挛而引起水钠潴留,且重症肺炎缺氧时常有抗利尿激素(ADH)分泌增加,加上缺氧使细胞膜通透性改变、钠泵功能失调,使 Na^+ 进入细胞内,造成稀释性低钠血症。

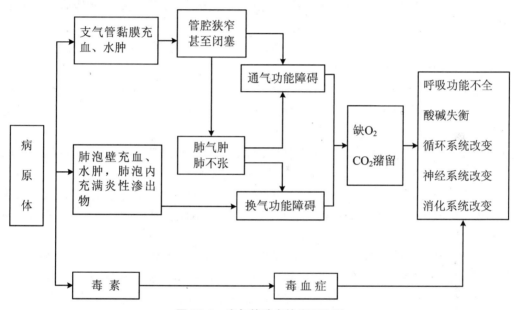

图 10.3　支气管肺炎的病理生理

3. 循环系统　病原体和毒素侵袭心肌,引起心肌炎;缺氧使肺小动脉反射性收缩,肺循环压力增高,使右心负荷增加。肺动脉高压和中毒性心肌炎是诱发心衰的主要原因。重症患儿常出现微循环障碍、休克甚至弥散性血管内凝血。

4. 神经系统　严重肺炎缺氧和二氧化碳潴留使血与脑脊液 pH 降低,高碳酸血症使脑血管扩张、血流减慢、血管通透性增加,致使颅内压增加。严重缺氧使脑细胞无氧代谢增加,造成乳酸堆积、ATP 生成减少和 Na^+-K^+ 离子泵转运功能障碍,引起脑细胞内钠、水潴留,形成脑水肿。病原体毒素作用亦可引起脑水肿。

5. 胃肠道功能紊乱　低氧血症和病原体毒素可使胃肠黏膜糜烂、出血、上皮细胞坏死脱落,导致黏膜屏障功能破坏,使胃肠功能紊乱,出现腹泻、呕吐,甚至发生中毒性肠麻痹。毛细血管通透性增高,可致消化道出血。

〖临床表现〗

2 岁以下的婴幼儿多见,起病多数较急,发病前数日多先有上呼吸道感染,主要临床表现为发热,咳嗽,气促,肺部固定性的中、细湿啰音。

1. 主要症状

(1) 发热:热型不定,多为不规则发热,亦可为弛张热或稽留热。值得注意的是新生儿、重度营养不良患儿体温可不升或低于正常。

(2) 咳嗽:较频繁,在早期为刺激性干咳,极期咳嗽反而减轻,恢复期咳嗽有痰。

(3) 气促:多在发热、咳嗽后出现。

(4) 全身症状:精神不振,食欲减退,烦躁不安,轻度腹泻或呕吐。

2. 体征

(1) 呼吸增快:40~80次/分,并可见鼻翼扇动和三凹征。

(2) 发绀:口周、鼻唇沟和指、趾端发绀,轻症病儿可无发绀。

(3) 肺部啰音:早期不明显,可有呼吸音粗糙、减低,以后可闻及较固定的中、细湿啰音,以背部两侧下方及脊柱两旁较多,于深吸气末更为明显。

肺部叩诊多正常,病灶融合时,可出现实变体征(语颤增强,叩诊浊音,呼吸音减弱或有管性呼吸音)。

3. 重症肺炎的表现　重症肺炎由于严重的缺氧及毒血症,除呼吸系统改变外,可发生循环、神经和消化系统功能障碍。

(1) 循环系统:可发生心肌炎,表现为面色苍白、心音低钝,严重者可闻奔马律。重症肺炎所表现的心率增快、呼吸增快、呼吸困难、烦躁不安和肝脏增大,应与心力衰竭相鉴别,要进行综合判断。

(2) 神经系统:发生脑水肿时出现烦躁或嗜睡、意识障碍、惊厥、前囟隆起、球结膜水肿、瞳孔对光发射迟钝或消失,呼吸节律不齐甚至呼吸停止。

(3) 消化系统:一般为食欲减退、呕吐和腹泻,发生中毒性肠麻痹时表现为严重腹胀、膈肌升高,加重了呼吸困难。听诊肠鸣音消失,重症患儿还可呕吐咖啡样物,大便潜血呈阳性或柏油样便。

(4) 发生 DIC 时,可表现为血压下降,四肢凉,脉速而弱,皮肤、黏膜及胃肠道出血。

(5) 抗利尿激素异常分泌综合征(syndrome of inappropriate cretion of antidiuretic hormone, SIADH):表现为全身性水肿,可凹陷性,血钠≤130 mmol/L,血渗透压<270 mOsm/L,尿钠≥20 mmol/L,尿渗透克分子浓度高于血渗透克分子浓度。血清抗利尿激素(ADH)分泌增加。若 ADH 不升高,可能为稀释性低钠血症。

【并发症】

早期合理治疗者并发症少见。若延误诊断或病原体致病力强者可引起并发症,如脓胸、脓气胸、肺大泡等。在肺炎治疗过程中,若中毒症状或呼吸困难突然加重,体温持续不退,或退而复升,均应考虑有并发症的可能。

1. 脓胸(empyema)　常由金黄色葡萄球菌引起,革兰氏阴性菌次之。临床表现为:高热不退;呼吸困难加重;患侧呼吸运动受限;语颤减弱;叩诊呈浊音;听诊呼吸音减弱,其上方有时可听到管性呼吸音。当积脓较多时,患侧肋间隙饱满,纵隔和气管向健侧移位。胸部 X 射线(立位)示患侧肋膈角变钝,或呈反抛物线阴影。胸腔穿刺可抽出脓液。

2. 脓气胸(pyopneumothorax)　肺脏边缘的脓肿破裂与肺泡或小支气管相通即造成脓气胸,表现为突然出现呼吸困难加剧、剧烈咳嗽、烦躁不安、面色发绀。胸部叩诊积液上方呈鼓音,听诊呼吸音减弱或消失。若支气管破裂处形成活瓣,气体只进不出,形成张力性气胸,可危及生命,必须积极抢救。立位 X 射线检查可见液气面。

3. 肺大泡(pneumatocele)　由于细支气管形成活瓣性部分阻塞,气体进得多、出得少或只进不出,肺泡扩大,破裂而形成肺大泡,可1个亦可多个。体积小者无症状,体积大者可引起呼吸困难。X射线可见薄壁空洞。

以上3种并发症多见于金黄色葡萄球菌肺炎和某些革兰氏阴性菌肺炎。

〖辅助检查〗

1. 外周血检查

(1) 白细胞检查:细菌性肺炎白细胞升高,中性粒细胞增多,并有核左移现象,胞浆可有中毒颗粒。病毒性肺炎的白细胞大多正常或偏低,亦有少数升高者,时有淋巴细胞增高或出现变异淋巴细胞。

(2) 四唑氮蓝试验(NBT):激活的中性粒细胞吞噬和氧化NB染料,形成棕褐色颗粒,细菌感染时阳性细胞数升高($>10\%$),病毒感染不升高。

(3) C反应蛋白(CRP):细菌感染时血清CRP浓度上升,而非细菌感染时则上升不明显。

2. 病原学检查

(1) 细菌培养和涂片:采取气管吸取物、肺泡灌洗液、胸水、脓液和血标本做细菌培养和鉴定,同时进行药物敏感试验是明确细菌性致病菌最标准的方法。亦可做涂片染色镜检,进行初筛试验。

(2) 其他检查:已用于临床的有对流免疫电泳法测定肺炎球菌多糖抗原和葡萄球菌磷壁酸抗体(滴度$\geqslant 1:4$为阳性,特异性高,准确率为94.6%)。试管凝集试验对军团菌的诊断为目前首选的简易方法,双份血清抗体滴度4倍以上升高或单份血清抗体滴度$\geqslant 1:320$为阳性。鲎珠溶解物试验可检测革兰氏阴性菌内毒素。

(3) 病毒学检查:

① 病毒分离和血清学试验:取气管吸取物、肺泡灌洗液接种于敏感的细胞株,进行病毒分离是诊断病毒性病原体的金标准。于急性期和恢复期(14天后)采取双份血清测定特异性IgG抗体水平,若抗体升高$\geqslant 4$倍为阳性。传统的病毒分离和检测双份血清滴度的结果可靠,但由于费时太长,往往只能作为回顾性诊断,限制其临床实际应用。

② 快速诊断:检测抗原:采取咽拭子、鼻咽分泌物、气管吸取物或肺泡灌洗液涂片,或快速培养后使用病毒特异性抗体(包括单克隆抗体)免疫荧光技术、免疫酶联法或放射免疫法可发现特异性病毒抗原。检测抗体:血清中IgM特异性病毒抗体出现较早(最早2~4天即可出现),消失较快,若病毒特异性IgM抗体呈阳性说明是新近感染。分直接ELISA-IgM和IgM抗体捕获试验(MCA-IgM)。其他快速诊断方法,如核酸分子杂交技术或聚合酶链反应(PCR)技术的敏感性很高,但易于污染而出现假阳性,要求较高的实验室条件方可防止污染的发生。

(4) 其他病原学检查:

① 肺炎支原体(MP):冷凝集试验$\geqslant 1:64$有很大参考价值,该试验为非特异性,可作为过筛试验。特异性诊断:包括MP分离培养或特异性IgM和IgG抗体测定。补体结合抗体检测是诊断MP的常规方法,基因探针及PCR技术检测MP的特异性而敏感性强,但应避免发生污染。

② 衣原体:衣原体分为沙眼衣原体(CT)、肺炎衣原体(CP)和鹦鹉热衣原体。细胞培养用于诊断CT和CP。直接免疫荧光或姬姆萨染色法可检查CT。其他方法有酶联免疫吸附试验、放射免疫电泳法检测双份血清特异性抗体或抗原、核酸探针及PCR技术检测抗原。

3. X射线检查 早期肺纹理增强,透光度减低,以后两肺下野、中内带出现大小不等的点状或小片絮状影,或融合成片状阴影(图10.4)。有肺气肿、肺不张。伴发脓胸、脓气胸或肺大泡者则有相应的 X 射线改变。

【诊断和鉴别诊断】

支气管肺炎的诊断比较简单，一般有发热、咳嗽、呼吸短促的症状，肺部听到中、细啰音或 X 射线有肺炎的改变均可诊断为肺炎。

确诊支气管肺炎后应进一步了解引起肺炎的可能病原体。若为反复发作者，还应尽可能明确导致反复感染的原发疾病或诱因，如原发或继发性免疫缺陷病、呼吸道局部畸形或结构异常、支气管异物、先天性心脏病、营养性障碍和环境因素等。此外，还要注意是否有并发症。应与以下疾病鉴别：

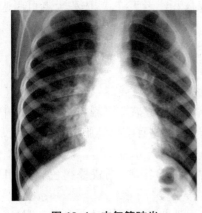

图 10.4 支气管肺炎

1. 急性支气管炎 一般不发热或低热，全身状况好，以咳嗽为主要症状，肺部可闻及干、湿啰音，多不固定，随咳嗽而改变。X 射线示肺纹理增多、排列紊乱。若鉴别困难，则按肺炎处理。

2. 支气管异物 有异物吸入史，突然出现呛咳，可有肺不张和肺气肿，可资鉴别。但有的病程迁延，有继发感染则类似肺炎或合并肺炎，需注意鉴别。

3. 支气管哮喘 婴幼儿和儿童哮喘可无明显喘息发作，主要表现为持续性咳嗽，X 射线示肺纹理增多、排列紊乱和肺气肿，易与本病混淆。患儿具有过敏体质，肺功能激发和舒张试验有助于鉴别。

4. 肺结核 一般有结核接触史，结核菌素试验呈阳性，X 射线示肺部有结核病灶可资鉴别。粟粒性肺结核可有气急和发绀，从而与肺炎极其相似，但肺部啰音不明显。

【治疗】

采用综合治疗为原则，控制炎症、改善通气功能、对症治疗、防止和治疗并发症。

1. 一般治疗及护理 室内空气要流通，温度为 18～20 ℃，湿度 60% 为宜。给予营养丰富的饮食，重症患儿进食困难者，可给予肠道外营养。经常变换体位，以减少肺部瘀血，促进炎症吸收。注意隔离，以防交叉感染。

应注意水和电解质的补充，纠正酸中毒和电解质紊乱，适当的液体补充还有助于气道的湿化。当血钠<120 mmol/L，且有明显低血钠症症状时(SIADH)，按 3% 氯化钠 12 ml/kg 计算，可提高血钠 10 mmol/L，先给予 1/2 量于 2～4 小时由静脉滴注，必要时 4 小时后可重复一次。

2. 抗感染治疗

(1) 抗生素治疗：明确为细菌感染或病毒感染继发细菌感染者应使用抗生素。

① 原则：在使用抗菌药物前应采集咽拭子、鼻咽分泌物或下呼吸道吸取物进行细菌培养和药物敏感试验，以便指导治疗。在未获培养结果前，可根据经验选择敏感的药物；选用的药物在肺组织中应有较高的浓度；重症患儿宜静脉联合用药。

② 根据不同病原选择抗生素：肺炎链球菌——青霉素敏感者首选青霉素或羟氨苄青霉素（阿莫西林）；青霉素低度耐药者仍可首选青霉素，但剂量要加大；青霉素过敏者选用红霉素类。金黄色葡萄球菌——甲氧西林敏感者首选苯唑西林钠或氯唑西林钠，耐药者选用万古霉素或联用利福平。流感嗜血杆菌——首选阿莫西林加克拉维酸（或舒巴坦）。大肠杆菌和肺炎杆菌——首选头孢曲松或头孢噻肟，绿脓杆菌肺炎首选替卡西林加克拉维酸。肺炎支原体和衣

原体——首选大环内酯类抗生素,如红霉素、罗红霉素及阿奇霉素。

③ 用药时间:一般应持续至体温正常后 5~7 天,症状、体征消失后 3 天停药。支原体肺炎至少使用抗菌药物 2~3 周。葡萄球菌肺炎在体温正常后 2~3 周可停药,一般总疗程≥6 周。

(2) 抗病毒治疗:三氮唑核苷(病毒唑):可滴鼻、雾化吸入、肌注和静脉点滴,肌注和静点的剂量为 10~15 mg/(kg·d),可抑制多种 RNA 和 DNA 病毒。α-干扰素(interferon-α, IFN-α)分为人白细胞 α-干扰素和基因工程 α-干扰素,常用基因工程 α-干扰素肌注,5~7 天为一疗程,亦可雾化吸入。

3. 对症治疗

(1) 氧疗:有缺氧表现,如烦躁、口周发绀时需吸氧,多用鼻前庭导管给氧,经湿化的氧气的流量为 0.5~1 L/min,氧浓度不超过 40%。新生儿或婴幼儿可用面罩、氧帐、鼻塞给氧,面罩给氧流量为 2~4 L/min,氧浓度为 50%~60%。

(2) 气道管理:及时清除鼻痂、鼻腔分泌物和吸痰,以保持呼吸道通畅,改善通气功能。气道的湿化非常重要,有利于痰液的排出。雾化吸入有助于解除支气管痉挛和水肿。分泌物堆积于下呼吸道,经湿化和雾化仍不能排除,使呼吸衰竭加重时,应行气管插管以利于清除痰液。严重病例宜短期使用机械通气(人工呼吸机)。接受机械通气者尤应注意气道湿化、变换体位和拍背,保持气道湿度和通畅。

(3) 其他:高热患儿可用物理降温,如 35%酒精擦浴、冷敷、冰袋放在腋窝、腹股沟及头部,口服扑热息痛或布洛芬等。若伴烦躁不安可给予氯丙嗪、异丙嗪各 0.5~1.0 mg/(kg·次)肌注,或苯巴比妥 5 mg/kg 一次肌注。

(4) 腹胀的治疗:低钾血症者,应补充钾盐。中毒性肠麻痹时,应禁食和胃肠减压,亦可使用酚妥拉明(regitine)0.3~0.5 mg/(kg·次)加 5%葡萄糖 20 ml 静脉滴注。

4. 糖皮质激素 糖皮质激素可减少炎症渗出,解除支气管痉挛,改善血管通透性和微循环,减轻颅内压。

使用指征为:① 严重憋喘或呼吸衰竭;② 全身中毒症状明显;③ 合并感染中毒性休克;④ 出现脑水肿。上述情况可短期应用激素。可用琥珀酸氢化可的松 5~10 mg/(kg·d)或用地塞米松 0.1~0.3 mg/(kg·d)加入瓶中静脉点滴。疗程为 3~5 天。

5. 并发症及并存症的治疗

(1) 发生感染中毒性休克、脑水肿和心肌炎者,应及时予以处理。

(2) 脓胸和脓气胸者应及时进行穿刺引流,若脓液黏稠,经反复穿刺抽脓不畅或发生张力性气胸时,宜考虑胸腔闭式引流。

(3) 对并存佝偻病、贫血、营养不良者,应给予相应治疗。

6. 生物制剂 转移因子或胸腺肽的确切疗效并不肯定。血浆和静脉注射用丙种球蛋白(IVIG)含有特异性抗体,如 RSV-IgG 抗体,可用于重症患儿。

二、几种不同病原体所致肺炎特点

(一)病毒性肺炎

1. 呼吸道合胞病毒(RSV)肺炎(respiratory syncytialvirus pneumonia) 简称合胞病毒性肺炎,是最常见的病毒性肺炎。

【病因】

病原为 RSV,它只有一个血清型,但有 A、B 两个亚型,我国以 A 亚型为主。

【发病机制】

一般认为是 RSV 对肺的直接侵害引起间质性炎症,而非变态反应所致,与 RSV 毛细支气管炎不同。

【临床表现】

本病多见于婴幼儿,尤多见于 1 岁以内小儿。轻症患者表现为发热、呼吸困难等症状;中、重症者呼吸困难较明显,出现喘憋、口唇发绀、鼻扇及三凹症。发热可为低、中度热或高热。肺部听诊多有中、细湿啰音。

【辅助检查】

白细胞检查总数大多正常。X 射线检查:表现为两肺可见小点片状、斑片状阴影,部分病儿有不同程度的肺气肿(图 10.5)。

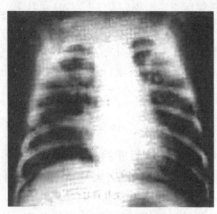

图 10.5　呼吸道合胞病毒性肺炎

2. 腺病毒肺炎(adenovirus pneumonia)　腺病毒肺炎为腺病毒(ADV)感染所致,ADV 肺炎曾是我国小儿患病率和死亡率最高的病毒性肺炎,占 20 世纪 70 年代前病毒性肺炎的第一位,死亡率最高曾达 33%,从 20 世纪 80 年代后期至今 ADV7b 已渐被 ADV7d 取代,而 ADV7d 引起的肺炎相对较轻。现第一位已被 RSV 肺炎取代。

【病因】

ADV 共有 49 个血清型,引起小儿肺炎最常见的为 3、7 型,其次为 11、21 型,1、2、5、6、14 型亦可见到。7 型 ADV 有 15 个基因型,腺病毒 7b 所致的肺炎的临床表现典型而严重。

【临床表现】

本病多见于 6 个月～2 岁小儿,冬、春季节多发。临床特点为起病急骤、高热持续时间长、中毒症状重、啰音出现较晚、X 射线改变较肺部体征出现早,易合并心肌炎和多器官衰竭。症状表现为:

① 发热:可达 39 ℃以上,呈稽留高热或弛张热,热程长,可持续 2～3 周。

② 中毒症状重:面色苍白或发灰,精神不振,嗜睡与烦躁交替。

③ 呼吸道症状:咳嗽频繁,呈阵发性喘憋,轻重不等的呼吸困难和发绀。

④ 消化系统症状:腹泻、呕吐和消化道出血。

⑤ 可因脑水肿而致嗜睡、昏迷或惊厥发作。

体检发现:① 肺部啰音出现较迟,多于高热 3～7 天后才出现,肺部病变融合时可出现实变体征;② 肝脾增大,由于网状内皮系统反应较强所致;③ 麻疹样皮疹;④ 出现心率加速、心音低钝等心肌炎表现;亦可有脑膜刺激征等中枢神经系统体征。

【X 射线检查】

X 射线特点:① 肺部 X 射线改变较肺部啰音出现早,故强调早摄片;② 大小不等的片状阴影或融合成大病灶,甚至一个大叶;③ 病灶吸收较慢,需数周或数月(图 10.6)。

目前多数 ADV 肺炎症状较轻,但易继发细菌感染。继发细菌感染者表现为:持续高热不退,症状恶化或一度好转又恶化,痰液由白色转为黄色脓样,外周血白细胞明显升高,有核左移。胸部 X 射线见病变增多或发现新的病灶。

（二）几种特殊细菌性肺炎

1. **金黄色葡萄球菌肺炎**（staphylococcal aureus pneumonia） 新生儿、婴幼儿发病率高，由于滥用抗生素致耐药性金黄色葡萄球菌（金葡菌）株明显增加，加上小儿免疫功能低下，故易发生。

〖病因和病理〗

病原为金葡菌，由呼吸道入侵或经血行播散入肺。病理改变以肺组织广泛出血性坏死和多发性小脓肿形成为特点。由于病变发展迅速，组织破坏严重，故易形成肺脓肿、脓胸、脓气胸、肺大泡、皮下气肿、纵隔气肿。并可引起败血症及其他器官的迁徙性化脓灶，如化脓性心包炎、脑膜炎、肝脓肿、皮肤脓肿、骨髓炎和关节炎。

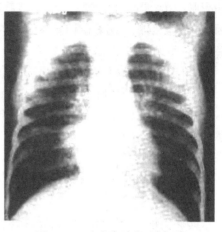

图 10.6 腺病毒肺炎，肺气肿

〖临床表现〗

起病急，病情严重，进展快，全身中毒症状明显。发热多呈弛张热型，但早产儿和体弱儿有时可无发热或仅有低热；患者面色苍白，烦躁不安，咳嗽、呻吟、呼吸浅快和发绀；重症者可发生休克；消化系统症状有呕吐、腹泻和腹胀。肺部体征出现较早，两肺散在中、细湿啰音，发生脓胸、脓气胸和皮下气肿时则有相应体征，发生纵隔气肿时呼吸困难加重。可有各种类型皮疹，如荨麻疹或猩红热样皮疹等。

〖辅助检查〗

（1）白细胞检查：外周血白细胞多数明显增高，中性粒细胞增高伴核左移和中毒颗粒。婴幼儿和重症患者可出现外周血白细胞减少，但中性粒细胞百分比仍较高。

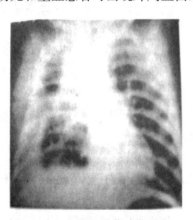

图 10.7 金黄色葡萄球菌肺炎并发气胸及肺大泡

（2）X射线检查：胸部 X 射线可有小片状影，病变发展迅速，甚至数小时内可出现小脓肿、肺大泡或胸腔积液，因此在短期内应重复摄片。病变吸收较一般细菌性肺炎缓慢，重症病例在 2 个月时可能还未完全消失（图 10.7）。

2. **革兰氏阴性菌肺炎**（Gram-negative bacillary pneumonia, GNBP） 革兰氏阴性菌肺炎的病情较重，治疗困难，预后较差。目前有增多趋势。

〖病因〗

病原菌以流感嗜血杆菌和肺炎杆菌为多，免疫缺陷者常发生绿脓杆菌肺炎，新生儿时期易患大肠杆菌肺炎。

〖病理〗

以肺内浸润、实变、出血性坏死为主。

〖临床表现〗

大多先有数日呼吸道感染症状，病情呈亚急性，但全身中毒症状明显，发热、精神萎靡、嗜睡、咳嗽、呼吸困难、面色苍白、口唇发绀，病重者甚至休克。肺部听诊可听到湿啰音，病变融合者有实变体征。

〖X 射线检查〗

肺部 X 射线改变多种多样，如肺炎杆菌肺炎可为肺段或大叶性致密实变阴影，其边缘往往膨胀凸出；绿脓杆菌肺炎显示结节状浸润阴影及细小脓肿，后可融合成大脓肿；流感嗜血杆菌肺炎可呈粟粒状阴影。但基本改变为支气管肺炎征象，或呈一叶或多叶节段性或大叶性炎症阴影，易见胸腔积液。

3. 其他微生物所致肺炎

(1) 肺炎支原体肺炎(mycoplasmal pneumoniae pneumonia)：是学龄儿童及青年常见的一种肺炎，婴幼儿亦不少见。本病全年均可发生，占小儿肺炎的10%～20%，流行年份可达30%。

〖病因〗

病原为肺炎支原体，是一种介于细菌和病毒之间的微生物，无细胞壁结构。

〖临床表现〗

起病缓慢，潜伏期为2～3周，病初有全身不适、乏力、头痛症状。2～3天后出现发热，体温常达39℃左右，可持续1～3周，可伴有咽痛和肌肉酸痛症状。咳嗽为本病突出的症状，一般于病后2～3天开始，初为干咳，后转为顽固性剧咳，常有黏稠痰液，偶带血丝，少数病例可类似百日咳样阵咳，可持续1～4周。肺部体征多不明显，甚至全无。少数可听到干、湿啰音，但很快消失，故体征与剧咳及发热等临床表现不一致，为本病特点之一。婴幼儿起病急，病程长，病情较重，表现为呼吸困难、喘憋、喘鸣音较为突出，肺部啰音比年长儿多。部分患儿可有溶血性贫血、脑膜炎、心肌炎、肾炎、格林-巴利综合征等肺外表现。

〖X射线检查〗

肺部X射线改变特点可呈支气管肺炎的改变，常为单侧性，以右肺中下肺野多见。也可为间质性肺炎的改变，两肺呈弥漫性网状结节样阴影，甚至为均匀一致的片状阴影与大叶性肺炎改变相似，其他X射线发现可有肺门阴影增浓和胸腔积液。上述改变可相互转化，有时一处消散，而另一处又出现新的病变，即所谓游走性浸润；有时呈薄薄的云雾状浸润影。

(2) 衣原体肺炎(chlamydial pneumonia)：衣原体是一种介于病毒和细胞之间的微生物，寄生于细胞内，含有DNA和RNA，有细胞膜。

〖病因〗

由衣原体引起的肺炎。衣原体有沙眼衣原体(CT)、肺炎衣原体(CP)、鹦鹉热衣原体、家畜衣原体。与人类关系密切的为CT和CP，偶见鹦鹉热衣原体肺炎。

〖临床表现〗

① 沙眼衣原体肺炎：主要见于婴儿，多为1～3个月小儿；起病缓慢，多不发热或仅有低热，一般状态良好；开始可有鼻塞、流涕等上感症状，半数患儿有结膜炎；呼吸系统主要表现为呼吸增快和具有特征性的、明显的、阵发性不连贯的咳嗽，一阵急促的咳嗽后继以一短促的吸气，但无百日咳样回声。阵咳可引起发绀和呕吐，亦可有呼吸暂停，肺部偶闻及干、湿啰音，甚至捻发音和哮鸣音。CT肺炎也可急性发病，迅速加重，造成死亡，有报告89例CT肺炎中猝死3例。

② 肺炎衣原体肺炎：多见于学龄儿童；大部分为轻症，发病常隐匿；无特异性临床表现，早期多为上感症状，咽痛、声音嘶哑；呼吸系统最多见的症状是咳嗽，1～2周后上感症状逐渐消退而咳嗽逐渐加重，并出现下呼吸道感染征象，如未经有效治疗，则咳嗽可持续1～2个月或更长；肺部偶闻及干、湿啰音或哮鸣音。

〖X 射线检查〗
沙眼衣原体肺炎 X 射线可显示双侧间质性或小片状浸润,两肺过度充气。肺炎衣原体肺炎 X 射线可见到肺炎病灶,多为单侧下叶浸润,也可为广泛单侧或双侧性病灶。

第六节 儿童支气管哮喘

支气管哮喘(broncahial asthma)简称哮喘,是儿童期最常见的慢性气道疾病。20 余年来我国儿童哮喘的患病率呈明显上升趋势。1990 年全国城市 14 岁以下儿童哮喘的累积患病率为 1.09%,2000 年为 1.97%,2010 年为 3.02%。哮喘严重影响儿童的身心健康,也给家庭和社会带来沉重的精神和经济负担。目前我国儿童哮喘的总体控制水平尚不理想,这与哮喘儿童家长对疾病的认识不足、临床医师的规范化管理水平参差不齐有关。儿童哮喘的规范化诊治水平有待进一步提高和完善。

支气管哮喘的定义是:一种以慢性气道炎症和气道高反应性为特征的异质性疾病,以反复发作的喘息、咳嗽、气促、胸闷为主要临床表现,常在夜间和(或)凌晨发作或加剧。呼吸道症状的具体表现形式和严重程度具有随时间而变化的特点,并常伴有可变的呼气气流受限。

儿童处于生长发育过程中,各年龄段哮喘儿童由于呼吸系统解剖、生理、免疫、病理等特点不同,哮喘的临床表现不同,哮喘的诊断思路及其具体检测方法也有所差异。

一、哮喘临床与诊断

(一)儿童哮喘的临床特点

(1)喘息、咳嗽、气促、胸闷为儿童期非特异性的呼吸道症状,可见于哮喘和非哮喘性疾病。典型哮喘的呼吸道症状具有以下特征:① 诱因多样性:常有上呼吸道感染、变应原暴露、剧烈运动、大笑、哭闹、气候变化等诱因;② 反复发作性:当遇到诱因时突然发作或呈发作性加重;③ 时间节律性:常在夜间及凌晨发作或加重;④ 季节性:常在秋、冬季节或换季时发作或加重;⑤ 可逆性:平喘药通常能够缓解症状,可有明显的缓解期。认识这些特征,有利于哮喘的诊断与鉴别诊断。

(2)湿疹、变应性鼻炎等其他过敏性疾病病史,或哮喘等过敏性疾病家族史,增加哮喘诊断的可能性。

(3)哮喘患儿最常见的异常体征为呼气相哮鸣音,但慢性持续期和临床缓解期患儿可能没有异常体征。重症哮喘急性发作时,由于气道阻塞严重,呼吸音可明显减弱,哮鸣音反而减弱甚至消失("沉默肺"),此时通常存在呼吸衰竭的其他相关体征,甚至危及生命。

(4)哮喘患儿肺功能变化具有明显的特征,即可变性呼气气流受限和气道反应性增加,前者主要表现在肺功能变化幅度超过正常人群,不同患儿的肺功能变异度很大,同一患儿的肺功能随时间变化亦不同。如患儿肺功能检查出现以上特点,结合病史,可协助明确诊断。

(二)<6 岁儿童喘息的特点

喘息是学龄前儿童呼吸系统疾病中常见的临床表现,非哮喘的学龄前儿童也可能会发生反复喘息。目前学龄前儿童喘息主要有以下两种表型分类方法。

(1) 按症状表现形式分为：

① 发作性喘息：喘息呈发作性，常与上呼吸道感染相关，发作控制后症状可完全缓解，发作间歇期无症状。

② 多诱因性喘息：喘息呈发作性，可由多种触发因素诱发，喘息发作的间歇期也有症状（如夜间睡眠过程中、运动、大笑或哭闹时）。临床上这两种喘息表现形式可相互转化。

(2) 按病程演变趋势分为：

① 早期一过性喘息：多见于早产和父母吸烟者，主要是环境因素导致的肺发育延迟所致，年龄的增长使肺的发育逐渐成熟，大多数患儿在生后3岁之内喘息逐渐消失。

② 早期起病的持续性喘息（指3岁前起病）：患儿主要表现为与急性呼吸道病毒感染相关的反复喘息，本人无特应征表现，也无家族过敏性疾病史。喘息症状一般持续至学龄期，部分患儿在12岁时仍然有症状。小于2岁的儿童，喘息发作的原因通常与呼吸道合胞病毒等感染有关，2岁以上的儿童往往与鼻病毒等其他病毒感染有关。

③ 迟发性喘息/哮喘：患儿有典型的特应征背景，往往伴有湿疹和变应性鼻炎，哮喘症状常迁延持续至成人期，气道有典型的哮喘病理特征。

但是应该注意：在实际临床工作中，上述表型分类方法通常无法实时、可靠地将患儿归入具体表型中，因此这些表型分类的临床指导意义尚待探讨。

(三) 哮喘诊断标准

哮喘的诊断主要依据呼吸道症状、体征及肺功能检查，证实存在可变的呼气气流受限，并排除可引起相关症状的其他疾病。

(1) 反复喘息、咳嗽、气促、胸闷，多与接触变应原、冷空气、物理和化学性刺激、呼吸道感染、运动以及过度通气（如大笑和哭闹）等有关，常在夜间和（或）凌晨发作或加剧。

(2) 发作时双肺可闻及散在或弥漫性、以呼气相为主的哮鸣音，呼气相延长。

(3) 上述症状和体征经抗哮喘治疗有效，或自行缓解。

(4) 除外其他疾病引起的喘息、咳嗽、气促和胸闷。

(5) 临床表现不典型者（如无明显喘息或哮鸣音），应至少具备以下一项：

① 证实存在可逆性气流受限：

(a) 支气管舒张试验呈阳性：吸入速效β_2受体激动剂（如沙丁胺醇压力定量气雾剂200~400 μg）后15分钟第一秒用力呼气量（FEV1）增加≥12%。

(b) 抗感染治疗后肺通气功能改善：给予吸入糖皮质激素和（或）抗白三烯药物治疗4~8周，FEV1增加≥12%。

② 支气管激发试验呈阳性。

③ 最大呼气峰流量（PEF）日间变异率（连续监测2周）≥13%。

符合第1~4条或第4、5条者，可诊断为哮喘。

(四) 哮喘诊断注意点

(1) 我国儿童哮喘流行病学调查结果显示，城市儿童哮喘的漏诊率为30%。哮喘的规范控制治疗需要持续较长的时间，部分患儿可能需要数年之久，因此，对于临床症状和体征提示哮喘，包括临床特征较典型的病例，均强调尽可能地进行肺通气功能检查，以获取可变呼气气流受限的客观诊断依据，避免诊断不足和诊断过度。

(2) <6岁儿童哮喘的诊断线索：儿童哮喘多起始于3岁前，具有肺功能损害的持续性

哮喘患儿,其肺功能损害往往开始于学龄前儿童。因此从喘息的学龄前儿童中识别出可能发展为持续性哮喘的患儿,并进行有效早期干预是必要的。但是目前尚无特异性的检测方法和指标可作为学龄前喘息儿童哮喘诊断的确诊依据。因此对于临床表现不典型者,主要依据症状/发作的频度、严重程度及是否存在哮喘发生的危险因素评估患儿发展为持续性哮喘的可能性,从而判断是否需要启动长期控制治疗,并依据治疗反应进一步支持或排除哮喘的诊断。

临床实践中也可以通过哮喘预测指数和哮喘预测工具等评估工具,对幼龄儿童喘息发生持续哮喘的危险度做出评估。

喘息儿童如具有以下临床特点时高度提示哮喘的诊断:① 多于每月1次的频繁发作性喘息;② 活动诱发的咳嗽或喘息;③ 非病毒感染导致的间歇性夜间咳嗽;④ 喘息症状持续至3岁以后;⑤ 抗哮喘治疗有效,但停药后又复发。

如怀疑哮喘诊断,可尽早参照哮喘治疗方案开始试验性治疗,并定期评估治疗反应,如治疗4~8周无明显疗效,建议停药并做进一步诊断评估。另外,大部分学龄前喘息儿童预后良好,其哮喘样症状随年龄增长可能自然缓解,对这些患儿必须定期(3~6个月)重新评估,以判断是否需要继续抗哮喘治疗。

(五) 咳嗽变异性哮喘(CVA)的诊断

CVA是儿童慢性咳嗽的最常见原因之一,以咳嗽为唯一或主要表现。诊断依据为:

(1) 咳嗽持续4周以上,常在运动、夜间和(或)凌晨发作或加重,以干咳为主,不伴有喘息;

(2) 临床上无感染征象,或经较长时间抗生素治疗无效;

(3) 抗哮喘药物诊断性治疗有效;

(4) 排除其他原因引起的慢性咳嗽;

(5) 支气管激发试验呈阳性和(或)PEF日间变异率(连续检测2周)≥13%;

(6) 个人或一、二级亲属过敏性疾病史,或变应原检测呈阳性。

以上第1~4项为诊断基本条件。

(六) 哮喘诊断和病情检测评估的相关检查

1. **肺通气功能检测** 肺通气功能检测是诊断哮喘的重要手段,也是评估哮喘病情严重程度和控制水平的重要依据。哮喘患儿主要表现为阻塞性通气功能障碍,且为可逆性。多数患儿,尤其在哮喘发作期间或有临床症状或体征时,常出现FEV1(正常≥80%预测值)和FEV1/FVC(正常≥80%)等参数的降低。对疑诊哮喘儿童,如出现肺通气功能降低,可考虑进行支气管舒张试验,评估气流受限的可逆性;如果肺通气功能未见异常,则可考虑进行支气管激发试验,评估其气道反应性;或建议患儿使用峰流量仪每日两次测定峰流量,连续检测2周。如患儿支气管舒张试验呈阳性,支气管激发试验呈阳性,或PEF日间变异率≥13%均有助于确诊。

2. **过敏状态检测** 吸入变应原致敏是儿童发展为持续性哮喘的主要危险因素,儿童早期食物致敏可增加吸入变应原致敏的危险性,吸入变应原的早期致敏(≤3岁)是预测发生持续性哮喘的高危因素。因此,对于所有反复喘息怀疑哮喘的儿童,均推荐进行变应原皮肤点刺试验或血清变应原特异性IgE测定,以了解患儿的过敏状态,协助哮喘诊断。这也有利于了解导致哮喘发生和加重的个体危险因素,有助于制定环境干预措施和确定变应原特异性免疫治疗方案。但必须强调的是,过敏状态检测阴性不能作为排除哮喘诊断的依据。外周血嗜酸性粒细胞分类计数对过敏状态的评估有一定的价值。

3. **气道炎症指标检测** 嗜酸性粒细胞性气道炎症可通过诱导痰嗜酸性粒细胞分类计数和呼出气一氧化氮（FeNO）水平等无创检查方法进行评估。

（1）诱导痰嗜酸性粒细胞分类计数：学龄前儿童通常能配合进行诱导痰检查操作。诱导痰嗜酸性粒细胞水平增高程度与气道阻塞程度及其可逆程度、哮喘严重程度以及过敏状态相关。

（2）FeNO检测：FeNO水平与过敏状态密切相关，但不能有效区分不同种类过敏性疾病人群（如过敏性哮喘、变应性鼻炎、变应性皮炎），且哮喘与非哮喘儿童FeNO水平有一定程度的重叠，因此FeNO是非特异性的哮喘诊断指标。目前有研究显示，反复喘息和咳嗽的学龄前儿童，上呼吸道感染后如FeNO水平持续升高4周以上，可作为学龄前哮喘的预测指标。另外，也有研究显示，具有非特异性呼吸道症状的患儿，$FeNO>50\times10^{-9}$（>50 ppb）提示吸入性糖皮质激素（ICS）短期治疗反应良好。目前缺乏低FeNO水平的患儿停用ICS升/降级治疗的依据。

虽然尚无前瞻性研究证实诱导痰嗜酸性粒细胞分类计数和FeNO等无创气道炎症指标在儿童哮喘诊断中的确切价值，但这些指标的连续检测有助于评估哮喘的控制水平和指导优化哮喘治疗方案的制定。

4. **胸部影像学检查** 哮喘诊断评估时，在没有相关临床指征的情况下，不建议进行常规胸部影像学检查。反复喘息或咳嗽儿童，怀疑哮喘以外其他疾病，如气道异物、结构性异常（如血管环、先天性气道狭窄等）、慢性感染（如结核）以及其他有影像学检查指征的疾病时，依据临床线索所提示的疾病选择进行胸部X线平片或CT检查。

5. **支气管镜检查** 反复喘息或咳嗽儿童，经规范哮喘治疗无效，怀疑其他疾病，或哮喘合并其他疾病，如气道异物、气道局灶性病变（如气道内膜结核、气道内肿物等）和先天性结构异常（如先天性气道狭窄、食管-气管瘘）等，应考虑予以支气管镜检查以进一步明确诊断。

6. **哮喘临床评估工具** 此类评估工具主要基于临床表现进行哮喘控制状况的评估，临床常用的哮喘评估工具有：哮喘控制测试（ACT）、儿童哮喘控制测试（C-ACT）、哮喘控制问卷（ACQ）、儿童呼吸和哮喘控制测试（TRACK）等，应根据患儿年龄和就诊条件选用合适的评估工具进行定期评估。

二、哮喘分期与分级

（一）分期

根据临床表现，哮喘可分为急性发作期、慢性持续期和临床缓解期。急性发作期是指突然发生喘息、咳嗽、气促、胸闷等症状，或原有症状急剧加重；慢性持续期是指近3个月内不同频度和（或）不同程度地出现过喘息、咳嗽、气促、胸闷等症状；临床缓解期系指经过治疗或未治疗症状、体征消失，肺功能恢复到急性发作前水平，并维持3个月以上。

（二）哮喘的分级

哮喘的分级包括哮喘控制水平分级、病情严重程度分级和哮喘急性发作严重程度分级。

1. **哮喘控制水平分级** 哮喘控制水平的评估包括对目前哮喘症状控制水平的评估和未来危险因素评估。依据哮喘症状控制水平，分为良好控制、部分控制和未控制。通过评估近4周的哮喘症状，确认目前的控制状况。以哮喘控制水平为主导的哮喘长期治疗方案可使患儿得到更充分的治疗,大多数患儿可达到哮喘临床控制。哮喘预后不良的未来危险因素评估包括未来发生急性发作、不可逆肺功能损害和药物相关不良反应风险评估。肺通气功能监测是哮喘未来风险评估的重要手段,启动控制药物治疗前(首次诊断时)、治疗后3~6个月(获得个人最佳值)以及后续定期风险评估时均应进行肺功能通气功能检查。值得注意的是,未启动ICS治疗或ICS使用不当(包括ICS剂量不足、吸入方法不正确、用药依从性差)是未来发生哮喘急性发作和不可逆肺功能损害的重要危险因素。另外,频繁使用短效β_2受体激动剂(SABA)是哮喘急性发作的危险因素,过度使用SABA(使用定量压力气雾剂>200吸/月)是哮喘相关死亡的独立危险因素。

2. *病情严重程度分级*　哮喘病情严重程度应依据达到哮喘控制所需的治疗级别进行回顾性评估分级,因此通常在控制药物规范治疗数月后进行评估。一般而言,轻度持续哮喘:第1级或第2级阶梯治疗方案治疗能达到良好控制的哮喘;中度持续哮喘:使用第3级阶梯治疗方案治疗能达到良好控制的哮喘。重度持续哮喘:需要第4级或第5级阶梯治疗方案治疗的哮喘。哮喘的严重度并不是固定不变的,会随着治疗时间而变化。

3. *哮喘急性发作严重程度分级*　哮喘急性发作常表现为进行性加重的过程,以呼吸流量降低为其特征,常因接触变应原、刺激物或呼吸道感染诱发。其起病缓急和病情轻重不一,可在数小时或数天内出现,偶尔可在数分钟内即危及生命,故应及时对病情做出正确评估,以便即刻给予有效的紧急治疗。根据哮喘急性发作时的症状、体征、肺功能及血氧饱和度等情况,进行严重度分裂。

三、难治性哮喘

难治性哮喘是指采用包括吸入中高剂量糖皮质激素和长效β_2激动剂两种或更多种的控制药物规范治疗至少3个月仍不能达到良好控制的哮喘。

难治性哮喘患儿的诊断和评估应遵循以下基本程序:① 判断是否存在可逆性气流受限及其严重程度;② 判断药物治疗是否充分,用药的依从性和吸入技术的掌握情况;③ 判断是否存在相关或使哮喘加重的危险因素,如胃食管反流、肥胖伴(或)不伴阻塞性睡眠呼吸障碍、变应性鼻炎或鼻窦病变、心理焦虑等;④ 与其他具有咳嗽、呼吸困难和喘息等症状的疾病鉴别诊断;⑤ 反复评估患儿的控制水平和对治疗的反应。相对于成人,儿童激素抵抗型哮喘的比例更低。因此对于儿童难治性哮喘的诊断要慎重,要根据上述情况仔细评估。

四、治疗

(一) 治疗目标

① 达到并维持症状的控制;② 维持正常活动水平,包括运动能力;③ 维持肺功能水平尽量接近正常;④ 预防哮喘急性发作;⑤ 避免因哮喘药物治疗导致的不良反应;⑥ 预防哮喘导致的死亡。

(二) 防治原则

哮喘控制治疗应尽早开始,要坚持长期、持续、规范、个体化的治疗原则。治疗包括:

(1) 急性发作期:快速缓解症状,如平喘、抗炎治疗。

(2) 慢性持续期和临床缓解期：防止症状加重和预防复发，如避免触发因素、抗炎、降低气道高反应性、防止气道重塑，并做好自我管理。

强调基于症状控制的哮喘管理模式，避免治疗不足和治疗过度，治疗过程中遵循"评估—调整治疗—监测"的管理循环，直至停药观察。注重药物治疗和非药物治疗相结合，不可忽视非药物治疗如哮喘防治教育、变应原回避、患儿心理问题的处理、生命治疗的提高、药物经济学等诸方面在哮喘长期管理中的作用。

(三) 长期治疗方案

根据年龄分为≥6岁儿童哮喘的长期治疗方案和<6岁儿童哮喘的长期治疗方案，分别分为5级和4级，从第2级开始的治疗方案中都有不同的哮喘控制药物可供选择。对以往未经规范治疗的初诊哮喘患儿，参照哮喘控制水平，选择第2级、第3级或第4级治疗方案。在各级治疗中，每1~3个月审核1次治疗方案，根据病情控制情况适当调整治疗方案。如哮喘控制，并维持至少3个月，治疗方案可考虑降级，直至确定维持哮喘控制的最低剂量。如部分控制，可考虑升级或强化升级(越级)治疗，直至达到控制。但升级治疗之前首先要检查患儿吸药技术、遵循用药方案的情况、变应原回避和其他触发因素的情况。还可以考虑是否诊断有误，是否存在鼻窦炎、变应性鼻炎、阻塞性睡眠呼吸障碍、胃食管反流和肥胖等导致哮喘控制不佳的共存疾病。

在儿童哮喘的长期治疗方案中，除每日规则地使用控制治疗药物外，根据病情按需使用缓解药物。吸入型速效 β_2 受体激动剂是目前最有效的缓解药物，是所有年龄儿童急性哮喘的首选治疗药物。在中重度哮喘或吸入型速效 β_2 受体激动剂单药治疗效果不佳时，亦可以选择联合吸入抗胆碱能药物作为缓解药物，以增强疗效。≥6岁儿童如果使用含有福莫特罗和布地奈德单一吸入剂进行治疗时，可作为控制药物和缓解药物应用。

1. ≥6岁儿童哮喘的长期治疗方案　儿童哮喘的长期治疗方案包括非药物干预和药物干预两部分，后者包括以 β_2 受体激动剂作为代表的缓解药物和以 ICS 及白三烯调节剂为代表的抗炎药物。缓解药物依据症状按需使用，抗炎药物作为控制治疗需持续使用，并适时调整剂量。ICS/LABA 联合治疗是该年龄儿童哮喘控制不佳时的优选升级方案。

2. <6岁儿童哮喘的长期治疗方案　对于<6岁儿童哮喘的长期治疗，最有效的治疗药物是 ICS，对大多数患儿推荐使用低剂量 ICS(第2级)作为初始控制治疗。如果低剂量 ICS 不能控制症状，优先考虑增加 ICS 剂量(双倍低剂量 ICS)。无法应用或不愿使用 ICS，或伴变应性鼻炎的患儿可选用白三烯受体拮抗剂(LTRA)。吸入型长效 β_2 受体激动剂(LABA)或联合制剂尚未在5岁及以下儿童中进行充分的研究。对于<6岁儿童的哮喘长期治疗，除了长期使用 ICS 和(或)LTRA，结合依从性和安全性因素，部分间歇发作或轻度持续哮喘患儿可按需间歇使用高剂量 ICS/SABA。

ICS 的使用对于儿童身高的影响仍然被关注。对于青春前期学龄期轻度-中度持续哮喘儿童，有研究发现 ICS 呈剂量依赖的生长受限。但是一些研究发现儿童期使用 ICS 并不会影响最终身高。每个儿童的生长速度不同，短期的评估不能预测成人时的身高。与严重哮喘带来的风险相比，激素对身高也有不良影响。临床实践过程中需注意尽可能使用低剂量 ICS 达到良好控制哮喘的目的，并定期检测患儿的生长状况。

我国地域广，社会经济发展很不平衡，因此联合治疗方法的选择除了考虑疗效和年龄因素之外，还需要同时考虑地区、经济和文化认知的差异。

(四) 临床缓解期的处理

为了巩固疗效,维持患儿病情长期稳定,提高其生命质量,应加强临床缓解期的处理。

(1) 鼓励患儿坚持每日定时测定 PEF、监测病情变化、记录哮喘日记。

(2) 注意有无哮喘发作先兆,如咳嗽、气促、胸闷等,一旦出现应及时使用应急药物以减轻哮喘发作症状。

(3) 坚持规范治疗:病情缓解后应继续使用长期控制药物规范治疗,定期评估哮喘控制水平,适时调整治疗方案,直至停药观察。

(4) 控制治疗的剂量调整和疗程:单用中高剂量 ICS 者,尝试在达到并维持哮喘控制 3 个月后剂量减少 25%~50%。单用低剂量 ICS 能达到控制时,可改用每日 1 次给药。联合使用 ICS 和 LABA 者,先减少 ICS 约 50%,直至达到低剂量 ICS 才考虑停用 LABA。如使用二级治疗方案患儿的哮喘能持续控制,并且 6 个月~1 年内无症状反复,可考虑停药。有相当比例的<6 岁的哮喘患儿的症状会自然缓解,因此对此年龄段儿童的控制治疗方案,每年至少要进行二次评估以决定是否需要继续治疗,经过 3~6 个月的控制治疗后病情稳定,可以考虑停药观察,但是要重视停药后的管理和随访。如果出现哮喘症状复发,应根据症状发作的强度和频率确定进一步的治疗方案。如仅为偶尔出现轻微喘息症状,对症治疗后可以继续停药观察;非频发的一般性喘息发作,恢复至停药前的治疗方案,当出现严重和(或)频繁发作,应在停药前方案的基础上升级或越级治疗。FeNO、气道高反应性(AHR)监测等气道炎症和功能评估,对儿童哮喘药物调整和停药评估、分析治疗效果有一定帮助。应选择合适的时机调整控制药物的剂量和疗程,避免在气候变化、呼吸道感染、旅行等情况下进行。

(5) 根据患儿具体情况,包括了解诱因和以往发作规律,与患儿及家长共同研究,提出并采取一切必要的切实可行的预防措施,包括避免接触变应原、防止哮喘发作、保持病情长期控制和稳定。

(6) 并存疾病治疗:半数以上哮喘儿童同时患有变应性鼻炎,有的患儿并存鼻窦炎、阻塞性睡眠呼吸障碍、胃食管反流和肥胖等因素。这些共存疾病和因素可影响哮喘的控制,需同时进行相应的治疗。对于肥胖的哮喘患儿,建议适当增加体育锻炼,减轻体重。

(五) 变应原特异性免疫治疗(AIT)

AIT 是通过逐渐增加剂量的变应原提取物对过敏患儿进行反复接触,提高患儿对此类变应原的耐受性,从而控制或减轻过敏症状的一种治疗方法。

AIT 是目前可能改变过敏性疾病自然进程的唯一治疗方法。AIT 适用于症状的持续,采取变应原避免措施和控制药物治疗并不能完全消除症状的轻、中度哮喘或哮喘合并变应性鼻炎。应用 AIT 的前提是确定致敏变应原,必须使用与患儿临床症状有因果关联的变应原制剂,应通过皮肤试验、特异性 IgE 测定并结合临床病史来确定致敏变应原。目前我国儿童 AIT 所应用致敏变应原的类型主要为尘螨,治疗途径包括皮下注射和舌下含服。对符合适应证的哮喘患儿在 AIT 过程中,主张同时进行基础控制药物治疗,并做好变应原环境控制。皮下注射治疗室应常规配备急救设施,患儿在每次注射治疗后留院 30 分钟,观察是否发生局部或全身速发不良反应,并对后续注射剂量进行调整。AIT 治疗疗程为 3~5 年,可改善哮喘症状,减少急性哮喘发作。在疾病过程的早期开始治疗可能改变其长期病程,预防新增致敏变应原,但对肺功能的改善和降低气道高反应性的疗效尚需进一步临床研究和评价。

(六) 儿童哮喘急性发作期的治疗

哮喘急性发作经合理应用支气管舒张剂和糖皮质激素等哮喘缓解药物治疗后,仍有严重或进行性呼吸困难加重者,称为哮喘持续状态;如支气管阻塞未能及时得到缓解,可迅速发展为呼吸衰竭,直接威胁生命(危及生命的哮喘发作)。

1. **氧疗** 有低氧血症者,采用鼻导管或面罩吸氧,以维持血氧饱和度在 0.94 以上。

2. **吸入型速效 β_2 受体激动剂** 吸入型速效 β_2 受体激动剂是治疗儿童哮喘急性发作的一线药物。如具备雾化给药,雾化吸入应为首选。可使用氧驱动(氧气流量为 6~8 L/min)或空气压缩泵雾化吸入,药物及剂量:雾化吸入沙丁胺醇或特布他林,体重≤20 kg,每次 2.5 mg;体重>20 kg,每次 5 mg;第 1 小时可设 20 分钟 1 次,以后根据治疗反应逐渐延长给药间隔,根据病情每 1~4 小时重复吸入治疗,如不具备雾化吸入条件时,可使用压力型定量气雾剂(pMDI)经储雾罐吸药,每次单剂喷药,连用 4~10 喷(<6 岁时 3~6 喷),用药间隔与雾化吸入方法相同。快速起效的 LABA 也可在≥6 岁哮喘儿童中作为缓解药物使用,但需要和 ICS 联合使用。经吸入速效 β_2 受体激动剂及其他治疗无效的哮喘重度发作患儿,可静脉应用 β_2 受体激动剂。药物剂量:沙丁胺醇 15 μg/kg 缓慢静脉注射,持续 10 分钟以上;病情严重需静脉维持时剂量为 1~2 μg/(kg·min)[≤5 μg/(kg·min)]。静脉应用 β_2 受体激动剂时容易出现心律失常和低钾血症等严重不良反应,使用时要严格掌握指征及剂量,并做必要的心电图、血气及电解质等监护。

3. **糖皮质激素** 糖皮质激素是治疗儿童哮喘重度发作的一线药物,早期使用可以减轻疾病的严重程度,给药后 3~4 h 即可显示出明显的疗效。可根据病情选择口服或静脉途径给药。药物及剂量:① 口服:泼尼松或泼尼松龙 1~2 mg/(kg·d),疗程为 3~5 d。口服给药效果良好,副作用较小,但对于依从性差、不能口服给药或危重患儿,可采用静脉途径给药。② 静脉:注射甲泼尼龙 1~2 mg/(kg·次)或琥珀酸氢化可的松 5~10 mg/(kg·次),根据病情可间隔 4~8 h 重复使用。若疗程不超过 10 d,可无需减量直接停药。③ 吸入:早期应用大剂量 ICS 可能有助于哮喘急性发作的控制,可选用雾化吸入布地奈德悬液 1 mg/次或丙酸倍氯米松混悬液 0.8 mg/次,每 6~8 小时 1 次。但病情严重时不能以吸入治疗替代全身糖皮质激素治疗,以免延误病情。

4. **抗胆碱能药物** 短效抗胆碱能药物(SAMA)是儿童哮喘急性发作联合治疗的组成部分,可以增加支气管舒张效应,其临床安全性和有效性已确立,尤其是对 β_2 受体激动剂治疗反应不佳的中重度患儿应尽早联合使用。药物剂量:体重≤20 kg,异丙托溴铵每次 250 μg;体重>20 kg,异丙托溴铵每次 500 μg,加入 β_2 受体激动剂溶液做雾化吸入,间隔时间同吸入 β_2 受体激动剂。如果无雾化条件,也可给予 SAMA 气雾剂吸入治疗。

5. **硫酸镁** 有助于危重哮喘症状的缓解,安全性良好。药物及剂量:硫酸镁 25~40 mg/(kg·d)(≤2 g/d),分 1~2 次,加入 10% 葡萄糖溶液 20 ml 缓慢静脉滴注(20 分钟以上),酌情使用 1~3 d。不良反应包括一过性面色潮红、恶心等,通常在药物输注时发生。如过量,可静注 10% 葡萄糖酸钙拮抗。

6. **茶碱** 由于氨茶碱平喘效应弱于 SABA,而且治疗窗窄,从有效性和安全性角度考虑,在哮喘急性发作的治疗中,一般不推荐静脉使用茶碱。如哮喘发作经上述药物治疗后仍不能有效控制时,可酌情考虑使用,但治疗时需密切观察,并监测心电图、血药浓度。药物及剂量:氨茶碱负荷量 4~6 mg/kg(≤250 mg),缓慢静脉滴注 20~30 分钟,继之根据年龄持续滴注维持剂量 0.7~1.0 mg/(kg·h),如已口服氨茶碱者,可直接使用维持剂量持续静脉滴注。亦可采用间歇给药方法,每 6~8 小时缓慢静脉滴注后 4~6 mg/kg。

经合理联合治疗,但症状持续加重,出现呼吸衰竭征象时,应及时辅助机械通气治疗。在应用辅助机械通气治疗前禁用镇静剂。

五、哮喘管理与防治教育

哮喘对患儿及其家庭、社会有很大的影响。虽然目前哮喘尚不能根治,但通过有效的哮喘防治教育与管理,建立医患之间的伙伴关系,可以实现哮喘临床控制。做好哮喘管理与防治教育是达到哮喘良好控制目标最基本的环节。

(一)哮喘管理

目标是有效控制哮喘症状,维持正常的活动能力;减少哮喘发作的风险,减少肺损伤及药物不良反应。

1. 建立医生与患儿及家属间的伙伴关系 以医院专科门诊为基础,建立哮喘之家、哮喘俱乐部、哮喘联谊会等组织,与患儿及家属建立伙伴关系,让哮喘患儿及其亲属对哮喘防治有一个正确、全面的认识和良好的依从性,坚持治疗,有问题及时沟通。

2. 确定并减少与危险因素接触 许多危险因素可引起哮喘急性加重,被称为"触发因素",包括变应原、病毒感染、污染物、烟草烟雾及药物等。通过临床变应原测定及家长的日常生活观察寻找变应原,尽可能避免或减少接触危险因素,以预防哮喘发病和症状加重。减少患儿对危险因素的接触,可改善哮喘控制并减少治疗药物需求量。

3. 建立哮喘专科病历 建立哮喘患儿档案,制订长期防治计划,定期(1~3个月)随访。随访内容包括检查哮喘日记,检查吸药技术是否正确,检测肺功能。评估哮喘控制情况,维持用药情况,指导治疗。

4. 评估、治疗和检测哮喘 哮喘管理中通过评估、治疗和检测来达到并维持哮喘控制。大多数患儿通过医患共同制定的药物干预策略,能够达到此目标。初始治疗以患儿哮喘的症状为依据,部分患儿可以采用强化初始治疗方案,治疗方案的调整以患儿的哮喘控制水平为依据,包括准确评估哮喘控制、持续治疗以达到哮喘控制,以及定期检测哮喘控制及药物的副作用这样一个持续循环过程,直至停药观察。

哮喘控制评估的客观手段是肺通气功能测定,尽可能在哮喘诊断、长期控制治疗前、治疗后1~3个月进行肺通气功能测定。每天进行简易 PEF 测定,并记录在哮喘日记中,有利于日常症状的评估,但是 PEF 测定的精创价值并不完全等同于肺通气功能。一些经过临床验证的哮喘控制评估工具,如儿童哮喘 C-ACT 和 ACQ 等具有临床实用价值,可用于评估哮喘控制水平。作为肺通气功能的补充,既适用于医生,也适用于患儿自我评估哮喘控制,患儿可以在就诊前或就诊期间完成哮喘控制水平的自我评估。这些问卷是有效的儿童哮喘控制评估方法,并可增进医患双向交流,提供连续评估的客观指标,有利于哮喘的长期监测。

在哮喘长期管理治疗过程中,尽可能采用客观的评估哮喘控制的方法,连续监测,提供可重复的评估指标,从而调整治疗方案,确定维持哮喘控制所需的最低治疗强度,维持哮喘控制,降低医疗成本。

(二)哮喘防治教育

1. 哮喘早期预防

(1)母亲怀孕及婴儿出生后避免接触香烟环境。

(2)提倡自然分娩。

(3)鼓励母乳喂养。

（4）出生1年内婴儿尽量避免使用广谱抗生素。

2. 教育内容

（1）哮喘的本质、发病机制。

（2）避免触发、诱发哮喘发作的各种因素的方法。

（3）哮喘加重的先兆、发作规律及相应家庭自我处理方法，制订哮喘行动计划。哮喘行动计划以症状或峰流速或二者结合为判断病情的标准。哮喘行动计划应用3个区带描述哮喘的控制水平，采用交通信号灯的颜色：绿色、黄色和红色，分别提示在不同情况下需要应用的药物和采取的行动。

（4）自我监测，掌握 PEF 的测定方法，记哮喘日记。应用儿童哮喘控制问卷判定哮喘控制水平，选择合适的治疗方案。常用的儿童哮喘控制问卷有 ACT、C-ACT 和 ACQ 等。

（5）了解各种长期控制及快速缓解药物的作用特点、药物吸入装置使用方法（特别是吸入技术）及不良反应的预防和处理对策。

（6）哮喘发作的征象、应急措施和急诊指征。

（7）心理因素在儿童哮喘发病中的作用。

3. 教育方式

（1）门诊教育：门诊教育是最重要的基础教育和启蒙教育，是建立医患合作关系的起始点。通过门诊的个体化教育，使患儿及其家属初步了解哮喘的基本知识，学会应用吸入药物。

（2）集中教育：通过座谈、交流会、哮喘学校(俱乐部)、夏(冬)令营和联谊会等进行集中、系统的哮喘防治教育。

（3）媒体宣传：通过广播、电视、报纸、科普杂志、书籍等推广哮喘防治知识。

（4）网络教育：应用电子网络或多媒体技术传播哮喘防治知识。通过中国哮喘联盟网、全球哮喘防治创议(GINA)网等和相关互动多媒体技术传播哮喘防治信息。

（5）定点教育：与学校、社区卫生机构合作，有计划开展社区、患儿、公众教育。

（6）医生教育：注意对各级儿科医生的教育，普及普通儿科医生的哮喘知识，更新和提高专科医生的哮喘防治水平，定期举办哮喘学习培训班。

六、未来研究的方向

（1）儿童哮喘群体和个体发病趋势的流行病学研究。

（2）遗传基因和环境交互作用对儿童哮喘发病的影响。

（3）室内环境干预对儿童哮喘的防治作用。

（4）儿童哮喘防治方案的创新和优化研究。

（5）儿童哮喘自然病程、疗程及停药指征的探讨。

（6）吸入激素对中国儿童生长发育影响的多中心大样本研究。

（7）在互联网＋时代，探讨中国儿童哮喘的管理行动计划。

（8）哮喘个体化诊疗。

（陈名武　周　瑞）

第十一章 心血管系统疾病

第一节 小儿心血管系统解剖生理特点及检查方法

一、心脏的胚胎发育

心脏是胚胎期最早形成的器官，为胚胎迅速发育所必需。在体节前胚胎早期，最早出现的心脏前体是排列在胚胎中轴两侧的血管源性细胞群集，这些细胞群集在胎龄18天时形成一对管状结构，至胎龄22天时管状结构在胚胎腹侧面中线处融合形成原始心管。心肌细胞的前体，包括心外膜细胞和起源于神经嵴的细胞向心管区移行。在胎龄20~22天心脏袢环（cardiac looping）形成之前，胚胎心脏开始收缩，呈现出心动周期，这与发育成熟的心脏极其相似。在一系列基因调控下，静脉窦发育成右心房和左心房，原始心室发育成左心室，心球（bulbus cordis）发育成右心室，动脉干发育成主动脉和肺动脉。心脏袢环形成后，心脏外形基本形成，与发育成熟的心脏相似，然而其内部结构仍为单一的管道，尽管此时单一的管道有数个膨出呈现原始腔室的外观。

胚胎第4周时心房和心室是共腔的，房和室的最早划分为房室交界的背面和腹面各长出一心内膜垫（endocardial cushion），最后两垫相连将心腔分为心房和心室。胎龄30天时，当第一房间隔（septum primum）向下向心内膜垫生长时，心房的分隔由此开始，第一房间隔下缘与心内膜垫之间暂时未闭合所留孔道为第一房间孔（ostium primum）（又称原发房间孔），作为左右心房的通道。随着第一房间隔的继续生长以及心内膜垫沿着隔的游离缘生长，使得第一房间孔逐渐被封闭。但在第一房间孔被封闭之前，第一房间隔的前上方发生筛孔状吸收，筛孔逐渐融合形成第二房间孔（ostium secundum）（又称继发房间孔），因此被分隔的左、右心房又可借第二房间孔互相沟通。第一房间隔形成以后，其右方又长出一镰状隔，称为第二房间隔（septum secundum），此隔在向心内膜垫延伸过程中，其游离缘留下一孔道为卵圆孔（foramen ovale），与第一房间隔的第二房间孔上下相对。此时第一房间隔和第二房间隔平行，相互贴近，卵圆孔被第一房间隔的下部覆盖。但由于第一房间隔较薄，成活瓣状挡在卵圆孔的左侧，致使来自下腔静脉的右房血可以经过卵圆孔，推开第一房间隔，从第二房间孔进入左心房，相反，此活瓣可以阻挡左心房的血液流入右心房，这种现象一直持续到出生（图11.1）。在原始心房分隔过程中，若心内膜垫未能与第一房间隔完全接合，第一房间孔未能闭合，会形成房隔第一孔缺损（原发孔型缺损）。若第一房间隔上部吸收过多或第二房间隔发育不良，则形成房隔第二孔缺损（继发孔型缺损）。临床以房隔第二孔缺损多见。若房间隔未发育，则左、右心房合为一个心房，造成动静脉血混杂。

在心房内分隔形成时,由心室底部突出室间隔基胚并向房室管方向生长,使心室分成左、右两半,动脉干嵴、心球嵴和肌性室间隔的游离缘参与了室间孔的闭合,共同构成了室间孔的膜性部分。室间孔被完全封闭后,左、右心室才完全分开,心室的分隔才真正完成。室间隔发育过程中任何部分出现异常即可出现室间隔缺损,其中以室间隔膜周部缺损最常见。

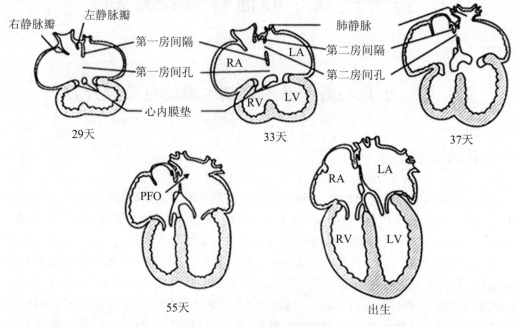

图 11.1 房间隔发育形成图
LA:左心房;LV:左心室;PFO:卵圆孔;RA:右心房;RV:右心室

原始心脏出口是一根动脉总干,在总干的内层对侧各长出一纵嵴,两者在中央轴相连,将总干分为主动脉与肺动脉。该纵隔自总干分支处成螺旋形向心室生长,使肺动脉向前、向右旋转与右心室连接,主动脉向左、向后旋转与左心室连接。如该纵隔发育障碍,分隔发生偏差或扭转不全,则可造成主动脉骑跨或大动脉错位等心脏畸形。

原始心脏于胚胎第 2 周开始形成,3~4 周起有循环作用,至第 8 周房室间隔完全长成,成为四腔心脏。先天性心脏畸形的形成主要就是在这一时期,在胚胎发育过程中,大约 10% 的胎儿由于严重的心脏畸形而自发流产。

二、胎儿新生儿循环转换

(一) 正常胎儿循环

胎儿时期的气体和代谢交换由胎盘提供,肺循环中的血管处于收缩状态,肺脏不提供气体交换。静脉导管、卵圆孔和动脉导管是胎儿时期 3 个特有的心血管结构,对维持胎儿血液循环至关重要。由胎盘来的动脉血(氧分压为 30~35 mmHg)经脐静脉进入胎儿体内,至肝脏下缘分为 2 支,约 50% 进入肝脏循环,另一部分绕过肝脏经静脉导管流入下腔静脉,与来自胎儿下半身乏氧的下腔静脉血混合(氧分压为 26~28 mmHg)后共同流入右心房,优先通过卵圆孔直接进入左心房,再经左心室进入升主动脉,主要供应上半身(包括冠状动脉、脑动脉和上肢),仅少部分(10%)经主动脉峡部流入降主动脉。从上腔静脉回流的，来自上半身的静脉血(氧分压 12~14 mmHg)进入右心房后，不是优先经卵圆孔进入左心房，而是优先经三尖瓣大部分流入右心室至肺动脉。由于胎儿时期肺循环的血管处于收缩状态，故来自右心室的静脉血仅少部分(10%)流入肺脏经肺静脉回流到左心房，而大部分(氧分压为 18~22 mmHg)绕过肺脏由肺动脉经动脉导管与来自升主动脉的少部分血汇合后进入降主动脉(以静脉血为主)。降主动脉血流的 65%经脐动脉回至胎盘换取营养和氧气，剩下的 35%供应下半身器官(腹腔器官和下肢)。由以上可见，胎儿期左心室向上半身供血，右心室向下半身供血，且供应上半身的血氧分压(28 mmHg)稍高于供应下半身的血氧分压(24 mmHg)。胎儿总心输出量(左心室和右心室的输出量)达到 450 ml/(kg·min)，其中右心室输出量约为左心室的 1.3 倍。这样，右心室在胎儿期不仅要克服体循环阻力，同时承担着远较左心室多的容量负荷(图 11.2)。

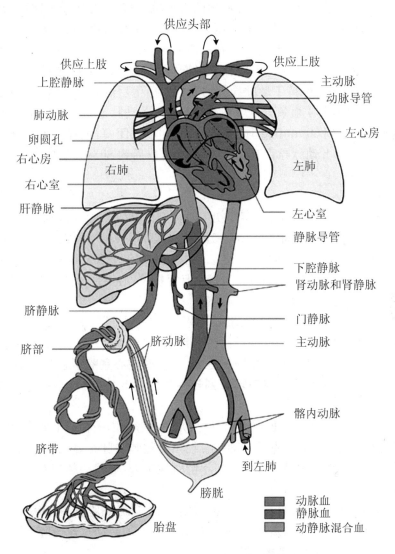

图 11.2 正常胎儿循环

（二）出生后血循环的变化

出生后血循环的主要变化是由胎儿期依靠胎盘进行气体交换转而依靠肺脏进行气体交

换、胎盘循环消失以及肺循环建立。肺机械扩张和动脉血氧分压增加导致肺循环血管阻力迅速下降,同时低阻力的胎盘循环由于脐带结扎而终止导致体循环血管阻力增加。右心室排出的血流完全进入肺循环,肺血流量增多,由于肺循环血管阻力低于体循环血管阻力,动脉导管处的右向左分流逆转为左向右分流(主动脉至肺动脉)。肺循环血管阻力从胎儿时期的高水平降低到"成人"的低水平通常发生在生后2~3天,但是也可能延长到生后7天或者更长时间。在生后的最初几周,肺循环血管阻力随着肺血管系统重塑进一步降低。这种肺循环血管阻力的降低,明显影响到许多依赖于体循环和肺循环阻力相对变化的先天性心脏病临床症状出现的时间。例如,生后1周由于肺血管阻力仍处于相对高水平,室间隔缺损的左向右分流量很小,随着肺血管阻力在生后2~3周的进一步降低,左向右分流量增加,最终导致充血性心力衰竭症状的出现。

肺血流量增多,使得肺静脉回流到左心房的血量也增多,左心房压力因而增高,同时静脉导管关闭导致右心房压力下降。当左心房压力超过右心房时,卵圆孔形成功能性关闭,到出生后5~7个月,解剖上大多关闭。动脉导管在形态上与毗邻的主动脉和肺动脉的不同之处在于动脉导管中层有大量环形排列的平滑肌,胎儿时期低氧张力和内源性前列腺素(尤其是前列腺素 E_2、PGE_2)的舒血管效应保持了动脉导管的开放。出生后血氧分压增加和 PGE_2 水平下降促进了动脉导管的关闭,其中血氧分压增加是足月新生儿动脉导管关闭的最重要因素,当通过动脉导管的血氧分压达到 50 mmHg 时,导管壁逐渐收缩、闭塞,最终成为动脉韧带。正常新生儿通常在生后 10~15 h 动脉导管形成功能性关闭,以后约80%于生后3个月、95%于生后1年内形成解剖学关闭。

(三)解剖特点

1. 心脏大小和位置 4个心腔的容积初生时为 20~22 ml,至1岁时增大到2倍,2岁半时增大到3倍,近7岁时增至5倍,即 100~120 ml,其后增长相当缓慢。至青春期开始,其容积仅为 140 ml,以后增长又逐渐加快,至 18~20 岁时达 240~250 ml,为初生时的12倍。小儿心脏的位置随年龄而改变,新生儿心脏位置较高且呈横位,心尖部分主要为右心室,2岁以后,横位心逐渐变成斜位,心尖部分主要为左心室。

2. 房室发育 小儿时期左、右心的增长不平衡。胎儿时期,右心室负荷大,左心室负荷小,在新生儿期左、右心室壁厚度几乎相等,约为 5 mm。出生后左心室负荷明显增加,右心室负荷相对减少,故左心室壁较右心室壁增长更快。6岁时左心室壁厚达 10 mm,而此时右心室壁尚不及 6 mm,15岁时左心室壁厚度增长到初生时的 2.5 倍,而右心室壁仅增长原来厚度的1/3。

3. 血管特点 小儿动脉相对比成人粗,但小儿的动静脉内径相差不如成人悬殊。10岁以前,肺动脉直径较主动脉宽,至青春期主动脉直径始超过肺动脉。婴儿期微血管特别粗,尤其是肺、肾、肠及皮肤的微血管内径较以后任何年龄时期都大,冠状动脉相对较宽,故婴儿期心、肺、肾及皮肤供血较好。

4. 心脏传导系统 新生儿期窦房结起搏细胞原始,过渡细胞较少,房室结相对较大。胚胎发育过程中残留组织可形成房室旁道,故房室旁道介导的心动过速(预激综合征)最常发生在婴儿期,占婴儿室上性心动过速的90%。

(四)生理特点

1. 心率 小儿心率相对较快,主要由于新陈代谢旺盛,身体组织需要更多的血液供给,而心脏每搏输出量有限,故只有增加搏动次数以满足机体需要。同时婴幼儿迷走神经兴奋性低,交感神经占优势,故心搏较易加速。心率随年龄增长而逐渐减慢,年龄愈小,心率愈快。小儿心率波动性大(表11.1),易受各种体内外因素的影响,如进食、活动、哭闹、发热等。

表11.1 小儿静息心率

年龄	下限	上限
<1个月	80	160
1~3个月	80	200
2~24个月	70	120
2~10岁	60	90
11~18岁	40	90

2. 心输出量　新生儿安静状态下耗氧量相对高,这与心输出量相对高有关。新生儿时期的心输出量为 350 ml/(kg·min),2个月时降为 150 ml/(kg·min),以后逐渐降为成人的 75 ml/(kg·min)。

3. 血压　足月儿平均中心动脉压为 75/50 mmHg,早产儿低于足月儿。新生儿出生 1~4 h 后血压可暂稍降,至 24 h 达 65/45 mmHg,以后随年龄增长而逐渐增高。

三、儿童心血管病检查方法

评估小儿有无心血管系统疾病应遵循病史询问、体格检查、胸部 X 射线检查、心电图、超声心动图、心导管检查、心血管造影术和心脏磁共振的顺序。

(一) 病史和体格检查

在小儿心血管病的诊断中,尽管有多种影像学检查手段可供选择,但病史和体格检查仍具有不容忽视的价值。仔细的病史询问和体格检查,可对许多心血管病做出大致判断,缩小鉴别诊断范围,使进一步的影像学检查更具针对性。

1. 病史询问　小儿心血管病分先天性和后天性。多数先天性心脏病的症状可归为肺血流量减少或肺血流量增多两类(表11.2)。小儿时期,尤其是3岁以内婴幼儿的心血管疾患以先天性心脏病最常见。心脏杂音、青紫和心功能不全是先天性心脏病患儿最常见的就诊原因,其出现时间及演变对疾病的诊断、治疗决策、预后判断有重要意义。对心脏杂音必须区分是器质性的还是功能性的,40%~45%的小儿有功能性(良性)心脏杂音,同时应注意并不是所有的先天性心脏病都有心脏杂音。

小儿哭闹或运动时出现青紫易引起家人的注意,安静时出现青紫则往往被忽略。新生儿在着衣少或天气凉的情况下出现的手足发绀需与真性发绀相鉴别。另外,有青紫者应注意排除呼吸系统疾病,还要询问有无蹲踞、缺氧发作。

婴儿心力衰竭常表现为喂养困难(哺乳次数少、每次哺乳量少和每次哺乳持续时间短)、吮吸时呼吸急促和易出汗,之后疲倦而入睡,短暂睡眠后醒来再次觅食,这种现象昼夜循环出现。年长儿心力衰竭常表现为运动耐力下降和生长发育迟缓。反复肺炎,心功能不全和生长发育迟缓是大量左向右分流的证据,左心房或肺动脉扩张压迫喉返神经可使患儿自幼哭声嘶哑、易气促、咳嗽。

在病史询问中,还应注意有无心悸、胸痛、头晕、晕厥,母孕早期有无病毒感染、放射线接触、服用影响胎儿心脏发育的毒物和药物以及家族遗传性病史。心脏病可能是一些先天性畸形综合征(如21-三体综合征)或全身性疾病(如系统性红斑狼疮、川崎病、马凡综合征)的心脏表现,20%～45%的先天性心脏病有心脏外畸形。

表11.2 肺血流量减少和肺血流量增多引起的症状

	肺血流量减少	肺血流量增多
婴幼儿	发绀	活动或喂养时呼吸急促
	蹲踞	易出汗
	意识丧失	体重不增
大龄儿童	头晕	运动耐力下降
	晕厥	劳力性呼吸困难、易出汗

2.体格检查 应尽可能地在患儿安静时进行。

(1)全身检查:测量身高、体重评价患儿生长发育,注意有无特殊面容及全身合并畸形、精神状态、肤色和体位。注意有无呼吸急促、颈静脉搏动、肝脾肿大、肝颈静脉回流征和水肿等心力衰竭征象。婴儿安静状态下呼吸很少超过40次/分,但充血性心力衰竭的婴儿呼吸通常超过60次/分。颈静脉搏动反映中心静脉压和右房压升高,患儿取端坐位,正常情况下锁骨以上见不到颈外静脉搏动。周围水肿的部位和年龄有关,婴儿水肿常见于眶周,晨起后明显,大龄儿童和青少年则表现为足部水肿。检查口唇、鼻尖、指(趾)端、舌黏膜等毛细血管丰富部位有无发绀。青紫持续6个月～1年以上,指(趾)端毛细血管扩张增生,局部软组织和骨组织增生、肥大,出现杵状指(趾),形如鼓槌状,为动脉血氧长期不足的表现。差异性发绀(differential cyanosis)表现为下肢青紫,上肢(通常为右上肢)肤色正常,见于经动脉导管右向左分流的先天性心脏病,如动脉导管未闭并发肺动脉高压、主动脉缩窄或主动脉弓离断。新生儿期生理性黄疸延长提示可能有重症心衰或先天性甲状腺功能减低症,后者常伴有动脉导管未闭和肺动脉狭窄。皮肤黏膜瘀点是感染性心内膜炎血管栓塞的表现,皮下小结、环形红斑是风湿热的主要表现之一。

(2)心脏检查:有以下几项内容。

① 望诊:观察心前区有无隆起,心尖冲动的位置、强弱及范围。心前区隆起提示有心脏扩大,将患儿取仰卧位,检查者从足部向上看最易观察到,见于扩张性心肌病、左心或右心梗阻性畸形,但应与佝偻病引起的鸡胸相鉴别。7岁以前,心尖冲动位于第4肋间近左锁骨中线,7岁以后,位于第5肋间左锁骨中线。正常心尖冲动范围为2～3 cm^2,若心尖冲动强烈、范围扩大提示心室肥大。心尖冲动最强点向左下移位提示左心室扩大,剑突下搏动提示右心室扩大,心尖冲动减弱或消失见于心包积液或心肌收缩力减弱(如严重的心肌病),也可见于肥胖者。心尖冲动见于右侧提示右位心,但应排除左侧张力性气胸和左胸占位性病变(如膈疝)。郝氏沟(Harrison's groove)见于佝偻病和大量左向右分流的先天性心脏病。

② 触诊:进一步确定心尖冲动的位置、强弱及范围,心前区有无抬举冲动感及震颤(thrills)。触诊心尖冲动判断小儿心脏扩大通常优于叩诊。左第5～6肋间锁骨中线外的抬举感为左心室肥大的佐证,胸骨左缘第3～4肋间和剑突下的抬举感提示右心室肥大。震颤是器质性心血管病的特征性体征之一,其位置有助于判断杂音的来源。心前区震颤,以手掌触诊效果好,胸骨上窝和颈动脉的震颤则以手指指腹触诊效果好。胸骨左缘第3、4肋间收缩期震颤

提示室间隔缺损,胸骨上窝震颤提示主动脉狭窄,也可见于肺动脉狭窄、动脉导管未闭和主动脉缩窄。

③ 叩诊:可粗略估计心脏的位置及大小。

④ 听诊:应在患儿安静仰卧、均匀呼吸下进行。注意心率的快慢、节律是否整齐,第一、二心音的强弱,是亢进、减弱还是消失,有无分裂。第二心音有主动脉瓣成分(A_2)和肺动脉瓣成分(P_2),分别代表主动脉瓣关闭和肺动脉瓣关闭。P_2亢进提示肺动脉高压,减弱提示肺动脉狭窄。正常儿童有生理性第二心音分裂,吸气时出现,呼气时消失,这是因为吸气时胸膜腔内压下降导致右心容量负荷增加,右心室射血时间延长,使得肺动脉瓣关闭明显落后于主动脉瓣关闭所致。P_2固定性分裂(不受呼吸周期的影响)是房间隔缺损的独特体征。杂音对先天性心脏病的鉴别有重要意义,需注意其位置、性质、响度、时相及传导方向。

(3) 血压和周围血管体征:比较四肢脉搏和血压,疑诊主动脉缩窄时尤其不能忽略下肢血压的测量。儿科应配备 3 cm、5 cm、7 cm、12 cm 和 18 cm 不同规格的血压计袖带以适应各年龄段小儿的需求。3 岁以上小儿应常规测血压,3 岁以下小儿,如有早产、极低出生体重、先天性心脏病、反复尿路感染、血尿或蛋白尿、肾脏疾病或泌尿系畸形等也要测量血压。国内有专家将小儿高血压的诊断标准定义如下:新生儿血压>90/60 mmHg,婴幼儿>100/60 mmHg,学龄前小儿>110/70 mmHg,学龄儿童>110/80 mmHg 或小儿任何年龄收缩压>120 mmHg 者,即为高血压,任何年龄组血压超过 150/100 mmHg 为重症高血压。一旦诊断为高血压,即应超声心动图以评估有无左心室肥大,因为左心室肥大是小儿高血压最为突出的靶器官损害。袖带加压法测得的下肢血压通常比上肢高 10 mmHg。如股动脉或足背动脉搏动减弱或消失,下肢血压低于上肢,提示主动脉缩窄。脉压为收缩压和舒张压之差,正常小于 50 mmHg 或不超过收缩压的一半。脉压增宽,伴有水冲脉(water hammer pulse)、毛细血管搏动征(sign of capillary pulsation)和股动脉枪击音(arterial pistol shot sound),为周围血管征(peripheral vascular sign)阳性,见于动脉导管未闭或主动脉瓣关闭不全等。

(二) 特殊检查

1. 胸部 X 射线检查(chest roentgenography)　包括透视和摄片,可获得如下信息:心房、心室及大血管的位置、形态、轮廓、搏动情况、肺血流或肺血管纹理、肺实质、脊柱、胸廓以及腹部等情况。胸部 X 射线透视虽然价格较 X 射线摄片低廉,且可动态观察胸部结构,但胸部透视 X 射线辐射量远大于后者,透视图像空间分辨率较低,不能保存,不利于复查和对照,目前已越来越少用于儿童胸部检查。胸部 X 射线摄片常规投照位置为后前位和侧位。理想的胸片应为吸气相摄片,显示肺纹理清晰、对比良好、心影轮廓清晰,心影后的胸椎、椎间隙及上腹部肝影、胃泡可见。2 岁以上小儿应摄取直立后前位片。

(1) 心脏大小:心胸比率(cardiothoracic ratio, CT radio)为最大心脏横径与最大胸廓内径之比,是迄今估测年长儿心脏大小的最简单方法。心胸比率适用条件为直立吸气相后前位片,从胸骨正中线向心右缘和心左缘最远端分别划垂直线(A 线和 B 线),A 线和 B 线之和为最大心脏横径,右膈上缘水平线之胸廓内径为最大胸廓内径(C 线)(图 11.3)。1 岁以内心胸比率小于 55% 为正常,随年龄增长,逐渐减小,年长儿和青少年大于 0.5 提示心脏扩大。婴儿吸气相胸片很难获得,加之婴儿心脏呈横位,且有胸腺影的影响,故心胸比率不适用于评估新生儿和小婴儿心脏大小。X 射线片心脏扩大,反映心脏容量负荷增大而非压力负荷增大。

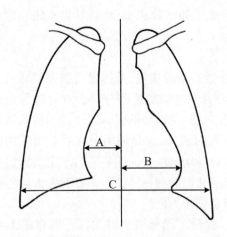

图 11.3 后前位胸片心胸比率测量示意图
A+B:最大心脏横径;C:最大胸廓内径;
CT radio = (A+B)/C

(2) 心脏轮廓:后前位投照,右心缘上部为上腔静脉,下部为右心房;左心缘由上至下依次为主动脉结,肺动脉主干和左心室。左心耳位于肺动脉主干和左心室之间,但在正常摄片上显示不清,右心室在后前位胸片上不参与构成心缘。侧位投照,前面由右心室构成,后面上部为左心房,下部为左心室,右心室紧临胸骨下 1/3,左心室在膈上穿越下腔静脉后缘(图 11.4)。新生儿因胸腺的存在和曝光时常处于呼气相使得典型的心脏轮廓很难看见。因胸腺位于前上纵隔,后前位胸片表现为心底增宽。特殊的异常心脏轮廓为某些先天性心脏病的诊断线索,如靴形心(boot-shaped heart)伴肺血流减少见于法洛四联症和三尖瓣闭锁,如图 11.5(a)所示;蛋形心(egg-shaped heart)伴肺血流增多见于大动脉转位,如图 11.5(b)所示;"8"字形心影(又称雪人征,snowman sign)伴肺血流增多见于心上型完全性肺静脉异位回流,左垂直静脉、左无名静脉和扩张的上腔静脉构成雪人头,如图 11.5(c)所示。

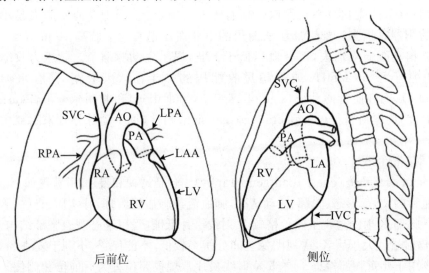

后前位　　　　　侧位

图 11.4 正常心脏轮廓
AO:主动脉;IVC:下腔静脉;LA:左心房;LAA:左心耳;LPA:左肺动脉;LV:左心室;
PA:肺动脉;RA:右心房;RPA:右肺动脉;RV:右心室;SVC:上腔静脉

(3) 大动脉:肺动脉主干段明显突出见于狭窄后扩张(如肺动脉瓣狭窄)、肺血流量增加(如房间隔缺损、室间隔缺损)、肺动脉压力增加(如肺动脉高压),偶见于正常青少年,尤其是女性青少年,如图 11.6(a)所示。肺动脉段凹陷见于法洛四联症和三尖瓣闭锁,如图 11.6(b)所示。主动脉扩张多见于法洛四联症和主动脉瓣狭窄(狭窄后扩张)。升主动脉和主动脉弓均扩大时,后前位片主动脉结明显可见,如图 11.6(c)所示。

(4) 肺血管纹理:肺动脉由肺门向肺野呈树枝状分布,形成肺血管纹理,周围肺静脉在正常情况下几乎不参与形成肺血管纹理。正常儿童右肺动脉外径与气管内径几乎相等。由肺动脉血管影的大小可粗略估计肺血流量。

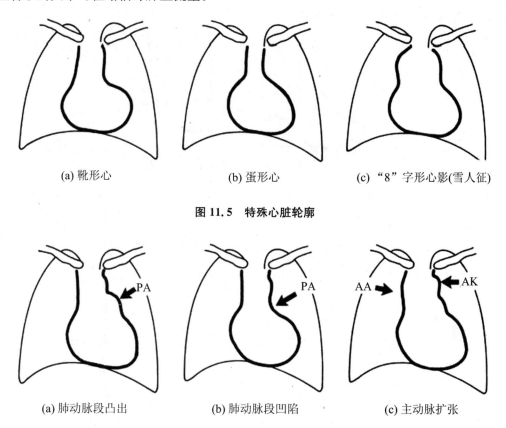

(a) 靴形心　　　　　(b) 蛋形心　　　　　(c) "8"字形心影(雪人征)

图 11.5　特殊心脏轮廓

(a) 肺动脉段凸出　　(b) 肺动脉段凹陷　　(c) 主动脉扩张

图 11.6　X 射线片大动脉改变
AA:主动脉;AK:主动脉结;PA:肺动脉

① 肺血流增多:左右肺动脉扩张,肺血管影延伸至肺野外 1/3、肺尖处可见肺纹理、肺门处右肺动脉外径增宽超过气管内径,均提示肺血流增多。见于房间隔缺损、室间隔缺损、动脉导管未闭、房室隔缺损、部分性肺静脉异位回流。在青紫小儿,则提示可能为大动脉转位、完全性肺静脉异位回流、左心发育不全综合征、总动脉干和单心室。

② 肺血流减少:肺门血管影变小、肺血管纤细、肺野无血管纹理,提示肺血流减少,见于右室流出道梗阻的先天性心脏病,如肺动脉狭窄或闭锁、三尖瓣闭锁和法洛四联症。临床有青紫、杵状指(趾)、红细胞代偿性增多等。

(5) 确定有无内脏异位症:注意肝脏、胃泡的位置。

2. 心电图(electrocardiography)　心电图是各种心律失常的确诊手段,对心房肥大、心室肥大、心脏位置及心肌病变亦有重要诊断参考价值。有些先天性心脏病有特征性的心电图,如房间隔缺损的 V_1 导联常呈不完全性右束支传导阻滞。小儿心电图和成人明显不同,最显著的区别在于小儿 QRS 综合波以右心室占优势(图 11.7),以新生儿和婴儿明显,尤其是新生儿,以后随年龄增长逐渐转变为成人的左心室占优势(图 11.8)。婴儿 QRS 综合波右心室占优势的特点为:电轴右偏,AVR 导联和右心前区导联(V_4R、V_1 和 V_2)高 R 波,I 导联和左心前区导联(V_5 和 V_6)深 S 波。V_3R、V_4R 对评估小儿右心室肥大有重要作用,故儿科病人应做包括 V_3R 或 V_4R 在内的 13 导联心电图。动态心电图(holter 心电图)指连续记录 24 h 或更长时间的心电图,同时做日记,记录症状和活动情况,较常规心电图可以提供更多的信息,如确定诸如胸痛、心悸、晕厥是否由心律失常所致。

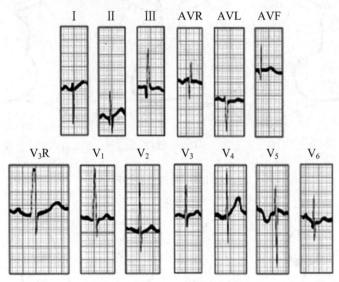

图 11.7 QRS 综合波右心室占优势

出生 24 h 以内一正常新生儿心电图,V_3R 和 V_1 导联高 R 波,V_3R 导联纸速 50 mm/s

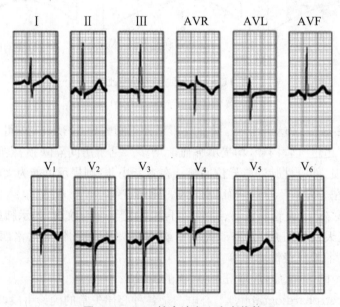

图 11.8 QRS 综合波左心室占优势

正常成人心电图,V_1 导联深 S 波,V_5、V_6 导联高 R 波

3. 超声心动图(echocardiography) 超声心动图是一种利用超声回波原理显示心脏结构的非侵入性检查方法,用于诊断小儿先天性和后天性心脏病,具有无创、安全、操作简便、可重复性等优点,不仅可做出解剖学诊断,而且可提供功能信息。小儿体积小,胸壁薄,肺组织遮盖少,图像往往较成人清楚。因小儿组织结构纤细,需使用高分辨率的 3.5 MHz 或 5.0 MHz 探头。

(1) M 型超声心动图(M-mode echocardiography):反映单一条声束所经过的心脏内部

结构及其动态变化,超声回波的强弱以不同亮度的光点显示,示波屏呈现"碎冰锥"(ice-pick)图像。能清楚显示心脏各层结构,特别是瓣膜活动,结合同步记录的心电图和心音图可计算多种心功能指标。M 型超声心动图用于以下用途:① 测量心腔和血管内径、室间隔厚度、左室或右室游离壁厚度;② 测量左室收缩功能;③ 测量心脏瓣膜活动(如二尖瓣脱垂、二尖瓣狭窄)和室间隔活动度;④ 探查心包积液。M 型超声心动图是一维图像(线型图),因此在显示心脏解剖结构的空间关系方面能力有限。基本图形有心底波群(1 线)、二尖瓣波群(2 线)和心室波群(3 线)(图 11.9)。

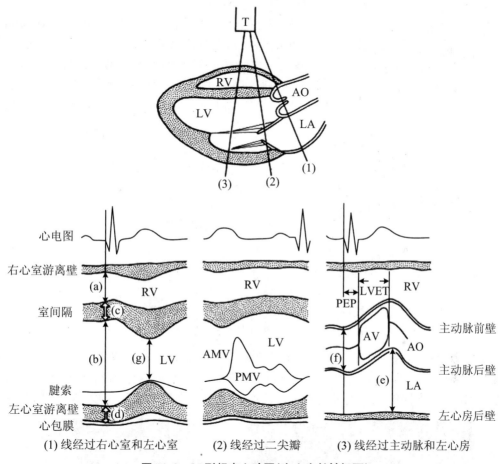

图 11.9 M 型超声心动图(左心室长轴切面)

(a)右心室内径;(b)左心室舒张期内径;(c)室间隔厚度;(d)左心室后壁厚度;(e)左心房内径;(f)主动脉内径;(g)左心室收缩期内径。AMV:二尖瓣前瓣;AO:主动脉;LA:左心房;LV:左心室;LVET:左室射血时间;PEP:射血前期;PMV:二尖瓣后瓣;RV:右心室;T:探头

(2) 二维超声心动图(two-dimensional echocardiography):又称扇形扫描超声,将声束所经过的心脏各层结构的回声反射,在示波屏上做光点同步显示。与 M 型超声心动图相比,其主要区别在于二维超声心动图能实时(real time)显示心脏和大血管各解剖结构的活动情况以及它们的空间毗邻关系,使得心脏和大血管的解剖学诊断更为准确。在反映房室瓣及其腱索附着方面优于心血管造影。常用的透声窗主要有 4 个:胸骨旁、心尖区、剑突下和胸骨上窝,通常依顺序逐个检查,即从胸骨旁声窗开始,至胸骨上窝声窗结束(图 11.10)。胸骨旁长轴切面(切面自主动脉根部至心尖部)是最基本的切面,可显示左室流入道和流出道、二尖瓣、左心房、

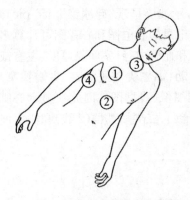

图 11.10 超声心动图常用透声窗
① 胸骨旁；② 心尖区；
③ 剑下；④ 胸骨上窝

左心室、主动脉瓣、主动脉根部、升主动脉和室间隔（图 11.11）。

（3）三维超声心动图（three dimensional echocardiography）：应用计算机将一系列二维超声图像进行三维重建，能以"电子解剖刀"的方式对心脏进行立体显示和任意剖切，充分显示感兴趣区，并可为外科医师模拟手术进程与切口途径选择提供丰富的信息，在先天性心脏病临床诊疗中的价值日趋受到重视。

（4）多普勒超声心动图（Doppler echocardiography）：有脉冲波多普勒、连续波多普勒和彩色多普勒血流显像 3 种。脉冲波和连续波多普勒超声心动图是以频谱及声音方式，反映心脏内某一点或某一线上血流的方向、速度及异常血流，可计算体循环血流量或肺循环血流量、瓣膜或血管狭

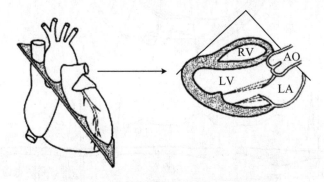

图 11.11 二维超声心动图胸骨旁长轴切面
AO：主动脉；LA：左心房；LV：左心室；RV：右心室

窄的压力阶差（评估瓣膜、血管的狭窄程度），对瓣膜反流、心内分流和动脉导管未闭的诊断亦十分重要。彩色多普勒血流显像采用彩色编码技术，将血流色彩规定为朝向探头方向的血流为红色，背向探头方向的血流为蓝色（图 11.12）。色彩亮度反映血流速度，速度越快亮度越

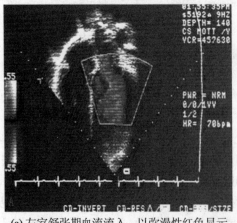

(a) 左室舒张期血流流入，以弥漫性红色显示

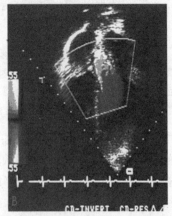

(b) 左室收缩期血流流出，以蓝色显示；升主动脉处红色为套叠现象

图 11.12 正常儿童彩色多普勒血流显像（心尖四腔切面）

大,高速血流超越最大限度时,出现色彩套叠(aliasing)。湍流和涡流时呈五彩镶嵌状。彩色多普勒血流显像可准确评估心内或大血管内分流和分流方向以及瓣膜关闭不全的严重程度,其效果如同心血管造影术,被称为"无创性心血管造影术"。

(5) 经食道超声心动图(transesophageal echocardiography):对儿科病人,经食道超声心动图基本成像平面有水平成像平面和垂直成像平面,能更清晰地显示心房、主动脉根部和房室瓣等心脏后位结构。尤其适用于以下几个方面:① 评价心脏瓣膜(包括人工瓣膜)血栓、心内膜炎赘生物、左心房和左心耳血栓及主动脉夹层;② 监测心脏和非心脏术中心脏形态和功能,可对先天性心脏病矫治术结果做即刻评价,有助于提高手术效果;③ 引导心脏缺损介入堵塞术、球囊房隔造口术,并成为标准引导方法。因小儿不合作可能导致严重并发症,经食道超声心动图需全麻或镇静,因此在某种程度上限于术中、肥胖的青少年及有复杂心脏畸形的青少年使用。

(6) 胎儿超声心动图(fetal echocardiography):用于评价胎儿心脏结构(图 11.13)或节律紊乱,妊娠 11~14 周时即可诊断出胎儿心脏有无畸形(图 11.14)。M 型超声心动图能诊断胎儿心律失常并评估母亲服用抗心律失常药物后的治疗效果。对有以下危险因素应进行胎儿超声心动图筛查:① 父母、已有子女或一级亲属有先天性心脏病病史;② 胎儿心律失常;③ 怀疑或已证实胎儿染色体异常;④ 胎儿有心脏外异常,如膈疝、脐疝、原因不明的胎儿水肿;⑤ 羊水过多或过少;⑥ 孕母有糖尿病、胶原血管病等疾病;⑦ 孕母有服用抗精神病药、抗癫痫药、成瘾性药物、黄体酮的病史。有研究表明,在产前诊断的先天性心脏病中,大多数并无危险因素。因此,低危妊娠孕妇产前超声心动图筛查对于提高先天性心脏病的检出率有重要意义。一旦证实胎儿心脏畸形,及时给予干预(如终止妊娠或胎儿心脏介入治疗),对于降低先天性心脏病的发病率和死亡率有重要意义。

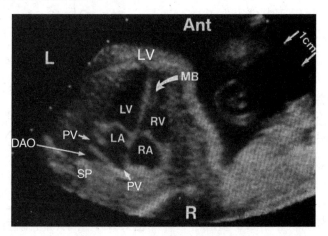

图 11.13 胎儿心脏心尖四腔切面

右心室内可见调节束(MB),三尖瓣(未标记)瓣叶在室间隔上的附着点更靠近心尖,此为右心室形态学特点。房间隔中央段回声中断,为卵圆孔,可见肺静脉(PV)汇入左心房。Ant:前;DAO:降主动脉;L:左侧;LA:左心房;LV:左心室;R:右侧;RA:右心房;RV:右心室;SP:脊柱

4. **心导管检查(cardiac catheterization)** 是先天性心脏病进一步明确诊断和决定手术前的一项重要检查方法。根据检查部位不同,分为右心导管检查和左心导管检查。右心导管检查系经皮穿刺股静脉(有时穿刺颈静脉),插入不透 X 射线的导管,在透视引导下经下腔静脉、右心房、右心室至肺动脉。左心导管检查时,经皮穿刺股动脉,经降主动脉逆行至左心;若

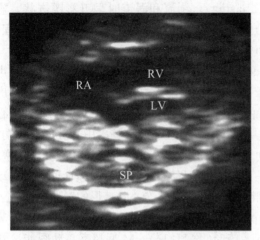

图 11.14 胎儿超声心动图(妊娠 12 周)
右心房和右心室扩张,提示三尖瓣畸形。
LV:左心室;RA:右心房;RV:右心室;
SP:脊柱

卵圆孔未闭合,可将右心导管穿过卵圆孔至左心房和左心室。通过心导管检查可探查异常通道,测定不同部位心腔、大血管的血氧饱和度和压力(图 11.15),进一步计算血流动力学指标,包括心输出量、分流量、体循环和肺循环血管阻力。通过肺小动脉楔压测定可以评价肺动脉高压患儿的肺血管床状态,连续压力测定可评价瓣膜或血管狭窄的部位、类型和程度。心导管检查的主要指征:① 术前评价先天性心脏病的心脏解剖和分流大小;② 评价肺血管阻力及其对血管扩张剂或血氧的反应;③ 复杂性先天性心脏病矫治术或姑息术后随访;④ 心肌活检诊断心肌炎、心肌病或心脏移植后筛查心脏排异反应;⑤ 电生理检查;⑥ 介入性心导管术,包括房间隔切开术及造口术、球囊血管成形术及球囊瓣膜成形术、心内缺损及心外异常血管通道堵塞术、导管消融术(包括射频消融术和冷冻消融术)。

5. 选择性心血管造影术(selective angiocardiography) 为心导管检查的组成部分,两者联合使用通常成为先天性心脏病,尤其是复杂性心血管畸形的最终确诊检查方法。将导管顶端送到需造影部位的近端,然后注射造影剂,同时连续快速摄片或电影摄影,以明确心血管的解剖畸形。心血管造影术所用造影剂为碘造影剂,分为离子型(如泛影葡胺)和非离子型(如欧乃派克)。离子型造影剂渗透压高,可引起细胞间液和细胞内液向血管内转移,导致容量扩张,加重充血性心力衰竭的症状。非离子型造影剂渗透压低,较为安全,但价格昂贵。

6. 放射性核素心血管造影(radionuclide angiocardiography) 常用的放射性核素有锝-99m(^{99m}Tc)和铊-201(^{201}Tl)。快速静脉注射后,应用闪烁照相机观察放射性核素在心脏各房室和大血管的动态,可对心内分流和肺血流分布做定性、定量分析,计算心输出量等。门控血池扫描(gated blood pool scanning)可计算血流动力学参数,定量分析瓣膜反流,检测局部室壁异常活动。^{201}Tl 心肌灌注扫描可评价心肌局部缺血或心肌梗死。放射性核素心血管造影的最大优

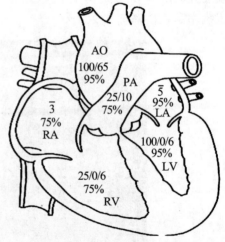

图 11.15 正常儿童心导管检查各心腔和大动脉压力和血氧饱和度
右心压力和血氧饱和度低于左心。AO:主动脉;LA:左心房;LV:左心室;PA:肺动脉;RA:右心房;RV:右心室;$\overline{3}$:右心房平均压 3 mmHg;$\overline{5}$:左心房平均压 5 mmHg

点是病儿不需做心导管检查,也不需特殊准备。^{99m}Tc 剂量小,半衰期短,故甚为安全,并可重复检查,对新生儿、小婴儿及心脏术后病儿较为方便。

7. **计算机断层扫描**(computed tomography,CT) 近年来,多层螺旋 CT 极大地提高了心脏 CT 成像的空间分辨率和时间分辨率,数据采集在 20 秒内即可完成。获得心脏和冠状动脉高分辨率图像的必要条件为 16 层扫描,薄层扫描<0.75 mm,机架旋转 1 周时间<500 ms。目前多层螺旋 CT 已发展到 64 层,主要用于冠状动脉成像(图 11.16),评价冠状动脉病变,在显示冠状动脉狭窄程度的准确性上已超过电子束 CT(图 11.17)。

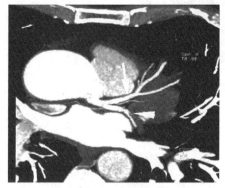

(a) 二维成像显示左冠状动脉主干及其分支:左前降支(长箭头),左回旋支(短箭头)

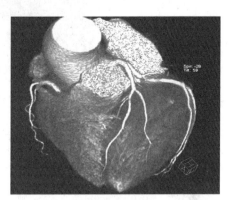

(b) 三维重建

图 11.16 冠状动脉(增强多层螺旋 CT 扫描)

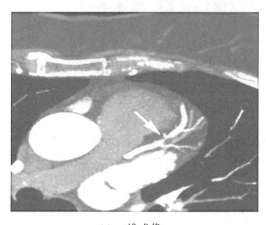

(a) 二维成像

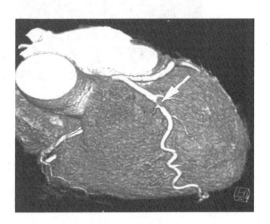

(b) 三维重建

图 11.17 冠状动脉左前降支狭窄(多层螺旋 CT 扫描)

8. **磁共振成像**(magnetic resonance imaging,MRI) 具有不需使用造影剂,且无电离辐射损伤的优点。可在任意投照角度产生心脏的数字图像(图 11.18),对肥胖病儿、心肌、肺和血流的对比度分辨率高。常用于诊断主动脉弓等血管病变(图 11.19),可很好地显示肺血管发育情况,动态评价心脏和大血管的结构和血流,对超声心动图显示不清的病变如肺动脉远端分支解剖和大静脉/肺静脉回流异常以及主动脉缩窄血管成形术后长期随访尤其有应用价值。

三维 MRI 有望成为心脏重建的理想的非侵入性检查方法。

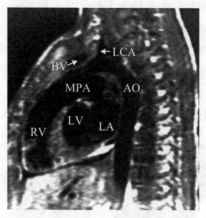

图 11.18　矢状切面 MRI 正常图像
AO:主动脉;BV:头臂静脉;LA:左心房;LCA:左冠状动脉;
LV:左心室;MPA:肺动脉主干;RV:右心室

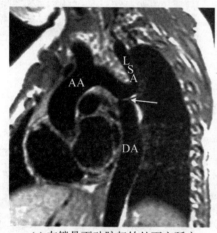
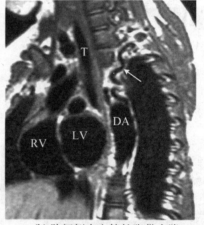

(a) 左锁骨下动脉起始处下方孤立性局灶性胸主动脉狭窄(箭头)　　(b) 肋间侧支血管扩张供应降主动脉(箭头)

图 11.19　8 岁小儿主动脉缩窄 T_1 加权自旋回波图像(斜矢状位 MRI)
AA:升主动脉;DA:降主动脉;LSA:左锁骨下动脉;LV:左心室;RV:右心室;T:气管

第二节　先天性心脏病概述

先天性心脏病(congenital heart disease,CHD)是胎儿期心脏和大血管发育异常而致的先天畸形,是小儿最常见的心脏病,约占各种出生畸形的 1/3。国外资料表明,先天性心脏病在活产婴儿中的发生率为 0.5%～0.8%,在死产儿和流产儿中的发生率高,分别为 3%～4% 和 10%～25%。然而二尖瓣脱垂、早产儿动脉导管未闭和二叶式主动脉瓣并未在统计范围,因此,先天性心脏病的发生率实际上可能还要高。国内对上海市两个区活产婴儿的前瞻性调查显示,先天性心脏病的发生率约为0.68%,据此估计我国每年约出生15万左右患有先天性心脏病的新生儿,如未经治疗,约1/3在生后1个月内因病情严重和复杂畸形而夭折。因此,复杂的心血管畸形在年长儿比婴儿期少见。

各先天性心脏病中,以室间隔缺损发病率最高,占25%～30%,其次是继发孔型房间隔缺损、动脉导管未闭、主动脉缩窄、法洛四联症、肺动脉狭窄和主动脉狭窄。新生儿期死亡的病例以大动脉转位最多,其次是左心发育不全综合征,法洛四联症是存活的发绀型先天性心脏病中最常见者。各类先天性心脏病症状的严重程度随年龄增长发生较大变化,如肌部室间隔缺损随年龄增长逐渐变小甚至自然闭合,而主动脉狭窄、肺动脉狭窄随年龄增长,症状可能逐渐加重。近20年来,随着导管介入术、姑息术和矫治术的发展,越来越多的先天性心脏病患儿可以存活至成年期。尽管如此,先天性心脏病仍然是先天性畸形患儿的主要死亡原因。在围生期死亡的先天性畸形患儿中,先天性心脏病约占40%。

一、病因

尽管先天性心脏病病因尚未完全阐明,但已认识到多数先天性心脏病有遗传基础(表11.3)。现认为多数先天性心脏病是遗传易感性和环境因素及其相互作用所致。先天性心脏病的遗传病因分为染色体异常、单基因和多基因异常三大类,其中大多数为多基因遗传异常。染色体异常以21-三体、13-三体、18-三体综合征和Turner综合征为代表。50%的21-三体综合征、90%以上的18-三体综合征和40%的Turner综合征伴有心脏畸形,其中21-三体综合征是最常见的遗传综合征。心脏畸形以房室管畸形和室间隔缺损最常见,室间隔缺损多为膜周部缺损。与单基因异常有关的心脏结构异常包括主动脉瓣上狭窄(Elastin基因)、家族性房间隔缺损伴房室阻滞(NKX 2.5基因)、Alagille综合征(Jagged 1基因)和Williams综合征(Elastin基因)等。主动脉瓣上狭窄伴周围肺动脉狭窄是Williams综合征特有的心脏畸形。现已证实22号染色体长臂1区1带(22q11)缺失的发生率在活产新生儿中为1/4 000～1/6 000,由22q11缺失导致的一组先天性畸形称为22q11缺失综合征或CATCH$_{22}$综合征,是人类最常见的染色体缺失综合征,为多基因遗传病。CATCH$_{22}$为主要临床表现的英文单词cardiac defects(心脏畸形)、abnormal facies(异常面容)、thymic aplasia(胸腺发育不全)、cleft palate(腭裂)和hypocalcemia(低血钙)首字母的缩写。75%～85%的CATCH$_{22}$综合征合并心脏畸形,包括圆锥动脉干畸形(法洛四联症、总动脉干、右心室双出口、动脉干下型室间隔缺损)和主动脉弓发育异常(主动脉缩窄、主动脉弓离断和右位主动脉弓)。肥厚性心肌病与β-肌球蛋白重链基因、α-原肌球蛋白基因、心肌肌钙蛋白T基因、心肌肌球蛋白结合蛋白C基因的错义突变有关。遗传性心律失常,尤其是长QT间期综合征与编码心肌钾通道和钠通道的基因突变有关。某些先天性心脏病与性别有关,如大动脉转位和二叶式主动脉瓣多见于男性(约65%),而房间隔缺损、室间隔缺损、动脉导管未闭和肺动脉狭窄多见于女性。虽然总体上先天性心脏病发病无种族差异,但是某些心脏缺损如大动脉转位多见于白种婴儿,而嵴上室间隔缺损更常见于亚裔儿童。

先天性心脏病的危险因素包括遗传危险因素和环境危险因素。除心脏或非心脏畸形家族史是主要遗传危险因素外,2%～4%的先天性心脏病与一些环境危险因素有关:① 父亲吸烟、接触油漆、暴露于寒冷环境,母亲吸烟、酗酒、吸食毒品、接触杀虫剂、染发剂等,已证实婴儿肌部室间隔缺损与母亲孕期酗酒有关；② 母亲患代谢性疾病，如糖尿病、苯丙酮尿症、系统性红斑狼疮，其中母孕期糖尿病与法洛四联症、总动脉干和右心室双出口高度相关，与非糖尿病母亲相比，所生育子女发生先天性心血管畸形的危险增加3倍；③ 母孕期接触大剂量放射线，缺乏叶酸，服用某些药物（如含锂的药物、抗代谢药物、抗癫痫药物等）；④ 孕早期宫内病毒感染，如风疹病毒、流感病毒、腮腺炎病毒和柯萨奇病毒等。

表11.3 部分先天性心脏病的遗传因素

分 类	染色体定位	基 因
心脏结构异常		
CATCH$_{22}$综合征	22q11	未知
家族性房间隔缺损伴房室阻滞	5q35	NKX2.5
Alagille综合征	20p12	Jagged1
Holt-Oram综合征	12q2	TBX5
21-三体综合征	21q22	未知
家族性完全性肺静脉异位回流	4p13-q12	未知
Noonan综合征	12q24	PTPN11
Ellis-van Creveld综合征	4p16	EVC
Char综合征	6p12~21.1	TFAP2B
主动脉瓣上狭窄	7q11.2	Elastin
Williams综合征	7q11	Elastin
Marfan综合征	15q21	Fibrillin
家族性脏器异位	Xq24-2q7	ZIC3
	1q42	未知
	9p13-21	DNAI1
心肌病		
肥厚性心肌病	14q1	β-肌球蛋白重链
	15q2	α-原肌球蛋白
	1q31	肌钙蛋白T
	19p13.2~19q13.2	肌钙蛋白I
	11p13~q13	肌球蛋白结合蛋白C
	12q23	心肌慢肌球蛋白调节轻链
	13p21	心室慢肌球蛋白必须轻链
肥厚性心肌病伴预激综合征	7q3	未知
扩张性心肌病	Xp21	Dystrophin
	Xp28	G4.5
	1q32	未知
	1p1~1q1	未知
	2q31	未知
	3p22~25	未知
	9q13~22	未知
	10q21~23	未知
	15q14	未知

续表

分类	染色体定位	基 因
心律失常		
完全性房室阻滞	19q13	未知
长QT间期综合征		
LQT1	11p15.5	KVLQT1(K^+通道)
LQT2	7q35	HERG(K^+通道)
LQT3	3p21	SCN5A(Na^+通道)
LQT4	4q25~27	未知
LQT5	21q22~q22	KCNE1(K^+通道)
LQT6	21q22.1	KCNE2(K^+通道)
Jervell and Lange-Nielsen综合征	11p15.5	KVLQT1(K^+通道)
致心律失常性右室发育不良	14q23~q24	未知
	1q42~q43	未知
	14q12~q22	未知
	3p23	未知
	17q21	未知
家族性心房颤动	10q22~q24	未知
家族性心室颤动	3p21~p24	SCN5A

二、预防和遗传咨询

虽然先天性心脏病的发生有一些已知的危险因素，但危险因素并不等同于病因，而是提供了进一步生物学调查的线索，或是作为人口教育(population education)的内容。已证实围孕期补充叶酸可减少胎儿神经管缺陷和心脏圆锥动脉干发育异常，因此应建议所有孕龄期女性常规补充叶酸。如父母或已有子女患有先天性心脏病，第二胎先天性心脏病的发生率较正常人群增加，为2%~6%。如第二胎发生先天性心脏病，其心脏缺损类型与一级亲属相似。对高危妊娠，妊娠早、中期胎儿超声心动图、染色体检查及基因诊断可提高产前先天性心脏畸形的检出率。患有先天性心脏病的孕妇能否正常分娩取决于心功能状况，如心功能差，孕期增加的血流动力学负担将增加母亲和胎儿的危险性。患有严重先天性心脏病的孕妇，尤其是发绀型先天性心脏病，胎儿自发流产的发生率很高。

三、诊治进展

近年来，小儿先天性心脏病的诊治研究取得了很大进展。无创性心脏诊断技术(超声心动图、核素心血管造影、计算机断层扫描、磁共振)和有创性诊断技术(心导管术、选择性心血管造影术)的迅速发展大大提高了产后先天性心脏病的诊断水平。胎儿超声心动图则提高了产前先天性心脏病的诊断水平，对于经验丰富的操作者，产前超声心动图诊断胎儿心脏畸形的准确率高达96%。在治疗方面，介入导管关闭房间隔缺损、室间隔缺损和动脉导管未闭，球囊血管成形术和球囊瓣膜成形术扩张狭窄的血管(如主动脉缩窄)和瓣膜(如肺动脉瓣狭窄)为产后先天性心脏病的治疗开辟了崭新的途径。随着胎儿超声心动图的发展,胎儿心脏介入目前也处于快速发展阶段,已能对胎儿肺动脉瓣狭窄和主动脉瓣狭窄球囊进行扩张,从而阻止胎儿水肿、左心发育不全的发生并重塑肺血管床。心脏外科的体外循环、深低温麻醉下心脏直视手术的发展以及带瓣管道的使用不仅使大多数常见先天性心脏病根治手术效果大为提高,而且对某些复杂心脏畸形亦能在婴儿期、甚至新生儿期进行手术,因此先天性心脏病的预后已大为改观。

四、分类

先天性心脏病的种类很多,且有的为复杂性心血管畸形。临床上常根据左、右两侧及大血管之间有无分流将先天性心脏病分为三大类。

(一) 左向右分流型(left-to-right shunt type)(潜伏青紫型)

在左、右心之间或主动脉与肺动脉之间存在异常通道。正常情况下体循环压力高于肺循环,平时血液左向右分流(动脉血分流至肺循环)不出现青紫。当剧哭、屏气或患肺炎等病理情况致使肺循环压力增高并超过体循环时,可使血液右向左反向分流(体静脉血分流至体循环)而出现暂时性青紫,故称潜伏青紫型。但晚期发生梗阻性肺动脉高压时,可出现持续右向左分流,临床上出现持续性青紫。属于此型的先天性心脏病以房间隔缺损、室间隔缺损、房室间隔缺损和动脉导管未闭最常见。

(二) 右向左分流型(right-to-left shunt type)(青紫型)

分肺血流量减少和肺血流量增多两组。肺血流量减少见于肺血流梗阻性先天性心脏病,如法洛四联症、三尖瓣闭锁和肺动脉闭锁伴室间隔完整。此时右心压力增高并超过左心,血流通过开放的卵圆孔、房间隔缺损或室间隔缺损右向左分流进入体循环。青紫的程度取决于梗阻的程度,如梗阻轻,患儿安静时可无青紫,但运动时出现青紫发作;如梗阻严重,肺血流量取决于动脉导管开放与否,当动脉导管在生后最初几周内闭合后,将出现严重的缺氧和青紫。肺血流量增多最常见于大动脉转位,由于心室大动脉连接异常,主动脉发自右心室,大量体静脉血直接进入体循环而出现持续性青紫。

(三) 无分流型(non-shunt type)(无青紫型)

即心脏左、右两侧或动、静脉之间无异常通路和分流,最常见于心室流出道梗阻(主动脉狭窄和肺动脉狭窄)和主动脉缩窄。如梗阻轻,心输出量可维持正常,无心衰或心衰症状轻微。严重的肺动脉狭窄可导致右心衰,但新生儿期由于卵圆孔未闭可出现青紫。

五、诊断和顺序分段分析

(一) 诊断原则

对先天性心脏病的正确诊断必须综合分析家族史、病史、症状、体征,并做辅助检查。初步评价包括3个主要部分:首先,根据有无青紫将先天性心脏病分为青紫型和非青紫型(通常包括左向右分流和无分流)两组;其次,根据X射线胸片肺血管纹理增加、正常或减少可将这两组进一步分类;最后,根据心电图判断有无右心室肥大、左心室肥大或双心室肥大。病史、症状、体征是提示先天性心脏病可能的重要线索,心脏杂音的部位和特征可进一步缩小鉴别诊断的范围。依据超声心动图,必要时结合心导管检查和心血管造影可最终确诊先天性心脏病。

(二) 先天性心脏病顺序分段分析 (sequential segmental analysis)

心脏是由 3 个节段和其间的 2 个接口所组成的,3 段即心房、心室和大动脉,2 处接口为房室连接(房室瓣)和心室与大动脉之间的连接(半月瓣),每一节段均分为左、右两个组成部分。根据它们的形态学特点、相对位置、与近端和远端的连接、分流的位置、梗阻的位置和瓣膜反流,并按照血流方向对每一节段的左、右两侧结构一一做出评价,就构成了先天性心脏病的顺序分段分析。完整的先天性心脏病顺序分段分析包括心房位置、心室位置、房室连接、大动脉位置、心室大动脉连接、心脏位置及合并畸形的判断。顺序分段分析对推动和提高先天性心脏病的诊治水平发挥非常重要的作用,不仅对复杂性先天性心脏病的诊断是必要的,也应作为所有先天性心脏病的诊断基础。

1. **心房位置判断** 和下腔静脉相连(图 11.20),心耳宽大呈椎体状,卵圆窝外层有肌性窝缘(limb)是右心房在形态学上的 3 个重要特征,也是区分左、右心房形态学最可靠的解剖学标志。另外,右心房游离壁上有界嵴(terminal crest)和众多的梳状肌(pectinate muscles)。与右心房形态学特点相比,左心房游离壁光滑,无界嵴和梳状肌;左心耳狭长,似手指状,间隔面光滑(图 11.21)。解剖右心房在右侧,解剖左心房在左侧,称为心房正常位(situs solitus,"S")。少部分(1/6 000~1/8 000)人的内脏器官呈镜像反位,解剖右心房及肝脏等右侧器官在左侧,解剖左心房及胃等左侧器

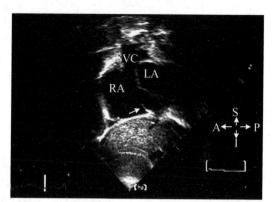

图 11.20 剑下矢状切面显示下腔静脉瓣(箭头)
A:前;I:下;LA:左心房;P:后;
RA:右心房;S:上;SVC:上腔静脉

官在右侧,称为心房反位(situs inversus,"I")。心房正常位,提示心脏左、右位置正常;心房反位,则提示心脏左、右位置镜像反位。少数先天性心脏病患者两侧心房的形态学特点相似,称为心房不定位(situs ambiguus,"A"),或者呈双侧右房结构(右房异构,right isomerism),或者呈双侧左房结构(左房异构,left isomerism)。绝大部分正常人的右侧胸、腹腔器官在右侧,左侧器官在左侧,因此也可根据肝脏及胃泡位置确定心房正常位或反位。

2. **心室位置判断** 右心室形态学特点包括肌小梁粗大、三尖瓣隔瓣通过腱索与室间隔直接相连,三尖瓣和肺动脉瓣之间被圆锥部分隔而无纤维直接连续。左心室形态学特点包括近心尖处肌小梁细小、二尖瓣无腱索与室间隔相连,而通过纤维组织与主动脉瓣直接连续。因此,心尖区肌小梁、房室瓣形态学特点、房室瓣和半月瓣的连续性是区分左、右心室形态学的最可靠特征(图 11.22)。正常心脏的左室壁较右壁厚,但室壁厚度不能作为区分左、右心室形态学特点的可靠指标,如右心室肥厚时,右室壁可增厚。解剖右心室位于解剖左心室的右侧,为心室正常位,以心室右襻(D-loop)表示;如解剖右心室位于左侧,解剖左心室位于右侧,为心室反位(镜像),以心室左襻(L-loop)表示。左位心(levocardia)时,右心室位于右前,左心室位于左后;右位心(dextrocardia)时,右心室位于右后,左心室位于左前;中位心(mesocardia)时,室间隔在垂直中线,左、右心室并列。

3. **房室连接判断** 房室瓣的位置与心房位置无关,而总是与心室连接,二尖瓣总是与左心室连接,三尖瓣总是与右心室连接。三尖瓣环较二尖瓣环更靠近心尖是区分三尖瓣和二尖瓣的最可靠特征,房室瓣与室间隔直接相连提示三尖瓣,与半月瓣直接相连提示二尖瓣。房室

连接方式有4种类型:房室连接一致(心房正常位,心室右襻)、房室连接不一致(心房正常位,心室左襻)、单心室房室连接和不定的房室连接,其中单心室房室连接包括双入口(double inlet)、单入口(single inlet)和共同入口(common inlet)3个亚类(图11.23)。

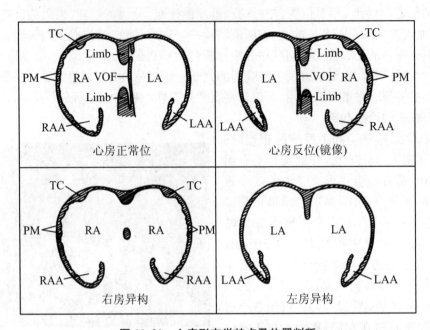

图 11.21　心房形态学特点及位置判断
LA:左心房;LAA:左心耳;Limb:卵圆窝肌性窝缘;PM:梳状肌;
RA:右心房;RAA:右心耳;TC:界嵴;VOF:卵圆窝瓣

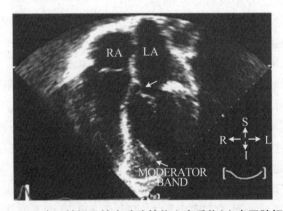

图 11.22　先天性矫正性大动脉转位心室反位(心尖四腔切面)
左侧房室瓣附着于室间隔,右侧房室瓣不与室间隔相连,左侧房室瓣位置低,提示左侧房室瓣为三尖瓣,右侧房室瓣为二尖瓣。左侧心室近心尖处有调节束进一步证实左侧心室为解剖学右心室。
I:下;L:左;LA:左心房;MODERATOR BAND:调节束;R:右;RA:右心房;S:上

4. 大动脉位置判断　通常以肺动脉干为基准描述升主动脉位置。主动脉位于肺动脉右后为正常位(以S表示)。相对于肺动脉干而言,常见的主动脉位置异常有主动脉右移位(dextroposition)、右侧位、右前位(即右型转位,以D表示)和左前位(即左型转位,以L表示)(图11.24)。主动脉位于右前位和右侧位之间,为右移位,常见于法洛四联症、右室双出口和房室间隔缺损。主动脉右前位最常见于完全性大动脉转位,主动脉左前位最常见于先天性矫正性大动脉转位和左室双入口。

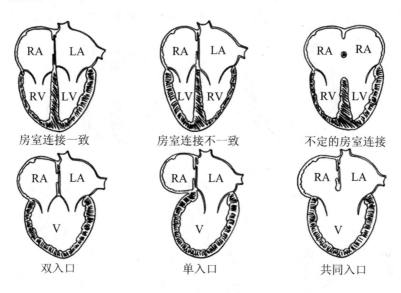

图 11.23 房室连接的 3 种类型

5. 心室大动脉连接判断 心室大动脉连接方式有连接一致、连接不一致、双出口(double outlet)、单出口(single outlet)和共同出口(common outlet)(图 11.25)。解剖右心室与肺动脉连接,解剖左心室与主动脉连接为心室大动脉连接一致;解剖右心室和主动脉连接,解剖左心室和肺动脉连接为心室大动脉连接不一致。心室大动脉连接不一致常见于大动脉转位,先天性矫正性大动脉转位以心室大动脉连接不一致和房室连接不一致为特点,右心房位于右侧接受来自体循环的静脉血,经左心室至肺动脉,左心房位于左侧接受来自肺循环的动脉血,经右心室至主动脉,这时错误的血流方向在生理上已被矫正,故临床上无青紫。心室双出口指肺动脉和主动脉皆出自一个心室腔(左心室或右心室),单

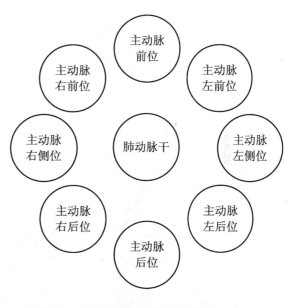

图 11.24 大动脉位置判断(下面观,心尖至心底)

出口见于肺动脉闭锁伴室间隔缺损,共同出口见于总动脉干,此时主动脉和肺动脉在根部未分,肺动脉起源于总动脉干的近端。

6. 心脏位置判断 心脏位置和心尖指向是两个不同的概念。按位置划分,心脏在胸腔内可位于左侧(正常位)、右侧或中线。一些因素如严重脊柱侧凸、膈疝、胸廓畸形、横膈膨升、肺发育不良、肺不张、胸腔积液等可影响心脏在胸腔内的位置。心脏向右移位称为心脏右移,向左移位称为心脏左移,向中线移位称为中间位置。胸骨或膈肌缺损时,心脏可位于胸腔外(心

脏异位),这种情况极为罕见。右位心、左位心和中位心的划分以心轴(心底至心尖的轴线)的指向(即心尖指向)为依据(图 11.26),而与心脏位置和心脏移位无关,如右肺发育不良者心脏可位于右侧胸腔(心脏右移),但仍为左位心。右位心指心脏的主要部分位于右侧胸腔,心尖指

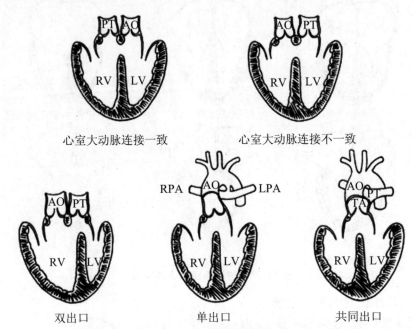

图 11.25 心室大动脉连接方式

AO:主动脉;LPA:左肺动脉;LV:左心室;PT:肺动脉干;
RPA:右肺动脉;RV:右心室;TA:动脉干

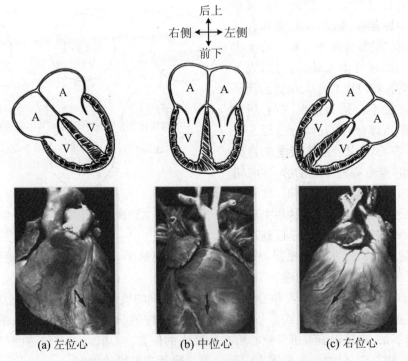

图 11.26 心轴指向与心脏位置和心脏移位无关

向右侧。右位心时心房可正常位、反位和不定位,如心房正常位称为孤立性右位心(isolated dextrocardia),如心房反位称为镜像右位心(mirror-image dextrocardia)。左位心指心脏的主要部分位于左侧胸腔,心尖指向左前,如心房反位而呈左位心称为孤立性左位心。中位心指心脏位于胸腔中部,心尖向下指向中线,很多复杂性先天性心脏病呈中位心。人类心脏的左位、右位不是问题关键,重要的是心腔血管的循环是否合乎生理要求。

7. 合并心脏血管畸形的判断　在绝大部分先天性心脏病中,因心脏、心房位置正常,房室连接及心室大动脉连接均正常,此时合并心脏血管的缺损和畸形为其主要诊断内容。

8. 先天性心脏病顺序分段分析命名　将心房、心室、大动脉3段分别以大写字母表示。第一个大写字母表示心房位置,S为心房正位,I为心房反位;第二个大写字母表示心室位置,D为心室右襻,L为心室左襻;第三个大写字母表示大动脉位置,D为主动脉瓣位于肺动脉瓣右侧,L为主动脉瓣位于肺动脉瓣左侧,S为大动脉位置正常,I为大动脉反位。[S、D、S]表示正常心脏,即心房正常位(S)、心室右襻(D)、大动脉正常位(S);[S、D、D]表示完全性大动脉转位,即心房正常位(S)、心室右襻(D)、大动脉右型转位(D);其他如[S、L、L]表示先天性矫正性大动脉转位,[I、L、I]表示镜像右位心等。

第三节　几种常见的先天性心脏病

一、房间隔缺损

房间隔缺损(atrial septal defect,ASD)是小儿常见的先天性心脏病之一,也是成人最常见的先天性心脏病,在活产婴儿中的发生率约为1/1 500,占先天性心脏病发病总数的10%。大多数房间隔缺损为散发病例,然而部分有遗传学基础,如家族性房间隔缺损伴房室阻滞(NKX 2.5基因突变)和Holt-Oram综合征(TBX 5基因突变,上肢畸形和房间隔缺损等)。本病可单独存在,也可合并其他心脏畸形,30%~50%的先天性心脏病伴有房间隔缺损。继发孔型房间隔缺损多见于女性,女性发病为男性的2~3倍,而原发孔型和静脉窦型房间隔缺损男女性别差异不大。

〖病理解剖〗

单纯性卵圆孔未闭在婴儿期很常见,通常无血流动力学意义,不引起心内分流,不能认为是房间隔缺损。房间隔缺损可发生在房间隔的任何部位,根据胚胎期房间隔发育情况将房间隔缺损分为以下4种类型(图11.27)。

1. 原发孔型(ostium primum type)房间隔缺损　又称第一孔型房间隔缺损,占房间隔缺损的15%。缺损位于心房中隔前下方,呈半月形,靠近心内膜垫,常合并二尖瓣前叶裂,为完全性房室管畸形(即完全性房室隔缺损)的一部分。

2. 继发孔型(ostium secundum type)房间隔缺损　又称第二孔型房间隔缺损,最为常见,占房间隔缺损的50%~70%。缺损位于房间隔中部卵圆窝处,可单个或多个,大型缺损向下往下腔静脉和冠状静脉窦口延伸,向上向上腔静脉延伸。10%合并部分向肺静脉异位回流,尤其是右上肺静脉异位回流。

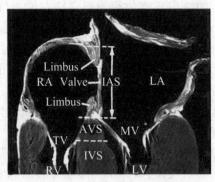
(a) 房间隔位于左、右心房之间，房室间隔位于右心房和左心室之间

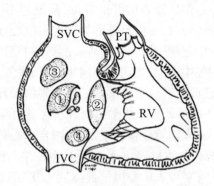
(b) 房间隔缺损

图 11.27 房间隔和房间隔缺损解剖类型示意图

房间隔缺损的解剖类型：① 继发孔型；② 原发孔型；③ 静脉窦型；④ 冠状静脉窦型。AVS：房室隔；IAS：房间隔；IVC：下腔静脉；IVS：室间隔；LA：左心房；Limbus：卵圆窝的肌性窝缘；LV：左心室；MV：二尖瓣；PT：肺动脉干；RA：右心房；RAA：右心耳；RV：右心室；SVC：上腔静脉；TV：三尖瓣；Valve：卵圆窝瓣膜

3. **静脉窦型**（sinus venosus type）**房间隔缺损** 约占10%，缺损位于房间隔后上方，分上腔静脉型和下腔静脉型。上腔静脉型最常见，缺损位于上腔静脉入右心房处，常合并右上肺静脉异位回流；下腔静脉型罕见，缺损位于下腔静脉入右心房处，常合并右下肺静脉异位回流。

4. **冠状静脉窦型**（coronary sinus type）**房间隔缺损** 最为少见。缺损位于冠状静脉窦和左心房之间，房间隔本身完整无缺，左心房血可由冠状静脉窦与右心房相通。

〖病理生理〗

分流量取决于缺损大小、左右心室的相对顺应性和肺循环、体循环的相对血管阻力，而分流方向主要与后两者有关。在新生儿及婴儿早期，由于右心室壁较厚，顺应性差，左向右分流量少。随年龄增长，肺循环血管阻力和右心室压力降低，右心室壁较左心室壁薄，右心室顺应性增加，左向右分流量随之增加。大型房间隔缺损时，大量氧合血自左心房分流至右心房，和回流至右心房的体静脉血一起由右心室泵入肺循环，肺循环血流量增加，而体循环血流量减少，肺循环血流量（Q_p）可达体循环血流量（Q_s）的2～4倍（$Q_p/Q_s = 2:1～4:1$）（图11.28）。右心容量负荷增加导致右心房和右心室扩大、肺动脉扩张，左心房可能扩大，而左心室和主动脉大小保持正常。在整个儿童时期，肺血管阻力保持低水平，肺动脉压增加不明显，直到成年期肺血管阻力开始升高，出现艾森曼格综合征（Eisenmenger综合征），此时左向右分流减少，甚至出现右向左分流，临床出现青紫。

〖临床表现〗

1. **症状** 小儿继发孔型房间隔缺损大多无症状，部分病人甚至终身无症状，不少患儿直到成年才被发现。因体格检查而意外发现房间隔缺损的年龄多在1～2岁。即使缺损大、分流量显著，小儿时期也很少引起心力衰竭。但婴儿房间隔缺损偶可表现为生长发育迟缓、反复下呼吸道感染和心力衰竭。年长儿可有不同程度的运动耐力下降，易疲劳，呼吸急促，但通常不为家人所注意。除非发展成肺动脉高压，一般无青紫。

2. **体征** 体格相对瘦长，心前区轻度隆起，心脏搏动增强，胸骨左缘触诊有抬举样冲动感，尤其在年长儿左向右分流量大时明显，一般无震颤。心脏听诊有3个特点：① 第二心音增

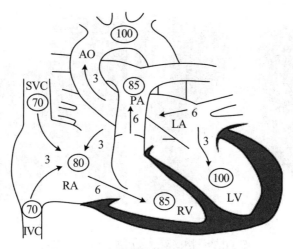

图 11.28　房间隔缺损病理生理示意图

圆圈中数字表示血氧饱和度,箭头旁数字表示血流量[L/(min·m²)]。该示意图假设一患儿 Q_p/Q_s 为 2:1。体静脉血[3 L/(min·m²)]由腔静脉进入右心房,与从左心房分流至右心房的氧合血[3 L/(min·m²)]混合,结果右心房血氧饱和度增加,6 L 混合血通过三尖瓣产生舒张中期血流杂音。因右心房血液可能混合不充分,右心室血氧饱和度(85%)较右心房(80%)轻度增加,6 L 混合血流通过右室流出道产生收缩期喷射性血流杂音。回流至左心房的氧合血共 6 L,其中 3 L 经房间隔缺损左向右分流至右心房,剩余 3 L 经二尖瓣入左心室,由左心室泵向升主动脉。

AO:主动脉;IVC:下腔静脉;LA:左心房;LV:左心室;PA:肺动脉;RA:右心房;RV:右心室;SVC:上腔静脉

宽,固定分裂(fixed splitting of the 2nd heart sound),与右心室舒张期负荷增加,右心室射血时间延长以及肺动脉扩张使得肺动脉瓣关闭时间明显落后于主动脉瓣有关。第二心音固定分裂指第二心音的主动脉瓣成分(A_2)和肺动脉瓣成分(P_2)的间期固定不变,不受呼吸周期的影响。② 胸骨左缘第 2 肋间 Ⅱ~Ⅲ 级喷射性收缩期杂音,系大量血流通过相对狭窄的右心室流出道所致,与房间隔缺损血液分流无关。③ 胸骨左缘下端短促而低频的舒张早中期有"隆隆"样杂音,系大量左向右分流时,通过三尖瓣的血流量增多,造成相对性三尖瓣狭窄所致。用钟形听诊器听诊最清楚,该杂音的出现提示肺循环血流量增加,Q_p/Q_s 至少为 2:1。对于婴儿而言,即使是大的房间隔缺损,也可能缺乏典型的心脏听诊特点。随着肺动脉高压的进展,左向右分流逐渐减少,P_2 增强,第二心音固定分裂消失,收缩期杂音缩短,舒张期杂音消失。

【辅助检查】

1. X 射线检查　心影扩大,心胸比率大于 0.5,以右心房和右心室扩大为主。肺动脉段突出,肺血管纹理增加,可有肺门"舞蹈"征。因右心室容量增加向前凸出,故右心室扩大在侧位片显示最清楚(图 11.29)。一旦进展至肺血管梗阻性疾病,肺动脉主干明显扩张,肺血减少,周围肺野清晰。

2. 心电图　一般为窦性心律,少数年长儿出现交界性心律或室上性快速性心律失常(如心房扑动)。多数平均额面 QRS 电轴右偏(+95°~+170°),右心房和右心室肥大。年长儿心房内或 H-V 间期传导延迟导致 Ⅰ 度房室阻滞(PR 间期延长)。右心前区导联(V_1 和 V_3R 导联)呈 RSR′ 或 RSR′ 不完全性右束支传导阻滞图形,与右心室容量负荷过重相一致(图 11.30)。

3. 超声心动图　M 型超声心动图显示右心房、右心室扩大及室间隔矛盾运动(正常室间隔于收缩期向后运动,舒张期向前运动,如方向相反则为室间隔矛盾运动),提示右心容量过度

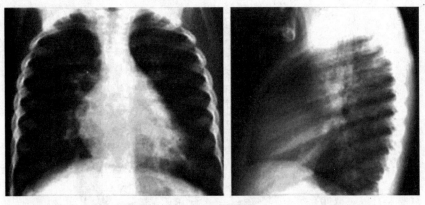

(a) 后前位片　　　　　　　　(b) 侧位片

图 11.29　房间隔缺损后前位和侧位胸片

图示为 10 岁房间隔缺损患儿胸部 X 射线表现,心影轻度扩大,肺血管纹理增多,肺动脉主干段轻度突出。后前位片显示右心房扩大;侧位片显示胸骨后间隙消失,右心室扩大

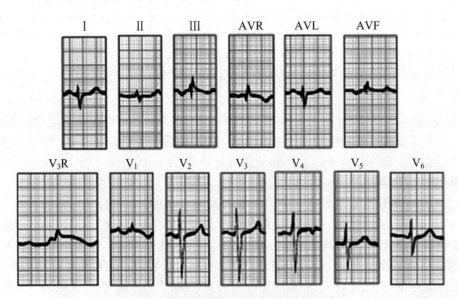

图 11.30　房间隔缺损右束支传导阻滞

V_1 导联为 RSR′ 图形,V_3R 纸速 50 mm/s

负荷,为房间隔缺损的间接征象。二维超声心动图最常采用剑下四腔切面,可显示房间隔缺损的位置和大小(图 11.31)。彩色多普勒血流显像可显示心房水平左向右分流(图 11.32)。应用多普勒超声可估测分流量大小,计算 Q_p/Q_s,估测右心室收缩压和肺动脉压。彩色多普勒血流显像和经食道超声心动图有助于诊断部分性肺静脉异位回流。儿科病人首选经胸超声心动图,对年长儿和青少年,如经胸超声透声较差,可选用经食道超声心动图(图 11.33)。

4. 心导管检查　仅在超声心动图不能确诊,或怀疑已进展至肺血管梗阻疾病,或合并其他心脏畸形时进行。右心导管检查时导管可通过缺损由右心房进入左心房。右心房血氧含量明显高于上、下腔静脉时可考虑房间隔缺损,但这不是房间隔缺损的特异性诊断指标。部分性

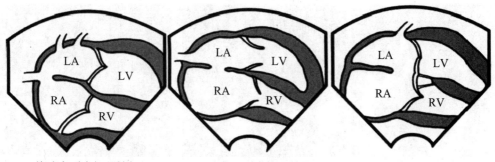

(a) 静脉窦型房间隔缺损　　(b) 继发孔型房间隔缺损　　(c) 原发孔型房间隔缺损

图 11.31　房间隔缺损类型示意图(二维超声心动图)

剑下声窗提供了多数诊断切面。(a) 静脉窦型房间隔缺损:缺损位于房间隔后上方,常紧邻上腔静脉入口之下,多合并右上肺静脉异位回流;(b) 继发孔型房间隔缺损:缺损位于房间隔中部;(c) 原发孔型房间隔缺损:缺损位于房间隔前下方,恰位于左右房室瓣血流入口之上。
LA:左心房;LV:左心室;RA:右心房;RV:右心室

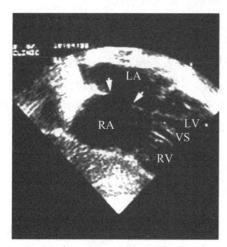

二维超声心动图（剑下四腔切面）
显示一大的房间隔缺损（箭头）

(a) 二维超声心动图

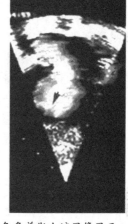

彩色多普勒血流显像显示心房水平左向右分流，橙红色信号表示血流方向朝向探头（箭头）

(b) 彩色多普勒血流显像图

图 11.32　继发孔型房缺

LA:左心房;LV:左心室;RA:右心房;RV:右心室;VS:室间隔

肺静脉异位回流至右心房、室间隔缺损伴三尖瓣关闭不全、房室管畸形时血流由左心室向右心房分流等也可导致右心房血氧含量增高。右心室和肺动脉压力正常或轻度增高,因右室流出道相对性狭窄,在右心室和肺动脉之间存在小到中等的压力阶差(<25 mmHg)。通过心导管检查还能计算分流量大小和肺小动脉阻力。

5. 心血管造影　很少应用,因超声心动图和心导管检查已能确诊。

〖**自然史**〗

继发孔型房间隔缺损在儿童期能很好耐受,如未经治疗,通常在 20～30 岁时出现症状。肺动脉高压、房性心律失常、三尖瓣或二尖瓣关闭不全、心力衰竭为房间隔缺损的晚期表现。脑血管意外和感染性心内膜炎极其罕见,不推荐常规使用抗生素预防单纯性继发孔型房间隔

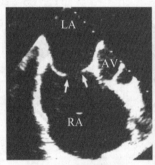
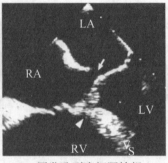
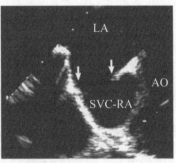

(a) 继发孔型房间隔缺损　　(b) 原发孔型房间隔缺损　　(c) 静脉窦型房间隔缺损

图 11.33　房间隔缺损类型（经食道超声心动图）
AO：主动脉；AV：主动脉瓣；LA：左心房；LV：左心室；RA：右心房；RV：右心室

缺损发生感染性心内膜炎。最近报道，房间隔缺损的总体自然闭合率高达 87%。生后 3 个月内诊断的房间隔缺损，如缺损<3 mm，在 1 岁半时几乎 100% 自然闭合，3~8 mm 的房间隔缺损在 1 岁半时 80% 可自然闭合，而≥8 mm 的房间隔缺损罕见自然闭合。

〖治疗〗

有症状或虽无症状但 $Q_p/Q_s \geqslant 2:1$ 者，应在 1 岁以后至学龄前行手术修补或经导管介入封堵。反复呼吸道感染、发生心力衰竭或合并肺动脉高压者应尽早手术治疗，手术死亡率小于 1%。双面蘑菇伞（amplatzer 装置）关闭房间隔缺损的近期和中期效果良好，但长期疗效有待随访观察。适应证为：① 继发孔型房缺；② 缺损直径<30 mm；③ 房缺边缘距肺静脉、腔静脉、二尖瓣口及冠状静脉窦口的距离>5 mm；④ 房间隔伸展径大于房缺直径 14 mm。

二、室间隔缺损

室间隔缺损（ventricular septal defect, VSD）分先天性和后天性。先天性室间隔缺损是小儿最常见的先天性心脏病，占先天性心脏病发病总数的 25%，在活产婴儿中的发生率为 5/1 000~50/1 000。本病可单独存在，也可与其他心脏畸形并存。少数室间隔缺损患儿有染色体异常，如 13-三体、18-三体、21-三体综合征及其他罕见的综合征。

〖病理解剖〗

从室间隔右室面观，室间隔由膜部、流入道、肌小梁部和流出道（漏斗部）组成，后三者构成室间隔肌部（图 11.34）。室间隔缺损即是由于胚胎期室间隔组成部分发育不良或发育障碍所致。按解剖部位可将室间隔缺损相应分为 4 种类型（图 11.35）：

(1) 膜周部缺损：最常见，占 70%~

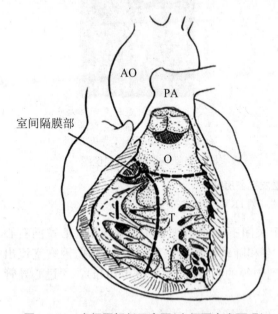

图 11.34　室间隔解剖示意图（室间隔右室面观）
AO：主动脉；I：流入道；PA：肺动脉；
T：肌小梁部；O：流出道

80%,由膜部室间隔向与之毗邻的3个区域(流入道、肌小梁部和流出道)延伸组成,位于主动脉瓣下。

(2) 流入道缺损:占5%~8%,位于膜周部室间隔缺损的后下方,三尖瓣隔叶之下。

(3) 流出道室缺:占5%~7%(西方国家)和30%(远东国家),位于肺动脉瓣下方流出道间隔。

(4) 肌小梁部缺损:占5%~20%,从室间隔右室面剖视常为多发缺损(称瑞士奶酪样缺损),极其难以手术关闭。

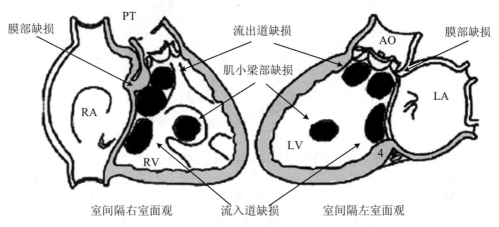

图 11.35 室间隔缺损解剖部位示意图
AO:主动脉;LA:左心房;LV:左心室;
RA:右心房;RV:右心室;PT:肺动脉干

〖病理生理〗

分流方向和分流量取决于缺损大小和肺循环、体循环的相对血管阻力(图 11.36)。

1. 小型室间隔缺损 有时称 Roger's 缺损,缺损直径<5 mm 或缺损面积<0.5 cm^2/m^2 体表面积,虽然左、右心室收缩压悬殊,但由于缺损口小,限制了左向右分流,无血流动力学意义,故又称为限制性室间隔缺损。此时,右心室压力和肺血管阻力正常,可无症状。80%~85%的室间隔缺损在出生时直径<3 mm。

2. 中型室间隔缺损 缺损直径 5~10 mm 或缺损面积 0.5~1.0 cm^2/m^2 体表面积,仍属于限制性室间隔缺损的范畴。但缺损口对血液分流的限制减轻,有明显的左向右分流,肺循环血流量可达体循环的 1.5~3.0 倍。因肺血管床有丰富的后备容受量,故通常无充血性心力衰竭或肺动脉高压。

3. 大型室间隔缺损 缺损直径>10 mm 或缺损面积>1.0 cm^2/m^2 体表面积,缺损口本身对血液分流不构成阻力,故称为非限制性室间隔缺损。此时左、右心室压力相等,分流方向和分流量取决于肺循环、体循环血管阻力的比值。大量左向右分流使肺循环血流量增加,肺血管床在增高的肺动脉压力和大量肺血流的长期冲击下,逐渐进展为肺血管梗阻性疾病,左向右分流转为双向分流甚至反向分流,心力衰竭症状减轻,出现青紫(Eisenmenger 综合征)。

〖临床表现〗

临床表现因缺损大小、肺血流量和肺血管阻力而异。

1. 小型室间隔缺损 左向右分流量小,肺动脉压力正常,无青紫、心力衰竭等症状,一般

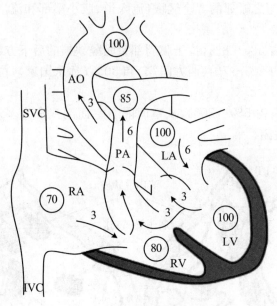

图 11.36 室间隔缺损病理生理示意图

圆圈中数字表示血氧饱和度,箭头旁数字表示血流量$[L/(min \cdot m^2)]$。该示意图假设一患儿 Q_p/Q_s 为 2:1。体静脉血$[3 L/(min \cdot m^2)]$由腔静脉、右心房经三尖瓣进入右心室,与从左心室分流至右心室的氧合血$[3 L/(min \cdot m^2)]$混合,导致右心室血氧饱和度增加,6 L 混合血由右心室射入肺循环,因右心室血液可能混合不充分,肺动脉血氧饱和度(85%)较右心室(80%)进一步增加。回流至左心房的 6 L 氧合血通过二尖瓣(产生舒张中期杂音)进入右心室,其中 3 L 经室间隔缺损左向右分流至右心室,剩余 3 L 由左心室泵入升主动脉。

AO:主动脉;IVC:下腔静脉;LA:左心房;LV:左心室;PA:肺动脉;RA:右心房;RV:右心室;SVC:上腔静脉

活动不受限制,生长发育多正常,往往在体检时发现本病。体检心前区无隆起,心尖冲动不强烈,胸骨左缘第 3、4 肋间可听到 Ⅱ~Ⅳ 级粗糙响亮的全收缩期吹风样杂音,向心前区广泛传导,常伴收缩期震颤。P_2 正常。早产儿肺血管阻力较足月儿下降得快,故早产儿收缩期杂音较足月儿明显。心尖区短促而响亮的收缩期杂音常是新生儿小型肌部室间隔缺损的体征。

2. **中、大型室间隔缺损** 左向右分流量多,肺循环血流量增多,而体循环流量减少,婴儿早期症状明显,呼吸急促、喂养困难、发育不良、运动不耐受、多汗、反复肺部感染和心力衰竭。一般无青紫,但在感染或哭闹时有发灰现象,生后持续性青紫常提示复杂性心脏畸形,而非单纯性室间隔缺损。肺血管床结构随时间进展而改变,最终发生肺血管梗阻性疾病(Eisenmenger 综合征),左向右分流逆转为右向左分流,多在青春期和青年期出现持续性青紫和杵状指(趾)。体检:心前区隆起,侧面观可见心尖冲动,心界扩大,胸骨左缘第 3、4 肋间可闻及 Ⅲ~Ⅳ 级全收缩期杂音,伴收缩期震颤。大型室间隔缺损时左、右心室压差不显著,故听诊全收缩期杂音通常没有小型室间隔缺损那样粗糙,更像吹风样。心尖区低调隆样舒张中期杂音为大量左向右分流时,回流至左心房的血量增多引起相对性二尖瓣狭窄所致,钟形听诊器听诊最清楚,此杂音的出现提示 Q_p/Q_s 至少为 2:1。进展至肺血管梗阻性疾病时,心脏杂音减轻,而 P_2 显著亢进。

〖辅助检查〗

1. X射线检查　小型室间隔缺损无明显改变。中型和大型室间隔缺损,心影不同程度扩大,主要为左心房和左心室扩大,进展至肺动脉高压时,右心室也扩大(图11.37)。如左心房严重扩大,后前位胸片可显示气管分叉增宽。主动脉影正常或较正常为小,肺动脉主干段突出,肺野充血,肺血管纹理增多。进展至肺血管梗阻性疾病时,肺动脉主干显著增粗,但外周肺野血管影很少,呈缺血性改变,心影正常大小或轻度增大。

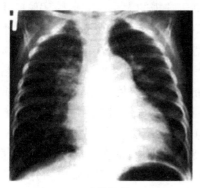 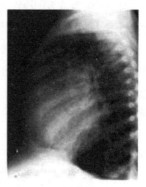

(a) 后前位片　　　　　　　　　　(b) 侧位片

图11.37　室间隔缺损后前位和侧位胸片

心影中等程度扩大,左、右心室均扩大,肺动脉主干段突出,
肺血管纹理增加,提示大量左向右分流和肺动脉高压

2. 心电图　小型缺损,心电图正常或轻度左心室肥大;中型缺损,左心室肥大,偶见左心房肥大;大型缺损,双心室肥大,伴或不伴左心房肥大;进展至肺血管梗阻性疾病时,仅表现为右心室肥大的心电图改变。

3. 超声心动图　二维超声心动图可从多个切面显示缺损直接征象——回声中断的部位、时相、数目与大小(图11.38),但对2 mm以下的缺损(尤其是位于肌性间隔的缺损)显示不清。彩色多普勒血流显像能探查到很小的缺损,可显示分流束的起源、部位、数目、大小及方向,一般为收缩期五彩镶嵌的左向右分流束。频谱多普勒超声可测量分流速度,计算跨隔压差(左、右心室压力阶差)和右心室收缩压,估测肺动脉压。还可通过测定肺动脉瓣口和二尖瓣口血流量计算肺循环血流量(Q_p),测定主动脉瓣口和三尖瓣口血流量计算体循环血流量(Q_s)。Q_p/Q_s比值表示心内分流量,正常时$Q_p/Q_s \approx 1$,此值增高≥1.5提示中等量左向右分流,≥2.0为大量左向右分流。

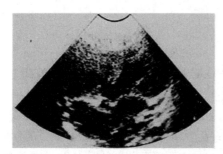 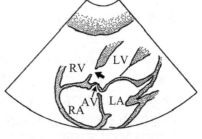

图11.38　膜周部室间隔缺(二维超声心动图心尖五腔切面)

AV:主动脉瓣;LA:左心房;LV:左心室;RA:右心房;RV:右心室;箭头所示为缺损部位

4. 心导管检查和选择性左心室造影 仅在临床及超声心动图不能确诊、怀疑已进展至肺血管梗阻性疾病或合并其他心血管畸形时进行。心导管检查可发现右心室血氧含量高于右心房。小的限制性室间隔缺损,右心室压力和肺动脉压力正常;大的非限制性室间隔缺损,肺循环收缩压显著升高,和体循环收缩压几乎相等,肺循环血流量达体循环的2～4倍。选择性左心室造影可显示心腔形态、大小,证实缺损的数目、大小、部位以及有无其他合并畸形。

〖自然史〗

室间隔缺损的自然病程在很大程度上取决于缺损的大小。30%～50%的小型缺损于2岁时自然闭合,90%于6岁时自然闭合,剩下的10%于学龄期自然闭合,但成人小型室间隔缺损也有自然闭合的报道。肌部和膜部缺损随年龄增长而逐渐变小以至自然闭合,但小型肌部缺损较膜部缺损更易于自然闭合,自然闭合率分别为80%和35%。这些缺损的自然闭合常与室间隔膜部瘤(aneurysm of membranous septum)的形成有关,膜部瘤可限制左向右分流量。流入道和流出道缺损通常不会随年龄增长而逐渐变小或自然闭合。中型和大型室间隔缺损少见自然闭合,仅8%可能自然闭合。婴儿大型室间隔缺损可并发反复呼吸道感染、充血性心力衰竭、肺动脉漏斗部狭窄和肺血管梗阻性疾病。肺血管阻力常在生后6～8周下降,故婴儿大型室间隔缺损常在生后6～8周之后发生充血性心力衰竭。室间隔缺损的其他并发症还有主动脉瓣脱垂致主动脉瓣关闭不全和感染性心内膜炎,其中感染性心内膜炎是室间隔缺损的长期危险,但罕见发生。

〖治疗〗

小型室间隔缺损通常自然闭合,不主张手术修补,应鼓励患儿正常生活,无需限制体力活动。进行拔牙术、扁桃体切除术、生殖泌尿系统或肠道的侵袭性器械操作时应使用抗生素预防感染性心内膜炎的发生。控制心力衰竭(地高辛和利尿剂)维持正常发育、阻止肺血管梗阻性疾病的发展为大型室间隔缺损内科治疗的两个目的,其中后者为更为重要的目的,2岁之前手术修补可使大型缺损发生肺血管梗阻性疾病的危险降低至最小。手术适应证:① 任何年龄的大型缺损内科治疗无效,生长发育不能改善;② 6～12个月的大型缺损伴肺动脉高压,即使内科治疗能控制症状;③ 大于24个月的小儿,$Q_p/Q_s>2:1$;④ 嵴上型缺损(发生主动脉瓣反流的危险很高)。手术死亡率小于2%,术后远期预后良好。严重的肺血管梗阻性疾病伴大量右向左分流为手术禁忌证。随着介入心脏病学的发展,已能利用Amplatzer封堵器经心导管堵塞室间隔缺损。新华医院上海儿童医学中心2001年国内首例肌部室间隔缺损堵塞成功,2002年10例膜部室间隔缺损堵塞成功。目前经导管堵塞室间隔缺损在国内外得到广泛应用,初步经验表明安全有效,但远期疗效有待进一步的临床实践和研究证实。

三、动脉导管未闭

动脉导管未闭(patent ductus arteriosus,PDA)是小儿常见的先天性心脏病之一,占先天性心脏病发病总数的5%～10%(早产儿除外),女性较男性多见,男女患病之比为1:2～1:3。本病发生率与胎龄和海拔有关。早产儿动脉导管未闭的发生率明显高于足月儿,出生体重小于1 750 g和1 200 g的早产儿中,本病的发生率分别为45%和80%。高海拔地区动脉导管未闭的发生率明显增高,在海拔4 500～5 000 m环境下出生的足月儿动脉导管未闭的发生率约为海平面的30倍。10%的动脉导管未闭合并其他心血管畸形,对于保证肺血流量(右心室流出道狭窄或闭锁)或体循环血流量(主动脉瓣闭锁、主动脉缩窄或主动脉弓离断)有重要作用,此时动脉导管成为患婴存活的救命通道。与早产儿不同,足月儿动脉导管未闭常见于某些遗传综合征,如染色体畸变(21-三体综合征、4p综合征)、单基因突变(Holt-Oram综合征、Carpenter综合症、Char综合征)、X染色体连锁NEMO基因突变(色素失禁症)。本病与妊娠早期风疹病毒感染亦有关系。

〖分型〗

1. 病理分型　动脉导管是胎儿期沟通肺动脉和主动脉的血管通道,位于左肺动脉和降主动脉之间,导管的主动脉端距左锁骨下动脉开口处5~10 mm。右位主动脉弓时,动脉导管位于右侧,连接右肺动脉和右主动脉弓,左、右两侧均有动脉导管极为罕见。动脉导管与降主动脉远端夹角通常为钝角,如为锐角,称锐角型或垂直型动脉导管未闭,常见于法洛四联症。未闭动脉导管的大小、长短和形态不一,一般分为3种类型(图11.39):

(1) 管型:导管长度多在1 cm左右,直径粗细不等。

(2) 漏斗型:最常见,动脉导管的收缩从导管的肺动脉端开始,逐渐向主动脉端延伸,故典型未闭动脉导管呈漏斗状(或圆锥状),其主动脉端直径明显大于肺动脉端。有时导管的肺动脉端已完全闭合,但主动脉端闭合不能完成,X射线片上呈壶腹状(图11.40)。

(3) 窗型:肺动脉与主动脉紧贴,两者之间为一孔道,直径往往较大。

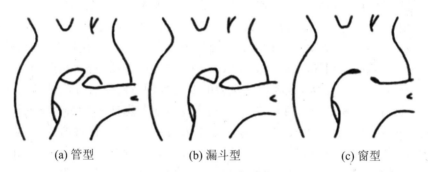

(a) 管型　　　　　　　(b) 漏斗型　　　　　　　(c) 窗型

图11.39　动脉导管示意图

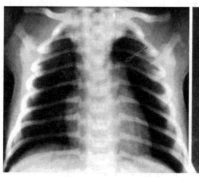 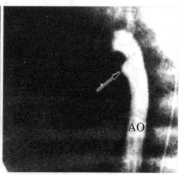

(a) 后前位胸片显示:一2岁小　　(b) 血管造影(侧位)显示:一5岁
　　儿动脉导管壶腹(箭头)　　　　　　小儿动脉导管壶腹(箭头)

图11.40　动脉导管壶腹

2. 按左向右分流量大小分型

(1) 沉默型:左向右分流量极小,听诊无杂音,无临床意义,常在超声心动图检查时发现。

(2) 细小型:$Q_p/Q_s<1.5:1$,听诊有连续性杂音。

(3) 中等型：$Q_p/Q_s = 1.5:1\sim 2.2:1$，听诊有连续性杂音。

(4) 大型：$Q_p/Q_s > 2.2:1$。

〖动脉导管关闭机制〗

出生后血氧分压升高，强烈刺激动脉导管平滑肌收缩，前列腺素（尤其是前列腺素 E_2、PGE_2）水平下降以及血管活性物质（如乙酰胆碱、缓激肽、内源性儿茶酚胺）的释放参与了动脉导管的关闭。早产儿动脉导管未闭发生率高与早产儿肺对 PGE_2 清除能力不足导致 PGE_2 循环浓度升高以及早产儿动脉导管平滑肌对氧分压升高的反应低于足月儿有关。正常足月儿生后第1天内动脉导管功能性关闭，如延迟数天关闭称为动脉导管延迟关闭。在动脉导管解剖学关闭（80%于生后3个月，95%于生后1年内解剖学关闭）之前，已发生功能性关闭的动脉导管也可重新开放。以上两种情况见于任何导致动脉血氧分压下降或 PGE_2 升高的情况，如窒息、高海拔、胎粪吸入综合征等各种肺疾病。若动脉导管持续开放，并产生病理生理改变，即称动脉导管未闭。

〖病理生理〗

分流量取决于动脉导管的大小（包括粗细、长度和是否扭曲）、主动脉和肺动脉的压差以及体循环和肺循环血管阻力的相对大小。出生后体循环血管阻力增高，肺循环血管阻力降低，主动脉在收缩期和舒张期的压力均超过肺动脉，因而通过未闭动脉导管左向右分流的血液连续不断。如导管细小，尽管主、肺动脉压差大，但由于细小的导管对血流阻力大，故左向右分流量小，肺动脉压力，右心室、右心房压力正常。如导管粗大，左向右分流量增多，肺动脉压力升高，甚至和主动脉压力趋向于相等，此时分流量取决于体循环和肺循环血管阻力的相对大小。因生后体循环血管阻力变化不大，故肺血管阻力的变化是调节左向右分流量的主要决定因素。肺动脉接受来自右心室和主动脉两处的血流，故肺循环血流量增多，由肺静脉回流至左心房和左心室的血量亦增多，左心房扩大，左心室肥厚扩大，甚至发生充血性心力衰竭（图11.41）。当肺动脉压超过主动脉时，左向右分流明显减少或停止，肺动脉血流逆向分流入降主动脉，临床上出现青紫，病变已属晚期，称为 Eisenmenger 综合征。青紫的特点为下半身青紫，左上肢

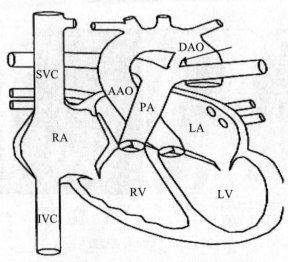

图11.41 动脉导管未闭病理生理示意图

AAO：升主动脉；DAO：降主动脉；IVC：下腔静脉；LA：左心房；LV：左心室；
PA：肺动脉；RA：右心房；RV：右心室；SVC：上腔静脉；箭头所示为动脉导管

轻度青紫,右上肢正常,称为差异性发绀(differential cyanosis)。

〖**临床表现**〗

临床表现取决于分流量大小和肺动脉高压的程度。导管细小者,无症状,仅在体检时偶然发现心脏杂音。导管粗大者,左向右分流量增多,可有劳力性呼吸困难、下呼吸道感染、充血性心力衰竭、生长发育落后。心尖冲动增强,胸骨左缘第2肋间扪及震颤。典型的心脏杂音为连续性机器样(machinery)或滚雷样(rolling thunder),于 S_1 之后立即出现并逐渐增强,至收缩期末达高峰,跨越 S_2 进入舒张期并逐渐减弱,至 S_1 前消失。连续性杂音于胸骨左缘第2肋间听诊最清晰,杂音向胸骨左缘下端、左锁骨下、左背部传导。肺动脉高压时,P_2 亢进,杂音的舒张期成分减弱或消失,随肺动脉压继续升高,与主动脉收缩压渐趋接近,此时收缩期杂音减弱或消失成寂静的导管(silent ductus)。大量左向右分流者,因增多的血流通过二尖瓣产生相对性二尖瓣狭窄,在心尖区可闻及舒张中期隆隆样杂音。舒张期血流由降主动脉分流入肺动脉导致舒张压降低,脉压增宽,可出现周围血管体征,如水冲脉、毛细血管搏动征、股动脉枪击音等。

出生后数日杂音可能听诊不清楚,随肺血管阻力在生后6～8周降低,左向右分流量增多而发现杂音,并可出现充血性心力衰竭的症状。早产儿合并肺疾病(如呼吸窘迫综合征)时,可无杂音或为柔和的、非特异性的收缩期杂音,听诊很难发现。周围动脉搏动宏大、需要呼吸支持或有充血性心力衰竭表现提示早产儿动脉导管未闭。

〖**辅助检查**〗

1. **X 射线检查** 胸部 X 射线表现取决于分流量大小(图 11.42)。导管细小者,分流量小,心影正常或稍增大。分流量大者,心影不同程度增大,左心室增大,心尖向左下扩大,左心房扩大见双重阴影,左主支气管受压抬高,主动脉和肺动脉主干段突出,肺血管纹理增加。进展至肺血管梗阻性疾病时,心脏正常大小,肺动脉段明显突出,肺门血管影明显增粗。

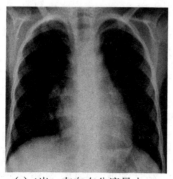 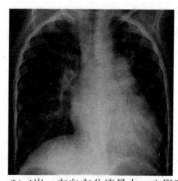

(a) 4岁,左向右分流量小,心影轻度增大,肺血管纹理稍增多

(b) 4岁,左向右分流量大,心影明显增大,左心室扩大,左心房扩大见双重阴影,左支气管受压抬高,肺动脉主干段、升主动脉突出,周围肺野血管纹理增多

图 11.42 不同分流量动脉导管未闭 X 射线表现(后前位片)

2. **心电图** 分流量小者,心电图正常;分流量大者,可有不同程度的左心室肥大。肺血流量增多致肺动脉高压时,可有双心室肥大,进展至肺血管梗阻性疾病时,仅见右心室肥大。

3. **超声心动图** M 型超声心动图可测量左心房和左心室内径(左向右分流的间接征象),如分流量大,左心房和左心室扩大。二维超声心动图可直接探查到未闭合的动脉导管(图 11.43)。脉冲多普勒在动脉导管开口处可探测到典型的收缩期与舒张期连续性湍流频谱。叠加彩色多普勒可见红色流柱出自降主动脉,通过未闭导管沿肺动脉外侧壁流动;重度肺动脉高压时,当肺动脉压超过主动脉时,可见蓝色流注自肺动脉经动脉导管进入降主动脉。

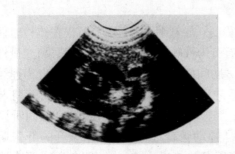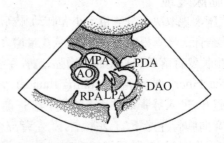

图 11.43 动脉导管未闭(胸骨旁短轴切面)

肺动脉主干和降主动脉之间为未闭合的动脉导管。

AO:主动脉;DAO:降主动脉;LPA:左肺动脉;MPA:肺动脉主干;
PDA:动脉导管;RPA:右肺动脉

4. 心导管检查和选择性主动脉造影　诊断性心导管检查仅在肺血管阻力增加或疑有合并其他心血管畸形时进行。肺动脉血氧含量较右心室升高 0.5 ml/dl 或肺动脉血氧饱和度较右心室升高 4%～5%,提示肺动脉水平左向右分流。肺动脉血氧饱和度增加尚可见于主肺动脉间隔缺损和嵴上型室间隔缺损,因此不能作为动脉导管未闭的诊断依据。重度肺动脉高压时,肺动脉水平逆向分流,降主动脉血氧饱和度低于升主动脉血氧饱和度。右心导管检查时,心导管有时可通过未闭导管由肺动脉进入降主动脉,此为动脉导管未闭存在的明证。选择性主动脉造影对复杂病例的诊断有重要价值,在主动脉根部注射造影剂,可见主动脉、肺动脉和未闭的动脉导管同时显影,并可观察动脉导管的形状,以漏斗状最为常见。

〖自然史〗

与早产儿不同,足月儿未闭动脉导管通常不会自然闭合。1 岁以后如导管仍持续开放,则罕见自然闭合。分流量小到中等者,一般无症状,至 30～40 岁时因继发肺动脉高压或充血性心力衰竭可发生易疲劳、劳力性呼吸困难和运动耐力下降体征。导管粗大者,在婴儿早期即可发生充血性心力衰竭,Eisenmenger 综合征为其远期并发症。感染性心内膜炎可见于任何年龄阶段,导管细小者易于发生,赘生物位于导管的肺动脉端,因得以早期手术关闭,目前已少见。肺动脉或动脉导管的瘤样扩张、动脉导管钙化和反常栓塞(paradoxical embolization)为罕见并发症。

〖治疗〗

1. 药物关闭动脉导管　消炎痛(前列腺素合成酶抑制剂)关闭动脉导管适用于早产儿,对足月儿和儿童无效。体重 1 200 g 以上的早产儿,成功率高达 80%～90%,体重 1 200 g 以下者成功率较低。消炎痛可口服也可静脉注射,但首选静脉注射,0.2 mg/kg,每 12 h 给药 1 次,连用 3 剂,必要时给予第二疗程,同时限制液体入量。禁忌证包括血尿素氮＞25 mg/dl 或肌苷＞1.8 mg/dl、血小板计数＜80×10⁹个/L、出血倾向(包括颅内出血)、坏死性小肠结肠炎和高胆红素血症。如消炎痛关闭动脉导管失败,且有明显的血流动力学改变,应予以手术结扎。最近,欧洲多中心前瞻性研究表明,布洛芬关闭早产儿动脉导管的疗效与消炎痛相似,且副作用少,不影响脑、肠系膜和肾脏的血流。首剂 10 mg/kg 静脉注射,24 h 及 48 h 后分别用第二、第三剂(5 mg/kg)。

2. 手术关闭和经导管关闭动脉导管　对导管细小者,关闭的目的是预防感染性心内膜炎或其他远期并发症;对中等至大量分流者,关闭的目的是治疗心衰或阻止进展为肺血管梗阻性疾病。手术应在生后 6 个月～2 岁时进行,不论导管大小;或年长儿一旦诊断明确即手术关闭;对肺动脉压增高者,如心导管检查证实仍以左向右分流为主,不应视为手术禁忌证。肺血管梗阻性疾病为手术禁忌证。在有心导管室的心脏中心,经导管关闭动脉导管应作为常规治疗选择,直径≤2.5 mm 的未闭动脉导管可用弹簧圈(coil)堵塞,直径>2.5 mm 的可用蘑菇伞(amplatzer)堵塞。

3. 对依赖动脉导管生存的某些先天性心脏病　如完全性大动脉转位、肺动脉闭锁、三尖瓣闭锁、严重的肺动脉狭窄,此时应用 PGE_2 静脉滴注以维持动脉导管开放,使患儿有较好的条件进行手术治疗。

四、肺动脉狭窄

肺动脉狭窄(pulmonary stenosis, PS)为右室流出道梗阻性先天性心脏病,可单纯存在,也可合并其他心脏畸形,两者占先天性心脏病发病总数的 25%～30%。根据狭窄部位可分为肺动脉瓣狭窄、肺动脉瓣下狭窄(即漏斗部狭窄)和肺动脉瓣上狭窄(即肺动脉主干及肺动脉分支狭窄),其中以肺动脉瓣狭窄最常见(图 11.44)。单纯性肺动脉瓣狭窄是右室流出道梗阻伴室间隔完整的先天性心脏病中的最常见类型,占先天性心脏病发病总数的 7%～10%。本节仅介绍单纯性肺动脉瓣狭窄。

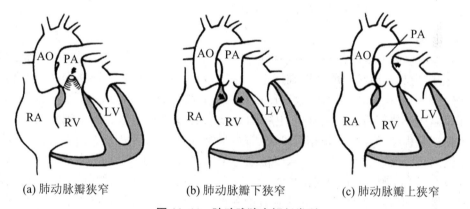

(a) 肺动脉瓣狭窄　　(b) 肺动脉瓣下狭窄　　(c) 肺动脉瓣上狭窄

图 11.44　肺动脉狭窄解剖类型
AO:主动脉;LV:左心室;PA:肺动脉;RA:右心房;RV:右心室

〖病理解剖〗

正常肺动脉瓣叶为 3 个半月瓣,瓣叶交界处完全分离,瓣环与右室漏斗部肌肉相连。单纯性肺动脉瓣狭窄的胚胎学发育机制未明,可能与心球远侧发育不良及胎儿性心内膜炎有关,遗传因素也发挥一定作用。根据病变累及的部位不同分为以下两种类型。

1. 典型肺动脉瓣狭窄　最常见,约占单纯性肺动脉瓣狭窄的 82%。肺动脉瓣的 3 个瓣叶游离缘相互融合,瓣膜呈圆顶状,如图 11.45(a)所示,收缩期开放受限,瓣口狭小位于中央,直径为 2～10 mm,甚至仅针孔样大小。严重者可继发漏斗部狭窄,如图 11.45(b)所示,肺动脉瓣环发育正常。中重度狭窄者,肺动脉主干和左肺动脉呈狭窄后扩张(左肺动脉通常直接与肺动脉主干相连接,而右肺动脉以直角发自肺动脉主干),但扩张的程度与狭窄的严重性并不完全成比例。偶见两个瓣叶相互融合,产生肺动脉瓣二叶瓣畸形。

2. 发育不良型肺动脉瓣狭窄　占单纯性肺动脉瓣狭窄的 10%～20%。肺动脉瓣的 3 个瓣叶形态不规则,显著增厚、融合,瓣叶启闭不灵活,瓣膜不呈圆顶状,瓣环发育不良,无肺动脉狭窄后扩张。本病可散发,但部分有家族史,是 Noonan 综合征常见的心脏畸形,与 PTPN11(位于染色体 12q24.1)基因突变有关。

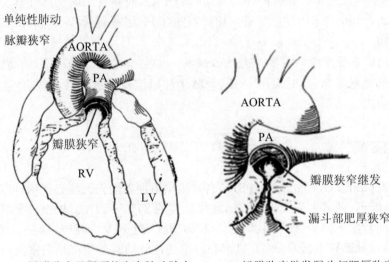

图 11.45 单纯性肺动脉瓣狭窄示意图
AORTA：主动脉；LV：左心室；PA：肺动脉；RV：右心室

【病理生理】

肺动脉瓣狭窄最主要的血流动力学特征是收缩期右心室向肺动脉排血受阻，导致右心室收缩压、室壁应力和心肌重量增加以维持正常心搏量。右心室收缩压增高程度与瓣膜狭窄的严重性成比例，中度狭窄者，右心室收缩压仅轻中度升高，如狭窄严重，右心室收缩压则明显高于体循环收缩压。狭窄后的肺动脉压力降低，致使右心室和肺动脉之间出现不同程度的压力阶差。瓣膜梗阻程度随年龄增长相对日趋严重，最终导致右心室肥大失代偿，发生右心衰竭。随右心室输出量降低，组织对氧的需求仅能通过增加对氧的利用来维持，任何对氧需求增加的情况（如运动），均可导致明显的周围性青紫。如不存在心内分流（如卵圆孔未闭、房间隔缺损或室间隔缺损），即使是重度狭窄，动脉血氧饱和度亦不降低。新生儿严重的肺动脉瓣狭窄伴室间隔完整时，右心室顺应性显著降低，右心房压力升高，通过卵圆孔右向左分流出现中央性青紫，称为危急性肺动脉瓣狭窄（critical pulmonic stenosis），须紧急干预（图11.46）。

【临床表现】

1. 症状　多数无症状，其中轻度狭窄者完全无症状，常在体检时偶然发现心脏杂音而诊断。中重度狭窄者随年龄增长症状日趋明显，包括劳力性呼吸困难和易疲劳，如狭窄不能解除，随之发生右心衰竭。剧烈运动时可出现胸痛、晕厥，甚至猝死（sudden death），与心输出量在运动时不能相应提高，心肌灌注降低，导致心肌缺血和室性心律失常有关。无论梗阻的严重程度如何，生长发育通常不受影响，半数患儿面容硕圆，大多无青紫。新生儿和小婴儿重度肺动脉瓣狭窄，右心衰竭表现尤为突出，因心房水平通过卵圆孔右向左分流，常有青紫，严重青紫者有致命危险。

2. 体征　轻度狭窄者，心脏大小及心尖冲动正常；中重度狭窄者，心脏增大，胸骨左缘下端可触及右心室抬举搏动。胸骨左缘第2、3肋间常可扪及收缩期震颤并向胸骨上窝及胸骨左缘下部传导。颈静脉及肝脏搏动明显提示肺动脉瓣狭窄严重。心脏听诊特点（图11.47）：① 第一心音正常，第二心音分裂（肺动脉瓣关闭延迟所致），分裂程度与瓣膜狭窄程度成比例，P_2随狭窄程度加重而减弱甚至消失，使得第二心音分裂很难听到以致第二心音听诊单一。

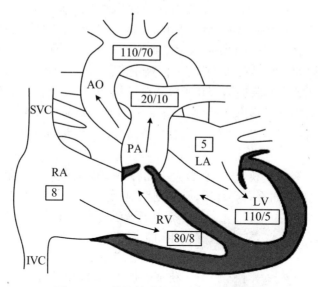

图 11.46 单纯性肺动脉瓣狭窄病理生理

框中数字表示压力(mmHg),箭头表示血流方向。因不存在心内分流,Q_p/Q_s 为 1:1,右心室顺应性降低导致右房压轻度升高,右心室肥大,右心室收缩压和舒张压增高,肺动脉主干压力明显降低,跨肺动脉瓣压力阶差为 60 mmHg,狭窄后肺动脉扩张。左心压力正常。除非心房水平经卵圆孔右向左分流外,体循环血氧饱和度将保持正常。

AO:主动脉;IVC:下腔静脉;LA:左心房;LV:左心室;PA:肺动脉;RA:右心房;RV:右心室;SVC:上腔静脉

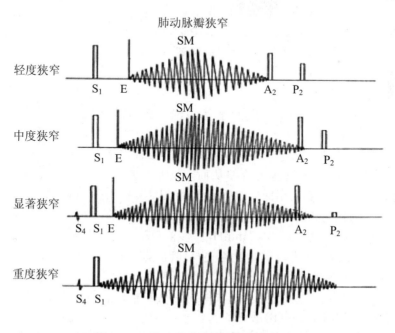

图 11.47 单纯性肺动脉瓣狭窄心音图

S_1:第一心音;E:收缩早期喀喇音;SM:喷射性收缩期杂音;A_2:第二心音主动脉瓣成分;P_2:第二心音肺动脉瓣成分;S_4:第四心音

② 特征性的心脏杂音为胸骨左缘上端响亮、粗糙的喷射性收缩期杂音,传导范围广泛,向整个心前区、双侧肺野、颈部和背部传导。杂音的响度和时限与瓣膜狭窄程度有关,轻度狭窄者≤Ⅲ级,时限相对较短,高峰在收缩中期或收缩中期以内;中、重度狭窄者≥Ⅳ级,重度狭窄的杂音高峰在收缩后期或跨越 A_2 以致 A_2 听不到;但极重度狭窄时,杂音反而减轻。③ 胸骨左缘上端收缩早期喀喇音(系狭窄瓣膜突然打开所致),紧随第一心音之后出现,呼气相时明显,瓣膜狭窄越严重,收缩期喀喇音越早出现,直至与第一心音重叠以致听不到。④ 重度肺动脉瓣狭窄时,胸骨左缘下端可听到第四心音和三尖瓣反流所致的全收缩期吹风样杂音。

〖辅助检查〗

1. X射线检查 轻中度狭窄者,心影大小和肺血管纹理正常。如无右心衰竭,即使是重度狭窄,心影仅轻度增大;如有右心衰竭,心影则明显增大(右心房和右心室扩大)。重度狭窄者,由于肺血流减少致肺血管纹理减少。婴儿重度肺动脉瓣狭窄与一般不同,常见心脏增大,心房水平大量右向左分流致肺血管纹理减少。因肺动脉狭窄后扩张,肺动脉主干段突出是 X 射线检查最显著的特征(图 11.48),但婴儿和发育不良型肺动脉瓣狭窄扩张不明显。

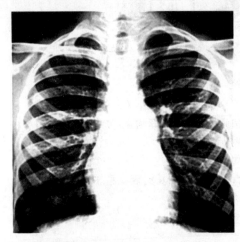

图 11.48 肺动脉瓣狭窄 X 射线片
心脏正常大小,肺动脉主干段
突出(狭窄后扩张,箭头)

2. 心电图 轻度狭窄者,心电图正常;中、重度狭窄者,电轴右偏和右心室肥大。右心前区导联 R 波振幅反映肺动脉瓣狭窄程度,轻度狭窄者罕见超过 15 mV,中度狭窄者常在 20 mV 以下,重度狭窄者常超过 20 mV。重度狭窄时,右心前区导联 T 波直立或倒置。Ⅱ导联和右心前区导联 P 波高耸,提示右心房扩大。新生儿危急性肺动脉瓣狭窄可见左心室肥大心电图表现,与右心室发育不良(右心室血流减少)和左心室相对较大有关。

3. 超声心动图 二维超声心动图胸骨旁短轴切面、长轴切面及剑突下矢状切面可清楚显示狭窄肺动脉瓣的特征。典型肺动脉瓣狭窄,瓣叶增厚、粘连,活动差,开放受限,收缩期突向肺动脉呈圆顶状;肺动脉主干和肺动脉分支狭窄后扩张,如图 11.49(a)所示。多普勒超声心动图可计算跨肺动脉瓣压力阶差从而定量评价肺动脉瓣狭窄的严重程度(图 11.50)。跨肺动脉瓣压力阶差的计算采用简化伯努利方程 $\Delta P = 4V^2$,ΔP 为跨肺动脉瓣最大瞬时压力阶差(mmHg),V 为肺动脉瓣峰值血流速度(m/s)。轻度狭窄,$\Delta P<30$ mmHg;中度狭窄,ΔP 为 30~60 mmHg;重度狭窄,$\Delta P>60$ mmHg。多普勒超声心动图测得的跨肺动脉瓣压力阶差与心导管检查直接测得的压力阶差高度相关,尽管前者常较后者高出 10%,但此差别并无临床意义,因此多数肺动脉瓣狭窄病人无需进行诊断性心导管检查。二维彩色多普勒血流显像大大提高了肺动脉瓣狭窄的诊断准确率,收缩期可见五彩镶嵌的血流信号起源于肺动脉瓣口喷射至肺动脉远处,如图 11.49(b) 所示。

4. 心导管检查和心血管造影 心导管检查的目的不是用于诊断,而是作为球囊瓣膜成形术的一个部分。右心室压力明显增高,肺动脉压力明显降低,心导管从肺动脉向右心室退出时的连续曲线显示明显的无过渡区的压力阶差。心房水平如存在显著的右向左分流,测得的跨肺动脉瓣压力阶差可能低估瓣膜狭窄的程度。选择性右心室造影可显示肺动脉瓣叶增厚、瓣

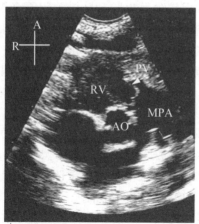
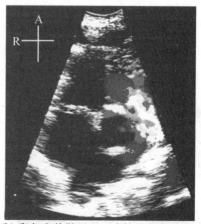

(a) 胸骨旁短轴切面显示一新生儿危急性肺动脉瓣狭窄(生后1天),瓣叶增厚,收缩期突向肺动脉内呈圆顶状,肺动脉主干狭窄后扩张

(b) 彩色多普勒显示五彩镶嵌的高速湍流束起源于肺动脉瓣水平

图 11.49 肺动脉瓣狭窄

AO:主动脉;MPA:肺动脉主干;PV:肺动脉瓣;R:右;RV:右心室

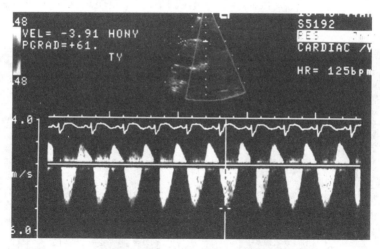

图 11.50 跨肺动脉瓣压力阶差

图示为一儿童重度肺动脉瓣狭窄多普勒超声心动图,最大前向血流速度为 3.91 m/s,跨肺动脉瓣压力阶差为 61 mmHg

膜下肥厚、肺动脉主干狭窄后扩张(图 11.51),造影剂在收缩期通过狭窄的瓣膜产生明显的"射流征"。

〖自然史〗

轻度狭窄者,罕见进行性发展,无需干预,预后良好,甚至偶见狭窄瓣膜恢复正常。中、重度狭窄者,瓣膜狭窄程度随年龄增长而日趋严重,如能在 20 岁之前解除瓣膜梗阻,可颐养天年。充血性心力衰竭仅见于重度狭窄,且常发生在新生儿期。重度肺动脉瓣狭窄患儿进行剧烈体力活动时有猝死危险。感染性心内膜炎较为少见。

〖治疗〗

如无严重肺动脉瓣狭窄,无需限制体力活动。中、重度单纯性肺动脉瓣狭窄需解除梗阻。经皮单球囊肺动脉瓣成形术(PBPV)优于外科开胸手术,具有安全、无痛、费用低、住院时间

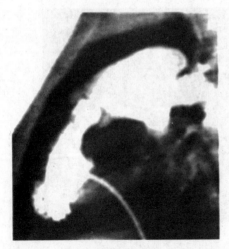

图 11.51 肺动脉瓣狭窄选择性右心室造影

右心室造影侧面观显示典型肺动脉瓣狭窄,肺动脉瓣增厚呈圆顶状,肺动脉主干狭窄后扩张明显

短、术后较少发生肺动脉瓣关闭不全等优点,为多数患儿的首选治疗方法,适用于典型肺动脉瓣狭窄(右心室压力≥50 mmHg 或跨肺动脉瓣压力阶差≥50 mmHg)和部分发育不良型肺动脉瓣狭窄。典型肺动脉瓣狭窄 PBPV 术后近期和中期效果极好,但长期随访资料尚欠缺。PBPV 时,球囊直径应为肺动脉瓣环直径的 20%～40%,狭窄瓣膜应恰好跨在球囊中央,随球囊扩张,肺动脉瓣狭窄处可见腰凹征,球囊内迅速加压完全扩张后腰凹征消失(图 11.52)。对于右心室压力≥80 mmHg、PBPV 失败、肺动脉瓣严重增厚者(多见于 Noonan 综合征)应行手术治疗。新生儿危急性肺动脉瓣狭窄伴青紫者,应首先持续静脉滴注前列腺素 E_1(PGE_1),以维持或重新开放动脉导管,待病情稳定后即急诊外科手术或 PBPV。新生儿 PBPV 死亡率为 3%,并发症较年长儿多见,主要并发症发生率为 3.5%,次要并发症发生率为 15%。

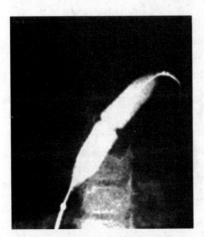

(a) 球囊扩张时肺动脉瓣狭窄处见腰凹征

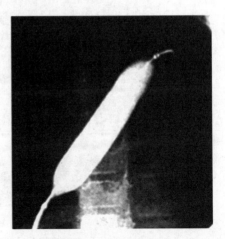

(b) 球囊内迅速加压完全扩张,腰凹征消失

图 11.52 经皮单球囊肺动脉瓣成形术

五、法洛四联症

法洛四联症(tetralogy of Fallot,TOF)是婴儿期后最常见的发绀型先天性心脏病,在活产婴儿中的发生率为 0.33/1 000,约占先天性心脏病发病总数的 6.8%。1672 年丹麦解剖学家 Stensen 首次描述了此症的解剖特征,然而该病的病理特点和临床表现直到 1888 年才由法国医生 Fallot 首次描述,故称此病为法洛四联症。已证实法洛四联症有遗传学基础,15%的法洛四联症其 22 号染色体长臂 1 区 1 带(22q11)缺失,为 CATCH22 综合征众多心脏畸形中的一

种。10%~15%的 Alagille 综合征有法洛四联症，与 20 号染色体短臂 1 区 2 带(20p12) Jagged1 基因突变有关。本病还可见于 21-三体、18-三体和 13-三体综合征。

〖病理解剖〗

法洛四联症由以下 4 种畸形组成。

1. 右室流出道梗阻(right ventricular outflow tract obstruction) 狭窄范围自右室漏斗部入口至左、右肺动脉分支。以肺动脉瓣下右室漏斗部狭窄最常见(占 45%)，其次为肺动脉瓣狭窄(占 10%)或两者同时存在(占 30%)，亦可为肺动脉瓣上狭窄。常有肺动脉瓣环和肺动脉主干发育不良，肺动脉主干和肺动脉分支不同程度狭窄。肺动脉闭锁伴室间隔缺损最为严重，此时右室流出道完全梗阻，为极重度法洛四联症，肺血流量由动脉导管和起源于主动脉的主肺侧支动脉供应。

2. 室间隔缺损(ventricular septal defect) 以膜周部室间隔缺损最常见，紧临主动脉瓣下，有时向肺动脉下方延伸，称对位不良型室间隔缺损。室间隔缺损多为非限制性大室缺，少数为限制性室缺，为多余的三尖瓣组织附着于室间隔嵴或脱垂至缺损所致。

3. 主动脉骑跨(overriding of the aorta) 主动脉根部扩张，顺时针向转位右移并骑跨在室间隔缺损上，骑跨范围为 15%~95%，使主动脉起源于两心室。无论主动脉骑跨程度如何，主动脉瓣和二尖瓣之间仍保持纤维连续。如两者之间无纤维连续，主动脉骑跨室间隔缺损超过 50%以上时，常归类为右心室双出口。

4. 右心室肥厚(right ventricular hypertrophy) 为右室流出道梗阻的继发性病变。

以上 4 种畸形中仅右室流出道梗阻和室间隔缺损必须存在，室间隔缺损必须足够大以使左、右心室压力相等。本病可合并其他心血管畸形，如 25%为右位主动脉弓，15%合并房间隔缺损，5%合并冠状动脉起源异常(以左前降支起源于右冠状动脉并横过右室流出道前方最常见)，其他尚见动脉导管未闭(多数为垂直型动脉导管未闭)、左上腔静脉残存等。

〖病理生理〗

法洛四联症的室间隔缺损往往是非限制性的，因此左、右心室压力基本相等。心室水平血液分流方向和分流量、症状开始出现的时间、青紫的严重程度以及右心室肥厚的程度均由右室流出道梗阻的程度所决定。右室流出道梗阻轻、中度者，心室水平左向右分流或双向分流，无明显青紫，称为非青紫型法洛四联症。右室流出道梗阻严重者，肺动脉血流显著减少，大量未氧合的静脉血由右心室通过室间隔缺损右向左分流直接进入主动脉，动脉血氧饱和度持续降低，临床出现青紫，称为青紫型法洛四联症。右室流出道梗阻越严重，体循环血管阻力越低，右向左分流量越大，青紫越明显。严重的右室流出道梗阻，肺血流量由主肺侧支动脉供应，在新生儿则由未闭的动脉导管供应。右心室流出道梗阻使右心室后负荷加重，引起右心室代偿性肥厚。

由于主动脉骑跨于左、右心室之上，主动脉除接受左心室的血液外，还直接接受一部分来自右心室的静脉血，输送到全身各部，因而出现青紫(图 11.53)。同时，因右室流出道梗阻，肺循环进行气体交换的血量减少，更加重了青紫的程度。

〖临床表现〗

1. 青紫 为主要表现，其程度和出现的早晚与右室流出道梗阻的程度有关。出生时青紫多不明显，随右室漏斗部渐进性肥厚和年龄的增长，至生后 1 岁左右青紫渐明显，且进行性加重。右室流出道梗阻严重的新生儿，生后即有轻度青紫，此时肺血流由未闭的动脉导管提供。当动脉导管在生后数小时或数天关闭后，可出现严重青紫和循环衰竭。若出生时有明显青紫，

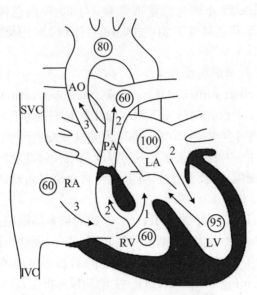

图 11.53　法洛四联症病理生理示意图

圆圈中数字表示血氧饱和度,箭头旁数字表示血流量[L/(min·m²)]。该示意图假设一患儿 Q_p/Q_s 为 0.7:1。体静脉血[3L/(min·m²)]由腔静脉、右心房经三尖瓣进入右心室,其中 2 L 血液经右室流出道射入肺循环,剩下 1 L 经室间隔缺损右向左分流直接进入升主动脉,因此肺血流量为正常的 2/3[Q_p/Q_s = 0.7:1]。回流至左心房的 2 L 氧合血进入左心室,因心室水平右向左分流,左心室血氧饱和度(95%)较左心房(100%)稍降低。左心室的 2 L 氧合血与自右心室分流来的 1 L 未氧合血混合进入升主动脉,导致主动脉血氧饱和度降低(80%)。

AO:主动脉;IVC:下腔静脉;LA:左心房;LV:左心室;PA:肺动脉;RA:右心房;RV:右心室;SVC:上腔静脉

应考虑法洛四联症伴肺动脉闭锁。青紫多见于毛细血管丰富的浅表部位,如唇、指(趾)甲床、耳垂、鼻尖、口腔黏膜、球结合膜等。因心室水平右向左分流,血氧含量下降,活动耐力差,稍一活动如啼哭、情绪激动、体力劳动、寒冷等,即可出现气急及青紫加重。长期缺氧青紫而未经手术治疗的年长儿,可见肤色灰暗和杵状指(趾)。

2. 劳力性呼吸困难和蹲踞体位(squatting position)　婴幼儿劳力性呼吸困难表现为活动片刻即坐下或躺下休息,年长儿可能步行一个街区即需停止休息。蹲踞体位为患儿缓解呼吸困难的一种本能反应,表现为每于行走、游戏时常主动下蹲片刻,不会行走的小婴儿在竖抱时双下肢常呈屈曲状。蹲踞时下肢屈曲,股动、静脉受压,体循环血管阻力增加,右向左分流减少,而肺血流量增多,同时下腔静脉回心血量减少,使体循环血氧饱和度增加,呼吸困难暂时得以缓解,并可避免缺氧发作(hypoxic spells)。

3. 缺氧发作　又称青紫发作(cyanotic spell),多见于 2 岁以内,首次发作多在生后 4~6 个月,具有突发性和无法预测的特点。其机制可能是在肺动脉漏斗部狭窄的基础上,突然发生该处肌部痉挛,引起一时性肺动脉梗阻,致使右向左分流量突然大量增加,动脉血氧饱和度严重降低。缺氧发作最常发生在晨起、剧烈哭闹、吃奶或排便之后,持续数分钟至数小时不等,常能自行缓解,缓解后全身衰弱而入睡。发作时表现为突然出现青紫或青紫突然加重、呼吸深快、激惹、不能抚慰的哭闹不安,严重者意识丧失、抽搐、偏瘫,甚至死亡。因通过右室流出道的血量减少,收缩期杂音可暂时减弱或消失。缺氧发作使已减少的肺血流量进一步减少,如持续时间长,可导致严重的体循环低氧血症和代谢性酸中毒。缺氧发作和静息时青紫的严重程度并无关系,静息时青紫程度轻的婴儿更易缺氧发作,与对迅速降低的动脉血氧饱和度耐受性差有关。法洛四联症伴缺铁性贫血的患儿易于发生缺氧发作,即使血红蛋白水平不低,也可能有缺铁性贫血。缺氧发作并非法洛四联症的独特表现,还可见于其他发绀型先天性心脏病,如三尖瓣闭锁。

4. 体征 心前区隆起,50%的小儿胸骨左缘有右心室抬举搏动,半数病例于胸骨左缘第3、4肋间可扪及收缩期震颤。心脏正常大小。第二心音以主动脉瓣成分为主,故听诊第二心音单一、响亮。胸骨左缘第2、3、4肋间可闻及Ⅱ~Ⅳ级粗糙的喷射性收缩期杂音,传导范围广泛,尤其向肺野传导。此杂音由右室流出道梗阻所引起,杂音越响、时限越长,说明梗阻越轻,右心室到肺动脉的前向血流量越多,青紫也越轻。反之,杂音越短促与柔和,说明梗阻越重,心室水平右向左分流越多,右心室到肺动脉的前向血流量越少,青紫越重。如有主肺侧支动脉或动脉导管未闭时可听到连续性杂音。

[**辅助检查**]

1. 血液检查 周围血红细胞计数和血红蛋白浓度明显增高,红细胞可达$(5\sim8)\times10^{12}$个/L,血红蛋白为170~200 g/L,红细胞压积增高,为53%~80%。血小板降低,凝血酶原时间延长。

2. X射线检查 心脏正常大小,由于肺动脉主干段凹陷和右心室肥厚造成的心尖圆钝上翘,典型X射线表现为靴形心。肺门血管影缩小,两侧肺纹理减少,透亮度增加(图11.54)。肺动脉闭锁时呈黑肺(black lung)。25%有右心房增大,25%可见右位主动脉弓阴影。

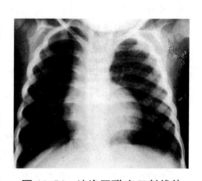

图11.54 法洛四联症X射线片
心脏正常大小,肺血管纹理减少,肺动脉主干段凹陷,心尖圆钝上翘,心影呈靴形心

3. 心电图 典型表现为电轴右偏和右心室肥大。部分病例右心室肥大的最初表现为V_3R和V_1导联T波直立,双心室肥大见于非青紫型法洛四联症,偶见右心房肥大(P波高尖)。

4. 超声心动图 二维超声心动图胸骨旁长轴切面可见主动脉内径增宽,骑跨于室间隔之上,室间隔回声中断,并可判断主动脉骑跨的程度(图11.55);大动脉短轴切面可见右室流出道及肺动脉狭窄。右心室、右心房内径增大,左心室内径缩小。多普勒超声心动图可测定压力阶差,彩色多普勒血流显像可见右心室直接将血液注入骑跨的主动脉内。

5. 心导管检查 右心室压力明显增高,与体循环压力相等,肺动脉压力明显降低(5~10 mmHg),心导管从肺动脉向右心室退出时的连续曲线显示明显的压力阶差。少数非限制性室间隔缺损,右心室压力可超过左心室。动脉血氧饱和度水平取决于右向左分流量的大小,在中度青紫小儿,通常为75%~85%。右心导管较容易由右心室进入主动脉或左心室,说明主动脉右跨和室间隔缺损的存在,导管不易进入肺动脉,说明肺动脉狭窄较重。如探出异常途径,常提示有合并畸形,如右心导管进入左心房,提示卵圆孔未闭或合并房间隔缺损;左心导管从降主动脉进入肺动脉,提示合并动脉导管未闭。

6. 心血管造影 心导管检查最重要的目的是确定法洛四联症的解剖学特征,这对制订手术方案和评估预后至关重要。选择性右心室造影的典型表现是主动脉与肺动脉几乎同时显

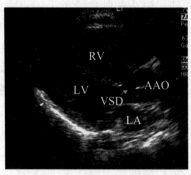 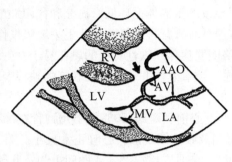

图 11.55 法洛四联症(二维超声心动图胸骨旁长轴切面)
主动脉瓣下大室缺(箭头),主动脉增宽,骑跨于室间隔之上。
AAO:升主动脉;AV:主动脉瓣;IVS:室间隔;LA:左心房;
LV:左心室;MV:二尖瓣;RV:右心室

影,还可显示肺动脉及其分支以及右室流出道的解剖形态及狭窄程度。选择性左心室造影可显示左心室大小、室间隔缺损的位置、骑跨的主动脉及骑跨程度,还可证实二尖瓣和主动脉瓣之间的连续性,以排除右心室双出口。主动脉根部造影右/左前斜位投照,可显示冠状动脉起源和分布,明确主动脉弓和头臂血管有无变异。如主动脉根部造影冠状动脉解剖显示不清,则进行选择性冠状动脉造影以进一步确定冠状动脉的解剖特征。

【自然史】

非青紫型法洛四联症婴儿随年龄增长逐渐出现青紫,已有青紫的则渐进性加重。生长发育通常不受影响,但严重青紫者可见生长发育落后。并发症:

① 脑血栓形成:多见于 2 岁以下,多伴有缺铁性贫血,常发生在显著的红细胞增多症和脱水时。

② 脑脓肿:较脑血栓形成少见,小婴儿行根治术后罕见发生。通常隐性起病,低热,行为异常或两者兼有。部分患儿在头痛、恶心、呕吐之后急骤起病,可有癫痫和局灶性神经系统体征。

③ 感染性心内膜炎:为少见并发症。

④ 充血性心力衰竭:罕见发生。但婴儿法洛四联症伴轻度右室流出道梗阻时,由于心室水平左向右分流,可以充血性心力衰竭为最初症状。有主肺侧支动脉存在时,也可发生充血性心力衰竭。

⑤ 凝血紊乱:为长期青紫患儿的远期并发症。

【治疗】

1. 一般治疗 防止脱水,避免血液浓缩和血栓形成;防止缺铁性贫血,监测血糖水平,防止低血糖;保持口腔卫生,有创性操作前常规使用抗生素预防感染性心内膜炎;等待手术期间,普萘洛尔 0.5~1.0 mg/kg,口服,每 6 h 一次,减少缺氧发作的次数和严重性。

2. 缺氧发作的治疗 按顺序采用以下一种或多种措施:① 将患儿置于膝胸卧位;② 吸氧;③ 吗啡 0.1~0.2 mg/kg,皮下注射,松弛肺动脉漏斗部,镇静,消除过度呼吸。其中①和③可终止缺氧发作的进一步发展,听诊心脏杂音增强提示通过狭窄的右室流出道的血量增多。如对上述治疗无反应,或缺氧发作极其严重,可静脉注射碳酸氢钠快速(数分钟内)纠正代谢性酸中毒,剂量为 1 mg/kg,必要时 10~15 分钟后重复 1 次。一旦 pH 恢复正常,缺氧发作即迅速缓解。因酸中毒可能随后很快复发,故缺氧发作缓解后须注意重复测定 pH。如缺氧发作对碳酸氢钠无反应,可进一步采取以下措施:① 新福林(苯肾上腺素)0.02 mg/kg 静脉注射,可提高体循环血管阻力,减少从右向左分流量;② 氯胺酮 1~3 mg/kg 静脉注射(>60 s),可镇静、提高体循环血管阻力;③ 普萘洛尔 0.1 mg/kg,最大量不超过 0.2 mg/kg,缓慢静脉注射,有减慢心率和减轻漏斗部肌痉挛的作用。

3. 姑息治疗　小婴儿法洛四联症如有严重青紫或严重频繁的缺氧发作,进行根治术的风险极高,可先行姑息疗法。① 体-肺动脉分流术,最常用改良 Blalock-Taussig 分流术,在锁骨下动脉和同侧肺动脉之间以 Gore-Tex 人造血管搭桥;② 球囊扩张肺动脉瓣和整个右室流出道,以减轻梗阻,增加肺血流量,促进肺动脉发育。

4. 根治术　包括修补室间隔缺损和解除右室流出道梗阻。一般在生后 2 岁时进行,如症状严重,倾向于尽早手术,手术死亡率为 1%~2%。

六、完全性大动脉转位

完全性大动脉转位(complete transposition of the great arteries,CTGA)是新生儿期最常见的发绀型先天性心脏病,在活产婴儿中的发生率为 0.2‰~0.3‰,占先天性心脏病发病总数的 5%,居发绀型先天性心脏病的第二位。本病男性多见,男、女患病比率为 3:1。糖尿病母亲所生育婴儿的发病率明显增高,为正常妊娠的 11.4 倍,妊娠初期使用过激素及抗惊厥药物的孕妇本病发病率亦较高。完全性大动脉转位合并肺动脉狭窄或右位主动脉弓,与 CATCH22 综合征有关。本病若不治疗,约 30%在生后 1 周内、50%在生后 1 个月内、70%在生后 6 个月内、90%在生后 1 年内死亡。

〖病理解剖〗

正常体循环和肺循环串联,体静脉血回流右心房→右心室→肺动脉→肺脏气体交换,氧合的肺静脉血→左心房→左心室→主动脉→全身供氧→回流右心房,如图 11.56(a)所示。完全性大动脉转位时,体静脉血正常回流至右心房,肺静脉血正常回流至左心房,心房正常位,房室连接一致,但由于胚胎动脉干旋转异常造成心室大动脉连接不一致,主动脉发自右心室,位于肺动脉的右前方;肺动脉发自左心室,位于主动脉的左后方(图 11.57)。故完全性大动脉转位又称右型大动脉转位(D-transposition of the great arteries,D-TGA),D 表示主动脉右型转位。心室大动脉连接不一致的结果造成未氧合的体静脉血回流右心直接进入转位的主动脉供应全身,而氧合的肺静脉血回流左心直接进入转位的肺动脉至肺脏,如两个循环之间无血液交换,即成为两个独立的并行循环。右心房、右心室和主动脉构成体循环(未氧合血),左心房、左心室和肺动脉构成肺循环(氧合血)。患儿如存活必须同时合并心内交通(卵圆孔未闭、房间隔缺损、室间隔缺损)或心外交通(动脉导管未闭、支气管肺侧支血管)进行血液混合,如图 11.56(a)所示。40%~45%的完全性大动脉转位合并室间隔缺损,缺损可发生在室间隔的任何部位,其中 1/3 为小型室缺,无血流动力学意义。根据室间隔是否完整,将完全性大动脉转位分为伴室间隔完整和伴室间隔缺损两大类。合并室间隔缺损的完全性大动脉转位较多合并其他心脏畸形,如主动脉缩窄、主动脉弓离断、肺动脉狭窄、肺动脉闭锁和房室瓣骑跨。

〖病理生理〗

完全性大动脉转位时,有效体循环血流量为自肺循环到体循环的解剖左向右分流量,此时

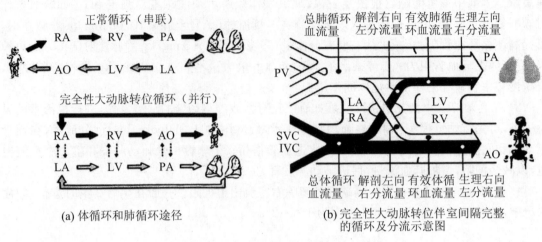

图11.56 完全性大动脉转位循环示意图

体循环和肺循环途径:正常为串联,完全性大动脉转位时为并行循环。实线箭头表示未氧合血,斑点线箭头表示氧合血,虚线箭头表示体循环和肺循环之间的血流通道。总肺循环血流量=解剖左向右分流量+生理左向右分流量,总体循环血流量=解剖右向左分流量+生理右向左分流量,解剖左向右分流量=有效体循环血流量,解剖右向左分流量=有效肺循环血流量。
AO:主动脉;IVC:下腔静脉;LA:左心房;LV:左心室;PA:肺动脉;PV:肺静脉;RA:右心房;RV:右心室;SVC:上腔静脉

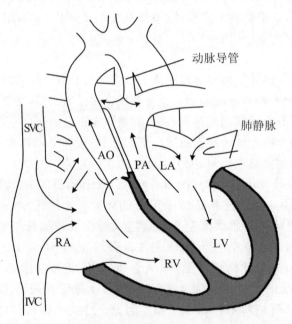

图11.57 完全性大动脉转位伴室间隔完整示意图

心房正常位,房室连接一致,心室大动脉连接不一致,主动脉发自右心室,肺动脉发自左心室。箭头代表血流方向,心房水平双向分流,动脉导管单向分流。
AO:主动脉;IVC:下腔静脉;LA:左心房;LV:左心室;PA:肺动脉;RA:右心房;RV:右心室;SVC:上腔静脉

氧合的肺静脉血灌注到体循环毛细血管床;有效肺循环血流量为自体循环到肺循环的解剖右向左分流量,此时未氧合的体静脉血灌注到肺毛细血管床。总肺循环血流量扣除解剖左向右分流量为生理左向右分流量,徒劳地在肺循环中循环往复;总体循环血流量扣除解剖右向左分流量为生理右向左分流量,徒劳地在体循环中循环往复,如图11.56(b)所示。有效循环血量为完全性大动脉转位患儿存活所必需,但与总循环血量及再循环血量相比要小得多,故患儿临床表现为青紫。体循环和肺循环交换的血量必须相等,否则必然造成其中之一循环容量超负荷。两个循环交换的有效血流量多少决定于交换的部位、数目、大小和通过肺循环的总血流量。完全性大动脉转位伴室间隔完整时,仅有少量血流交换,青紫明显。如有动脉导管未闭,早期双向分流,随肺血管阻力降低,则仅有单向分流(主动脉至肺动脉)。如有房间隔缺损或卵圆孔未闭,心室舒张期时右心房向左心房分流,收缩期时反向分流。完全性大动脉转位伴室间隔缺损时,如缺损大,两个循环沟通较为充分,青紫不明显或延迟出现。

【临床表现】

1. 症状 多数患儿出生体重较大,部分为巨大儿。伴室间隔完整时,因交换血流量少,生后数小时至数天出现青紫而无呼吸窘迫,充血性心力衰竭少见。青紫明显,全身性,吸氧后无改善。若同时合并动脉导管未闭,则出现差异性发绀。伴室间隔缺损时,如缺损小,临床表现类似于伴室间隔完整时;如缺损大,因交换血流量多而出现充血性心力衰竭的症状,如呼吸急促、喂养困难。青紫不明显或延迟出现,通常在生后1个月时渐明显,但也可延迟至生后数月出现。伴肺动脉狭窄者,青紫明显,而充血性心力衰竭少见。

2. 体征 早期出现杵状指(趾)。听诊第二心音单一、响亮。伴室间隔完整时,听诊无杂音。伴室间隔缺损时,胸骨左缘可听到全收缩期杂音(右室向左室分流),室缺小,杂音相对响亮粗糙。合并肺动脉狭窄时,可听到柔和的喷射性收缩期杂音。

【辅助检查】

1. 血气分析 动脉血氧分压明显降低,吸入100%氧气无改善,伴或不伴代谢性酸中毒。

2. X射线检查 心影先正常后逐渐扩大;由于主动脉与肺动脉呈前后位关系,上纵隔较窄,形成典型的"蛋形心"表现;肺血管纹理增多,但合并肺动脉狭窄者肺纹理减少(图11.58)。

3. 心电图 室间隔完整者,电轴右偏;伴大型室缺者,1/3为正常电轴。室间隔完整或伴小型缺损者,常在生后数天出现右心室肥大,其最初表现仅为 V_1 导联 T 波直立;伴大型室缺者,60%~80%有双心室肥大。

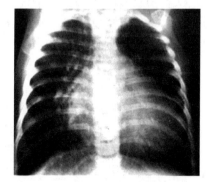

图 11.58 完全性大动脉转位 X 射线片

图示为2个月婴儿;心影增大(心胸比率为0.7);"蛋形心";肺血管纹理增多

4. 超声心动图 可提供完全性大动脉转位的解剖和功能信息。若二维超声心动图显示房室连接正常,心室大动脉连接不一致,则可建立诊断。主动脉常位于右前,发自右心室;肺动脉位于左后,发自左心室(图11.59)。彩色及频谱多普勒超声检查有助于判定心内分流的部位、方向、大小及合并畸形。

5. 心导管检查 仅在超声心动图不能确定诊断或急诊球囊房隔造口术时进行。右心室压力与主动脉相等,左心室和肺动脉压力因患儿年龄而异,从低于主动脉压力的50%到等于主动脉压力不等。左心室和肺动脉血氧饱和度高于主动脉。

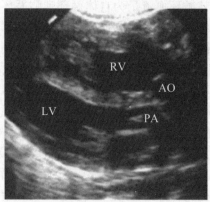
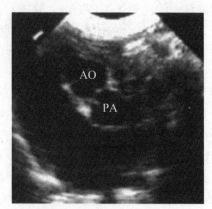

(a) 胸骨旁长轴切面 主动脉和肺动脉平行排列，后位的大动脉有分叉，发自左心室，提示为肺动脉，前位的大动脉无分叉，发自右心室，提示为主动脉

(b) 胸骨旁短轴切面 横切面见主动脉和肺动脉呈双圈（double circles）

图 11.59 完全性大动脉转位超声心动图
AO：主动脉；LV：左心室；PA：肺动脉；RV：右心室

6. 心血管造影 选择性右心室造影可见主动脉发自右心室，选择性左心室造影可见肺动脉发自左心室。选择性升主动脉造影可显示大动脉的位置关系，判断是否合并冠状动脉异常。完全性大动脉转位时，10%～15%合并冠状动脉异常。

【治疗】

1. 一般治疗

（1）一旦怀疑完全性大动脉转位，应立即静滴 PGE_1 以保持动脉导管开放，提高血氧饱和度，剂量为 $0.05\sim0.20\ \mu g/(kg\cdot min)$。$PGE_1$ 静滴有发生呼吸暂停的危险，应做好气管插管准备。

（2）严重低氧血症者，应予吸氧，吸氧可降低肺血管阻力，提高肺血流量和体循环动脉血氧饱和度。

（3）迅速纠正酸中毒。

（4）纠正低血糖。

（5）低体温可加剧缺氧引起的代谢性酸中毒，故应注意保暖。

2. 姑息疗法 严重低氧血症和酸中毒经一般治疗如无改善，应行 Rashkind 球囊房间隔造口术或微型刀房间隔切开术，以形成足够大的房间隔缺损，使血液在心房水平大量混合，提高动脉血氧饱和度，使患儿存活至适合做根治手术。

3. 根治术

（1）生理矫治术：包括 Mustard 术或 Senning 术。Mustard 术又称心房内板障（补片）血流改道术，系用人工挡板材料在心房内建成板障，将体循环静脉血导向二尖瓣口而入左心室并泵入肺动脉，肺静脉回流的氧合血导向三尖瓣口而入右心室并泵入体循环，形成房室连接不一致及心室大动脉连接不一致，达到生理上的矫治。Senning 术为改良的 Mustard 术，以自身心房组织代替人工挡板材料。

（2）解剖矫治术：又称 Jantene 术，将转位的主、肺动脉切断互换，同时将冠状动脉移植到转位后的主动脉上，达到解剖关系上的完全纠正。目前多数心脏中心可在生后 2 周内进行解剖矫治术。

第四节 病毒性心肌炎

多数心肌炎是由病毒感染所致。因多数轻症病例易被漏诊,故小儿病毒性心肌炎的发病率并不确切。国外资料显示,因意外事故死亡的年轻人尸检中淋巴细胞心肌炎的检出率为4%~5%,猝死小儿尸检中的检出率高达16%~21%。病毒性心肌炎通常散发,但在新生儿可呈群体流行,群体流行最常见于柯萨奇B组病毒。世界卫生组织(WHO)报道,病毒感染致使心血管系统产生后遗症的发生率不到1%,但柯萨奇B组病毒感染时,心血管后遗症的发生率高达4%。

〖病因和发病机制〗

1. 病因 引起小儿心肌炎最常见的病毒是柯萨奇B组病毒和腺病毒,尤其是柯萨奇B组病毒。其他病毒,如埃可病毒、脊髓灰质炎病毒、流行性腮腺炎病毒、麻疹病毒、单纯疱疹病毒、细小病毒、丙型肝炎病毒、风疹病毒、水痘病毒、巨细胞病毒、EB病毒、人类免疫缺陷病毒、呼吸道合胞病毒、狂犬病病毒、流感和副流感病毒也可引起心肌炎。

2. 发病机制 病毒性心肌炎的发病机制尚未完全阐明,但目前认为病毒感染对心肌细胞的直接损伤作用及病毒介导的免疫损伤作用是最可能的机制。病毒性心肌炎急性期,柯萨奇病毒和腺病毒通过心肌细胞的相关受体(如柯萨奇病毒和腺病毒受体)侵入心肌细胞,在细胞内复制,并直接损害心肌细胞,导致变性、坏死和溶解。机体受病毒的刺激,激活细胞免疫反应和体液免疫反应,产生抗心肌抗体、白细胞介素-1-α、肿瘤坏死因子α和γ干扰素等诱导产生细胞黏附因子,促使细胞毒性T细胞(CD_8^+)有选择地向损害心肌组织黏附、浸润和攻击。

〖病理〗

各种病毒所致心肌炎病理改变无特异性。心腔扩大,左室尤著,心脏重量增加,心肌苍白松弛,瘢痕形成。柯萨奇B组病毒感染多见心外膜点状出血。常合并心包炎,可见血性心包积液。心室壁常较薄,但有时也可增厚。心瓣膜和心内膜不受累及。慢性心肌炎时,瓣膜苍白。心肌间质单核细胞(包括淋巴细胞、浆细胞和嗜酸性粒细胞)片状浸润为病毒性心肌炎急性期的典型镜下发现,多形核细胞罕见,慢性期可见巨细胞浸润。广泛的心肌坏死和水肿见于重症病毒性心肌炎,尤其多见于柯萨奇B组病毒感染。

〖病理生理〗

病毒性心肌炎病理生理如图11.60所示。

〖临床表现〗

小儿病毒性心肌炎病情轻重悬殊,取决于患儿的年龄及感染的急性或慢性过程。多数患儿,尤其是轻症者临床上可康复。部分亚临床型病毒性心肌炎在以后可进展为扩张性心肌病。病程演变如图11.61所示。

1. 新生儿和小婴儿 起病急骤,通常继发于严重的病毒血症,心肌炎为多脏器损害的心脏表现。症状包括发热、纳差、呕吐、苍白、发汗、青紫、易激惹或倦怠、呼吸窘迫、严重的心力衰竭、昏睡、心源性休克(cardiogenic shock),甚至猝死。患儿越年幼,越可能是宫内病毒性心肌炎在生后的延续。暴发性心肌炎者,多在病程1~7天内死亡。充血性心力衰竭的体征明显,包括皮肤苍白、脉搏细速、颜面四肢水肿、肝脏肿大。心脏扩大,听诊心音低钝遥远,心动过速,奔马律、通常无杂音,但有时可闻及二尖瓣环扩张导致的二尖瓣关闭不全的收缩期杂音。双肺底常有湿性啰音。新生儿病毒性心肌炎时,心律失常可为首发症状,如同时有发热和心脏扩大,强烈提示急性病毒性心肌炎。

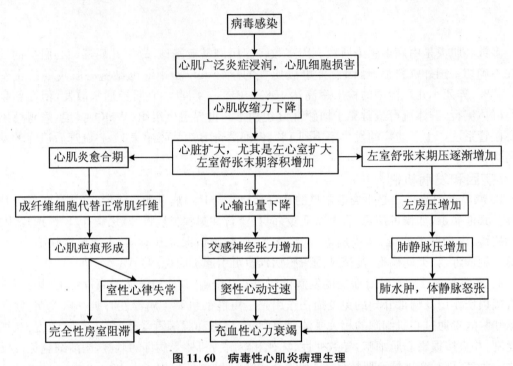

图 11.60 病毒性心肌炎病理生理

左心室扩大导致二尖瓣环扩张,二尖瓣反流,进一步增加左房容积和左房压

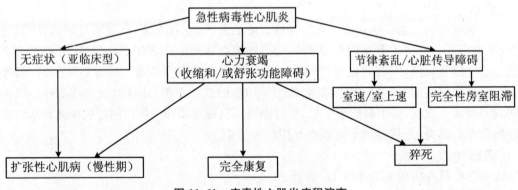

图 11.61 病毒性心肌炎病程演变

2. 年长儿和青少年 病前 10～14 天常有上呼吸道感染或胃肠炎的病史。低热、精神倦怠、纳差、腹痛、出汗、心悸、皮疹、运动耐力下降和全身不适为最初常见症状。安静时心动过速为突出表现。急性充血性心力衰竭可为首发症状,但更为常见的是缓慢起病的充血性心力衰竭和心律失常,此时急性期已过,而进展至扩张性心肌病。

【辅助检查】

1. X 射线检查 不同程度的心脏扩大,肺血管纹理增多(图 11.62)。
2. 心电图 典型者 QRS 低电压,T 波倒置,ST-T 改变。可见各种心律失常,如期前收缩、室上性和室性心动过速、房颤、室颤、Ⅱ度或Ⅲ度房室阻滞,心室内传导阻滞。但是心电图缺乏特异性,故强调动态观察的重要性。

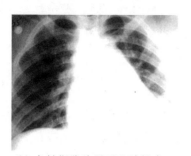 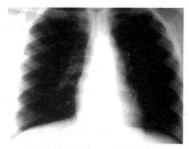

(a) 急性期胸片显示心脏扩大,肺纹理增多,与肺水肿表现一致

(b) 6月后复查胸片,心脏大小和肺纹理正常

图 11.62 小儿病毒性心肌炎 X 射线片

3. 超声心动图 可显示心腔扩大,左室收缩功能降低,探查有无房室瓣反流、心包积液及左室血栓(图 11.63)。

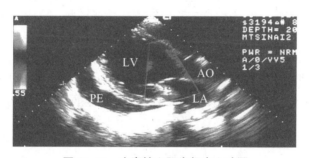

图 11.63 病毒性心肌炎超声心动图

二维胸骨旁长轴切面显示左心室扩大和心包积液,彩色多普勒显示二尖瓣反流。
AO:主动脉;LA:左心房;LV:左心室;MR:二尖瓣;PE:心包积液

4. 心内膜心肌活检 单核细胞浸润是诊断心肌炎的"金标准",但不能明确病原学。炎性浸润灶常呈片状和散在分布,如取样太少,不能代表全貌。心肌活检的诊断灵敏性为3%~63%,为达到80%的诊断灵敏性,至少需在不同部位钳夹17份标本(图 11.64)。因心肌活检有一定的危险性,尤其在年幼儿或严重心室扩大者更是如此,同时多数家长不易接受,故难以开展。

5. 心肌损害血生化指标 目前强调心肌肌钙蛋白(CTnI 或 CTnT)、肌酸磷酸激酶(CK)及其同工酶(CK-MB)的检测,心肌肌钙蛋白诊断病毒性心肌炎的敏感性、特异性更强,且诊断窗口期较长。

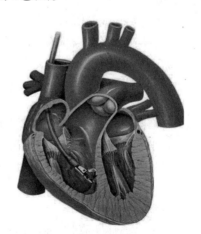

图 11.64 心内膜心肌活检

右心导管检查时,经套管送入活检钳,在右心室内钳夹心内膜及心肌组织,撤出活检钳,标本送检

6. 病毒学诊断 疾病早期可从咽拭子、咽冲洗液、粪便、血液中分离出病毒,但需结合血清抗体测定才更有意义。恢复期血清抗体滴度比急性期有4倍

以上增高、病程早期血中特异性 IgM 抗体滴度在 1∶128 以上以及用聚合酶链反应或病毒核酸探针原位杂交自血液或心肌组织中查到病毒核酸可作为某一型病毒存在的依据。

【诊断】

病毒性心肌炎诊断标准(1999 年修订草案,中国昆明)如下。

1. 临床诊断依据

(1) 心功能不全、心源性休克或心脑综合征。

(2) 心脏扩大(X 射线、超声心动图检查具有表现之一)。

(3) 心电图改变:以 R 波为主的 2 个或 2 个以上主要导联(Ⅰ、Ⅱ、aVF、V_5)的 ST-T 改变持续 4 天以上伴动态变化,窦房传导阻滞,房室传导阻滞,完全性右或左束支阻滞,成联律,多形、多源、成对或并行性早搏,非房室结及房室结折返引起的异位性心动过速,低电压(新生儿除外)及异常 Q 波。

(4) CK-MB 升高或心肌肌钙蛋白阳性。

2. 病原学诊断依据

(1) 确诊指标:

自患儿心内膜、心肌、心包(活检、病理)或心包穿刺液检查,发现以下之一者可确诊心肌炎由病毒引起:① 分离到病毒;② 用病毒核酸探针查到病毒核酸;③ 特异性病毒抗体呈阳性。

(2) 参考依据:

有以下之一者结合临床表现可考虑心肌炎系病毒引起:① 自粪便、咽拭子或血液中分离到病毒,且恢复期血清同型抗体滴度较第一份血清升高或降低 4 倍以上;② 病程早期血中特异性 IgM 抗体呈阳性;③ 用病毒核酸探针自患儿血中查到病毒核酸。

3. 确诊依据

(1) 具备临床诊断依据 2 项,可临床诊断为心肌炎。发病同时或发病前 1~3 周有病毒感染证据者支持诊断。

(2) 同时具备病原学确诊依据之一,可确诊为病毒性心肌炎;具备病原学参考依据之一,可临床诊断为病毒性心肌炎。

(3) 凡不具备确诊依据,应给予必要的治疗或随诊,根据病情变化,确诊或除外心肌炎。

(4) 应除外风湿性心肌炎、中毒性心肌炎、先天性心脏病、结缔组织病以及代谢性疾病的心肌损害、甲状腺功能亢进症、原发性心肌病、原发性心内膜弹力纤维增生症、先天性房室传导阻滞、心脏自主神经功能异常、β 受体功能亢进及药物引起的心电图改变。

【分期】

1. 急性期　新发病,症状及检查阳性发现明显且多变,病程一般在半年以内。

2. 迁延期　临床症状反复出现,客观检查指标迁延不愈,病程多在半年以上。

3. 慢性期　进行性心脏增大,反复心力衰竭或心律失常,病情时轻时重,病程在 1 年以上。

【治疗】

1. 休息　急性期应卧床休息,限制体力活动。卧床休息可减轻心脏负担,阻止心肌内病毒复制加速。

2. 改善心肌代谢　1,6-二磷酸果糖(FDP)有益改善心肌能量代谢,促进受损细胞的修复,常用剂量为 100~250 mg/(kg·d),静脉滴注,疗程为 10~14 d。同时可选用大剂量 V_C(100~200 mg/kg)、泛醌、V_E 和 V_Bco。中药生脉饮、黄芪口服液等也可选用。

3. **抗心力衰竭治疗** 包括洋地黄(地高辛)、利尿剂(呋塞米或依他尼酸)、血管活性药物(多巴胺或多巴酚丁)。心肌炎患儿对洋地黄的致心律失常敏感性增加,地高辛应按常规剂量的半量给药,并注意补充氯化钾,避免洋地黄中毒。

4. **心律失常** 一般心律失常可不予特殊治疗,常随病情的好转而消失,严重心律失常如短程室性心动过速等应积极使用胺碘酮静脉注射以达到完全控制。胺碘酮静脉负荷量为 2.5~5.0 mg/kg(30~60 min),可重复 3 次,之后 24 h 维持量为 2~10 mg/kg。

5. **皮质激素** 通常不主张使用。重症心肌炎合并心源性休克、致死性心律失常(Ⅲ房室传导阻滞、室性心动过速)、心肌活检证实为慢性自身免疫性心肌炎者应早期、足量应用,可用氢化可的松 10 mg/(kg·d)静脉滴注。对常规抗心衰治疗疗效欠佳者,也可加用皮质激素。

6. **大剂量丙种球蛋白** 通过免疫调节作用减轻心肌细胞损害,剂量为 2 g/kg,2~3 天内静脉滴注。

7. **特效抗病毒治疗** 如普来可那立(pleconaril)治疗肠道病毒心肌炎,阿昔洛韦治疗 EB 病毒心肌炎。

(赵 武)

第十二章　泌尿系统疾病

第一节　小儿泌尿系统解剖生理特点

一、小儿泌尿系统的解剖特点

（一）肾脏

① 小儿肾脏之长径与身高、高径（包括椎体和椎间隙）之间有一定比例关系。初生儿肾长约 5.0 cm，婴幼儿肾脏长径相当于 $4\frac{1}{2}$ 腰椎高度仍属正常。2 岁以后小儿肾长径一般为 4 个腰椎增减 1 cm 范围内。肾长径约为宽径的 2 倍，厚度的 4 倍。一般左肾较右肾长，左侧肾脏长约（52＋年龄×4±8）mm。双侧长径的差数为 10～15 mm。肾实质厚度自初生至 15 岁为 13～30 mm，两极的肾实质稍厚（表 12.1）。② 婴儿期肾位置较低，上极约与 12 胸椎水平，下极可低至髂嵴以下第 4 腰椎水平，2 岁以后始达髂嵴以上；右肾位置稍低于左肾。③ 新生儿肾脏表面呈分叶状，至 5～6 岁时消失，若此后继续存在，可视为分叶畸形。

表 12.1　正常儿童肾脏大小 B 超检查结果

	年龄（岁）	例数	长	宽	厚	肾实质厚度	集合系统	
							长	宽
右肾	≤1	10	4.88±0.58	2.54±0.74	2.25±0.39	0.88±0.05	2.96±0.35	0.60±0.05
	～3	15	6.36±0.88	3.15±0.44	2.65±0.25	1.03±0.13	3.88±0.67	1.04±0.26
	～6	21	7.26±0.71	3.65±0.45	2.93±0.31	1.15±0.11	4.59±0.72	1.14±0.24
	～9	12	7.55±0.83	3.80±0.42	3.28±0.44	1.12±0.12	5.00±0.39	1.14±0.28
	～12	11	8.35±0.84	4.55±0.36	3.43±0.32	1.33±0.23	5.45±0.85	1.03±0.21
左肾	≤1	10	5.00±0.57	2.64±0.66	2.40±0.60	0.88±0.10	3.25±0.78	0.60±0.05
	～3	15	6.55±0.77	3.22±0.38	2.64±0.24	1.04±0.14	4.18±0.94	1.21±0.35
	～6	21	7.36±0.70	3.67±0.34	3.09±0.47	1.16±0.10	4.64±0.71	1.18±0.25
	～9	12	7.93±0.90	3.97±0.51	3.23±0.41	1.21±0.16	5.00±0.47	1.28±0.20
	～12	11	8.76±0.86	4.31±0.28	3.59±0.39	1.38±0.23	5.61±0.85	1.14±0.27

注：文建国，周玉清，文兰田. B 超测定正常儿童肾脏大小和形态[J]. 河南医学研究，1995，4(2)：168-171.

（二）输尿管

婴幼儿输尿管长而弯曲，管壁弹力纤维和肌肉发育不良，容易受压扭曲而导致梗阻和尿潴留,易继发感染。

(三) 膀胱

① 婴儿膀胱位置相对较高,尿液充盈后其顶部常在耻骨联合以上,易在腹腔触及;② 膀胱容量(ml)约为[年龄(岁)+2]×30。

(四) 尿道

① 女婴尿道较短,新生儿仅为 1 cm(性成熟期 3~5 cm),会阴亦短,外口接近肛门,易受粪便沾染;② 男婴尿道虽较长,因常有包皮过长或包茎易生垢积而致上行性细菌感染。

二、小儿泌尿系统的生理特点

(一) 胎儿肾功能

胎儿尿液为羊水的主要来源。胎儿无肾、肾发育不全或泌尿道梗阻者,羊水量即显著减少。

(二) 肾小球滤过率(glomerular filtration rate,GFR)

新生儿出生时 GFR 平均为 20 ml/(min·1.73 m^2),早产儿更低;出生 1 周时为成人的 1/4;3~6 个月时为成人的 1/2;6~12 个月时为成人的 3/4。

(三) 肾小管吸收和分泌功能

① 新生儿葡萄糖、氨基酸和磷的肾阈较低,易出现糖尿、氨基酸尿;② 新生儿远端肾小管吸收钠强于近端小管,且血醛固酮水平较高,故钠吸收主要在远端小管;③ 生后数周近端小管功能逐渐成熟,钠吸收与成人相似;④ 新生儿钠排出能力较差,输入钠过多时可发生潴留,使细胞外液容量扩张,出现水肿;⑤ 未成熟儿肾保留钠能力差,易致低钠血症;⑥ 生后头 10 天的新生儿排钾能力较差,血钾偏高。

(四) 浓缩和稀释功能

新生儿与幼婴浓缩尿液功能不足,尿渗透压不超过 700 mmol/L,排出溶质所需的液量相对较多,脱水时易致氮潴留。新生儿与幼婴儿稀释尿的能力接近成人,尿可稀释至 40 mmol/L,但因 GFR 低,入液量过多时易出现水肿。

(五) 酸碱平衡

新生儿和婴幼儿因碳酸氢盐肾阈低(10~21 mmol/L)、泌氢和生成铵能力差,故血浆碳酸氢盐水平低,缓冲酸能力有限,易致酸中毒。

(六) 肾脏内分泌功能

新生儿肾脏合成肾素和前列腺素 E_2 较多。肾素分泌多,使血浆血管紧素 Ⅱ 和醛固酮也高于成人。宫内低氧环境使胎肾合成促红细胞生成素较多,出生后随血氧分压增高而减少。婴儿血清 1,25-$(OH)_2D_3$(calcitriol)水平高于儿童期。

(七) 小儿排尿及尿液特点

1. **排尿次数** 93%新生儿在生后 24 h 内开始排尿,99%在 48 小时内排尿;出生后最初几天每日排尿 4~5 次;1 周后增至 20~25 次;1 岁时每日排尿 15~16 次;3 岁后减至每日 6~7 次。

2. **排尿控制** 正常排尿机制在婴儿期由脊髓反射完成,以后建立脑干-大脑皮层控制,至 3 岁已能控制排尿。若 3 岁后仍不能控制膀胱逼尿肌收缩,则常表现为白天尿频、尿急,偶然尿失禁和夜间遗尿,被称为不稳定膀胱。

3. 尿量 正常尿量为 1～3 ml/(kg·h)，或每日尿量(ml)≈(年龄−1)×100+400；<250 ml/(m²·d)[新生儿<1 ml/(kg·h)，婴幼儿<200 ml/d，学龄前儿童<300 ml/d，学龄儿童<400 ml/d]为少尿；<50 ml/(m²·d)[新生儿<0.5 ml/(kg·h)]则为无尿。

4. 尿的性质

(1) 尿色：正常为淡黄色；初生后几天，含尿酸盐较多而呈褐色沉淀；寒冷季节，因盐类结晶而呈白色混浊沉淀。

(2) 尿渗透压和尿密度：新生儿尿渗透压平均为 240 mmol/L，比重为 1.006～1.008；婴儿尿渗透压为 50～600 mmol/L，1 岁后接近成人水平。尿渗透压(mmol/L)大致相当于[(尿密度−1.000)×40 000]。

(3) 尿蛋白：正常小儿尿蛋白定性试验(−)，定量≤100 mg/(m²·d)，一次尿蛋白(mg/dl)/肌酐(mg/dl)≤0.2。异常尿蛋白定性试验(+)，定量>100 mg/L 或 150 mg/d，或>4 mg/(m²·h)。

(4) 尿细胞和管型：正常新鲜尿离心后沉渣镜检，红细胞<3 个/HP，白细胞<5 个/HP，偶见透明管型。正常 12 小时尿细胞计数(addis count)，红细胞<50 万，白细胞<100 万，管型<5 000 个。

第二节 小儿泌尿系统影像学检查方法和特点

一、小儿泌尿系统影像学检查方法和应用

(一) 传统 X 射线检查

1. 泌尿系平片 主要观察有无肾脏钙化及尿路不透 X 射线结石。为了能更好地显示肾脏轮廓、位置、大小、形态、结石及异常钙斑，同时观察腰大肌轮廓、脊柱及骨盆，发现腹部有无占位病变，摄片前应进行清洁灌肠或减少哭闹，尽可能驱除肠内容和气体。照片范围上界应包括肾上腺区(T_{10}水平)，下界包括尿道。由于婴幼儿肠道内积气不易除净，肾周脂肪菲薄，影响肾脏轮廓的观察，故此除血尿待查患儿外，常免去造影前平片。

2. 分泌性尿路造影(excretory urography, EUG) 亦称静脉肾盂造影(intravenous pyelography, IVP)或静脉尿路造影(intravenous urography, IVU)，主要是检查泌尿系统的解剖结构和粗略的肾脏排泄功能。凡疑有尿路梗阻、结石、慢性炎症、结核、肿瘤、先天畸形、泌尿系损伤、不明原因的血尿、肾功能异常，脾肾静脉吻合术前均可做此检查，多年来一直是小儿安全易行的最基本的检查方法，但是有肝肾功能严重损害、全身情况极度不良及碘过敏者不能进行。然而，近年来由于 B 超、CT、核素显像和磁共振成像的发展和改良，在新生儿，肾功能衰竭、肾实质病变或腹部肿物方面的检查，EUG 已不再是首选和最敏感的方法了。

按照注药途径、方法和投照方法之不同，以下几种造影方法常用于儿科泌尿系统检查。

① 常规方法：采用高浓度的造影剂如 60%～76%的泛影葡胺，或相当浓度的非离子型造影剂适当地加大剂量。

② IVU 连续摄影法：采用标准量造影剂快速静脉注射后 1、3、5、7 分钟各摄双肾区片，15～30 分钟摄全泌尿系片。多用于肾性高血压者，观察双侧肾脏大小，对比双侧肾"实质造影"期

的出现和消失时间以及双侧收集系统显示情况以推测肾血灌注和肾发育生长。

3. 逆行肾盂造影(retrograde pyelography) 适用于肝、肾功能不良,药物过敏不宜做静脉尿路造影或 EUG 显影欠佳需明确某些解剖异常者。对尿路的病变形态和畸形显示较清楚,不受肾分泌功能影响,但小儿膀胱镜检和输尿管插管较困难,应用受到较大限制。输尿管异位开口病例也可行逆行肾盂造影。

4. 经皮或经肾造瘘顺行性肾盂造影(antegrade pyelography) 此系经皮肤直接穿刺肾盂(在 B 超引导下穿刺较安全),放出一定量尿液后注入 30%～60%有机碘溶液,使之显影的方法。它主要应用于静脉尿路造影不显影,而膀胱镜检又有困难的巨大肾积水病例,延迟照片还可了解肾盂排空功能及输尿管情况。此法亦可用于鉴别肾盂积水和肾囊肿。如同时送入导丝和导管可进行肾造瘘,对已行肾造瘘病人则可由瘘口注药或经瘘口插管注入造影剂。

5. 排尿性膀胱尿道造影(voiding cystourethrography, VCUG) VCUG 主要用于检查下尿路病变如观察膀胱形态、容积及排尿功能,膀胱输尿管反流,以及尿道解剖。造影方法有两种：

① 常规法(逆行膀胱尿道造影):将导尿管经尿道插入膀胱后,注入或于 75 cm 水柱压力下滴入 15%泛影葡胺,新生儿用药量为 30 ml,婴幼儿为 50～70 ml,儿童为 100～150 ml,亦可于患儿有尿意或尿道口开始滴尿时即停止注药并摄片。

② 耻骨上膀胱穿刺法(suprapubic puncture):经膀胱引流管/瘘口造影。此法多用于尿道梗阻、插管困难病例。

其投照方法,一般分 3 个阶段:静态的膀胱图像以观察膀胱充盈状态和输尿管反流,于注药完毕后立即摄正、侧位;继之为排尿时图像,应用不同体位观察膀胱、尿道及膀胱输尿管反流,最后于排尿后摄一腹部照片以了解剩余尿量和输尿管反流程度。为观察动态需用荧光增强透视,定点摄片。

6. 逆行尿道造影(retrctrograde urethrography) 此法系将导尿管插入尿道口内 1～2 cm 处,注射造影剂同时摄片用于男性前尿道疾病。但是因逆行充药引起尿道外括约肌痉挛,使后尿道不能扩张,后尿道瓣膜易漏诊。尿道狭窄病例亦可与上法并用以显示狭窄部位和长度。

7. 血管造影(vasography) 包括腹主动脉、选择性肾动脉、下腔静脉和肾静脉造影。动脉造影的使用率较高,主要用于肾动脉狭窄、肾肿瘤、肾外伤或需做介入治疗者。可采用经皮股动脉插管主动脉造影,需要时接着改用定向导管行肾动脉造影。一般情况下肾动脉狭窄,用主动脉造影足以诊断。而肿瘤的新生血管和动静脉分流等则于选择性肾血管造影显示较好,且便于介入治疗。2 周以内新生儿可经脐动脉插管进行腹主动脉造影。肾静脉或下腔静脉造影主要用于肾及腹膜后肿物或不明原因的下腔静脉阻塞综合征。

8. 数字减影血管造影(digital subtraction angiography, DSA) DSA 是将血管造影与电子计算机相结合来显示血管造影图像的一种方法。缺点为检查摄影视野较小,任何移动与运动都能产生伪影。不合作小儿使用困难。根据造影剂注入途径分为动脉法和静脉法两类。

(二) B 型实时超声波检查(real-time ultrasonography)

B 型超声可直接观察肾脏轮廓、肾周和上、下尿路解剖结构有无异常,有无积水、囊肿、占位性病变及结石等,且不受肾功能影响。可于床边进行三维扫描,实时观察肾动脉、主动脉分支、下腔和肾静脉的行径和管腔。此外可于 B 超引导下进行活检和介入治疗。B 超对于女性生殖器官的检查是简单而有效的方法,但肠管内气体和骨骼影可干扰病变的显示。

(三) 核素扫描(radioisotope scanning)

儿科最常用的有放射性核素肾动态显影(nephro-dynamic imaging)、肾静态显像(nephro-static imaging)和膀胱造影(cystography)，主要评价肾脏血流、尿液分泌、排出功能。常规用 ^{99m}Tc-DTPA，其肾动态显像目前已经成为单侧肾血管性高血压常规筛选试验。但 ^{99m}TcGH(^{99m}Tc glucoheptonate)尚可详查肾实质且较敏感，注射速尿 lasix 可用来观察上尿路及肾实质内示踪物的排空和清除。^{67}Ga 肾显像还有利于发现隐匿性肾盂肾炎或间质性肾炎。核素扫描对区别肾皮质形成的假性肿瘤较 US 及 EUG 好。

(四) CT 检查(computed tomography)

计算机断层摄影术适应证：① 泌尿系肿物、腹膜后肿物，了解肿物起源、性质范围和分期；② 肾外伤；③ 少数肾及肾周感染；④ 先天畸形；⑤ 盆腔疾病。

由于较高的密度分辨率进行横断面观察可清楚显示肾实质和收集系统结构、肾周脂肪、肾上腺等，观察肾实质内小病灶（<3 cm）、肾周病变远胜过 IVP。盆腔部 CT 能清楚分辨盆腔器官的影像学表现，如子宫、卵巢、前列腺、精囊、睾丸等。盆腔壁两侧解剖结构对称易对比观察。增强扫描可清楚观察肾动静脉、肾皮髓质、肾窦门区及膀胱壁、腔内外病变。应用螺旋 CT 动态扫描，薄层多方位重建更有利于了解病变、形态、范围、血供及其与周围脏器组织血管的关系，肾动脉的显示率较普通 CT 高。扫描前 30 分钟需口服 1%～3%碘水溶液，4～5 岁以下小儿需用镇静剂。

(五) 磁共振成像(magnetic resonance imaging, MRI)

MRI 和 CT 作用相仿，多用来评价肾区、腹膜后肿物和骨盆腔肿物。泌尿系统的水成像-磁共振泌尿系造影(MRU)为重 T_2，加脂肪抑制序列。在清除软组织背景情况下，突出显示泌尿系收集系统的图像，在不注射对比剂的情况下可获得 IVP 的效果。对重复肾、双输尿管、尿路梗阻有较强的适应证；但不能估计肾分泌功能，如配合水成像前的原始图像(source image)可同时观察泌尿系及周围组织结构。MRI 不能显示钙化影，缺少胃肠对比剂，因此淋巴结肿大或较小的腹部肿块难以和肠管区分，与其他弛豫的时间相同组织也难以辨别。肾上腺在周围脂肪组织的对比之下，在肾的上极易于显示，其信号强度接近肝脏，于横切位和冠状位上观察较好。骨盆部因盆壁无论骨和肌肉以及周围的脂肪组织均有不同的 T_1、T_2 值，构成良好的对比，无呼吸运动等干扰，在冠状位及横轴位均能清楚观察到盆腔内膀胱腔壁及男女生殖器官的结构。

二、小儿泌尿生殖系统影像学特点

（1）婴幼儿的肾脏较成人相对大，而腰部较短，因此肾脏位置较低，上极约平 12 胸椎，下极可位于 $L_{4\sim5}$ 水平，2 岁以后始达髂嵴以上，右肾位置稍低于左肾，这种情况不属于位置异常。

（2）新生儿肾脏轮廓呈分叶状，这种胎儿分叶征象至 5～6 岁渐消失，少数也可持续至成年期，其隆起部分与肾小盏相对应，可与疤痕肾相鉴别。

（3）新生儿之肾皮质较髓质相对薄，此后渐增厚，肾周脂肪膜极薄，至 8 岁左右才达成人厚度（表 12.1），加之 5 岁以下小儿，肠道气体驱除困难，故肾脏轮廓于平片上常显示不全。正常肾盂、输尿管、膀胱仅在造影剂充盈时方能在 X 射线片上看到。肾脏轮廓、外形、大小、密度于注射造影剂后 1～3 分钟之肾实质造影期(nephrography)显示最清楚，为大剂量、高浓度对比剂静注后全身致密化(total body opacification)的一部分。两侧肾造影期延缓，密度浅淡；

两侧肾造影密度或时相不一致,或密度不均匀等均为病理现象。

(4) 小儿肾脏长轴下端略向前、外侧倾斜与脊柱构成锐角,偶见其长轴与脊柱平行。侧位肾脏和脊椎体前缘重叠,水平侧位向投照对估计肾脏前移较正确。肾盂位置多数位于第一腰椎间隙和第二腰椎水平,新生儿更低。两侧肾盂位置上下相差为1/2~1个椎体的高度。肾盂大小、形态可因容量多少和年龄而异,可位于肾内或肾外,儿童期1/2为肾外型。新生儿及幼婴肾盂相对小,为肾内型,尖端指向内侧。应用大剂量造影剂和输尿管压迫时,肾乳头尖部有时因造影剂在收集管浓聚,使局部密度呈云雾状增高。

(5) 婴儿输尿管较成人相对粗,其解剖行径亦颇多变异且活动度较大。可伸长,迂曲或见黏膜皱襞。

(6) 膀胱的形状和大小主要取决于充盈情况和膀胱张力。婴幼儿多为椭圆形或梨形,至学龄期膀胱逐渐变圆,1岁以下婴儿,半充盈的膀胱可部分地疝入腹股沟而于其两侧形成"耳状突起",这种暂时性的膀胱疝(cystic hernia)为正常变异。当膀胱充盈饱满时,膀胱的表面因黏膜舒展而显得光滑;与此相反,在半充盈的情况下,膀胱轮廓可因黏膜皱襞而变毛糙与膀胱炎症相似。但膀胱三角区因黏膜紧贴于肌层而依然光滑锐利,不同于膀胱炎所见。于排尿时膀胱出现波浪状边缘。

(7) CT扫描时,尽管小儿肾周脂肪相对少,肾脏轮廓、形态及位置于平扫和增强扫描中,均能清楚显示。肾脏位腹膜后,下极位置相对偏外前方,沿长轴常有轻度旋转,肾蒂指向内、前方。肾门区切面上肾脏呈马蹄状,其上、下方层面之肾呈脐状,正常肾平扫之密度较肝、脾均低,CT值为30~50 Hu,肾皮和髓质的分界不清,肾盂呈水样密度。快速静脉注药增强的效果,取决于注药量、速度和扫描的时间。最初动脉造影期,主肾动脉同时增浓,肾静脉稍晚。肾动脉位于静脉的后方,管径较静脉细,左肾静脉较右侧者长,行经主动脉和肠系膜上动脉之间向右进入下腔静脉。肾造影期(renographic phase)先皮质增强(30~50秒),在注药后1~2分钟内肾实质弥漫性增深,CT值可达80~120 Hu。随后肾实质浓度渐降,收集系统内有造影剂充填。主动脉和下腔静脉各位于中线的左及右侧。输尿管偏外侧,在非增强扫描中示小圆形水样密度结构。正常肾上腺位于肾前、上方呈较细的倒Y或V形,边缘平直或略凹陷在横膈脚的外前方,分别位于肝、脾的内侧,腔静脉和脾静脉之后方。右侧较左侧高一两个层面。平扫密度与肾脏相近。厚度等于或小于膈脚。充药的膀胱CT上易于辨认,其轮廓清楚,为盆腔器官CT扫描诊断的重要解剖标志。年长儿童的膀胱后方常可见子宫或精囊,但正常卵巢通常不易辨别。

(8) 磁共振肾区扫描可见,于SE序列之T_1加权相上肾髓质信号较皮质者低,肾皮髓质界面比较清楚,肾周围强信号的脂肪膜勾出肾纤维囊的边界,于肾门区则可见低信号之血管肾盂等结构。于T_2加权相上这些解剖结构分界不清楚,呈现中等信号阴影。肾动、静脉以及主动脉和腔静脉由于血液流动效应,无论在T_1或T_2相上均无信号,由此可见其位置和走行;但管径的估计不如CT正确。冠状面和横断面联合应用,对肾的大小,肾内、外结构和周围血管、器官的关系显示较清楚,但需时较长,空间分辨率差,看不到钙化,区分淋巴结和肠管较难等,应用受到一定限制。肾上腺在肾上极,于周围高信号的脂肪衬托下,易于显示其信号在T_1、T_2图像上接近于肝脏。于横轴位和冠状位观察较好。儿科较少见盆腔疾患,MRI横断和冠状位、矢状位扫描常能清楚显示膀胱、尿道、阴道、子宫和精囊等结构,对盆腔和尿路或生殖系统肿瘤的诊断有很大帮助。

第三节 小儿肾小球疾病的临床分类

肾小球疾病(glomerular diseases)是指主要病理变化在肾小球的一组疾病。临床表现为蛋白尿、血尿、管型尿、水肿、高血压和肾功能损害等。2000年11月中华医学会儿科学分会肾脏病学组在珠海召开了研讨会对小儿肾小球疾病的临床分类进行了修订。

一、原发性肾小球疾病(primary glomerular diseases)

(一) 肾小球肾炎(glomerulonephritis,GN)

简称肾炎(nephritis),又称肾炎综合征(nephritic syndrome)。

1. 急性肾小球肾炎(acute glomerulonephritis,AGN) 又称急性肾炎综合征(acute nephritic syndrome)。急性起病,多有前驱感染史,以血尿为主,伴不同程度的蛋白尿、水肿、高血压或肾功能不全。多于2~3周后好转,病程在1年内。可分为以下两种:

(1) 急性链球菌感染后肾小球肾炎(acute poststreptococcal glomemlonephritis,APSGN),有链球菌感染的血清学证据,起病6~8周内有血补体低下。

(2) 非链球菌感染后肾小球肾炎(non-poststreptococcal glomemlonephritis)。

2. 急进性肾小球肾炎(rapidly progressive glomerulonephritis,RPGN) 起病急,有尿改变(血尿、蛋白尿、管型尿)、高血压、水肿,并常有持续性少尿或无尿。进行性肾功能减退。若缺乏积极有效的治疗措施,预后严重,数周至数月内发展到尿毒症期。

3. 迁延性肾小球肾炎(persistent glomerulonephritis) 有明确急性肾小球肾炎病史,血尿和/或蛋白尿迁延达1年以上;无明确急性肾小球肾炎病史,但血尿和蛋白尿迁延达半年以上。不伴肾功能不全或高血压。

4. 慢性肾小球肾炎(chronic glomerulonephritis,CGN) 有明确急性肾小球肾炎病史,病程超过1年,或隐匿起病。伴不同程度的肾功能不全或肾性高血压。

(二) 肾病综合征(简称肾病,nephrotic syndrome,NS)

特征:① 大量蛋白尿[≥50 mg/(kg·d)或≥40 mg/(m²·h)]或尿量(mg)/尿肌酐(mg)≥2.0;② 低蛋白血症(血浆白蛋白<30 g/L),可同时有;③ 高胆固醇血症(血浆胆固醇>5.7 mmol/L);④ 不同程度的水肿。以上4项中以大量蛋白尿和低白蛋白血症为必要条件。

1. 按临床表现分 单纯型肾病(simple type NS)和肾炎型肾病(nephritic type NS)。

凡具有以下4项之一或多项者为肾炎型肾病:① 肾小球性血尿(2周内3次以上离心尿沉渣 RBC≥10 个/HP,畸形 RBC≥30%);② 反复/持续性高血压(学龄期≥130/90 mmHg,学龄前期≥120/80 mmHg,除外糖皮质激素等原因所致);③ 肾功能不全(BUN>10.7 mmol/L,并排除血容量不足等因素);④ 持续低补体血症(CH_{50}/C_3降低)。否则为单纯型肾病。

2. 按糖皮质激素治疗反应分

(1) 激素敏感型肾病(steroid-responsive NS):以泼尼松足量治疗≤8周尿蛋白完全转阴者。

(2) 激素耐药型肾病(steroid-resistant NS):以泼尼松足量治疗8周尿蛋白仍呈阳性者。

(3) 激素依赖型肾病(steroid-dependent NS)：对激素敏感，但减量或停药1个月内反复（复发），重复2次以上者。

NS复发与频复发(relapse and frequently relapse)：

复发（包括反复）是指尿蛋白由阴转阳≥2周；

频复发是指肾病病程中半年内复发≥2次或1年内复发≥3次。

（三）孤立性血尿或蛋白尿(isolated hematuria or proteinuria)

以血尿或蛋白尿为表现而无其他临床症状、实验室检查和肾功能异常者。

1. 孤立性血尿(isolated hematuria)　也称单纯性血尿(simple hematuria)，指肾小球性血尿，分为再发性(recurrent)和持续性(persistent)。

2. 孤立性蛋白尿(isolated proteinuria)　也称单纯性蛋白尿(simple proteinuria)，分为体位性(orthostatic)和非体位性(non-orthostatic)。

二、继发性肾小球疾病(secondary glomerular diseases)

继发性肾小球疾病继发于全身性疾病。

1. 感染性疾病　乙肝病毒相关性肾炎(HBV-associated glomerulonephritis)、丙肝病毒相关性肾炎(HCV-associated glomerulonephritis)、巨细胞病毒性肾炎等。

2. 免疫性疾病　紫癜性肾炎(purpura nephritis)、狼疮性肾炎(lupus nephritis)等。

3. 代谢性疾病　糖尿病肾病等。

4. 其他　毒物、药物性肾炎，或其他全身性疾患所致的肾炎及相关性肾炎等。

三、遗传性肾小球疾病(hereditary glomerular diseases)

1. 先天性肾病综合征(congenital nephrotic syndrome)　指生后3个月内发病，临床表现符合肾病综合征，可除外继发所致者（如TORCH或先天性梅毒感染所致等）。可分为以下两种：

(1) 遗传性：芬兰型、法国型（弥漫性系膜硬化，DMS）。

(2) 原发性：指生后早期发生的原发性肾病综合征。

2. 遗传性进行性肾炎(hereditary progressive nephritis)　即Alport综合征。

3. 家族性再发性血尿(familiar recurrent hematuria)　又称家族性复发性血尿综合征。

4. 其他　如甲-膑综合征等。

附：肾功能的诊断

(1) 肾功能正常期：血BUN、SCr及CCr正常。

(2) 肾功能不全代偿期：血BUN、SCr值正常，CCr为$50\sim80$ ml/(min·1.73 m^2)。

(3) 肾功能不全失代偿期：血SCr和BUN增高，CCr为$30\sim50$ ml/(min·1.73 m^2)。

(4) 肾功能衰竭期（尿毒症期）：CCr为$10\sim30$ ml/(min·1.73 m^2)，SCr>353.6 μmol/L，并出现临床症状，如疲乏、不安、胃肠道症状、贫血、酸中毒等。

(5) 终末肾：CCr<10 ml/(min·1.73 m^2)，如无肾功能替代治疗难以生存。

第四节 急性肾小球肾炎

急性肾小球肾炎(acute glomerulonephritis, AGN)简称急性肾炎,它是一组不同病因所致的(主要是感染后免疫反应引起的)急性弥漫性肾小球炎性病变。临床特点:急性起病,多有前驱感染,以血尿为主,伴不同程度的蛋白尿,可有水肿、高血压或肾功能不全。

90%以上为急性链球菌感染所引起,称为急性链球菌感染后肾小球肾炎(acute poststreptococcal glomerulonephritis, APSGN),而其余则称为急性非链球菌感染后肾小球肾炎(acute non-poststreptococcal glomerulonephritis)。

〖病因〗

1. 细菌　最常见的是A组β-溶血性链球菌的某些致肾炎菌株,也可见于金黄色葡萄球菌、肺炎链球菌和革兰氏阴性菌等。

2. 病毒　流行性感冒病毒、腮腺炎病毒、乙型肝炎病毒、巨细胞病毒、柯萨奇病毒B_4和埃柯病毒9等。

3. 其他　肺炎支原体、立克次体、真菌、梅毒或钩端螺旋体、弓形体、疟原虫和丝虫等也可并发急性肾炎。

〖发病机制〗

细菌感染多数通过抗原-抗体免疫反应引起急性肾炎;而病毒和其他病原体则可以直接侵袭肾组织而致肾炎。APSGN时链球菌抗原或变性的IgG与抗体结合后,即以循环免疫复合物形式沉积于肾小球基底上皮侧;也可以先"植入"毛细血管壁,再与抗体形成原位免疫复合物或链球菌神经氨酸酶的依赖性自身免疫复合物。免疫复合物在局部激活补体系统,也促使了血管活性物质的释放,引起免疫反应和炎症反应。由此产生的各种免疫、炎症介质,氧自由基以及局部浸润的中性粒细胞释出的溶酶体酶等使基底膜断裂,血液成分漏出毛细血管,尿中出现蛋白、红细胞、白细胞和各种管型。与此同时,细胞因子等又能刺激肾小球内皮和系膜细胞增生,严重时可有新月体形成,这种增生性病变降低了肾小球血流量和超滤系数(k_f),使滤过率降低,严重者尿量显著减少,发生急性肾衰竭。因滤过率降低,致水钠潴留,细胞外液和血容量增多,临床上出现不同程度的水肿、高血压和循环充血。

〖病理〗

APSGN典型的病理表现因病变主要在基底膜范围内,光镜下肾小球表现为程度不等的弥漫性增生性炎症及渗出性病变,又称毛细血管内增生性肾小球肾炎。肾小球增大、肿胀,内皮细胞和系膜细胞增生,炎性细胞浸润。毛细血管腔狭窄甚或闭锁、塌陷。肾小球囊内可见红细胞、球囊上皮细胞增生。部分病人中可见到上皮细胞的节段性增生所形成的新月体。用Trichrome染色,肾小球基底膜的上皮侧可见到特征性的"驼峰状"改变。肾小管病变较轻,呈上皮细胞变性、间质水肿及炎症细胞浸润。

电镜下,在基底膜有局部裂隙或中断,其上皮侧可见不与基底膜致密层相连的"驼峰状"电子致密物沉积。

免疫荧光镜下见毛细血管袢和系膜区IgG、C_3和备解素沉积,呈星天型(starry sky)、系膜型(mesangial)或花环型(garland)。

〖临床表现〗

秋、冬季是 APSGN 的发病高峰期，5~10 岁多见。

1. 前驱感染　90%病例有链球菌的前驱感染史。秋、冬季主要是呼吸道感染，尤以咽扁桃体炎常见；夏、秋季为皮肤感染。呼吸道感染至肾炎发病 1~2 周，而皮肤感染至肾炎发病 2~4 周。

2. 典型表现　起病时可有发热、全身不适、乏力、咳嗽、头痛、头晕、恶心、呕吐、食欲减退、腹痛和鼻衄等一般症状。主要表现如下：

(1) 水肿：70%病例有水肿。病初表现为晨起时双睑水肿，2~3 天发展至下肢或遍及全身。水肿多数为非凹陷性。程度与饮水量有关，同时尿量明显减少。

(2) 血尿：50%~70%患儿有肉眼血尿，严重者可伴有排尿困难，绝大多数 1~2 周后转为镜下血尿。可伴有不同程度的蛋白尿，一般不超过 40 mg/kg，且与血尿程度一致。

(3) 高血压：30%~80%可有血压增高，一般在 1~2 周内随尿量增多而恢复正常。

3. 严重表现　少数病例于起病 1~2 周内出现。

(1) 严重循环充血：患儿常诉胸闷不适、烦躁不安、心脏扩大、心率增快甚或出现奔马律。呼吸增快、咳嗽，端坐呼吸，肺底可闻及细小湿啰音，严重者口吐粉红色泡沫痰。肝肿大，可出现肝区疼痛，肝颈征呈阳性，颈静脉充盈或怒张。

(2) 高血压脑病：血压骤升至(150~160)/(100~110) mmHg 以上，出现剧烈头痛、烦躁不安、恶心、呕吐、一过性失明、惊厥和昏迷等症状。

(3) 急性肾功能不全：起病初期出现少尿或无尿，伴高钾血症、低钠血症、代谢性酸中毒和暂时性氮质血症。一般 3~5 日后好转，极少超过 10 日。

4. 非典型表现

(1) 无症状性急性肾炎：仅有镜下血尿或血 C_3 降低而无临床症状，血清链球菌抗体可增高。极易漏诊，多为尿检筛查时才被发现。

(2) 肾外症状性急性肾炎：以水肿和(或)高血压起病，严重者甚或以高血压脑病或循环充血症状起病，而尿改变轻微或无改变，但有链球菌前驱感染和血 C_3 水平明显降低。

(3) 伴大量蛋白尿的急性肾炎：患儿起病或在病程中出现大量蛋白尿，达到 50 mg/(kg·d) 及以上，可有轻度低蛋白血症和高胆固醇血症。水肿严重并部分转变为凹陷性。

〖实验室检查〗

1. 尿液检查　尿蛋白多数+~++，少数+++~++++，多与血尿程度一致；尿沉渣红细胞大小不等、多少不一，多形性、畸形红细胞>30%；白细胞+~++，早期较多，可伴有上皮细胞，大多并非感染所致（注意排除感染）；可有透明、颗粒和细胞管型，约 2/3 病例有红细胞管型。

2. 血常规检查　常有轻、中度稀释性贫血，早期或感染未控制时白细胞总数及中性粒细胞可增高，多数正常；血沉增快，多在 40~70 mm/h 之间。

3. 肾功能检查　血尿素氮和肌酐可增高，肌酐清除率降低，随利尿消肿多数迅速恢复正常。

4. 病灶细菌培养　若尚存有感染灶，可进行细菌培养（如咽拭子培养）以明确病原。

5. 免疫学检查

(1) 链球菌的抗体检查：约 85%患儿抗链球菌溶血素"O"(ASO)增加，10~14 天开始升高,3~5周达高峰,3~6个月恢复正常;半数以上咽炎后 APSGN 者抗双磷酸吡啶核苷酸酶(ADPNase)滴度升高;前驱皮肤感染者 ASO 多不升高,但抗链球菌 DNA 酶 B、透明质酸酶(AHase)等的抗体滴度升高。

(2) 补体异常:发病1周后80%~90%的病人血清 CH_{50}、C_3 下降,2~4周明显,94%的病例至第8周恢复正常。

(3) CIC 可有升高:检验 ANA,Smith-Ab,抗 ds-DNA-Ab 可排除全身性结缔组织疾病。

〖影像学检查〗

1. 超声波检查

(1) 泌尿系统 B 超:可见双侧肾脏体积增大,弥漫性肿胀,皮质区与髓质区的分界模糊,肾锥体面积明显增大,可达 $0.72±0.31\ cm^2$(正常小儿约 $0.36±0.16\ cm^2$)。主要注意排除尿路结石。如发现肾脏缩小甚至出现畸形则可能为"慢性肾小球肾炎急性发作"。

(2) 超声心动图:可见左、右心室扩大,呈充血性改变,可伴有不同程度"相对性二尖瓣关闭不全"的返流现象。在"严重循环充血"病儿射血分数正常或稍增高。在"心力衰竭"病儿则射血分数减少。少数病儿可见心包积液。

2. X 射线检查　X 射线检查发现早期即可有心影扩大,甚至在临床症状不明显者经 X 射线检查证明也具有心脏扩大,有时也可见肺水肿、少量胸腔及心包积液。

〖诊断〗

凡急性起病,尿检查有蛋白、红细胞和管型,有或无高血压、水肿均可诊断为急性肾炎。若1~3周内有前驱链球菌感染史、血清链球菌酶抗体升高和血清补体 C_3 降低,则可诊断为 APSGN。

〖鉴别诊断〗

急性肾小球肾炎必须与下列疾病相鉴别:

(1) 其他引起高血压或水肿的疾病。
(2) 热性蛋白尿。
(3) 原发性肾病综合征。
(4) 急进性肾炎。
(5) 慢性肾小球肾炎急性发作。
(6) IgA 肾病。
(7) 继发性肾炎:风湿热、过敏性紫癜、系统性红斑狼疮性肾炎或乙型肝炎病毒相关性肾炎等。

〖治疗〗

本病为自限性疾病,无特异治疗方法,主要是对症治疗和护理。对重症患儿应加强观察和及时处理。

1. 休息与活动　急性期应卧床休息2~3周,待水肿消退、肉眼血尿消失、血压正常即可下床活动;血沉正常时可以复学;尿 Addis 计数正常后可恢复体力活动。

2. 饮食护理　有尿少、水肿及高血压时应限制钠盐摄入,严重病例钠盐限制于 $60\ mg/(kg·d)$。氮质血症期给优质蛋白 $0.5\ g/(kg·d)$。

3. 抗感染　对尚留存在体内的前驱感染如咽峡炎、扁桃体炎、脓皮病、鼻窦炎、中耳炎等应积极治疗。由于前驱感染病灶有时隐蔽,不易发现,故即使找不到明确感染病灶的急性肾小球肾炎,一般也主张用青霉素(过敏者用林可霉素或红霉素)常规治疗10~14天,使抗原不致继续侵入机体,以防止肾小球肾炎反复或迁延发展。应避免应用对肾有损害的抗生素。

4. 对症治疗

(1) 利尿:经控制水盐摄入仍水肿显著或少尿者可予以呋塞米(furosemide),每次1~2 mg/kg口服或注射,每6~8小时一次。

(2) 降压:经休息、控制水盐摄入、利尿而血压仍高时给予降压药。首选硝苯地平(nifedipine)0.25~1 mg/(kg·d),每日分3次口服或舌下含服,从小剂量开始。可同时交替使用卡托普利(Captopril)0.3~0.5 mg/(kg·d)开始,最大剂量5~6 mg/(kg·d),分3次口服。

5. 严重循环充血的治疗

(1) 矫正水钠潴留,恢复正常血容量,注射呋塞米。

(2) 有肺水肿时,可用硝普钠1~8 μg/(kg·min)静滴。

(3) 上述治疗无效时可采用腹膜或血液透析治疗。

6. 高血压脑病　应予止惊、降压和脱水。降压首选硝普钠(sodium nitroprusside),持续抽搐者首选地西泮(Diazepam)静注。

7. 急性肾衰竭　见急性肾衰竭节。

〖预后和预防〗

急性肾炎急性期预后好。95%APSGN病例能完全恢复,小于5%的病例可有持续尿异常,死亡病例在1%以下,主要死因是急性肾衰竭。防治感染是预防急性肾炎的根本。减少呼吸道及皮肤感染,对急性扁桃体炎、猩红热及脓疱病患儿应尽早、彻底地用青霉素或其他敏感抗生素治疗。A组溶血性链球菌感染后1~3周内应随时检查尿常规,及时发现和治疗本病。

第五节　肾病综合征

肾病综合征(nephrotic syndrome,NS)是由多种病因引起肾小球基底膜通透性增高,导致大量蛋白尿的临床症候群。其临床特征为大量蛋白尿、低蛋白血症、高脂血症和不同程度的水肿。按病因可分为原发性肾病综合征(primary nephrotic syndrome,PNS)、继发性肾病综合征(secondary nephritic syndrome)和先天性肾病综合征(congenital nephrotic syndrome)三种类型。

〖病因与发病机制〗

PNS的病因和发病机制尚未明,可能与以下因素相关:① 肾小球毛细血管壁结构和电化学的改变;② T细胞免疫功能失调;③ 免疫球蛋白和/或补体的肾内沉积;④ 人类白细胞抗原(HLA),皮质激素敏感患儿以HLA-DR$_7$抗原频率为高(38%),频繁复发患儿则与HLA-DR$_9$相关。

〖病理生理〗

1. 蛋白尿(proteinuria)　当肾小球滤过膜的屏障(特别是电荷屏障)受损时,对血浆蛋白(以白蛋白为主)的通透性增加,使原尿中蛋白增多。当远超过近曲小管回吸收能力时,形成大量蛋白尿,这是肾病综合征最根本的变化。凡增加肾小球内压力及导致高灌注、高滤过的因素均可加重尿蛋白的排出。

2. **低蛋白血症**(hypoproteinemia) 是 NS 的临床、实验室特征。主要因为血浆蛋白由尿中大量丢失，其次是蛋白质从肾小球滤出后被肾小管吸收分解。蛋白丢失超过肝合成蛋白的速度就会致使血浆蛋白降低。通常情况下，血清白蛋白下降程度与蛋白尿的严重性呈相关。

3. **高脂血症**(hyperlipemia)和**高脂蛋白血症**(hyperlipoproteinemia) 高脂血症是 NS 的实验室特征，血浆胆固醇、三酰甘油、磷脂和脂肪酸常有升高。血清高密度脂蛋白(HDL)多正常，而低密度脂蛋白(LDL)和极低密度脂蛋白(VLDL)增高。低蛋白血症刺激肝合成脂质和蛋白增加，其中的大分子脂蛋白难以从肾排出而蓄积于体内，导致了高脂蛋白血症。高脂血症既可促进动脉硬化的形成，又可导致肾小球硬化和肾间质纤维化。

4. **水肿**(edema) 相关因素有：① 低蛋白血症致血浆胶体渗透压降低，液体重分布，形成间质区水肿、腹水或胸水；② 血浆外渗使血容量减少，刺激了渗透压和容量感受器，促使 ADH 和肾素-血管紧张素-醛固酮分泌增加，心钠素分泌减少，最终使远端肾小管钠、水吸收增加，导致钠、水潴留；③ 低血容量使交感神经兴奋性增高，近端肾小管 Na^+ 吸收增加；④ 某些肾内因子改变了肾小管管周体液平衡机制，使近端肾小管 Na^+ 吸收增加。

5. **其他**

(1) 血清 IgG 和补体系统 B、D 因子从尿中大量丢失，使患儿体液免疫功能降低。

(2) 抗凝血酶Ⅲ丢失，而Ⅳ、Ⅴ、Ⅷ因子和纤维蛋白原增多，使患儿处于高凝状态。

(3) 由于钙结合蛋白降低，血清结合钙可以降低；当 $25-OHD_3$ 结合蛋白同时丢失时，使游离钙也降低。

(4) 另一些结合蛋白降低，可使结合型甲状腺素(T_3、T_4)，血清铁、锌和铜等微量元素降低。

(5) 转铁蛋白减少则可发生低色素小细胞性贫血。

〖病理〗

PNS 肾小球主要病理改变有：微小病变(76.4%)，膜性增生性(7.5%)，局灶性节段性肾小球硬化(6.9%)，单纯系膜增生(2.3%)，增生性肾小球肾炎(2.3%)，局灶性球性硬化(1.7%)，膜性肾病(1.5%)，其他(1.4%)。

〖临床表现〗

(1) 不同程度的水肿，轻者仅表现为晨起眼睑水肿；重者全身凹陷性水肿，出现阴囊、阴茎或大阴唇水肿，也可伴发腹水和胸腔积液。

(2) 常伴有尿量减少、疲倦、厌食、苍白和精神萎靡等症状。

(3) 血压多数正常，少数患儿有高血压症状。

〖并发症〗

1. **感染** 呼吸道感染最为常见，多为病毒感染，也可见以肺炎链球菌为主的细菌感染及结核感染，其次为皮肤疖疮和蜂窝织炎，可有腹膜炎。

2. **电解质紊乱** 长期忌盐、大量使用利尿剂、呕吐和腹泻等可引起低钠血症、低钾血症及低钙血症。

3. **低血容量及休克** 低蛋白血症时常有低血容量存在，低钠血症、感染、吐泻及大量利尿时可诱发休克。

4. **高凝状态的血栓形成** 高凝状态可致各种动、静脉血栓形成，以肾静脉血栓形成常见。不同部位的血栓形成可有不同的临床表现，如肾静脉血栓形成可发生腰痛或腹痛、肉眼血尿或肾衰竭。

5. **急性肾衰竭** 多数为起病或复发时低血容量所致的肾前性肾衰竭。

6. **肾小管功能障碍** 主要是近曲小管功能损害,也可出现肾性糖尿或氨基酸尿,严重时呈 Fanconi 综合征。

7. **生长迟缓** 多见于频繁复发和长期接受大剂量糖皮质激素治疗的病儿。

〖实验室检查〗

1. 尿液分析

(1) 常规检查:尿蛋白定性多数在＋＋＋～＋＋＋＋;可有暂时性镜下血尿,透明和颗粒管型。

(2) 尿蛋白定量:24 小时≥50 mg/kg,或≥40 mg/(m²·h),尿蛋白/肌酐(mg/mg)>3.5。

2. **血浆蛋白、胆固醇和肾功能测定** 总蛋白显著下降,白蛋白多低至 25 g/L;血清蛋白电泳示 $α_2$、β 蛋白显著增高;IgG 减低,IgM、IgE 可增高。胆固醇>5.7 mmol/L,三酰甘油、LDL、VLDL 增高;BUN、Cr 多正常。

3. **血清补体和血沉测定** 肾炎性肾病综合征 CH_{50}、C_3 和 C_4 可降低;血沉增快,可达 100 mm/h 以上。

4. **感染依据的检查** 有无链球菌、乙型肝炎病毒等感染。

5. **系统性疾病的检查** ANA、抗-ds-DNA 抗体、Smith 抗体等。

6. **高凝状态及血栓形成的检查** 血小板计数、血小板凝集率、纤维蛋白原、FDP 检查。怀疑有血栓形成者可行彩色多普勒超声或数字减影血管造影检查。

7. **经皮肾穿刺组织病理检查** 指征:① 对糖皮质激素治疗耐药或频繁复发者;② 肾炎性肾病综合征;③ 继发性肾病综合征。

〖影像学检查〗

1. 超声波检查

(1) 泌尿系统超声:可见肾脏肿胀,皮质增厚,肾皮髓质境界不清,实质增强。测量肾锥体面积可见明显增大,可达到 $1.15±0.61$ cm^2,比急性肾小球肾炎时还要明显。彩色多普勒血流显像示肾血管径狭窄,血流分布稀少。同时发现双侧肾脏肿胀程度不一。未经治疗的病人肾动脉收缩最大流速明显升高,而弹力与阻力指数不仅不降低,反而明显升高。这是因为肾间质水肿,肾内血管受挤压,使肾内动脉管径狭窄,血流阻力升高。随着病情加重,间质水肿越重,血流阻力越高,搏动指数(PI)和阻力指数(RI)也随之增高,故 PI 和 RI 可作为评价病情变化、判断预后的指标。PNS 患者肾血流流速呈高速高阻型,这与慢性肾炎的肾损害的低速高阻型不同。PNS 病人经过治疗,症状好转,肾肿胀减轻,肾血流速度、PI 和 RI 仍能恢复,呈可逆性改变;而慢性肾炎是肾小球纤维化、肾小管萎缩、肾单位破坏的结果,肾血流呈低速高阻、低灌注特征。

(2) 超声心动图:在病程的初期,左房有增大,左室无明显改变,SV 和 EF 正常。由于肾病时体内水、钠潴留同样可致心肌间质水肿,加之电解质紊乱等均可影响心肌代谢及心脏功能,导致心室收缩速率减慢,可表现为 PEP 延长,PEP/ET 增大。在肾病初期,可见等容舒张时间 IVRT 延长,舒张早期心室快速充盈降低,舒张晚期心房代偿性收缩增强,即出现 EPFV、EFF 及 Vd 减低,APFV 及 AFF 增高,致 E/A 减低。同时因为左房代偿性做功增加而使左房增大。

(3) 彩色多普勒血管检查:可发现肾静脉、下腔静脉等血管内血栓形成及其引起的狭窄。

2. X射线检查
(1) 肺部：
① 肺部炎性改变：表现为两肺纹理增多、增粗和紊乱，以两下肺为著。病变进一步发展，沿肺纹理走行呈小片状或大片状模糊阴影，呈间质性肺炎改变。部分呈小叶性及节段性或孤立模糊阴影，以中下肺为著。这种改变可能与肺血管非特异性炎症有关。
② 肺瘀血与间质性肺水肿：表现为肺门影增大、增浓和肺门角消失；肺纹理增粗、增多，边缘模糊，以中下肺为著，两肺野或部分肺野模糊不清。
③ 肺泡性肺水肿：表现为复杂而多样化特点，可见肺野腺泡状及棉絮状结节影。或肺门呈蝶翼状改变，有的则呈弥漫性，肺野模糊不清，其间可见散在大小不等点片状模糊影，多分布在中下肺外围。也可呈网格状或孤立斑片影，中下肺多见。
(2) 心脏形态改变：约有1/4病人表现为全心性及左室增大。也可见心包积液，心脏形态如烧瓶状向两侧增大，可有上腔静脉影增宽。
(3) 胸膜改变：约有1/5病人表现为不同程度的胸膜腔积液，以少量及中等量积液多见，少数可见叶间积液。80%以上为单侧积液。胸腔积液应与渗出性胸膜炎鉴别，前者与全身水肿的消长以及尿量的多少有密切关系，经临床治疗，随水肿的消退、尿量增多，胸水迅速消失，多无胸膜肥厚及粘连。后者则相反，胸水吸收缓慢，常需借助抽水治疗，吸收期多遗留胸膜肥厚及粘连。

【诊断步骤】

1. 诊断标准　① 大量蛋白尿持续时间＞2周，24小时尿蛋白总量≥50 mg/kg；② 血浆白蛋白＜30 g/L；③ 血胆固醇＞5.7 mmol/L；④ 不同程度的水肿。以上前两项为必备条件。
2. 鉴别诊断　伴有肾病综合征症状的全身性疾病或原发性肾炎。
3. 原发性肾病综合征的临床分型
(1) 单纯性肾病：只具有上述四大特征者。
(2) 肾炎性肾病：见本章第三节。

【治疗】

1. 一般治疗
(1) 休息：一般不需卧床休息。有高度水肿、高血压及并发症者需卧床休息，并应在床上经常变换体位。
(2) 饮食：严重水肿和高血压患儿应限制水、钠摄入，缓解后则不应再限制。活动期供盐1～2 g/d，优质蛋白质1～2 g/(kg·d)。激素治疗中每日补充维生素D 400 U，或每周口服2次1,25-$(OH)_2D_3$，每次1.25～2.50 μg，同时加服钙剂。
(3) 防治感染。
(4) 利尿：对糖皮质激素耐药或未使用糖皮质激素而水肿较重，尤其有腹水时可给予利尿剂治疗。但利尿前应先纠正低血容量和高凝状态。
(5) 对家属的教育：肾病知识宣教和尿液试纸的使用方法。
2. 糖皮质激素(glucocorticoids)治疗
(1) 初治者尽早使用泼尼松(prednisone)治疗。
① 短程疗法：泼尼松2 mg/(kg·d)(≤60 mg/d)，分3～4次服用，共4周。4周后不管效应如何，均改为1.5 mg/kg隔日晨顿服，共4周。全疗程共8周，然后骤然停药。
② 中、长程疗法：先用泼尼松2 mg/(kg·d)(≤60 mg/d)，分次服用。4周内尿蛋白转阴

者,尿蛋白阴转后最少巩固2周再减量。改为泼尼松2 mg/kg,隔日早餐后顿服,继用4周。以后每2～4周减量2.5～5.0 mg,直至停药。疗程为6个月,为中程疗法。4周后尿蛋白转阴者,尿蛋白转阴后也巩固2周再减量,一般不超过8周。也改为2 mg/kg,隔日早餐后顿服,继用4周。以后每2～4周减量2.5～5.0 mg,直至停药。疗程9个月是为长程疗法。

(2) 复发和糖皮质激素依赖性肾病的其他激素治疗:

① 调整糖皮质激素的剂量和疗程:再次恢复到初始疗效剂量或上一个疗效剂量。改隔日疗法为每日疗法。将激素减量的速度放慢,延长疗程。

② 更换糖皮质激素制剂,如地塞米松(dexamethasone)、氢化泼尼松(prednisolone)等。

③ 甲基泼尼松龙(methyl prednisolone)冲击治疗。

(3) 长期激素治疗的副作用:

① 代谢紊乱、柯兴貌、肌肉萎缩无力、伤口愈合不良、蛋白质营养不良、高血糖、尿糖、水钠潴留、高血压、尿中失钾、高尿钙和骨质疏松等。

② 消化性溃疡和精神欣快感、兴奋、失眠甚至呈精神病、癫痫发作等;还可发生白内障、无菌性股骨头坏死、高凝状态、生长停滞等。

③ 易发生感染或诱发结核灶的活动。

④ 急性肾上腺皮质功能不全,戒断综合征。一旦发生应立即给予氢化可的松静脉滴注,每日5～10 mg/kg。

3. 免疫抑制剂(immunode pressant)治疗 主要用于NS频繁复发、糖皮质激素依赖、耐药或出现严重副作用者。在小剂量糖皮质激素隔日使用的同时可选用下列免疫抑制剂。

(1) 环磷酰胺(cyclophosphamide):

① 口服:2.0～2.5 mg/(kg·d),分3次,疗程为8～12周,总量≤200 mg/kg。

② 冲击治疗:10～12 mg/(kg·d),每两周连续2天,或每月1次,剂量为750 mg/(m²·次)。累积量<200 mg/kg。

副作用有:白细胞减少、秃发、肝功能损害、出血性膀胱炎、肺纤维化、远期性腺损害等。

(2) 环孢霉素A(cyclosporin A):剂量一般为5 mg/kg,口服疗程为6个月左右。注意肾间质小管的损伤,最好监测药物血浓度。

(3) 雷公藤多甙:一般剂量为每日1 mg/kg,最大剂量为30～45 mg/d,疗程为3～6个月。

(4) 其他:可选用苯丁酸氮芥、硫唑嘌呤、霉酚酸酯等。

4. 抗凝(anticoagulation)及纤溶药物疗法

(1) 肝素钠(heparin):1 mg/(kg·d),加入10%葡萄糖液50～100 ml中静脉点滴,每日1次,2～4周为一疗程。亦可选用低分子肝素(low molecular heparin)。病情好转后改口服抗凝药维持治疗。

(2) 尿激酶(urokinase):3万～6万U/d,加入10%葡萄糖液100～200 ml中,静脉滴注,1～2周为二疗程。

(3) 口服抗凝药:双嘧达莫5～10 mg/(kg·d),分3次饭后服,6个月为一疗程。

5. 免疫调节剂(immunoregulant) 作为糖皮质激素辅助治疗,适用于常伴感染、频复发或糖皮质激素依赖者。

(1) 左旋咪唑(levamisole):2.5 mg/kg,隔日用药,疗程为6个月。副作用有胃肠不适、流感样症状、皮疹、中性粒细胞下降,停药即可恢复。

(2) 其他:胸腺肽(thymic peptide)、匹多莫德(pidotimod)等。

6. **血管紧张素转换酶抑制剂**（angiotensin converting enzyme inhibitor，ACEI） 有减少尿蛋白、延缓肾小球硬化及降低肾性高血压的作用。常用制剂有卡托普利（captopril）、依那普利（enalapril）、福辛普利（fosinopril）等。

7. **中医药治疗** 也可使用中医药方法治疗。

〖预后〗

与其病理变化关系密切。微小病变型预后最好，90%～95%的病儿对首次应用糖皮质激素有效，但其中85%在短程疗法后可有复发，复发多见于第一年。3～4年未复发者，其后有95%的机会不复发。微小病变型发展成尿毒症者极少，可死于感染或糖皮质激素严重副作用。灶性肾小球硬化和系膜毛细血管性肾小球肾炎预后最差。

第六节　泌尿道感染

泌尿道感染（urinary tract infection，UTI）是指病原体直接侵入尿路，在尿液中生长繁殖，并侵犯尿路黏膜或组织而引起损伤。按病原体侵袭的部位不同，分为肾盂肾炎（pyelonephritis）、膀胱炎（cystitis）、尿道炎（urethritis）。肾盂肾炎又称上尿路感染，膀胱炎和尿道炎合称下尿路感染。由于小儿时期感染局限在尿路某一部位者较少，且临床上又难以准确定位，故常不加区别统称为UTI。可根据有无临床症状，分为症状性泌尿道感染（symptomatic UTI）和无症状性菌尿（asymptomatic bacteriuria）。

〖病因〗

任何致病菌或条件致病菌均可引起UTI，但由于年龄、身体状态和感染途径的不同而有不同。绝大多数为革兰氏阴性菌，如大肠杆菌、副大肠杆菌、变形杆菌、克雷伯杆菌、绿脓杆菌，少数为肠球菌和葡萄球菌。大肠杆菌是UTI中最常见的致病菌，占60%～80%。

1. **感染途径**

（1）血源性感染：经血源途径侵袭尿路的致病菌主要是金黄色葡萄球菌。

（2）上行性感染：最主要的途径。致病菌从尿道口上行并进入膀胱，引起膀胱炎，膀胱内的致病菌再经输尿管移行至肾脏，引起肾盂肾炎。主要致病菌是大肠杆菌，其次是变形杆菌或其他肠杆菌。膀胱输尿管反流（vesicoureteral reflux，VUR）常是细菌上行性感染的直接通道。

（3）淋巴感染和直接蔓延：结肠内的细菌和盆腔感染可通过淋巴管感染肾脏，肾脏周围邻近器官和组织的感染也可直接蔓延。

2. **年龄和性别因素**

（1）新生儿和1岁以下的男孩：初次患UTI主要的致病菌是大肠杆菌，也可见克雷伯杆菌和肠球菌。

（2）1岁以上男孩：主要致病菌多是变形杆菌。

（3）所有年龄的：主要的致病菌是大肠杆菌，但是对于10～16岁的女孩，白色葡萄球菌亦常见。

【临床表现】

1. 急性 UTI 随患儿年龄的不同而有不同。

(1) 新生儿：症状极不典型，多以全身症状为主，如发热或体温不升、苍白、吃奶差、呕吐、腹泻等。许多患儿有生长发育停滞，不增，伴有黄疸者较多见。部分患儿可有嗜睡、烦躁或惊厥等神经系统症状。常伴有败血症，但其局部排尿刺激症状多不明显，30%的病儿血和尿培养出同一种致病菌。

(2) 婴幼儿：临床症状也不典型，常以发热最突出。拒食、呕吐、腹泻等全身症状也较明显。局部排尿刺激症状可不明显，但细心观察可发现有排尿时哭闹不安，尿布有臭味和顽固性尿布疹等。

(3) 年长儿：以发热、寒战、腹痛等全身症状突出，常伴有腰痛和肾区叩击痛、肋脊角压痛等。同时尿路刺激症状明显，患儿可出现尿频、尿急、尿痛、尿液浑浊，偶见肉眼血尿。

2. 慢性 UTI 是指病程迁延或反复发作伴有贫血、消瘦、生长迟缓、高血压或肾功能不全者。

3. 无症状性菌尿 无任何尿路感染症状，在常规的尿过筛检查中发现有意义的菌尿。常同时伴有尿路畸形和既往症状性尿路感染史。病原体多数是大肠杆菌。

【实验室检查】

1. 尿常规检查及尿细胞计数

(1) 尿常规检查：如清洁中段尿离心沉渣中白细胞>10 个/HPF，即可怀疑为尿路感染。血尿也很常见。肾盂肾炎病人有中等蛋白尿、白细胞管型尿及晨尿的比重和渗透压减低。

(2) 1 小时尿白细胞排泄率测定，白细胞数$>30\times10^4$个/h 为阳性，可怀疑尿路感染；白细胞数$<20\times10^4$个/h 为阴性，可排除尿路感染。

2. 尿培养细菌学检查 一般认为中段尿培养菌落数$\geq10^5$个/ml 可确诊；菌落数在$10^4\sim10^5$个/ml 为可疑；菌落数$<10^4$个/ml 系污染。但结果分析应结合病儿性别、有无症状、细菌种类及繁殖力综合评价临床意义。由于粪链球菌 1 个链含有 32 个细菌，一般认为菌落数在$10^3\sim10^4$个/ml 间即可诊断。通过耻骨上膀胱穿刺获取的尿培养，只要发现有细菌生长，即有诊断意义。伴有严重尿路刺激症状的女孩，如果尿中有较多白细胞，中段尿细菌定量培养$\geq10^2$个/ml，且致病菌为大肠杆菌类或腐物寄生球菌等，也可诊断为 UTI。临床高度怀疑 UTI 而尿普通细菌培养呈阴性的，应做 L-型细菌和厌氧菌培养。

3. 尿液直接涂片法找细菌 油镜下如每个视野都能找到一个细菌，表明尿内细菌数$>10^5$个/ml。

4. 亚硝酸盐试纸条试验(Griess 试验) 大肠杆菌、副大肠杆菌和克雷伯杆菌呈阳性，产气、变形、绿脓和葡萄球菌为弱阳性，粪链球菌、结核菌呈阴性。

5. 其他 如尿沉渣找闪光细胞(龙胆紫沙黄染色)$(2\sim4)\times10^4$个/h 可确诊。新生儿合并全身感染者上尿路感染血培养可呈阳性。

【影像学检查】

目的在于：① 检查泌尿系有无先天性或获得性畸形；② 了解以前由于漏诊或治疗不当所引起的慢性肾损害或疤痕进展情况；③ 辅助上尿路感染的诊断。

常用的影像学检查：B 型超声检查，静脉肾盂造影加断层摄片(检查肾疤痕形成)，排泄性膀胱尿路造影(检查 VUR)，动态、静态肾核素造影，CT 扫描及 MRI 等。

超声检查(US)：急性期可表现为完全正常，也可因肾实质肿胀而显示病肾增大、回声减弱,皮、髓质分界不清楚。慢性感染表现为肾脏变小,肾实质普遍变薄或不均匀变薄;有瘢痕时表现为呈凹陷区,梗阻或反流较重时可见肾盂、肾盏积水扩张征象。

静脉肾盂造影(IVU):大多数急性期肾盂肾炎早期表现正常;在感染严重的病例常常显示病肾因肾实质肿胀而增大,轮廓模糊,且由于包膜内水肿使肾小管的廓清率降低,可导致显影延迟、密度较淡或(和)长时间表现为条纹状密度不均匀的肾造影;有些病例也可不显影。显影的病例往往因肾实质肿胀而可见肾盏(有时也包括肾盂)变细长,部分肾盏和肾盂也可因张力缺乏而中度扩张。

CT扫描:急性期平扫时肾脏密度通常正常,但经静脉注射对比剂后,在CECT上可见病肾皮质的被感染部分表现为不均匀的斑状或条纹状密度减低区,代表无功能肾单位;也可见从肾盏向肾脏边缘呈扇状分布的多发增强程度差的楔形区,有时这些楔形区也可呈圆形或三角形。慢性感染表现与US征象相似。

核素扫描:对显示急性肾盂肾炎的肾实质变化十分敏感,表现为示踪元素的聚集普遍减少。用DSMA扫描时瘢痕区吸收示踪元素减少,与CECT显示的楔形区一致。

【诊断步骤】

① 是否有尿路感染;② 本次感染系初染、复发或再感染;③ 确定致病菌的类型及做药敏试验;④ 有无尿路畸形;⑤ 感染的定位诊断。

【诊断依据】

年长儿尿路刺激症状明显,结合实验室检查即可确诊。婴幼儿,特别是新生儿,由于排尿刺激症状不明显或缺如,而常以全身表现较为突出,易致漏诊或误诊。故对病因不明的发热患儿都应反复做尿液检查,争取在用抗生素治疗前进行尿培养、菌落计数和药敏试验;凡具有真性菌尿者,即清洁中段尿定量培养菌落数$\geqslant 10^5$个/ml 或球菌$\geqslant 10^3$个/ml,或耻骨上膀胱穿刺尿定性培养有细菌生长,即可确立诊断。也可综合分析进行感染定位诊断(表12.2)。

表12.2 上尿路和下尿路感染鉴别

		上尿路感染	下尿路感染
症状	发热	有	无
	无	全身症状	有
实验室检查	血沉	增快	正常
	-	CRP	+
	-	抗体包裹细菌	+
	+	闪光细胞	+++
	正常	尿浓缩功能	降低
	无	尿白细胞管型	有
	正常	尿酶及β_2-MG	增高
影像学检查	B超与X射线	肾影增大或瘢痕形成	正常

【治疗】

目的:控制症状,清除病原体,去除诱发因素,预防再发。

1. 一般处理

(1) 急性期:卧床休息,多饮水,清洁外阴部。

(2) 鼓励进食：供给足够的热量、丰富的蛋白质和维生素。
(3) 对症治疗：解热镇痛剂应用，碱化尿液，抗胆碱药物治疗。

2. **抗菌治疗**　选用抗生素的原则如下：
① 感染部位：对肾盂肾炎应选择血浓度高的药物，对膀胱炎应选择尿浓度高的药物。
② 感染途径：对上行性感染，首选磺胺类药物治疗。如发热等全身症状明显或属血源性感染，多选用青霉素类或头孢菌素类单独或联合治疗。
③ 根据尿培养及药敏试验结果，同时结合临床疗效选用抗生素。
④ 药物在肾组织、尿液、血液中都应有较高的浓度。
⑤ 选用的药物抗菌能力强，抗菌谱广，最好能用强效杀菌剂，且不易使细菌产生耐药菌株。
⑥ 对肾功能损害小的药物。

(1) 症状性 UTI 的治疗：① 对单纯性 UTI，在进行尿细菌培养后，初治首选复方磺胺异噁唑(SMZ Co)，按 SMZ Co 50 mg/(kg·d)，TMP 10 mg/(kg·d)计算，分2次口服，连用7～10天。待尿细菌培养结果出来后选用抗菌药物。② 对上尿路感染或有尿路畸形病儿，在进行尿细菌培养后，一般选用两种抗菌药物。新生儿和婴儿用氨苄西林(ampicillin)75～100 mg/(kg·d)静注，加头孢噻肟钠(cefotaxime sodium)50～100 mg/(kg·d)静注，连用10～14天；1岁后小儿用氨苄西林100～200 mg/(kg·d)分3次滴注，或用头孢噻肟钠，也可用头孢曲松钠(ceftriaxone sodium)50～75 mg/(kg·d)静脉缓慢滴注，每天1次。疗程共10～14天。治疗开始后应连续3天送尿细菌培养，若24小时后尿培养阴转，表示所用药物有效，否则按尿培养药敏试验结果调整用药。停药1周后再做尿培养一次。

(2) 无症状菌尿的治疗：单纯无症状菌尿一般无需治疗。但若合并尿路梗阻、VUR 或存在其他尿路畸形，或既往感染使肾脏留有陈旧性疤痕者，则应积极选用上述抗菌药物治疗。疗程为7～14天，继之给予小剂量抗菌药物预防，直至尿路畸形被矫治为止。

(3) 再发 UTI 的治疗：再发 UTI 有两种类型，即复发和再感染。复发是使原来感染的细菌未完全杀灭，在适宜的环境下再度滋生繁殖。绝大多数患儿复发多在治疗后1个月内发生。再感染是指上次感染已治愈，本次是由不同细菌或菌株再次引发 UTI。再感染多见于女孩。多在停药后6个月内发生。再发 UTI 的治疗在进行尿细菌培养后选用2种抗菌药物治疗，疗程为10～14天为宜，然后予以小剂量药物维持，以防再发。

3. **积极矫治尿路畸形**　积极矫治尿路畸形。

4. **UTI 的局部治疗**　常采用膀胱内药液灌注治疗，主要治疗顽固性慢性膀胱炎经全身给药治疗无效者。

附：膀胱输尿管反流和反流性肾病

膀胱输尿管反流(vesicoureteral reflux, VUR)是指排尿时尿液从膀胱反流至输尿管和肾盂。反流性肾病(reflux nephropathy, RN)是由于 VUR 和肾内反流(intrarenal reflux, IRR)伴反复尿路感染，导致肾脏形成瘢痕、萎缩、肾功能异常的综合征。RN 是终末期肾衰的重要原因之一。

〖病因及分类〗
导致 VUR 的主要机制是膀胱输尿管连接部异常。按发生原因可分以下两类：
1. **原发性**　主要因为先天性膀胱输尿管瓣膜机制不全，包括先天性膀胱黏膜下输尿管过短或水平位,输尿管开口异常,膀胱三角肌组织变薄、无力,Waldeyer's 鞘先天异常等。是最常见的病因,53%的病例为膀胱逼尿肌功能异常所致反流。

2. 继发性　导致 Waldeyer's 鞘功能紊乱的因素有 UTI、膀胱颈及下尿路梗阻、创伤、妊娠等,小儿 UTI 时膀胱输尿管段因炎症、肿胀、变形而失去正常瓣膜作用,并发反流者可高达30%~50%。UTI 的主要病原菌中的伞状大肠杆菌易与尿道上皮细胞结合而削弱输尿管的蠕动功能,使其产生反流,控制感染后反流可渐消失,若炎症迁延反复,则反流持续不易消除。尿路畸形合并反流者占 40%~70%。膀胱输尿管功能不全,如原发性神经脊髓闭合不全,包括脑脊膜膨出等,也可以有 19%的病例发生 VUR。

【发病机制】

VUR 所致 RN 的发病机制目前仍不太清楚,可能与以下因素有关。

1. 感染　尿液反流把细菌带到肾内,直接损害肾组织。
2. 尿动力学改变　当肾盂内压力增高达 40 mmHg 时,可出现 IRR 而导致肾损害。
3. 尿液漏入肾组织　尿液经肾盏、肾乳头的 Bellin 管或穹窿角的破裂处漏入肾间质,刺激或通过自身免疫反应(抗原可能为尿液中曲细菌或 Tarmn-Horsfall 蛋白)导致肾间质炎症或纤维化。
4. 肾内血管狭窄　尿液漏入到肾小管外的间质及毛细血管和直小血管引起炎症及纤维化导致肾内血管闭塞及狭窄,引起肾内缺血性病变及继发性高血压。
5. 肾小球硬化　近年来发现 RN 可有局灶性节段性肾小球硬化。可能是免疫损害、大分子物质被摄取后系膜功能不全、肾内血管病变、肾小球高滤过等作用的结果。
6. 遗传因素　有人认为 VUR 的发病 10%~20%与遗传有关,易感家族中 40%的一级亲属存在反流。

【病理】

有反流的乳头管、集合管明显扩张,管壁周围间质充血水肿,淋巴细胞及中性粒细胞浸润,继之肾小管萎缩,局灶性及肾小球周围纤维化。肾盏、肾盂扩张,肾实质变薄,重度 VUR 伴反复 UTI 者瘢痕广泛,一般肾上、下极突出(即极性分布倾向)。小动脉可有增厚狭窄。

【临床表现】

1. 无症状性反流　无任何症状体征。在胎儿期 B 超常规检查时可被发现。
2. 泌尿系感染　VUR 常合并 UTI,且易反复,或迁延难治,伴有其他先天性尿路畸形。
3. 反流性肾病　首发症状多为蛋白尿,少数可出现大量蛋白尿。后期常见高血压,高血压也可加速肾功能恶化。
4. 其他　夜尿、遗尿、多尿、尿淋漓不尽,可有反复发热、腰痛、腹痛、发育不良、尿路结石、肾衰竭及肉眼血尿等,个别病人可有肾小管酸中毒。

【实验室检查】

UTI 时尿常规检查有脓尿,尿细菌培养呈阳性。RN 时尿检可发现蛋白、红细胞、白细胞和各种管型。肾功能检查正常或异常。

【影像学检查】

1. 超声检查　后期可见输尿管扩张、蠕动异常,肾盂扩张、肾脏变形。在 B 超时插入导尿管,注入气体,可见气体进入输尿管。
2. X 射线检查

(1) 排尿性膀胱尿路造影(MCU):目前仍是诊断 VUR 的基本方法及分级的"金标准"。

根据其改变分为5级。Ⅰ级:尿反流只限于输尿管。Ⅱ级:尿反流至输尿管、肾盂,但无扩张,肾盏穹窿正常。Ⅲ级:输尿管轻、中度扩张和(或)扭曲,肾盂中度扩张,穹窿无(或)轻度变钝。Ⅳ级:输尿管中度扩张和扭曲,肾盂、肾盏中度扩张,穹窿角完全消失,大多数肾盏保持乳头压迹。Ⅴ级:输尿管严重扩张和扭曲,肾盂、肾盏严重扩张,大多数肾盏不显乳头压迹。

(2) 静脉肾盂造影(IVP):可见肾萎缩及肾瘢痕形成。

3. 放射性核素检查

(1) 放射性核素膀胱显像:分直接测定法和间接测定法,用于测定VUR。

(2) DMSA扫描技术:用于尿无菌的病人,对诊断儿童RN是唯一的"金标准",特别是5岁以上儿童。Coldraich根据DMSA扫描摄影征象将肾瘢痕分成4级。Ⅰ级:一处或两处瘢痕。Ⅱ级:两处以上的瘢痕,但瘢痕之间肾实质正常。Ⅲ级:整个肾脏弥漫性损害,类似阻梗性肾病表现,即全肾萎缩,肾轮廓有或无瘢痕。Ⅳ级:终末期、萎缩肾,几乎无或根本无DMSA摄取(小于全肾功能的10%)。

【治疗】

制止尿液反流和控制感染,防止肾功能进一步损害。

1. 内科治疗　按VUR的不同分级采用治疗措施。

(1) Ⅰ、Ⅱ度:治疗感染和长期服药预防。可用SMZ Co,按SMZ Co 5~10 mg/kg计算,睡前顿服,连服1年以上。预防感染有效,每3个月须做尿培养一次;每年做核素检查或排尿性膀胱造影,观察反流程度;每两年做静脉造影观察肾瘢痕形成情况。反流消失后仍须每3~6个月做尿培养一次。此外,应鼓励饮水,睡前排尿两次减轻膀胱内压,保持大便通畅和按时大便。

(2) Ⅲ度:处理同Ⅰ、Ⅱ度,但须每隔6个月检查一次反流,每年做静脉肾盂造影。

(3) Ⅳ、Ⅴ度:应在预防性服药后手术矫正。

2. 外科治疗　手术指征为:① Ⅳ度以上反流;② Ⅲ度以下先予内科观察治疗,有持续反流和新瘢痕形成;③ 反复泌尿道感染经积极治疗6个月反流无改善者;④ 并有尿路梗阻者。

第七节　肾小管酸中毒

肾小管性酸中毒(renal tubular acidosis,RTA)是由于近端肾小管再吸收HCO_3^-和(或)远端肾小管泌H^+功能障碍所致酸碱平衡失调的一组临床综合征。其主要表现为:① 慢性高氯性酸中毒;② 电解质紊乱;③ 肾性骨病;④ 尿路症状等。原发性者为先天缺陷,多有家族史,早期无肾小球功能障碍。继发性者可见于许多肾脏和全身疾病。

RTA一般分为4个临床类型:① 远端肾小管酸中毒(RTA-Ⅰ);② 近端肾小管酸中毒(RTA-Ⅱ);③ 混合型肾小管酸中毒(RTA-Ⅲ);④ 高钾型肾小管酸中毒(RTA-Ⅳ)。

一、远端肾小管酸中毒(Ⅰ型)

远端肾小管酸中毒(distal renal tubular acidosis,DRTA)是由于远端肾小管排泌H^+障碍,尿NH_4^+及可滴定酸排出减少所致酸碱平衡失调,引起一系列临床表现。

【病因】

1. **原发性** 见于先天性肾小管功能缺陷，多为常染色体显性遗传，也有隐性遗传和特发病例。

2. **继发性** 见于很多疾病，如肾盂肾炎、特发性高 γ-球蛋白血症、干燥综合征、原发性胆汁性肝硬化、系统性红斑狼疮、纤维素性肺泡炎、甲状旁腺功能亢进、甲状腺功能亢进、维生素 D 中毒、特发性高钙尿症、肝豆状核变性、药物性或中毒性肾病、肾髓质囊性病、珠蛋白生成障碍性贫血、碳酸酐酶缺乏症等。

【发病机制】

正常情况下远曲小管 HCO_3^- 重吸收很少，排泌的 H^+ 主要与管腔液中 Na_2HPO_3 交换 Na^+，形成 NaH_2PO_4，与 NH_3 结合形成 NH_4^+。$H_2PO_4^-$ 与 NH_4^+ 不能弥散至细胞内，因此产生较陡峭的小管腔液-管周间 H^+ 梯度。dRTA 时各种原因导致了远端肾小管排泌 H^+ 和维持小管腔液-管周间 H^+ 梯度功能障碍，使尿液酸化功能障碍，尿 pH>6，净酸排泄减少，故使 H^+ 储积，而体内 HCO_3^- 储备下降，血液中 Cl^- 代偿性增高，发生高氯性酸中毒。由于泌 H^+ 障碍，Na^+-H^+ 交换减少，必然导致 Na^+-K^+ 交换增加，大量 K^+、Na^+ 被排出体外，造成低钾、低钠血症，病人由于长期处于酸中毒状态，致使骨质脱钙、骨骼软化而变形，骨质游离出的钙可导致肾钙化或尿路结石。

【临床表现】

1. **原发性病例** 可在出生后即有临床表现。

   (1) 慢性代谢性酸中毒：患儿表现为厌食、恶心、呕吐、腹泻、便秘、生长发育迟缓，尿 pH>6。

   (2) 电解质紊乱：主要为高氯血症和低钾血症，病人出现全身肌无力和周期性瘫痪。

   (3) 骨病：常表现为软骨病或佝偻病，出牙延迟或牙齿早脱，维生素 D 治疗效果差。病人常有骨痛和骨折，小儿可有骨畸形和侏儒等。

   (4) 尿路症状：由于肾结石和肾钙化，患儿可有血尿、尿痛等表现，易导致继发感染与梗阻性肾病。肾脏浓缩功能受损时，病人还常有多饮、多尿、烦渴等症状。

2. **继发性病例** 在基础疾病的基础上出现的上述与原发性病例相似的临床表现。

【实验室检查】

1. **血液生化检查** ① 血浆 pH、HCO_3^- 或 CO_2-CP 降低。② 血 Cl^- 升高；血 K^+、Na^+、Ca^{2+}、P^{3+} 均可有降低；阴离子间隙正常。③ AKP 升高。

2. **尿液检查** ① 尿密度低；② pH>6；③ 尿 K^+、Na^+、Ca^{2+} 和 P^{3+} 增多；④ 尿铵显著减少。

3. **HCO_3^- 排泄分数** （FE HCO_3^-）检测值<5%。

4. **氯化铵负荷试验** 尿 pH 始终大于 5.5。

5. **肾功能检查** 早期肾小球功能正常而肾小管功能降低；待肾钙化后，肾小球滤过率降低，血 Cr 和 BUN 升高。

【影像学检查】

1. **X 射线检查** 骨骼显示密度普遍降低和佝偻病表现，可见陈旧性骨折；腹部平片可见肾发育不良及泌尿系结石影，晚期见肾钙化。

2. **超声波检查** 约 1/4 病例可见肾发育不良，半数可见双侧肾脏钙盐沉积，表现为双肾集合系统回声增强、肾结构模糊；也可见尿路结石及其引起的肾盂积水。

〖治疗〗

1. 纠正酸中毒　给予 2.5~7.0 mmol/(kg·d) 的碱性药物。常用口服碳酸氢钠或用复方枸橼酸溶液(Shohl 液,含枸橼酸 140 g,枸橼酸钠 98 g,加水 1 000 ml),每毫升 Shohl 液相当于 1 mmol 的碳酸氢钠盐。开始剂量为 2~4 mmol/(kg·d),最大可用至 5~14 mmol/(kg·d),直至酸中毒纠正。

2. 纠正电解质紊乱　低钾血症可服 10%枸橼酸钾 0.5~1.0 mmol/(kg·d),每日 3 次。不宜用氯化钾,以免加重高氯血症。

3. 肾性骨病的治疗　可用维生素 D、钙剂。维生素 D 剂量为 5 000~10 000 U/d,或 1,25-$(OH)_2D_3$。但应注意:① 从小剂量开始,缓慢增量;② 监测血药浓度及血钙、尿钙浓度,及时调整剂量,防止高钙血症的发生。

4. 利尿剂　氢氯噻嗪 1~3 mg/(kg·d),分 3 次口服。

5. 补充营养　保证热量,控制感染及原发疾病的治疗。

二、近端肾小管酸中毒(Ⅱ型)

近端肾小管酸中毒(proximal renal tubular acidosis,pRTA)是由于近端肾小管重吸收 HCO_3^- 功能障碍所致。

〖病因〗

1. 原发性　多为常染色体显性遗传,亦可与隐性遗传和 X-连锁遗传有关,多见于男性,部分为散发性病例。

2. 继发性　可继发于重金属盐中毒、过期四环素中毒、甲状旁腺功能亢进、高球蛋白血症、半乳糖血症、胱氨酸尿症、肝豆状核变性、干燥综合征、肾髓质囊性病变、多发性骨髓瘤等。

〖临床表现〗

临床症状与Ⅰ型肾小管酸中毒相似,但较轻。其特点为:① 生长发育落后,但大多数无严重的骨骼畸形,肾结石、肾钙化少见;② 明显的低钾表现;③ 高氯性代谢性酸中毒;④ 常有多尿、脱水、烦渴症状;⑤ 少数病例只有尿检异常的表现,而无代谢性酸中毒。

〖实验室检查〗

1. 血液生化检查　① 血 HCO_3^- 和 K^+ 显著降低,CO_2-CP 低下;② 血氯显著增高,但阴离子间隙可以正常。

2. 尿液检查　① 尿密度和渗透压降低;② 血 HCO_3^- <16 mmol/L 时,尿 pH 可降至 5.5 以下。

3. HCO_3^- 排泄分数　(FE HCO_3^-)检测值>15%。

4. 氯化铵负荷试验　尿 pH 能降至 5.5 以下,即氯化铵试验呈阴性。

〖治疗〗

1. 纠正酸中毒　补碱 10~15 mmol/(kg·d)。

2. 纠正低血钾　纠正低血钾。

3. 低钠饮食加氢氯噻嗪(hydrochlorothiazide)　1~3 mg/(kg·d)口服。

第八节 急性肾衰竭

急性肾衰竭(acute renal failure,ARF)是一个由肾脏自身和(或)肾外多种病因引起的肾小球滤过率(GFR)在短期内(数小时或数周内)急剧下降及代谢产物排泄障碍,出现潴留为特征的临床综合征。表现为肾功能急剧转坏,体内代谢产物潴留,水、电解质及酸碱平衡紊乱,2002年以后将不超过3个月的肾脏功能或结构方面的异常定义为急性肾损伤(acute kidney injury,AKI),AKI逐渐取代ARF的概念。

〖病因及分类〗

急性肾功能衰竭常见的病因可分为肾前性、肾实质性和肾后性3类。

1. **肾前性肾衰竭**(prerenal failure) 系指任何原因引起有效血循环量急剧降低,致使肾血流量不足、肾小球滤过率(GFR)显著降低所导致的急性肾衰竭,此时肾组织尚未发生器质性损害。

常见的原因包括:呕吐、腹泻和胃肠减压等胃肠道液体的大量丢失致脱水、大面积烧伤、大手术或创伤、大出血等引起的绝对血容量不足;感染性休克、严重低蛋白血症、心源性休克、严重心律失常、心包填塞和充血性心力衰竭等引起的相对血容量不足。

2. **肾实质性肾衰竭** 亦称为肾性肾衰竭,系指各种肾实质病变所导致的肾衰竭,或由于肾前性肾衰竭未能及时去除病因、病情进一步发展所致。按主要病变部位又可分为6种:肾小管性ARF(如急性肾小管坏死)、肾间质性ARF(如急性间质性肾炎、药物性肾炎)、肾小球性ARF(如急进性肾炎、重症急性肾炎或慢性肾炎急性发作)、肾血管性ARF(包括肾脏小血管炎,如显微镜下多血管炎及韦格内肉芽肿,血管栓塞和弥散性血管内凝血,及肾脏微血管病如溶血性尿毒症综合征等),此4种ARF较常见。此外还有急性肾皮质坏死及急性肾乳头坏死引起的ARF,但较少见。

3. **肾后性肾衰竭**(postrenal failure) 各种原因所致的泌尿道梗阻引起的急性肾衰竭,称为肾后性肾衰竭。

〖发病机制〗

急性肾衰竭的发病机制十分复杂,目前仍不清楚,本章着重讨论ATN的主要发病机制。

1. **肾小管损伤** 肾缺氧、缺血或肾中毒时,或代谢异常时所引起的肾小管急性严重损伤,小管上皮细胞变性、坏死和脱落,肾小管基膜断裂。一方面脱落的上皮细胞引起肾小管堵塞,造成管内压升高和小管扩张,致使肾小球有效滤过压降低和少尿;另一方面肾小管上皮细胞受损引起肾小管液回漏,导致肾间质水肿。

2. **肾血流动力学改变** 当肾脏处于缺血状态或接触大量肾毒性物质时,肾素-血管紧张素系统活化,肾素和血管紧张素Ⅱ分泌增多、儿茶酚胺大量释放、TXA_2/PGI_2比例增加以及内皮素水平升高,均可导致肾血管持续收缩和肾小球入球动脉痉挛,引起肾缺血缺氧、肾小球毛细血管内皮细胞肿胀致使毛细血管腔变窄,肾血流量减少,肾小球滤过率(GFR)随同肾血流量减少而下降,从而导致急性肾衰竭。可能因肾动脉血压来不及自动调控或受包括内皮素、腺苷及血管紧张素等缩血管因子作用,肾血管阻力增加所致。新近研究表明,肾小球内阻力增加尚与分布在毛细血管袢中毛细血管间的系膜收缩有关,后者并可受上述因子作用使肾小球的滤过率进一步减少。

3. 缺血-再灌注肾损伤　肾缺血再灌注时,细胞内钙通道开放,钙离子内流造成细胞内钙超负荷;同时滞留组织中的次黄嘌呤经黄嘌呤氧化酶作用形成黄嘌呤,其时可生成羟基底物及阴离子化超氧化物等。再者,于横纹肌溶解时,由肌红蛋白降解所释出的铁也有助于上述物质的形成,局部产生大量的氧自由基。氧自由基不仅直接损害细胞,而且能增强源于内皮中氧化氮的降解过程,间接促进肾血管收缩,可使肾小管细胞的损伤发展为不可逆性损伤。

4. 非少尿型 ATN 的发病机制　非少尿型 ATN 的发生主要是由于肾单位受损轻重不一所致。另外,非少尿型 ATN 不同的肾单位肾血流灌注相差很大,部分肾单位血液灌注量几乎正常,无明显的血管收缩,血管阻力亦不高,而一些肾单位灌注量明显减少,血管收缩和阻力增大。

〖病理〗

ATN 肾脏病理改变:① 肉眼检查肾脏体积增大、苍白色,剖面皮质肿胀,髓质呈暗红色。② 光镜检查主要部位在近端小管直段,早期小管上皮细胞肿胀,脂肪变性和空泡变性;晚期小管上皮细胞可呈融合样坏死,细胞核浓缩,细胞破裂或溶解,形成裂隙和剥脱区基膜暴露或断裂,间质充血、水肿和炎性细胞浸润,有时可见肾小管上皮细胞再生,肾小球和肾小动脉则多无显著变化。近端肾小管刷状缘弥漫性消失、变薄和远端肾单位节段性管腔内管型形成是缺血型 ATN 常见的特征性病理改变。近端肾小管及远端肾单位节段散在局灶斑块坏死和细胞脱落是中毒型 ATN 的病理特征。

〖临床表现〗

根据尿量减少与否,急性肾衰竭可分为少尿型和非少尿型。急性肾衰竭伴少尿或无尿表现者称为少尿型。非少尿型系指血尿素氮、血肌酐迅速升高,肌酐清除率迅速降低,而不伴有少尿表现。临床常见少尿型急性肾衰竭,临床过程分为3期。

Ⅰ. 少尿期(oliguria stage)

少尿期一般持续3~14天或更长,长者可达4~6周,持续时间越长,肾损害越重。持续少尿大于15天,或无尿大于10天者,预后不良。少尿期患儿除有尿量显著减少的表现外,系统症状有:

1. 水、钠潴留(water-sodium retention)　患儿可表现为全身水肿、高血压、肺水肿、脑水肿和心力衰竭,有时因水潴留可出现稀释性低钠血症。

2. 电解质紊乱(electrolyte disturbances)　常见高钾、低钠、低钙、高镁、高磷和低氯血症。

① 高血钾症(hyper kaliemia):心率慢、心律失常、心音低钝甚至停搏;心电图呈 T 波高尖、QRS 波增宽、P 波平宽;血钾若大于 7.0 mmol/L,可危及生命。

② 低钠血症(hyponatremia):主要为稀释性低血钠,表现为表情淡漠、倦怠、乏力、肌痉挛甚至惊厥。

③ 低钙血症(hypocalcemia):可有惊厥出现。

3. 代谢性酸中毒(metabolic acidosis)　表现为恶心、呕吐、疲乏、嗜睡、呼吸深快、食欲不振甚至昏迷,血 pH 降低。

4. 尿毒症(uremia)　因肾排泄障碍使各种毒性物质在体内积聚所致,可出现全身各系统中毒症状,其严重程度与血中尿素氮及肌酐增高的浓度相一致。

(1) 消化系统：表现为食欲不振、恶心、呕吐和腹泻等，严重者出现消化道出血或黄疸，而消化道出血可加重氮质血症。

(2) 心血管系统：主要因水、钠潴留所致，表现为高血压和心力衰竭，还可发生心律失常、心包炎等。

(3) 神经系统症状：可有嗜睡、神志混乱、焦虑不安、抽搐、昏迷和自主神经功能紊乱，如多汗或皮肤干燥，还可表现为意识、行为、记忆、感觉、情感等多种功能障碍。

(4) 血液系统：ARF常伴有正细胞正色素性贫血，贫血随肾功能恶化而加重，系由于红细胞生成减少、血管外溶血、血液稀释和消化道出血等原因所致。出血倾向（牙龈出血、鼻出血、皮肤瘀点及消化道出血）多因血小板减少、血小板功能异常和DIC引起。急性肾衰早期白细胞总数常增高，中性粒细胞比例也增高。

5. 感染（infection） 感染是ARF最为常见的并发症，以呼吸道和尿路感染多见，致病菌以金黄色葡萄球菌和革兰氏阴性菌最多见。

Ⅱ. 利尿期（多尿期，diuresis stage）

当ARF患儿尿量逐渐增多，全身水肿减轻，24小时尿量达250 ml/m² 以上时，即为利尿期。一般持续1~2周（长者可达1个月），此期由于大量排尿，可出现脱水、低钠和低钾血症。早期氮质血症持续甚至加重，后期肾功能逐渐恢复。

(1) 多尿于少尿期第一周末或第二周开始，在不用利尿剂的情况下，每日尿量＞2 500 ml/m²。

(2) 短期内排出大量水分和电解质可迅速出现脱水及低钾血症、低钠现象。

(3) 多尿5~7天后尿量逐渐恢复正常，但肾浓缩功能差。

(4) 尿素氮（BUN）或NPN缓慢下降。

(5) 尿常规可见多数管型及白细胞、少数红细胞及少量蛋白。

Ⅲ. 恢复期（convalescence stage）

利尿期后，肾功能改善，尿量恢复正常，血尿素氮和肌酐逐渐恢复正常，而肾浓缩功能需要数月才能恢复正常，少数病人遗留不可逆性的肾功能损害。此期患儿可表现为虚弱无力、消瘦、营养不良、贫血和免疫功能低下。

药物所致的ATN多为非少尿型急性肾衰竭，临床表现较少尿型急性肾衰症状轻、并发症少、病死率低。

【实验室检查】

1. 尿液检查 尿液检查有助于鉴别肾前性ARF和肾实质性ARF，详见表12.3。

表12.3 肾前性和肾实质性ARF的鉴别

指 标	肾前性	肾实质性ARF
尿沉渣	偶见透明管型、细颗粒管型	粗颗粒管型和红细胞管型
尿密度	>1.020	<1.010
尿渗透压	>500 mosm/L	<350 mosm/L
尿肌酐/血肌酐	>40	<20(≤5)
肾衰指数*	<1	>1
尿钠	<20 mmol/L	>40 mmol/L

指 标	肾前性	肾实质性 ARF
滤过钠排泄分数**	<1%	>1%
中心静脉压	<50 mmH$_2$O	正常或增高
补液试验+	尿量增多	无变化

* 肾衰指数(renal failure index, RFI) = 尿钠(mmol/L)×血浆肌酐(mg/dl)/尿肌酐(mg/dl);

** 滤过钠排泄分数(fractional excretion of filtrated sodium) = [尿钠(mmol/L)×血浆肌酐(μmol/L)×100%] ÷ [血清钠(mmol/L)×尿肌酐(μmol/L)];

\+ 补液试验:用 0.9%氯化钠液 20 ml/kg,1 小时内静脉注入

2. **血生化检查** 应注意监测电解质浓度变化及血肌酐和尿素氮。

3. **肾影像学检查** 多采用腹平片、超声波、CT、磁共振等检查有助于了解肾脏的大小、形态、血管及输尿管、膀胱有无梗阻,也可了解肾血流量、肾小球和肾小管的功能。虽然各种影像学检查均能检测肾脏大小,但是临床较常用 B 型超声检查。ARF 时肾脏常明显充血、水肿,故双肾体积常增大;而 CRF 时肾小球硬化、小管萎缩及间质纤维化,故双肾体积常缩小。为此,双肾体积增大者多为 ARF(肾淀粉样变病或糖尿病肾病所致 CRF 早期,有时双肾体积亦大,应予鉴别),而双肾体积缩小者均为 CRF。但是,必须注意有时 ARF 及 CRF 早期,病人肾脏体积并无增大或缩小,此时影像学检查对急、慢性肾衰竭鉴别则无帮助,而必须依赖其他检查。使用造影剂可能加重肾损害,须慎用。

4. **肾活检** 对原因不明的 ARF,肾活检是可靠的诊断手段,可帮助诊断和评估预后。

【诊断和鉴别诊断】

当患儿尿量急剧减少、肾功能急剧恶化时,均应考虑 ARF 的可能,而 ARF 诊断一旦确定,须进一步鉴别是肾前性、肾性还是肾后性 ARF。

1. 诊断依据

(1) 尿量显著减少:出现少尿(每日尿量<250 ml/m^2)或无尿(每日尿量<50 ml/m^2)。

(2) 氮质血症:血清肌酐≥176 μmol/L,血尿素氮≥15 mmol/L,或每日血肌酐增加≥44 μmol/L,或血尿素氮增加≥3.57 mmol/L,有条件者测肾小球滤过率(如内生肌酐清除率)常每分钟≤30 ml/1.73 m^2。

(3) 有酸中毒、水电解质紊乱等表现。无尿量减少为非少尿型 ARF。

2. **临床分期** 如前所述。

3. 病因诊断

(1) 肾前性和肾实质性 ARF 的鉴别(表 12.3)。

(2) 肾性 ARF 的病因诊断:在临床表现上,肾小管性及肾间质性 ARF 有很多相似处,而肾小球性及肾血管性 ARF 也十分相似(表 12.4)。

表 12.4 肾性 ARF 的病因鉴别

鉴别要点	肾小管性及肾间质性 ARF	肾小球性及肾血管性 ARF
基础肾脏病因	常有明确病因	多难找到明确病因
肾衰竭发生速度	数小时至数天	数周
肾小管功能损害	出现肾性尿糖	几无肾性尿糖出现

鉴别要点	肾小管性及肾间质性 ARF	肾小球性及肾血管性 ARF
尿蛋白排泄量	轻至中度	常较多
急性肾炎综合征表现	无	有

(3) 肾后性 ARF：泌尿系统影像学检查有助于发现导致尿路梗阻的病因。常见双侧肾盂积水，及双输尿管上段扩张。若为下尿路梗阻，还可见膀胱尿潴留。但是又必须强调，若尿路梗阻发生非常迅速（如双肾出血血块梗阻输尿管，或双肾结石碎石后碎块堵塞输尿管等），因肾小囊压迅速增高，滤过压迅速减少，患者立即无尿，此时则见不到肾盂积水及输尿管上段扩张，对这一特殊情况要有所认识。

【治疗】

治疗原则是去除病因，积极治疗原发病，减轻症状，改善肾功能，纠正和维持水、电解质及酸碱平衡，防止并发症的发生。

Ⅰ．少尿期的治疗

1. 去除病因和治疗原发病　肾前性 ARF 应注意及时纠正全身循环血流动力学障碍，包括补液、输注血浆和白蛋白、控制感染等。避免接触肾毒性物质，严格掌握肾毒性抗生素的用药指征，并根据肾功能调节用药剂量，密切监测尿量和肾功能变化。

2. 饮食和营养　应选择高糖、高脂肪、低蛋白、富含维生素的食物，尽可能供给足够的能量。供给热量 210～250 J/(kg·d)，蛋白质 0.5 g/(kg·d)，应选择优质动物蛋白，脂肪占总热量的 30%～40%。避免食用橘子、香蕉、海带、紫菜、土豆、豆制品、花生等含钾高的食物。

3. 控制水和钠摄入　坚持"量出为入"的原则，严格限制水、钠摄入，有透析支持则可适当放宽液体入量。每日测尿量、体重，以每日体重减少 0.5%～1% 为液体控制良好的主要指标；每日液体量控制在尿量＋显性失水（呕吐、大便、引流量）＋不显性失水－内生水。无发热患儿每日不显性失水为 300 ml/m^2，体温每升高 1℃，不显性失水增加 75 ml/m^2；内生水在非高分解代谢状态为 250～350 ml/m^2。所用液体均为非电解质液。髓袢利尿剂（呋塞米）对少尿型 ARF 可短期试用，常规用量为 1～2 mg/(kg·次)，如果无效可以加倍应用，但是一般不超过 8 mg/(kg·次)。

4. 纠正代谢性酸中毒　轻、中度代谢性酸中毒一般无需处理。当血浆 HCO_3^- < 12 mmol/L 或动脉血 pH<7.2，可补充 5% 碳酸氢钠 5 ml/kg，提高 CO_2-CP 5 mmol/L。

5. 纠正电解质紊乱　包括高钾血症、低钠血症、低钙血症和高磷血症的处理。高血钾的治疗特别重要，可用高糖加胰岛素静滴、静脉注射葡萄糖酸钙、高渗性碳酸氢钠、阳离子交换树脂等治疗。纠酸时宜注意防治低钙性抽搐。

6. 透析治疗　凡上述保守治疗无效者，均应尽早进行透析。透析的指征：① 严重水潴留，有肺水肿、脑水肿的倾向；② 血钾≥6.5 mmol/L；③ 血浆尿素氮＞28.6 mmol/L，或血浆肌酐＞707.2 μmol/L；④ 严重酸中毒，血浆 HCO_3^- <12 mmol/L 或动脉血 pH<7.2；⑤ 药物或毒物中毒，该物质又能被透析去除。透析的方法包括腹膜透析、血液透析和连续动静脉血液滤过 3 种技术，儿童，尤其是婴幼儿以腹膜透析（PD）为常用。PD 治疗是利用腹膜这个人体内最大的天然半透膜，体液和透析液成分依据浓度梯度通过渗透和扩散作用相互交换，而达到透析目的的。因而 PD 治疗对血流动力学无明显影响，不需要动静脉插管；不需要全身应用肝素或低分子肝素钙抗凝；可在床旁进行，操作简便，并发症少，是一种经济、安全、有效的方法。有

人报道用气管导管做腹膜透析管治疗儿童急性肾衰竭也很适用。

7. **抗感染治疗** 感染是急性肾小管坏死的常见病因和主要死因，发生肾小管坏死后更易合并感染，因此控制感染极为重要。应使用抗菌效果强、肾毒性低的药物，根据肾功能情况调整药物剂量和用药间期；许多药物可经透析排除，透析后应补充经透析丢失的剂量；许多药物与血浆蛋白结合率高，不能经透析排除，应更加注意药物浓度调整剂量，以免发生毒性反应。

Ⅱ. 利尿期的治疗

利尿期早期，肾小管功能和 GFR 尚未恢复，血肌酐、尿素氮、血钾和酸中毒仍继续升高，伴随着多尿，还可出现低钾和低钠血症等电解质紊乱，故应注意监测尿量、电解质和血压变化，及时纠正水、电解质紊乱，当血浆肌酐接近正常水平时，应增加饮食中蛋白质摄入量。此时防治感染也非常重要。

Ⅲ. 恢复期的治疗

此期肾功能日趋恢复正常，但可遗留营养不良、贫血和免疫力低下，少数病人遗留不可逆性肾功能损害，应注意休息和加强营养，防止感染。

【预后】

随着透析的广泛开展，ARF 的病死率已有明显降低。ARF 的预后与原发病性质、肾脏损害程度、少尿持续时间长短、早期诊断和早期治疗与否、透析与否和有无并发症等有直接关系。

（丁周志　李冬娥）

第十三章 造血系统疾病

第一节 小儿造血和血象特点

一、造血特点

小儿造血通常分为胚胎期造血（出生前）和生后造血（图 13.1）。

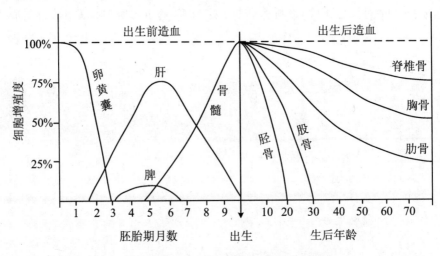

图 13.1 胎儿及出生后不同时期的造血情况

（一）胚胎期造血

血细胞的生成始自卵黄囊的血岛，然后出现肝、脾等器官髓外造血，最后转移至骨髓造血。根据造血组织发育和造血部位发生的先后，可将此期分为3个不同的阶段。

1. 中胚叶造血期（mesoblastic hematopoiesis stage） 在胚胎第3~4周开始出现卵黄囊造血。在卵黄囊上形成许多血岛（blood island），这些血岛的细胞分成内、外两部分，边缘的细胞形成血管网的原始内皮细胞，中间的细胞从血管游离至管腔，变成原始血细胞（haemocytoblast），染色呈强嗜碱性，不含血红蛋白，分化后开始出现血红蛋白而成为初级原始红细胞（primitive erythroblast），此种细胞体积较大，核染色质粗糙，与巨幼细胞相似。之后在中胚叶组织中出现广泛的原始造血成分，其中主要是原始的有核红细胞（primitive nucleated erythrocyte）。在胚胎第6~8周后中胚叶造血开始减退，巨幼红细胞样的血细胞逐渐减少，至胚胎12~15周消失。

2. 肝造血期(hepatic hematopoiesis stage) 在胚胎第6~8周时,在肝脏的窦状隙出现造血细胞,并形成活动的造血组织,成为胎儿中期的主要造血部位。胎儿期4~5个月时达高峰,至6个月后,肝造血逐渐减退。肝造血主要产生有核红细胞,也可产生少量粒细胞和巨核细胞。肝脏制造的红细胞与卵黄囊制造的原红细胞不同,它的胞体较小,胞核的结构与骨髓的原红细胞近似,称为定型的原红细胞(definitive erythroblast),它可分化成无核的红细胞,经血窦壁进入血流。约于胚胎第8周脾脏开始造血,以生成红细胞占优势,稍后粒系造血也相当活跃,至12周时出现淋巴细胞和单核细胞。胎儿5个月之后,脾脏造红细胞和粒细胞的功能逐渐减退,至出生时成为终生造血淋巴器官。自胚胎第11周淋巴结开始生成淋巴细胞,从此,淋巴结成为终生造血淋巴细胞和浆细胞的器官。胎儿期淋巴结亦有短暂的红系造血功能。约自胎儿4个月开始胸腺也参与造淋巴细胞。

3. 骨髓造血期(medullary hematopoiesis stage) 胚胎第6周开始出现骨髓,但至胎儿4个月时才开始造血活动,并迅速成为主要的造血器官,直至出生2~5周后成为唯一的造血场所。

(二) 出生后造血

1. 骨髓造血(medullary hematopoiesis) 出生后主要是骨髓造血。婴幼儿期所有骨髓均为红骨髓,全部参与造血以满足生长发育的需要。5~7岁开始,脂肪组织(黄髓)逐渐代替长骨中的造血组织,因此到了年长儿和成人期红骨髓仅限于肋骨、胸骨、脊椎、骨盆、颅骨、锁骨和肩胛骨,但黄髓仍有潜在的造血功能,当需要增加造血时,它可转变为红髓而恢复造血功能,这种骨髓的造血代偿功能被称为"骨髓造血的储备功能"。小儿在出生后头几年缺少黄髓,故造血代偿潜力小,如果需要大量造血,就会出现骨髓外造血。

2. 骨髓外造血(extramedullary hemopoiesis) 在正常情况下,骨髓外造血极少。出生后,尤其在婴儿期,当发生感染性贫血或溶血性贫血等需要增加造血时,肝、脾和淋巴结可随时适应需要,恢复到胎儿时的造血状态,出现肝、脾、淋巴结肿大。同时外周血中可出现有核红细胞或(和)幼稚中性粒细胞,感染及贫血纠正后即恢复正常。这种小儿造血器官的特殊反应,称为"骨髓外造血"。

3. 淋巴器官造血(lymphatic organ hemopoiesis) 出生后胸腺、脾脏和淋巴结继续产生淋巴细胞,其中胸腺产生T淋巴细胞,淋巴结产生B淋巴细胞。在贫血时则恢复到胎儿时的造血状态。

二、血象特点

不同年龄小儿的血象有所不同。小儿血象、骨髓象有明显的年龄特点,学习小儿血液病知识,必须熟悉各年龄阶段的正常血象。

1. 红细胞数和血红蛋白量 红细胞生成需要持续地供给氨基酸、铁、某些维生素和微量元素,并受红细胞生成素的调节。组织缺氧可刺激红细胞生成素的生成。

由于胎儿期处于相对缺氧状态,红细胞生成素合成增加,加上来自母体及胎盘的生血刺激,红细胞计数和血红蛋白含量较高,出生时红细胞数为$(5\sim7)\times10^{12}$个/L,血红蛋白量为150~220 g/L。未成熟儿与足月儿基本相等,少数可稍低。生后6~12小时因进食较少和不显性失水,其红细胞数和血红蛋白量往往比出生时高些。生后随着自主呼吸的建立,血氧含量增加,红细胞生成素减少,骨髓造血功能暂时性降低,网织红细胞减少;胎儿红细胞寿命较短,且破坏较多(生理性溶血),故生后10天左右,红细胞数及血红蛋白量可减少约20%,以后下降缓慢;由于婴儿生长发育迅速、循环血量迅速增加等因素,红细胞数和血红蛋白量逐渐降低,至2~3个月时(早产儿较早)红细胞数降至3×10^{12}个/L,血红蛋白量降至100 g/L左右,出现"轻度贫血",称为"生理性贫血"(physiological anemia)。"生理性贫血"呈自限性,3个月以后,红细胞数和血红蛋白量又缓慢增加,约于12岁时达成人水平。初生时外周血中可见到少量有核红细胞,生后1周内消失。

网织红细胞数在初生3天内为0.04~0.06,于生后第7天迅速下降至0.02以下,并维持在较低水平,约为0.003,以后随生理性贫血恢复而短暂上升,婴儿期以后约与成人相同。

2. 白细胞数与分类　初生时由于产程的刺激及体内外环境的突然变化,白细胞总数为$(15\sim20)\times10^9$个/L,生后6~12小时由于血液浓缩达$(21\sim28)\times10^9$个/L,然后逐渐下降,1周时平均为12×10^9个/L,婴儿期白细胞数维持在10×10^9个/L左右,8岁以后接近成人水平。

白细胞分类主要是中性粒细胞与淋巴细胞比例的变化。出生时中性粒细胞约占0.65,淋巴细胞约占0.30。随着白细胞总数的下降,中性粒细胞比例也相应下降,生后4~6天时两者比例约相等;之后淋巴细胞约占0.60,中性粒细胞约占0.35,至4~6岁时两者比例又相等;以后白细胞分类与成人相似。此外,初生儿外周血中也可出现少量幼稚中性粒细胞,但在数天内即消失。

3. 血小板数　血小板数与成人相似,为$(150\sim250)\times10^9$个/L。

4. 血容量　小儿血容量相对较成人多,新生儿血容量约占体重的10%,平均为300 ml;儿童血容量占体重的8%~10%;成人血容量占体重的6%~8%。

5. 血红蛋白的种类　从胚胎到成人,血红蛋白的种类也在发生演变。构成血红蛋白的珠蛋白是由两对多肽链组成的,即α多肽链(由114个氨基酸组成)和非α多肽链(由146个氨基酸组成),分别命名为β、δ、γ及ε链。胚胎早期,即胚胎8周内主要合成3种胚胎型血红蛋白,分别为Hb Gower Ⅰ($\delta_2\varepsilon_2$)、Hb Gower Ⅱ($\alpha_2\varepsilon_2$)及Hb Portland($\delta_2\gamma_2$)。至胚胎17周这3种血红蛋白渐渐消失,并为大量胎儿血红蛋白HbF($\alpha_2\gamma_2$)和2种少量的成人型血红蛋白即HbA($\alpha_2\beta_2$)、HbA$_2$($\alpha_2\delta_2$)取代。胎儿6个月时HbF约占90%,HbA占5%~10%,以后HbA合成增加,HbF合成减少。出生时HbF约占70%,HbA约占30%,HbA$_2$<1%,生后HbF迅速为HbA代替,1岁时HbF不超过5%。若2岁以后HbF超过2%、HbA$_2$超过6%就有临床意义。了解人类血红蛋白的演变过程,对某些遗传性溶血性贫血的诊断有一定的意义,如β型地中海贫血,HbF升高是诊断的主要依据。

第二节　小儿贫血概述

贫血(anemia)是指外周血中单位容积内的红细胞数、血红蛋白量或红细胞压积低于正常水平。婴儿和儿童的红细胞数和血红蛋白量随年龄不同而有差异。根据世界卫生组织的资料,血红蛋白的低限值在6~59个月者为110 g/L,5~11岁者为115 g/L,12~14岁者为120 g/L,海拔每升高1 000米,血红蛋白就上升4%;低于此值者为贫血。6个月以下的婴儿由于生理性贫血等因素,血红蛋白值变化较大,目前尚无统一标准。我国小儿血液学组(1989年)暂定:血红蛋白在新生儿期<145 g/L,1~4个月时<90 g/L,4~6个月时<100 g/L者为贫血。

〖贫血的分类〗

1. 贫血程度分类　根据外周血血红蛋白含量或红细胞数可分为4度:① 血红蛋白(Hb)从正常下限至90 g/L者为轻度;② 90~60 g/L者为中度;③ 60~30 g/L者为重度;④ <30 g/L者为极重度。新生儿Hb为144~120 g/L者为轻度,标准下限~90 g/L者为中度,90~60 g/L者为重度,<60 g/L者为极重度。

2. 病因分类　根据造成贫血的原因将其分为红细胞或血红蛋白生成不足、溶血性和失血性3类。

(1) 红细胞或血红蛋白生成不足:

① 造血物质缺乏:如缺铁性贫血(铁缺乏)、巨幼细胞贫血(维生素B_{12}、叶酸缺乏)、维生素B_6缺乏性贫血、铜缺乏、维生素C缺乏、蛋白质缺乏等。

② 骨髓造血功能障碍:如再生障碍性贫血、单纯红细胞再生障碍性贫血。

③ 其他:感染性及炎症性贫血,慢性肾病所致贫血,铅中毒,癌症性贫血等。

(2) 溶血性贫血:可由红细胞内在异常或红细胞外在因素引起。

① 红细胞内在异常:

(a) 红细胞膜结构缺陷:如遗传性球形红细胞增多症、遗传性椭圆形红细胞增多症、棘状红细胞增多、阵发性睡眠性血红蛋白尿等。

(b) 红细胞酶缺乏:如葡萄糖-6-磷酸脱氢酶(G-6-PD)缺乏、丙酮酸激酶(PK)缺乏症等。

(c) 血红蛋白合成或结构异常:如地中海贫血、血红蛋白病等。

② 红细胞外在因素:

(a) 免疫因素:体内存在破坏红细胞的抗体,如新生儿溶血症、自身免疫性溶血性贫血、药物所致的免疫性溶血性贫血等。

(b) 非免疫因素:如感染、物理化学因素、毒素、脾功能亢进、弥散性血管内凝血等。

(3) 失血性贫血:包括急性失血和慢性失血引起的贫血。

3. 形态分类　根据由检测红细胞数、血红蛋白量和红细胞压积计算红细胞平均容积(MCV)、红细胞平均血红蛋白(MCH)和红细胞平均血红蛋白浓度(MCHC)的结果而将贫血分为如表13.1所示的4类。

表13.1　贫血的细胞形态分类

	MCV(fl)	MCH(pg)	MCHC
正常值	80~94	28~32	32%~38%
大细胞性	>94	>32	32%~38%
正细胞性	80~94	28~32	32%~38%
单纯小细胞性	<80	<28	32%~38%
小细胞低色素性	<80	<28	<32%

4. 形态分类与病因的关系　形态学分类主要是为寻找病因提供线索,如表13.2所示。

表 13.2　形态分类与病因分析

形态分类	可能病因
正细胞性贫血	生成减少：再生障碍性贫血、单纯红细胞性再生障碍性贫血、骨髓浸润（白血病、恶性肿瘤、骨髓纤维化等）；失血性贫血（早期）；溶血性贫血：G-6-PD 缺乏、免疫性溶血性贫血、中毒、感染、微血管性溶血等
大细胞性贫血	DNA 合成障碍（维生素 B_{12} 缺乏、叶酸缺乏）、维生素 B_6（部分）、维生素 B_1 缺乏；骨髓增生异常综合征；肝疾病、甲状腺功能减低症（部分）、乳清酸尿症、网织红细胞增多症、正常新生儿等
单纯小细胞性贫血	缺铁早期、感染、慢性疾病（心、肝、肺、肾疾病）
小细胞低色素性贫血	Hb 合成障碍：缺铁性贫血、地中海贫血、铅中毒、慢性疾病（感染、炎症、恶性肿瘤、慢性肾病）、维生素 B_6 效应性贫血、铁粒幼性贫血、铜缺乏性贫血、肺含铁血黄素沉着症、转铁蛋白缺乏症

【临床表现】

贫血的临床表现与其病因、程度轻重、发生急慢等因素有关。一般而论，急性贫血如急性失血或溶血，虽贫血程度轻，亦可引起严重症状甚至休克；而慢性贫血，早期由于机体各器官的代偿功能较好，可无症状或症状较轻，当代偿不全时才逐渐出现症状。小儿对慢性贫血的耐受性一般较成人为大。个别慢性贫血患儿（如重型β地中海贫血），在重度贫血时仍可走路上楼。由于红细胞的主要功能是携带氧气输送全身，贫血时，血液含氧量减少而呈低氧血症，这就引起组织与器官的缺氧而功能减退，产生各系统症状。主要临床表现可分为以下 3 个方面。

1. 一般表现　皮肤、黏膜苍白为突出表现。贫血时皮肤（面、耳轮、手掌等）、黏膜（睑结膜、口腔黏膜）及甲床呈苍白色；重度贫血时皮肤往往呈蜡黄色，易误诊为合并轻度黄疸；相反，伴有黄疸、青紫或其他皮肤色素改变时可掩盖贫血的表现。此外，病程较长的患儿还常有易疲倦、毛发干枯、营养低下、体格发育迟缓等症状。

2. 造血器官反应　婴儿期由于骨髓几乎全是红髓，当造血需要增加时，骨髓代偿能力不足而出现骨髓外造血（再生障碍性贫血一般很少引起骨髓外造血），导致肝脾和淋巴结肿大，外周血中可出现有核红细胞、幼稚粒细胞。

3. 各系统症状

(1) 循环和呼吸系统：贫血时可出现呼吸加速、心率加快、脉搏加强、动脉压增高，有时可见毛细血管搏动。在重度贫血代偿功能失调时，则出现心脏扩大，心前区收缩期杂音，甚至发生充血性心力衰竭。

(2) 消化系统：胃肠蠕动及消化酶分泌功能均受影响，出现食欲减退、恶心、腹胀或便秘等，偶有舌炎、舌乳头萎缩等。

(3) 神经系统：常表现为精神不振、注意力不集中、情绪易激动等。年长儿可有头痛、昏眩、眼前有黑点或耳鸣等。

【诊断要点】

对于任何贫血患儿，必须寻找出其贫血的原因，才能进行合理和有效的治疗。因此，详细询问病史、全面的体格检查和必要的实验室检查是贫血病因诊断的重要依据。

1. 病史　询问病史时注意下列各项：

(1) 发病年龄:可提供诊断线索。对出生后即有严重贫血者要考虑产前或产时失血;生后48小时内出现贫血伴有黄疸者,以新生儿溶血症可能性大;婴儿期发病者多考虑营养缺乏性贫血、遗传性溶血性贫血;儿童期发病者多考虑慢性失血性贫血、再生障碍性贫血,其他造血系统疾病、全身性疾病引起的贫血。

(2) 病程经过和伴随症状:起病快、病程短者,提示急性溶血或急性失血;起病缓慢者,提示营养性贫血、慢性失血、慢性溶血等。如伴有黄疸和血红蛋白尿提示溶血;伴有呕血、便血、血尿、瘀斑等提示出血性疾病;伴有神经和精神症状如嗜睡、震颤等提示维生素 B_1 缺乏;伴有骨病提示骨髓浸润性病变;肿瘤性疾病多伴有发热、肝脾及淋巴结肿大。

(3) 喂养史:详细了解婴幼儿的喂养方法及饮食的质与量对诊断和病因分析有重要意义。单纯乳类喂养未及时添加辅食的婴儿,易患营养性缺铁性贫血或巨幼细胞性贫血;幼儿及年长儿饮食质量差或搭配不合理者,可能为缺铁性贫血。

(4) 过去史:询问有无寄生虫病特别是钩虫病史;询问其他系统疾病,包括消化系统疾病、慢性肾病、严重结核、慢性炎症性疾病如类风湿病等可引起贫血的有关疾病。此外,还要询问是否服用对造血系统有不良影响的药物如氯霉素、磺胺等。

(5) 家族史:与遗传有关的贫血,如遗传性球形红细胞增多症、珠蛋白生成障碍性贫血、地中海贫血等,家族中常有同样患者。

2. **体格检查** 应注意下列各项:

(1) 生长发育:慢性贫血往往有生长发育障碍。某些遗传性溶血性贫血,特别是重型β地中海贫血,除发育障碍外还表现有特殊面貌,如颧、额突出,眼距宽,鼻梁低,下颌骨较大等。

(2) 营养状况:营养不良常伴有慢性贫血。

(3) 皮肤、黏膜:皮肤和黏膜苍白的程度一般与贫血程度成正比。小儿因植物神经功能不稳定,故面颊的潮红与苍白有时不一定能正确反映有无贫血,观察甲床、结合膜及唇黏膜的颜色比较可靠。长期慢性贫血者皮肤呈苍黄,甚至呈古铜色;反复输血者皮肤常有色素沉着。如贫血伴有皮肤、黏膜出血点或瘀斑,要注意排除出血性疾病和白血病。伴有黄疸时提示溶血性贫血。

(4) 指甲和毛发:缺铁性贫血的患儿指甲菲薄、脆弱,严重者扁平甚至呈匙形反甲。巨幼红细胞性贫血患儿头发细黄、干稀、无光泽,有时呈绒毛状。

(5) 肝脾和淋巴结肿大:这是婴幼儿贫血常见的体征。肝脾轻度肿大多提示髓外造血;如肝脾明显肿大且以脾大为主者,多提示遗传性溶血性贫血。贫血伴有明显淋巴结肿大者,应考虑造血系统恶性病变(如白血病、恶性淋巴瘤)。

除上述病史与体检资料外,还应注意贫血对各系统的影响,如心脏扩大和心尖部收缩期杂音等,以及各系统可能的其他损害与贫血的因果关系。

3. **实验室检查** 血液检查是贫血的诊断和鉴别不可缺少的措施,临床上应由简而繁进行。一般根据病史、体征和初步的实验室检查资料,通过综合分析,对大多数贫血可做出初步诊断或确定诊断;对一些病情复杂暂时不能明确诊断者,亦可根据初步线索进一步选择必要的检查。

(1) 外周血象:这是一项简单而又重要的检查方法。根据红细胞和血红蛋白量可判断有无贫血及其程度,并可根据形态分类协助病因分析。仔细观察血涂片中红细胞大小、形态及染色情况,对贫血的诊断有较大启示。如红细胞较小、染色浅、中央淡染色区扩大,多提示缺铁性贫血;红细胞呈球形、染色深,提示遗传性球形红细胞增多症;红细胞大小不等,染色浅并有异形、靶形和碎片者,多提示地中海贫血;红细胞形态正常则见于急性溶血或骨髓造血功能障碍。白细胞和血小板计数以及观察血涂片中白细胞和血小板的形态和数量的改变,对判断贫血的原因也有帮助。

网织红细胞计数可反映骨髓造红细胞的功能。增多提示骨髓造血功能活跃,可见于急慢性溶血或失血性贫血;减少提示造血功能低下,可见于再生障碍性贫血、营养性贫血等。此外,在治疗过程中定期检查网织红细胞计数,有助于判断疗效,如缺铁性贫血经合理的治疗后,网织红细胞在1周左右即开始增加。

(2) 骨髓检查:骨髓涂片检查可直接了解骨髓造血细胞生成的质和量的变化,对某些贫血的诊断具有决定性意义(如白血病、再生障碍性贫血、营养性巨幼细胞贫血)。骨髓活检对白血病、转移瘤等骨髓病变具有诊断价值。

(3) 血红蛋白分析检查:如血红蛋白碱变性试验、血红蛋白电泳、包涵体生成试验等,对地中海贫血和异常血红蛋白病的诊断有重要意义。

(4) 红细胞脆性试验:脆性增高见于遗传性球形红细胞增多症;减低则见于地中海贫血。

(5) 特殊检查:红细胞酶活力测定对先天性红细胞酶缺陷所致的溶血性贫血有诊断意义,抗人球蛋白试验可以协助自身免疫性溶血的诊断;血清铁、铁蛋白、红细胞游离原卟啉等检查可以分析体内铁代谢情况,以协助诊断缺铁性贫血;核素51铬可以测定红细胞寿命;基因分析方法对遗传性溶血性贫血不但有诊断意义,还有产前诊断价值。

〖治疗原则〗

1. 去除病因　这是治疗贫血的关键,有些贫血在病因去除后,很快可以治愈。对一些贫血原因暂时未明的,应积极寻找病因,予以去除。

2. 一般治疗　加强护理,预防感染,根据小儿的年龄和病情改善饮食质量和搭配等。

3. 药物治疗　针对贫血的病因,选择有效药物给予治疗,如铁剂治疗缺铁性贫血,维生素B_{12}和叶酸治疗巨幼细胞贫血,肾上腺皮质激素治疗自身免疫性溶血性贫血和先天性纯红细胞再生障碍性贫血,联合免疫抑制(抗胸腺球蛋白、甲基泼尼松、环孢素A等)治疗再生障碍性贫血等。此外,氯化钴、睾酮、中药首乌、阿胶、当归、鸡血藤、熟地黄等均有刺激骨髓造红细胞的作用。

4. 输红细胞　当贫血引起心功能不全时,输红细胞是抢救措施。对长期慢性贫血者,若代偿功能良好,可不必输红细胞;必须输注时应注意量和速度,贫血愈严重,一次输注量愈少且速度宜慢。一般选用浓缩红细胞,每次5~10 ml/kg,速度不宜过快,以免引起心力衰竭和肺水肿。对于贫血合并肺炎的患儿,每次输红细胞量更应减少,速度减慢。

5. 造血干细胞移植　这是目前根治一些遗传性溶血性贫血和再生障碍性贫血的有效方法,如有HLA相配的造血干细胞来源应予首选。

6. 并发症治疗　婴幼儿贫血易合并急、慢性感染,营养不良,消化功能紊乱等,应予积极治疗。同时还应考虑贫血与并发症的相互影响的特点,如贫血患儿在消化功能紊乱时对体液失衡的调节能力较无贫血的小儿差,在输液治疗时应予注意。

第三节 营养性贫血

一、营养性缺铁性贫血

营养性缺铁性贫血(nutritional iron deficiency anemia,NIDA)是由于体内铁缺乏导致血红蛋白合成减少所致的一种贫血。临床上以小细胞低色素性贫血、血清铁蛋白减少和铁剂治疗有效为特点,是小儿最常见的一种贫血,以6~24个月婴幼儿发病率最高,严重危害小儿健康,是我国重点防治的小儿常见病之一。

〖铁的代谢〗

Ⅰ. 铁的代谢

1. 人体内铁元素的含量及其分布　正常人体内的含铁总量随着年龄、体重、性别和血红蛋白水平的不同而异。体内总铁量正常成人男性约为50 mg/kg,女性约为35 mg/kg,新生儿约为75 mg/kg。总铁量中约64%用于合成血红蛋白,3.2%用于合成肌红蛋白,32%以铁蛋白及含铁血黄素形式贮存于骨髓、肝和脾内;微量(<1%)存在于含铁酶内和以运转铁形式存在于血浆中。

2. 铁的来源　铁的来源主要有以下两条途径:

(1) 从食物中摄取铁:食物中的铁分为血红素铁和非血红素铁,前者吸收率高而后者吸收率较低。动物性食物(如精肉、血、内脏)含铁高且为血红素铁,吸收率达10%~25%;母乳与牛乳含铁量均低,但母乳的铁吸收率高达50%,比牛乳高5~6倍;植物性食物中以大豆含铁量最高,黑木耳、发菜、海带等的含量也较高,但是均属非血红素铁而吸收率低(1.7%~7.9%)。

(2) 红细胞释放的铁:体内红细胞衰老或破坏所释放的血红蛋白铁几乎全部被再利用。

3. 铁的吸收和运转　食物中的铁主要以Fe^{2+}形式在十二指肠和空肠上段被吸收。进入肠黏膜细胞的Fe^{2+}被氧化成Fe^{3+},其中一部分与细胞内的去铁蛋白(apoferritin)结合,形成铁蛋白(ferritin)暂时保存在肠黏膜细胞中;另一部分与细胞质中载体蛋白结合后移出胞外进入血液,与血浆中的转铁蛋白(transferrin,Tf)结合,随血液循环将铁运送到需铁和贮铁组织,供给机体利用,未被利用的部分则与去铁蛋白结合而形成铁蛋白,作为贮存备用铁。红细胞破坏后释放出的铁,也同样通过与Tf结合后运送到骨髓等组织,被利用或贮存。

肠黏膜细胞对铁的吸收有调节作用,这种调节作用又通过体内贮存铁和转铁蛋白受体(TfR)来调控。肠黏膜细胞生存期为4~6天,对吸入胞内的铁起暂时保存作用。当体内贮存铁充足或造血功能减退时,TfR合成减少,铁蛋白合成增加,肠黏膜细胞内的铁大部分以铁蛋白形式贮存在该细胞内,随肠黏膜细胞的脱落而被排出体外,因而吸收减少;当体内缺铁或造血功能增强时,TfR合成增加,铁蛋白合成减少,肠黏膜细胞内的铁大部分进入血流,铁的吸收增加。

肠腔内一些因素也可影响铁的吸收。维生素C、稀盐酸、果糖、氨基酸等还原物质使Fe^{3+}变成Fe^{2+},有利于铁的吸收;磷酸、草酸等可与铁形成不溶性铁酸盐,难以吸收;植物纤维、茶、咖啡、蛋、牛奶、抗酸药物等可抑制铁的吸收。

正常情况下,血浆中的转铁蛋白仅 1/3 与铁结合,此结合的铁称为血清铁(serum iron, SI);其余 2/3 的转铁蛋白仍具有与铁结合的能力,在体外加入一定量的铁可使其成饱和状态,所加的铁量即为未饱和铁结合力。血清铁与未饱和铁结合力之和称为血清总铁结合力(total iron binding capacity,TIBC)。血清铁在总铁结合力中所占的百分比称为转铁蛋白饱和度(transferrin saturation,TS)。

4. 铁的利用与储存 铁到达骨髓造血组织后即进入幼红细胞,在线粒体中与原卟啉结合形成血红素,血红素与珠蛋白结合形成血红蛋白。此外,铁还在肌红蛋白的合成中和某些酶(如细胞色素 C、单胺氧化酶、核糖核酸还原酶、琥珀酸脱氢酶等)中被利用。在体内未被利用的铁以铁蛋白及含铁血黄素的形式贮存。在机体需要铁时,这两种铁均可被利用,通过还原酶的作用,使铁蛋白中的 Fe^{2+} 释放,然后被氧化酶氧化成 Fe^{3+},与转铁蛋白结合后被转运到需铁的组织。

5. 铁的排泄 正常情况下每日仅有极少量的铁排出体外。小儿每日排出量约为 15 μg/kg,约 2/3 随脱落的肠黏膜细胞、红细胞、胆汁由肠道排出,其他经肾脏和汗腺排出,表皮细胞脱落也失去极微量的铁。

6. 铁的需要量 小儿由于生长发育的需要,每日需摄入的铁量相对较成人为多。成熟儿自生后 4 个月至 3 岁每天约需铁 1 mg/kg(食物中每天需要供铁 5~15 mg);早产儿需铁较多,约为 2 mg/kg;各年龄小儿每天摄入总量不宜超过 15 mg。

Ⅱ. 不同年龄段小儿铁代谢特点

1. 胎儿期铁代谢特点 胎儿通过胎盘从母体获得铁,以孕后期 3 个月获铁量最多,平均每日约 4 mg。故足月儿从母体所获得的铁足够其生后 4~5 个月内之需;而未成熟儿从母体所获的铁较少,容易发生缺铁。过去认为胎儿能主动从母体获取铁,孕母铁营养状况不会影响胎儿获取铁量,但近年研究表明,如孕母严重缺铁,可影响胎儿获取铁量。

2. 婴幼儿期铁代谢的特点 足月新生儿体内总铁约为 75 mg/kg,其中 25% 为贮存铁。生后由于"生理性溶血"释放的铁较多,随后是"生理性贫血"期造血相对较低下,加之从母体获取的铁一般能满足 4 个月之需,故婴儿早期不易发生缺铁。但早产儿从母体获取铁少,且生长发育更迅速,可较早发生缺铁。约 4 月龄以后,从母体获取的铁逐渐耗尽,加上此期生长发育迅速,造血活跃,因此对膳食铁的需要增加,而婴儿主食人乳和牛乳的铁含量均低,不能满足机体之需,贮存铁耗竭后即发生缺铁,故 6 个月~2 岁的小儿缺铁性贫血发生率高。

3. 儿童期和青春期铁代谢特点 儿童期一般较少缺铁,此期缺铁的主要原因是偏食使摄取的铁不足,或是食物搭配不合理使铁的吸收受抑制,肠道慢性失血也是此期缺铁的原因。青春期由于生长发育迅速而对铁的需要量增加,初潮以后少女如月经过多造成铁的丢失也是此期缺铁的原因。

[病因]

1. 先天储铁不足 胎儿从母体获得的铁以妊娠最后 3 个月最多,故早产、双胎或多胎、胎儿失血和孕母严重缺铁等均可使胎儿储铁减少。

2. 铁摄入量不足 这是缺铁性贫血的主要原因,人乳、牛乳、谷物中含铁量均低,如不及时添加含铁较多的辅食,容易发生缺铁性贫血。

3. 生长发育因素 婴儿期生长发育较快,5 个月时和 1 岁时体重分别为出生时的 2 倍和 3 倍;随着体重增加,血容量也增加较快,1 岁时血循环中的血红蛋白增加 2 倍;未成熟儿的体重及血红蛋白增加倍数更高；如不及时添加含铁丰富的食物，则易致缺铁。

4. **铁的吸收障碍** 食物搭配不合理可影响铁的吸收。慢性腹泻不仅使铁的吸收不良，而且铁的排泄也增加。

5. **铁的丢失过多** 正常婴儿每天排泄铁量相对比成人多。每 1 ml 血约含铁 0.5 mg，长期慢性失血可致缺铁，如肠息肉、梅克尔憩室、膈疝、钩虫病等可致慢性失血，用不经加热处理的鲜牛奶喂养的婴儿可因对牛奶过敏而致肠出血（每天失血约 0.7 ml）。

〖发病机制〗

1. **缺铁对血液系统的影响** 铁是合成血红蛋白的原料，缺铁时血红素生成不足，进而血红蛋白合成也减少，导致新生的红细胞内血红蛋白含量不足，细胞质减少，细胞变小；缺铁对细胞的分裂、增殖影响较小，故红细胞数量减少程度不如血红蛋白减少明显，从而形成小细胞低色素性贫血。缺铁的病理生理通常包括以下 3 个阶段：

(1) 储铁减少期（iron depletion，ID）：此阶段体内储存铁已减少，但供红细胞合成血红蛋白的铁尚未减少。

(2) 红细胞生成缺铁期（iron deficient erythropoiesis，IDE）：此期储存铁进一步耗竭，红细胞生成所需的铁亦不足，但循环中血红蛋白的量尚未减少。

(3) 缺铁性贫血期（iron deficiency anemia，IDA）：此期出现小细胞低色素性贫血，还有一些非造血系统的症状。

2. **缺铁对其他系统的影响** 缺铁可影响肌红蛋白的合成，并可使多种含铁酶（如细胞色素酶、单胺氧化酶、核糖核苷酸还原酶、琥珀酸脱氢酶等）的活性减低。由于这些含铁酶与生物氧化、组织呼吸、神经介质分解与合成有关，故铁缺乏时造成细胞功能紊乱，尤其是单胺氧化酶的活性降低，造成重要的神经介质如 5-羟色胺、去甲肾上腺素、肾上腺素及多巴胺发生明显变化，不能正常发挥功能，因而产生一些非造血系统的表现，如体力减弱、易疲劳、表情淡漠、注意力难以集中、注意力减退和智力减低等。缺铁还可引起组织器官的异常，如口腔黏膜异常角化、舌炎、胃酸分泌减少、脂肪吸收不良和反甲等。此外，缺铁还可引起细胞免疫功能降低，使人易患感染性疾病。

〖临床表现〗

任何年龄均可发病，以 6 个月至 2 岁最多见。发病缓慢，其临床表现随病情轻重而有不同。

1. **一般表现** 皮肤黏膜逐渐苍白，以唇、口腔黏膜及甲床较明显，易疲乏，不爱活动，年长儿可诉头晕、眼前发黑、耳鸣等。

2. **髓外造血表现** 由于髓外造血，肝、脾可轻度肿大，年龄愈小、病程愈久、贫血愈重，肝脾肿大愈明显。

3. **非造血系统症状**

(1) 消化系统症状：食欲减退，少数有异食癖（如嗜食泥土、墙皮、煤渣等）；可有呕吐、腹泻；可出现口腔炎、舌炎或舌乳头萎缩；重者可出现萎缩性胃炎或吸收不良综合征。

(2) 神经系统症状：表现为烦躁不安或萎靡不振、精神不集中、记忆力减退，智力多数低于同龄儿。

(3) 心血管系统症状：明显贫血时心率增快，严重者心脏扩大甚至发生心力衰竭。

(4) 其他：因细胞免疫功能降低，常合并感染。可因上皮组织异常而出现反甲。

【实验室检查】

1. **外周血象** 血红蛋白降低比红细胞数减少明显,呈小细胞低色素性贫血。外周血涂片可见红细胞大小不等,以小细胞为多,中央淡染区扩大。平均红细胞容积(MCV)<80 fl,平均红细胞血红蛋白量(MCH)<26 pg,平均红细胞血红蛋白浓度(MCHC)<0.31。网红细胞数正常或轻度减少。白细胞、血小板一般无改变,个别极严重者可有血小板减少。

2. **骨髓象** 呈增生活跃,以中、晚幼红细胞增生为主。各期红细胞均较小,胞浆少,染色偏蓝,显示胞浆成熟程度落后于胞核。粒细胞和巨核细胞系一般无明显异常。

3. **有关铁代谢的检查**

(1) 血清铁蛋白(serum ferritin,SF):可较敏感地反映体内贮存铁的情况,在缺铁的 ID 期即已降低,IDE 和 IDA 期降低更明显,因而是诊断缺铁 ID 期的敏感指标。其放射免疫法测定的正常值:<3 个月婴儿为 194~238 μg/L,3 个月后为 18~91 μg/L;低于 12 μg/L,提示缺铁。由于感染、肿瘤、肝脏和心脏疾病时 SF 明显升高,故当缺铁合并这些疾病时其 SF 值可不降低,此时测定红细胞内碱性铁蛋白(不受以上因素影响)有助诊断。

(2) 红细胞游离原卟啉(free erythrocyte protoporphyrin,FEP):红细胞内缺铁时 FEP 不能完全与铁结合成血红素,血红素减少又反馈性地使 FEP 合成增多,未被利用的 FEP 在红细胞内堆积,导致 FEP 值增高,当 FEP>0.9 μmol/L(500 μg/dl)时即提示细胞内缺铁。如 SF 值降低、FEP 升高而未出现贫血,这是缺铁 IDE 期的典型表现。FEP 增高还见于铅中毒、慢性炎症和先天性原卟啉增多症。

(3) 血清铁(SI)、总铁结合力(TIBC)和转铁蛋白饱和度(TS):这 3 项检查反映血浆中的铁含量,通常在 IDA 期才出现异常,即 SI 和 TS 降低,TIBC 升高。SI 正常值为 12.8~31.3 μmol/L(75~175 μg/dl),<10.7 μmol/L(60 μg/dl)有意义,但其生理变异大,并且在感染、恶性肿瘤、类风湿性关节炎等疾病时也可降低。TIBC>62.7 μmol/L(350 μg/dl)有意义;其生理变异较小,在病毒性肝炎时可增高。TS<15% 有诊断意义。

4. **骨髓可染铁** 骨髓涂片用普鲁士蓝染色镜检,缺铁时细胞外铁减少(0~+),红细胞内铁粒细胞数<15%。

【诊断】

根据病史特别是喂养史、临床表现和血象特点,一般可做出初步诊断。进一步做有关铁代谢的生化检查有确诊意义。必要时可做骨髓检查。用铁剂治疗有效可证实诊断。

地中海贫血、异常血红蛋白病、维生素 B_6 缺乏性贫血、铁粒幼红细胞性贫血等亦表现为小细胞低色素性贫血,应根据各病临床特点和实验室检查特征加以鉴别。

【治疗】

主要原则为去除病因和补充铁剂。

1. **一般治疗** 加强护理,保证充足睡眠;避免感染,如伴有感染者应积极控制感染;重度贫血者注意保护心脏功能。根据患儿消化能力,适当增加含铁质丰富的食物,注意饮食的合理搭配以增加铁的吸收。

2. **去除病因** 对饮食不当者应纠正不合理的饮食习惯和食物组成,有偏食习惯者应予纠正。如有慢性失血性疾病,如钩虫病、肠道畸形等,应予及时治疗。

3. **铁剂治疗**

(1) 口服铁剂:铁剂是治疗缺铁性贫血的特效药,若无特殊原因,应采用口服法给药;二价铁盐容易吸收,故临床均选用二价铁盐制剂。常用的口服铁剂有硫酸亚铁(含元素铁

20%)、富马酸亚铁(含元素铁 33%)、葡萄糖酸亚铁(含元素铁 12%)、琥珀酸亚铁(含元素铁 35%)、多糖铁复合物(含元素铁 46%)等,口服铁剂的剂量为元素铁每日 4～6 mg/kg,分 3 次口服,一次量不应超过元素铁 2 mg/kg;以两餐之间口服为宜,既可减少胃肠副反应,又可增加吸收。同时服用维生素 C,可增加铁的吸收。牛奶、茶、咖啡及抗酸药等与铁剂同服均可影响铁的吸收。

(2) 注射铁剂:注射铁剂较容易发生不良反应,甚至可发生过敏性反应致死,故应慎用。

其适应证是:① 诊断肯定但口服铁剂后无治疗反应者;② 口服后胃肠反应严重,虽改变制剂种类、剂量及给药时间仍无改善者;③ 由于胃肠疾病胃肠手术后不能应用口服铁剂或口服铁剂吸收不良者。

常用注射铁剂有:山梨醇枸橼酸铁复合物,专供肌肉注射用;右旋糖酐铁复合物,为氢氧化铁与右旋糖酐铁复合物,可供肌肉注射或静脉注射;葡萄糖氧化铁,供静脉注射用。

(3) 铁剂治疗后的反应:口服铁剂 12～24 h 后,细胞内含铁酶开始恢复,烦躁等精神症状减轻,食欲增加。网织红细胞于服药 2～3 天后开始上升,5～7 日达高峰,2～3 周后下降至正常。治疗 1～2 周后血红蛋白逐渐上升,通常于治疗 3～4 周达到正常。如 3 周内血红蛋白上升不足 20 g/L,注意寻找原因。如治疗反应满意,血红蛋白恢复正常后再继续服用铁剂 6～8 周,以增加铁储存。

4. 输红细胞 一般不必输红细胞,输注红细胞的适应证是:① 贫血严重,尤其是发生心力衰竭者;② 合并感染者;③ 急需外科手术者。贫血愈严重,每次输注量应愈少。Hb 在 30 g/L 以下者,应采用等量换血方法;Hb 在 30～60 g/L 者,每次可输注浓缩红细胞 4～6 ml/kg;Hb 在 60 g/L 以上者,不必输红细胞。

〖预防〗

主要是做好卫生宣教工作,使全社会尤其是家长认识到缺铁对小儿的危害性及做好预防工作的重要性,使之成为儿童保健工作中的重要内容。主要预防措施包括:① 提倡母乳喂养,因母乳中铁的吸收利用率较高;② 做好喂养指导,无论是母乳或人工喂养的婴儿,均应及时添加含铁丰富且铁吸收率高的辅助食品,如精肉、血、内脏、鱼等,并注意膳食合理搭配,婴儿如以鲜牛乳喂养,必须加热处理以减少牛奶过敏所致肠道失血的发生;③ 婴幼儿食品(谷类制品、牛奶制品等)应加入适量铁剂加以强化;④ 对早产儿,尤其是体重非常低的早产儿宜自 2 个月左右给予铁剂预防。

二、营养性巨幼细胞贫血

营养性巨幼细胞贫血(nutritional megaloblastic anemia)是由于维生素 B_{12} 或(和)叶酸(folic acid)缺乏所致的一种大细胞性贫血。主要临床特点是贫血、神经精神症状、红细胞的胞体变大、骨髓中出现巨幼细胞、用维生素 B_{12} 或(和)叶酸治疗有效。

〖病因〗

1. 维生素 B_{12} 缺乏的原因

(1) 储存和摄入量不足:胎儿可通过胎盘获得维生素 B_{12} 储存于肝内供出生后利用,如孕妇缺乏维生素 B_{12},可致婴儿维生素 B_{12} 储存不足。单纯母乳喂养而未及时添加辅食的婴儿,尤其是乳母长期素食或患有维生素吸收障碍疾病者,可致维生素 B_{12} 摄入不足。食物中以动物性食物含维生素 B_{12} 丰富而植物性食物一般不含维生素 B_{12},偏食或仅进食植物性食物也可

出现维生素 B_{12} 不足。

(2) 吸收和运输障碍：食物中维生素 B_{12} 的吸收是先与胃底部壁细胞分泌的糖蛋白结合成维生素 B_{12}-糖蛋白复合物后由末端回肠黏膜吸收，进入血循环后需与运钴胺蛋白（transcobalamin）结合，再运送到肝脏贮存，此过程中任何一个环节异常均可致维生素 B_{12} 缺乏。

(3) 需要量增加：婴儿生长发育较快，对维生素 B_{12} 的需要量也增加，严重感染者维生素 B_{12} 的消耗量增加，如维生素 B_{12} 摄入量不足所需即可致缺乏。

2. 叶酸缺乏的原因

(1) 摄入量不足：羊乳含叶酸量很低，牛乳中的叶酸如经加热也遭破坏，故单纯用这类乳品喂养而未及时添加辅食的婴儿可致叶酸缺乏。

(2) 药物作用：长期应用广谱抗生素可使正常结肠内部分含叶酸的细菌被清除而减少叶酸的供应。抗叶酸代谢药物（如甲氨蝶呤、巯嘌呤等）抑制叶酸代谢而致病。长期服用抗癫痫药（如苯妥英钠、扑痫酮等）也可导致叶酸缺乏。

(3) 吸收不良：慢性腹泻、小肠病变、小肠切除等可致叶酸肠吸收障碍。

(4) 需要增加：早产儿、慢性溶血等对叶酸的需要增加。

(5) 代谢障碍：遗传性叶酸代谢障碍、某些参与叶酸代谢的酶缺陷也可致叶酸缺乏。

〖发病机制〗

体内叶酸经叶酸还原酶的还原作用和维生素 B_{12} 的催化作用后变成四氢叶酸，后者是 DNA 合成过程中必需的辅酶。因此，维生素 B_{12} 或叶酸缺乏都可致四氢叶酸减少，进而引起 DNA 合成减少。幼稚红细胞内的 DNA 合成减少使其分裂和增殖时间延长，导致细胞核的发育落后于胞浆（血红蛋白的合成不受影响）的发育，使红细胞的胞体变大，形成巨幼红细胞。由于红细胞生成速度慢，加之异形的红细胞在骨髓内易被破坏，进入血循环的成熟红细胞寿命也较短，从而造成贫血。

DNA 合成不足也可致粒细胞核成熟障碍，使其胞体增大，出现巨大幼稚粒细胞和中性粒细胞分叶过多现象。DNA 合成不足亦可使巨核细胞的核发育障碍而致核分叶过多。

脂肪代谢过程中，维生素 B_{12} 能促使甲基丙二酸转变成琥珀酸而参与三羧酸循环，此作用与神经髓鞘中脂蛋白形成有关，因而能保持含有髓鞘的神经纤维的功能完整性；当维生素 B_{12} 缺乏时，可导致中枢和外周神经髓鞘受损，因而出现神经精神症状。维生素 B_{12} 缺乏还可使中性粒细胞和巨噬细胞吞噬细菌后的杀灭细菌作用减弱，使组织、血浆及尿液中甲基丙二酸堆积，后者是结核杆菌细胞壁成分的原料，过多时有利于结核杆菌生长，故维生素 B_{12} 缺乏者对结核杆菌易感性增高。

叶酸缺乏主要引起情感改变，偶见深感觉障碍，其机制尚未明了。

〖临床表现〗

以 6 个月～2 岁多见，起病缓慢。

1. 一般表现　多呈虚胖或颜面轻度水肿，毛发纤细稀疏、黄色，严重者皮肤有出血点或瘀斑。

2. 贫血表现　皮肤常呈现蜡黄色，睑结膜、口唇、指甲等处苍白，偶有轻度黄疸；疲乏无力，常伴有肝、脾肿大。

3. 精神神经症状　可出现烦躁不安、易怒等症状。维生素 B_{12} 缺乏者表现为表情呆滞、目光发直、对周围反应迟钝，嗜睡、不认亲人、少哭不笑，智力、动作发育落后甚至退步。重症病例可出现不规则性震颤、手足无意识运动，甚至抽搐、感觉异常、共济失调、踝阵挛和 Babinski 征阳性等。叶酸缺乏不发生神经系统症状，但可导致神经精神异常。

4. 消化系统症状　常出现较早，如厌食、恶心、呕吐、腹泻和舌炎等。

〖实验室检查〗

1. 外周血象　呈大细胞性贫血，MCV>94 fl，MCH>32 pg。血涂片可见红细胞大小不等，以大细胞为多，易见嗜多色性和嗜碱点彩红细胞(basophilic stippling red cell)，可见巨幼变的有核红细胞，中性粒细胞呈分叶过多现象。网织红细胞、白细胞、血小板计数常减少。

2. 骨髓象　增生明显活跃，以红细胞系增生为主，粒、红系统均出现巨幼变，表现为胞体变大、核染色质粗而松、副染色质明显。中性粒细胞的胞浆空泡形成，核分叶过多。巨核细胞的核有过度分叶现象。

3. 血清维生素 B_{12} 和叶酸测定　血清维生素 B_{12} 正常值为 200～800 g/L，<100 g/L 为缺乏。血清叶酸水平正常值为 5～6 μg/L，<3 μg/L 为缺乏。

4. 其他　血清乳酸脱氢酶(LDH)水平明显升高。维生素 B_{12} 缺乏者血清胆红素水平中等程度升高，尿甲基丙二酸含量增高。

〖诊断〗

根据临床表现、血象和骨髓象可诊断为巨幼红细胞性贫血。在此基础上，如精神神经症状明显，则考虑为维生素 B_{12} 缺乏所致。有条件时测定血清维生素 B_{12} 或叶酸水平可进一步协助确诊。

〖治疗〗

1. 一般治疗　注意营养，及时添加辅食；加强护理，防止感染；震颤明显而不能进食者可用鼻饲数天。

2. 去除病因　对引起维生素 B_{12} 和叶酸缺乏的原因应予去除。

3. 维生素 B_{12} 和叶酸治疗　有精神神经症状者，应以维生素 B_{12} 治疗为主，如单用叶酸反而有加重症状的可能。维生素 B_{12} 500～1 000 μg 一次肌注；或每次肌注 100 μg，每周 2～3 次，连用数周，直至临床症状好转，血象恢复正常为止；当有神经系统受累表现时，可予每日 1 mg，连续肌注 2 周以上；由于维生素 B_{12} 吸收缺陷所致的患者，每月肌注 1 mg，长期应用。用维生素 B_{12} 治疗后 6～7 小时骨髓内巨幼红细胞可转为正常幼红细胞；一般精神症状 2～4 天后好转；网织红细胞 2～4 天开始增加，6～7 天达高峰，2 周后降至正常；精神神经症状恢复较慢。

叶酸口服剂量为 5 mg，每日 3 次，连续数周至临床症状好转、血象恢复正常为止。同时口服维生素 C 有助叶酸的吸收。服叶酸 1～2 天后食欲好转，骨髓中巨幼红细胞转为正常；2～4 天网织红细胞增加，4～7 天达高峰；2～6 周红细胞和血红蛋白恢复正常。因使用抗叶酸代谢药物而致病者，可用亚叶酸钙(calcium leucovorin)治疗。先天性叶酸吸收障碍者，口服叶酸剂量应增至每日 15～50 mg 才有效。

〖预防〗

改善哺乳母亲的营养，婴儿应及时添加辅食，注意饮食均衡，及时治疗肠道疾病，注意合理应用抗叶酸代谢物。

第四节 急性白血病

白血病(leukemia)是造血系统的恶性增生性疾病。其特点为造血组织中某一血细胞系统过度增生,进入血流并浸润到各组织和器官,从而引起一系列临床表现。在我国,小儿的恶性肿瘤中以白血病的发病率最高。据调查,我国<10岁小儿的白血病发生率为3/(10万)~4/(10万),男性发病率高于女性。任何年龄均可发病,新生儿亦不例外,但以学龄前期和学龄期小儿多见。小儿白血病中90%以上为急性白血病,慢性白血病仅占3%~5%。

【病因】

尚未完全明了,可能与下列因素有关。

1. **病毒感染** 多年研究已证明属于RNA病毒的逆转录病毒(retrovirus,又称人类T细胞白血病病毒,HTLV)可引起人类T淋巴细胞白血病。其他病毒(如EB病毒)与白血病的关系仍在研究之中。

2. **物理和化学因素** 电离辐射能引起白血病。小儿对电离辐射较为敏感,在曾经放射治疗胸腺肥大的小儿中,白血病发生率较正常小儿高10倍;妊娠妇女照射腹部后,其新生儿的白血病发病率比未经照射者高17.4倍。苯及其衍生物、氯霉素、保泰松、乙双吗啉和细胞毒药物等均可诱发急性白血病。

3. **遗传素质** 白血病不属遗传性疾病,但在家族中却可有多发性恶性肿瘤的情况;少数患儿可能患有其他遗传性疾病,如21-三体综合征、先天性睾丸发育不全症、先天性再生障碍性贫血伴有多发畸形(Fanconi贫血)、先天性远端毛细血管扩张性红斑症(Bloom综合征)以及严重联合免疫缺陷病等,这些疾病患儿的白血病发病率比一般小儿明显增高。此外,同卵孪生儿中一个患急性白血病,另一个患白血病的概率为20%,比双卵孪生儿的发病率高12倍。以上现象均提示白血病的发生与遗传素质有关。

【发病机制】

尚未完全明了,下列机制可能在白血病的发病中起重要作用。

1. **原癌基因的转化** 人类和许多哺乳动物的染色体基因组中存在原癌基因(又称细胞癌基因),在正常情况下,其主要功能是参与调控细胞的增殖、分化和衰老死亡。当机体受到致癌因素的作用时,原癌基因可发生突变、染色体重排或基因扩增,转化为肿瘤基因,从而导致白血病的发生。

2. **抑癌基因畸变** 近年研究发现正常人体存在着抑癌基因,如RB、P_{53}、P_{16}、WT_1等,当这些抑癌基因发生突变、缺失等变异时,失去其抑癌活性,造成癌细胞异常增殖而发病。

3. **细胞凋亡受抑** 细胞凋亡是在基因调控下的一种细胞主动性自我消亡过程,是人体组织器官发育中细胞清除的正常途径。当细胞凋亡通路受到抑制或阻断时,细胞没有正常凋亡而继续增殖导致恶变。研究发现,急性白血病时抑制凋亡的基因(如Bcl-2、Bcl-XL等)常高表达,而促进凋亡的基因(如P_{53}、Fas、Bax等)表达降低或出现突变;此外,特异染色体易位产生的融合基因也可抑制细胞凋亡(M_3中的PML/RARα融合基因)。由此可见,细胞凋亡受抑在白血病发病中起重要作用。

【分类和分型】

急性白血病(acute leukemia)的分类或分型对于诊断、治疗和提示预后都有一定意义。根据增生的白细胞种类的不同,可分为急性淋巴细胞白血病(acute lymphoblastic leukemia, ALL,简称"急淋")和急性非淋巴细胞白血病(acute non-lymphocytic leukemia,ANLL,简称"急非淋")两大类,前者在小儿中发病率较高。目前,常采用形态学(M)、免疫学(I)、细胞遗传学(C)和分子生物学(M),即 MICM 综合分型,更有利于指导治疗和提示预后。

Ⅰ. 急性淋巴细胞白血病

1. 形态学分型(FAB 分型)　根据原淋巴细胞形态学的不同,分为3种类型:

(1) L_1 型:以小细胞为主,其平均直径为 6.6 μm,核染色质均匀,核形规则;核仁很小,1个或无;胞浆少,胞浆空泡不明显。

(2) L_2 型:以大细胞为主,大小不一,其平均直径为 8.7 μm,核染色质不均匀,核形不规则;核仁1个或多个,较大;胞浆量中等,胞浆空泡不定。

(3) L_3 型:以大细胞为主,细胞大小一致,核染色质细点状,均匀,核形规则;核仁1个或多个;胞浆量中等,胞浆空泡明显。

上述3种类型中以 L_1 型多见,占80%以上;L_3 型最少,占4%以下。

2. 免疫学分型　应用单克隆抗体检测淋巴细胞表面抗原标记,可了解淋巴细胞性白血病细胞的来源和分化程度,对诊断、鉴别诊断、治疗和预后的判断均有极为重要的作用。一般将急性淋巴细胞白血病分为前体 T-ALL 和前体 B-ALL 两大系列。

(1) T 系急性淋巴细胞白血病(T-ALL):具有阳性的 T 淋巴细胞标志,如 CD_1、CD_3、CD_5、CD_7、CD_8 和 TdT(末端脱氧核糖核酸转换酶)阳性。

(2) B 系急性淋巴细胞白血病(B-ALL):此型又分为4种亚型:

① 早期前 B 细胞型(early Pre B-ALL):HLA-DR 及 CD_{19} 和(或)Cy CD_{22}(胞浆 CD_{22})阳性;其他 B 系标志阴性。

② 普通 B 细胞型(C-ALL):CD_{10}、CD_{19}、Cy CD_{22} 及 HLA-DR 阳性;Cy Ig(胞浆免疫球蛋白)Sm Ig(细胞膜表面免疫球蛋白)阴性。

③ 前 B 细胞型(Pre B-ALL):Cy Ig 阳性;Sm Ig 阴性;其他 B 系标志及 HLA-DR 阳性。

④ 成熟 B 细胞型(B-ALL):Sm Ig 阳性;Cy Ig 阴性;其他 B 系标志及 HLA-DR 阳性。此型在形态学分型上属于 L_3 型(Burkitt 型),预后较差。

(3) 伴有髓系标志的 ALL(My^+-ALL):本型具有淋巴系的形态学特征,以淋巴系特异抗原为主但伴有个别、次要的髓系特异抗原标志,如 CD_{13}、CD_{33}、CD_{14} 等阳性。

3. 细胞遗传学改变　急性淋巴细胞白血病的染色体畸变种类繁多,主要有:

(1) 染色体数目异常,如≤45条的低二倍体,或≥47条的高二倍体。

(2) 染色体核型异常,如 12 号和 21 号染色体易位,即 t(12;21)、t(9;22)及 t(4;11)等。

4. 分子生物学分型　ALL 发生及演化中的特异基因主要有:

(1) 免疫球蛋白重链(IgH)基因重排。

(2) T 淋巴细胞受体(TCR)基因片段重排,尤以 TCRγ、TCRδ 基因重排特异性高。

(3) 融合基因表达,儿童 ALL 中常见的有:t(12;21)易位形成的 TEL-AMLI(ETV6-RUNX1)融合基因、t(9;22)易位形成的 BCR-ABL1 融合基因、t(1;19)易位形成的 E2A-PBX1(TCF3-PBX1)融合基因和 MLL 基因重排。MLL 基因重排在急性白血病中的发生率为5%~10%,但在1岁以下婴儿 ALL 中则高达79%,其中 t(4;11)易位形成的 MLL-AF4 融合基因最为常见(占41%)。

5. 临床分型　分型标准尚无统一意见,根据全国小儿血液病学组(2014)提出的标准可分为两种类型。

(1) 高危型急性淋巴细胞白血病(HR-ALL):

凡具备下述1项或多项与小儿急淋预后密切相关的危险因素者为HR-ALL:

① FAB分类中的L3型。

② 成熟B-ALL。

③ 染色体核型为t(9;22)(q34;q11.2)/BCR-ABL1阳性,或t(4;11)(q21;q23)/MLL-AF4或其他MLL基因重排阳性。

④ 泼尼松反应不良(泼尼松试验治疗第8天外周血幼稚细胞数$\geq 1\times 10^9$个/L)。

⑤ 初诊IR患者经诱导缓解治疗第15天骨髓原始及幼稚淋巴细胞$\geq 25\%$。

⑥ 诱导缓解治疗结束(化疗第33天)骨髓未获得完全缓解,原始及幼稚淋巴细胞$>5\%$。

⑦ 诱导缓解治疗结束(化疗第33天)MRD$\geq 1\times 10^{-2}$,或巩固治疗开始前(第12周)MRD$\geq 1\times 10^{-3}$的患儿。

(2) 中危型急性淋巴细胞白血病(IR-ALL):

凡具备下述1项或多项与小儿急淋预后密切相关的危险因素者为IR-ALL:

① 诊断时年龄<1岁或≥ 10岁。

② 诊断时外周血WBC$>50\times 10^9$个/L。

③ 诊断时已发生CNSL或TL。

④ 免疫表型为T系ALL。

⑤ t(1;19)(q23;p13)/E2A-PBXI阳性。

⑥ 初诊危险度为LR,在诱导缓解治疗第15天骨髓原始及幼稚淋巴细胞$\geq 25\%$。

⑦ 诱导缓解治疗末(第33天)MRD$\geq 1\times 10^{-4}$,且小于1×10^{-2}。

(3) 标危型急性淋巴细胞白血病(SR-ALL):不具备上述任何一项危险因素,或B系ALL有t(12;21)染色体核型者。

Ⅱ. 急性非淋巴细胞白血病

1. FAB分型

(1) 原粒细胞白血病未分化型(M_1):骨髓中原粒细胞$\geq 90\%$,早幼粒细胞很少,中幼粒以下各阶段细胞极少见,可见Auer小体。

(2) 原粒细胞白血病部分分化型(M_2):骨髓中原粒和早幼粒细胞共占50%以上,可见多少不一的中幼粒、晚幼粒和成熟粒细胞,可见Auer小体;M_2b型即以往命名的亚急性粒细胞白血病,骨髓中有较多的核、浆发育不平衡的中幼粒细胞。

(3) 颗粒增多的早幼粒细胞白血病(M_3):骨髓中颗粒增多的异常早幼粒细胞占30%以上,胞浆多少不一,胞浆中的颗粒形态分为粗大密集和细小密集两类,据此又可分为两种类型,即粗颗粒型(M_3a)和细颗粒型(M_3b)。

(4) 粒-单核细胞白血病(M_4):骨髓中幼稚的粒细胞和单核细胞同时增生,原始及幼稚粒细胞$>20\%$;原始、幼稚单核和单核细胞$\geq 20\%$;或原始、幼稚和成熟单核细胞$>30\%$,原粒和早幼粒细胞$>10\%$。除以上特点外,骨髓中异常嗜酸粒细胞增多。

(5) 单核细胞白血病(M_5):骨髓中以原始、幼稚单核细胞为主。可分为两种类型:① 未分化型:原始单核细胞为主,$>80\%$。② 部分分化型:骨髓中原始及幼稚单核细胞$>30\%$,原始单核细胞<80%。

(6) 红白血病(M_6):骨髓中有核红细胞>50%,以原始及早幼红细胞为主,且常有巨幼样变;原粒及早幼粒细胞>30%。外周血可见幼红及幼粒细胞;粒细胞中可见Auer小体。

(7) 急性巨核细胞白血病(M_7):骨髓中原始巨核细胞>30%;外周血有原始巨核细胞。

2. **免疫学分型** 急性非淋巴细胞 $M_1 \sim M_5$ 型可有 CD_{33}、CD_{13}、CD_{14}、CD_{15}、MPO(抗髓过氧化物酶)等髓系标志中的1项或多项阳性,也可有 CD_{34} 阳性。其中 CD_{14} 多见于单核细胞系;M_6 可见血型糖蛋白A阳性;M_7 可见血小板膜抗原Ⅱb/Ⅲa(GPⅡb/Ⅲa)阳性、(或)CD_{41}、CD_{68} 阳性。

3. **细胞遗传学改变** 染色体数目异常以亚二倍体为主,超二倍体较少;常见的核型改变有 t(9;22)、t(8;21)、t(15;17)、t(11q)、t(11;19) 和16号染色体倒位等。

4. **分子生物学分型** 常见融合基因如 BCR-ABL(M_1)、ANLL1-ETO(M_1、M_2)、PML-RARa(M_3)、PLZF-RARa(M_3)、CBFβ-MYH11(M_4)、HRX(MLL,ALL-L_1)(M_4、M_5) 等。

Ⅲ. **特殊类型白血病**

特殊类型白血病如多毛细胞白血病、浆细胞白血病、嗜酸粒细胞白血病等,在儿科均罕见。

〖临床表现〗

各型急性白血病的临床表现基本相同,主要表现如下:

1. **起病** 大多较急,少数缓慢。早期症状有:面色苍白、精神不振、乏力、食欲低下、鼻衄或齿龈出血等;少数患儿以发热和类似风湿热的骨关节痛为首发症状。

2. **发热** 多数患儿起病时有发热,热型不定,可低热、不规则发热、持续高热或弛张热,一般不伴寒战。发热原因之一是白血病性发热,多为低热且抗生素治疗无效;另一原因是感染,多为高热。

3. **贫血** 出现较早,并随病情发展而加重,表现为苍白、虚弱无力、活动后气促等。贫血主要是由于骨髓造血干细胞受到抑制所致。

4. **出血** 以皮肤和黏膜出血多见,表现为紫癜、瘀斑、鼻衄、齿龈出血,消化道出血和血尿。偶有颅内出血,为引起死亡的重要原因之一。出血的主要原因是:① 骨髓被白血病细胞浸润,巨核细胞受抑制使血小板的生成减少和功能不足;② 白血病细胞浸润肝脏,使肝功能受损,纤维蛋白原、凝血酶原和第Ⅴ因子等生成不足;③ 感染和白血病细胞浸润使毛细血管受损,血管通透性增加;④ 并发弥散性血管内凝血,在各类型白血病中以 M_3 型白血病最易发生。

5. **白血病细胞浸润引起的症状和体征**

(1) 肝、脾、淋巴结肿大:白血病细胞浸润而发生肝、脾大,急性淋巴细胞白血病尤其显著。肿大的肝、脾质软,表面光滑,可有压痛。全身浅表淋巴结轻度肿大,但多局限于颈部、颌下、腋下和腹股沟等处,其肿大程度以急性淋巴细胞白血病较为显著。有时因纵隔淋巴结肿大引起压迫症状而发生呛咳、呼吸困难和静脉回流受阻。

(2) 骨和关节浸润:小儿骨髓多为红髓,易被白血病细胞侵犯,故患儿骨、关节疼痛较为常见。约25%患儿以四肢长骨、肩、膝、腕、踝等关节疼痛为首发症状,其中部分患儿呈游走性关节痛,局部红肿现象多不明显,并常伴有胸骨压痛。骨和关节痛多见于急性淋巴细胞白血病。骨痛的原因主要与骨髓腔内白血病细胞大量增生、压迫和破坏邻近骨质以及骨膜浸润有关。骨骼X射线检查可见骨质疏松、溶解,骨骺端出现密度减低横带和骨膜下新骨形成等征象。

(3) 中枢神经系统浸润:白血病细胞侵犯脑实质和(或)脑膜时即引起中枢神经系统白血病(central nervous system leukemia, CNSL)。由于近年联合化疗的进展,使患儿的寿命得以延长,但因多数化疗药物不能透过血脑屏障,故中枢神经系统便成为白血病细胞的"庇护所",造成 CNSL 的发生率增高,这在急性淋巴细胞白血病中尤其多见。浸润可发生于病程中的任何时候,但多见于化疗后缓解期。它是导致急性白血病复发的主要原因。

常见症状为:颅内压增高,出现头痛、呕吐、嗜睡、视乳头水肿等;浸润脑膜时,可出现脑膜刺激征;浸润脑神经核或神经根时,可引起脑神经麻痹;脊髓浸润可引起横贯性损害而致截瘫。此外,也可有惊厥、昏迷。

中枢神经系统白血病(central nervous system leukemia,CNSL)的诊断:符合以下任何一项,并排除其他原因引起的中枢神经系统病变时可诊断:

① 诊断时或治疗过程中以及停药后脑脊液中白细胞计数(white blood cell,WBC)$\geqslant 5 \times 10^6$ 个/L,并在脑脊液离心制片中存在形态学明确的白血病细胞;

② 有颅神经麻痹症状;

③ 有影像学检查(CT/MRI)显示脑或脑膜病变、脊膜病变。

(4) 睾丸浸润:白血病细胞侵犯睾丸时即引起睾丸白血病(testicle leukemia,TL),表现为局部肿大、触痛,阴囊皮肤可呈红黑色。由于化疗药物不易进入睾丸,在病情完全缓解时,该处白血病细胞仍存在,因而常成为导致白血病复发的另一重要原因。

(5) 绿色瘤:是急性粒细胞白血病的一种特殊类型,白血病细胞浸润眶骨、颅骨、胸骨、肋骨或肝、肾、肌肉等,在局部呈块状隆起而形成绿色瘤。此瘤切面呈绿色,暴露于空气中绿色迅速消退。这种绿色素的性质尚未明确,可能是光紫质或胆绿蛋白的衍生物。绿色瘤偶由急性单核细胞白血病局部浸润形成。

(6) 其他器官浸润:少数患儿有皮肤浸润,表现为丘疹、斑疹、结节或肿块;心脏浸润可引起心脏扩大、传导阻滞、心包积液和心力衰竭等;消化系统浸润可引起食欲不振、腹痛、腹泻、出血等;肾脏浸润可引起肾肿大、蛋白尿、血尿、管型尿等;齿龈和口腔黏膜浸润可引起局部肿胀和口腔溃疡,这在急性单核细胞白血病中较为常见。

〖实验室检查〗

1. 外周血象　红细胞及血红蛋白均减少,大多为正细胞正血色素性贫血。网织红细胞数大多较低,少数正常,偶在外周血中见到有核红细胞。白细胞数增高者约占50%以上,其余正常或减少,但在整个病程中白细胞数可有增减变化,白细胞分类示原始细胞和幼稚细胞占多数。血小板减少。

2. 骨髓象　骨髓检查是确立诊断和评定疗效的重要依据。典型的骨髓象为该类型白血病的原始及幼稚细胞极度增生,幼红细胞和巨核细胞减少。但有少数患儿的骨髓表现为增生低下。

3. 组织化学染色　常用以下组织化学染色以协助鉴别细胞类型:

(1) 过氧化酶:在早幼阶段以后的粒细胞为阳性;幼稚及成熟单核细胞为弱阳性;淋巴细胞和浆细胞均为阴性。各类型分化较低的原始细胞均为阴性。

(2) 酸性磷酸酶:原始粒细胞大多为阴性,早幼粒以后各阶段粒细胞为阳性;原始淋巴细胞为弱阳性,T细胞为强阳性,B细胞为阴性;原始和幼稚单核细胞为强阳性。

(3) 碱性磷酸酶:此酶的活性在急性粒细胞白血病时积分极低或为0,在急性淋巴细胞白血病时积分增加,在急性单核细胞白血病时积分大多正常。

(4) 苏丹黑:此染色结果与过氧化物酶染色的结果相似:原始及早幼粒细胞为阳性;原淋巴细胞为阴性;原单核细胞为弱阳性。

(5) 糖原:原始粒细胞为阴性,早幼粒细胞以后各阶段粒细胞为阳性;原始及幼稚淋巴细胞约半数为强阳性,余为阳性;原始及幼稚单核细胞多为阳性。

(6) 非特异性酯酶(萘酚酯 NASDA):这是单核细胞的标记酶,幼稚单核细胞为强阳性,原始粒细胞和早幼粒细胞以下各阶段细胞为阳性或弱阳性,原始淋巴细胞为阴性或弱阳性。

4. 溶菌酶检查 血清中的溶菌酶主要来源于破碎的单核细胞和中性粒细胞,测定血清与尿液中溶菌酶的含量可以协助鉴别白血病细胞类型。正常人血清含量为 4~20 mg/L;尿液中不含此酶。在急性单核细胞白血病时,其血清及尿液的溶菌酶浓度明显增高;急性粒细胞白血病时浓度增高;急性淋巴细胞白血病时则减少或正常。

〖诊断和鉴别诊断〗

典型病例根据临床表现、血象和骨髓象的改变即可做出诊断。发病早期症状不典型,特别是白细胞数正常或减少者,其血涂片不易找到幼稚白细胞时,可使诊断发生困难。须与以下疾病鉴别。

1. 再生障碍性贫血 本病血象呈全血细胞减少;肝、脾、淋巴结不肿大;骨髓有核细胞增生低下,无幼稚白细胞增生。

2. 传染性单核细胞增多症 本病肝、脾、淋巴结常肿大;白细胞数增高并出现异型淋巴细胞,易与急性淋巴细胞白血病混淆。但本病病程经过一般良好,血象多于 1 个月恢复正常;血清嗜异性凝集反应为阳性;骨髓无白血病改变。

3. 类白血病反应 为造血系统对感染、中毒和溶血等刺激因素的一种异常反应,以外周血出现幼稚白细胞或白细胞数增高为特征。当原发疾病被控制后,血象即恢复正常。此外,根据血小板数多正常;白细胞中有中毒性改变,如中毒颗粒和空泡形成;中性粒细胞碱性磷酸酶积分显著增高等,可与白血病区别。

4. 风湿性关节炎 有发热、关节疼痛症状者易与风湿性关节炎混淆,须注意鉴别。

〖治疗〗

急性白血病的治疗主要是以化疗为主的综合疗法,其原则是:早期诊断、早期治疗;应严格区分白血病类型,按照类型选用不同的化疗方案;药物剂量要足,早期予以连续强烈化疗;要长期治疗,交替使用多种药物。同时要早期防治中枢神经系统白血病和睾丸白血病,注意支持疗法。持续完全缓解 2.5~3.5 年者方可停止治疗。

Ⅰ. 支持疗法

1. 防治感染 在化疗阶段,保护性环境隔离对防止外源性感染具有较好效果。适当用抗生素预防细菌性感染,可减少感染性并发症。并发细菌性感染时,应根据不同致病菌和药敏试验结果选用有效的抗生素治疗。长期化疗常并发真菌感染,可选用抗真菌药物如制霉菌素、二性霉素 B 或氟康唑等治疗;并发病毒感染者可选用抗病毒药物如阿昔洛韦、更昔洛韦等治疗;在诱导缓解治疗后长期服用复方新诺明 25 mg/(kg·d),每周连用 3 天可以预防卡氏囊虫肺炎,如高度怀疑或确诊并发卡氏囊虫肺炎者,应及早采用复方新诺明治疗,100 mg/(kg·d) 两周,后减为半量再用两周,后再减为 1/4 量连用两月。

2. 成分输血 明显贫血者可输红细胞;因血小板减少而致出血者,可输浓缩血小板。有条件时可酌情静脉输注丙种球蛋白。

3. 集落刺激因子 化疗期间如骨髓抑制明显者,可予以 G-CSF、GM-CSF 等集落刺激因子。

4. 高尿酸血症的防治 在化疗早期,由于大量白血病细胞破坏分解而引起高尿酸血症,导致尿酸结石梗阻、少尿或急性肾功能衰竭,故应注意水分补充。为预防高尿酸血症,可口服别嘌嘌醇(allopurinol) 200~300 mg/(m²·d),连服 4~7 天,同时给予充分水化(2 000 ml/(m²·d))及尿液碱化。

5. 其他 在治疗过程中,要增加营养。有发热、出血时应卧床休息。要注意口腔卫生,防止感染和黏膜糜烂。并发弥散性血管内凝血时,及时给予相应治疗。

Ⅱ. 化学药物治疗

目的是杀灭白血病细胞,解除白血病细胞浸润引起的症状,使病情缓解,直至治愈。常用药物剂量、用法和作用参见表13.3。急性白血病的化疗通常按下述次序分阶段进行。

表13.3 小儿急性白血病化疗药物简介

药物	主要作用	给药途径	剂量和用法	毒性作用
波尼松(Pred)	溶解淋巴细胞	口服	每日 40~60 mg/m²,分3次	类 Cushing 综合征,高血压,骨质稀疏
地塞米松(Dex)	溶解淋巴细胞	口服	每日 6~10 mg/m²,分3次	类 Cushing 综合征,高血压,骨质稀疏
环磷酰胺(CTX)	抑制 DNA 合成,使细胞停止在分裂期,阻止进入 S 期	口服、静注	每日 2~3 mg/kg,每日1次,200~400 mg/m²,每周1次	骨髓抑制,肝损害,口腔溃疡,脱发,出血性膀胱炎
甲氨蝶呤(MTX)	抗叶酸代谢物,抑制叶酸辅酶,抑制 DNA 的合成	口服、肌注或鞘注	每次 15~25 mg/m²,每日1次,同上,每周 1~2 次,每次 10 mg/m²,隔天或1周 1 次	骨髓抑制,肝损害,口腔、胃肠道溃疡,恶心、呕吐,巨幼红样变
疏嘌呤(6MP)	抑制嘌呤合成,使 DNA 和 RNA 的合成受抑制	口服	每次 50~90 mg/m²,每日1次	骨髓抑制,肝损害
硫鸟嘌呤(6TG)	同 6MP	口服	每次 75 mg/m²,每日1次	同 6MP
阿糖胞苷(Ara-c)	抗嘧啶代谢,抑制 DNA 合成,作用于 S 期	静滴或肌注、鞘注	每日 100~200 mg/m²,分2次,每次 30 mg/m²,隔日或每周1次	骨髓抑制,脱发,口腔溃疡,恶心、呕吐
长春新碱(VCR)	抑制 DNA 合成,阻滞细胞分裂	静注	每次 1.5~2 mg/m²,每周1次	周围神经炎,脱发
柔红霉素(DNR)	抑制 DNA 和 RNA 的合成	静滴	每次 30~40 mg/m²,每日1次,共 2~4 次	骨髓抑制,心脏损害,局部刺激,恶心、呕吐
阿霉素(ADM)	抑制 DNA 和 RNA 的合成	静注	每次 40 mg/m²,每日1次,共3天	骨髓抑制,心脏毒性,脱发,胃肠反应
阿克拉霉素(ACM-B)	抑制核酸合成	静滴	每次 0.4 mg/m²,每日1次,共 10~15 天	骨髓抑制,心、肝、肾毒性,胰腺炎,过敏反应
去甲氧柔红霉素(IDA)	抑制 DNA 的合成	静滴	每次 10 mg/m²,每日1次,共2天	骨髓抑制,心脏毒性,肝损害,恶心、呕吐
门冬酰胺酶(ASP)	溶解淋巴细胞,分解细胞内、外门冬酰胺	静滴	每日 0.5 万~1 万 U/m²,隔日1次,共 6~10 次	过敏反应,肝损害,出血,胰腺炎,氮质血症,糖尿,低血浆蛋白

续表

药物	主要作用	给药途径	剂量和用法	毒性作用
培门冬酰胺酶（EG-Asp）	同上	肌注或静注	2 500 U/m^2 或 82.5 U/kg，每 14 天 1 次	胰腺炎,凝血功能障碍,肿瘤溶解综合征
三尖杉酯碱（H）	抑制蛋白质合成,水解门冬酰胺	静滴	每次 4~6 mg/m^2,每日 1 次,共 5~7 天	骨髓抑制,心脏损害,恶心
依托泊苷（VP$_{16}$）	抑制 DNA 和 RNA 合成	静滴	每次 100~150 mg/m^2,每日 1 次,共 2~3 天	骨髓抑制,肝、肾损害,恶心、呕吐
替尼泊苷（VM$_{26}$）	破坏 DNA,阻断 G$_0$ 和 M 期	静滴	同 VP$_{16}$	同 VP$_{16}$
全反式维生素 A 酸（ATRT）	诱导分化剂,与 PML/RARa 融合基因结合	口服	30~60 mg/m^2,分 2~3 次	维生素 A 酸综合征
三氧化二砷（As$_2$O$_3$）	下调 Bcl-2 基因表达,诱导细胞分化和促进凋亡	静滴	每日 0.2~0.5 mg/kg	消化道症状,皮肤色素沉着,关节肌肉酸痛,肺、肾功能损害

1. 诱导治疗 诱导缓解治疗是患儿能否长期无病生存的关键,需联合数种化疗药物,最大限度地杀灭白血病细胞,从而尽快达到完全缓解。柔红霉素（DNR）和左旋门冬酰胺酶（L-ASP）是提高 ALL 完全缓解率和长期生存率的两个重要药物,故大多数 ALL 诱导缓解方案均为包含这两种药物的联合化疗。而阿糖胞苷（Ara-c）则对治疗 ANLL 至关重要。M$_3$ 型 ANLL 常常选用全反式维 A 酸（ATAR）或三氧化二砷（As$_2$O$_3$）进行"诱导分化"治疗。

2. 早期强化及延迟强化治疗 强化治疗是在缓解状态下最大限度地杀灭微小残留白血病细胞（minimal residual leukemic cell,MRLC）的有力措施,可有效地防止早期复发,并使在尽可能少的 MRLC 状况下进行维持治疗。ALL 一般首选环磷酰胺（C）、Ara-c（A）及 6-巯基嘌呤（M）,即 CAM 联合治疗方案;ANLL 常选用有效的原诱导方案 1~2 个疗程。

3. 预防髓外白血病 由于大多数药物不能进入中枢神经系统、睾丸等部位,如果不积极预防髓外白血病,CNSL 在 3 年化疗期间的发生率可高达 50% 左右;TL 的发生率在男孩中亦可有 5%~30%。CNSL 和 TL 均会导致骨髓复发、治疗失败,因此有效的髓外白血病的预防是白血病特别是急性淋巴细胞白血病患儿获得长期生存的关键之一。ALL 通常首选大剂量甲氨蝶呤 + 四氢叶酸钙（HDMTX + CF）方案,配合甲氨蝶呤（MTX）、Ara-c 和地塞米松（Dex）三联药物鞘内注射治疗。ANLL 选用三联药物鞘内注射。

4. 维持治疗和加强治疗 为了巩固疗效、达到长期缓解或治愈的目的,必须在上述疗程后进行维持治疗和加强治疗:对 ALL 一般主张用 6-巯基嘌呤（6MP）或 6-硫鸟嘌呤（6TG）+ MTX 维持治疗,维持期间必须定期用原诱导缓解方案或其他方案强化,总疗程为 2~3 年;ANLL 常选用几个有效方案序贯治疗,总疗程为 3 年。

Ⅲ. 中枢神经系统白血病（CNSL）的防治

CNSL 是造成白血病复发或者死亡的重要原因之一,在治疗过程中一定要重视 CNSL 的防治。

1. 预防性治疗 常用方法有以下 3 种,依据白血病的类型和病情选择应用。

（1）三联鞘内注射法（IT）：常用 MTX、Ara-c、Dex 三种药物联合鞘内注射,剂量如表 13.4 所示。不同类型白血病的用法稍有不同,参阅各型的治疗部分。

表 13.4 不同年龄三联鞘注药物剂量(mg/次)

年龄(月)	MTX	Ara-c	Dex
<12	6	18	2.0
12～23	8	24	2.5
24～35	10	30	3.0
≥36	12	36	4.0

(2) 大剂量甲氨蝶呤-四氢叶酸钙(HDMTX-CF)疗法：多用于急淋，每 10 天为 1 疗程。每疗程 MTX 剂量为 $2\sim5\ g/m^2$，其中 1/6 量(<500 mg)作为突击量，在 30 分钟内快速静脉滴入，余量于 12～24 小时内匀速滴入；突击量 MTX 滴入后 0.5～2.0 小时内行三联鞘内注射 1 次；开始滴注 MTX 42 小时后开始 CF 解救，剂量为每次 $15\ mg/m^2$，首剂静脉注射，以后根据 MTX 血药浓度，每 6 小时口服或肌肉注射。HDMTX 治疗前、后 3 天口服碳酸氢钠 1.0 g，每日 3 次，并在治疗当天给 5%碳酸氢钠 3～5 ml/kg 静脉滴注，使尿 pH>7；用 HDMXT 当天及后 3 天需水化治疗，每日液体总量为 $3\ 000\ ml/m^2$。在用 HDMTX 同时，每天口服 6MP $50\ mg/m^2$，共 7 天。

(3) 颅脑放射治疗：多用于大于 3 岁的 HR-ALL 患儿，凡诊断时白细胞数>100×10^9 个/L，或有 t(9;22)或 t(4;11)核型异常，或有 CNSL，或因种种原因不宜 HDMTX-CF 治疗者，均应进行颅脑放射治疗。通常在完全缓解后 6 个月时进行，放射总剂量为 12 Gy，分 10 次于 2 周内完成，或总剂量为 18 Gy，分 15 次于 3 周内完成。同时每周鞘内注射 1 次。放疗第 3 周用 VDex 方案：VCR $1.5\ mg/m^2$ 静注 1 次；Dex 每日 $8\ mg/m^2$，口服 7 天。

2. 中枢神经系统白血病(CNSL)的治疗

(1) 初诊时合并 CNSL 的患儿在诱导治疗中每周 1 次三联鞘注治疗，直至脑脊液转阴至少 5 次。

(2) 在完成延迟强化治疗后接受颅脑放疗，但<1 岁不放疗；1～2 岁剂量为 12 Gy；>2 岁剂量为 18 Gy。

(3) 复发的 CNSL 隔天 1 次三联鞘注治疗，直至脑脊液转阴，颅脑放疗同上。同时根据复发的阶段，重新调整全身化疗方案。

Ⅳ. 睾丸白血病(TL)治疗

初诊时合并 TL 的患儿在巩固治疗结束后进行楔形活检，确定是否睾丸放疗。TL 复发的患儿，一般做双侧睾丸放疗(即使为单侧复发)，剂量为 20～26 Gy，对年龄较小的幼儿采用 12～15 Gy 可保护正常的性腺功能。在做 TL 治疗的同时根据治疗的阶段，重新调整全身化疗方案。

Ⅴ. 造血干细胞移植

造血干细胞移植(haemopoietic stem cell transplantation, HSCT)法不仅可提高患儿的长期生存率，而且还可能根治白血病。随着化疗效果的不断提高，目前造血干细胞移植多用于 ANLL 和部分 HR-ALL 患儿，一般在第 1 次化疗完全缓解后进行，其 5 年无病生存率为 50%～70%；SR-ALL 一般不采用此方法。

【常用化疗方法举例】

Ⅰ.急性淋巴细胞白血病的化疗

2014年《中华儿科杂志》发布的《儿童急性淋巴细胞白血病诊疗建议(第四次修订)》中推荐CCLG-ALL 2008方案,如表13.5所示。

表13.5 CCLG-ALL 2008方案的构成

治疗方案	低度危险	中度危险	高度危险
诱导缓解治疗	VDLD(DNR×2)	VDLD(DNR×4)	VDLD(DNR×4)
早期强化治疗	CAM	CAM×2	CAM×2
巩固治疗	HD-MTX 2 g/m²×4	HD-MTX 5 g/m²×4	(HR-1′,HR-2′,HR-3′)×2次
延迟强化治疗Ⅰ	VDLD+CAM	VDLD+CAM	VDLD+CAM
中间维持治疗	—	6MP+MTX	—
延迟强化治疗Ⅱ	—	VDLD+CAM	—
维持治疗	6MP+MTX/VD+鞘注	6MP+MTX/VD+三联鞘注	6MP+MTX/CA/VD+三联鞘注

注:CCLG:中国儿童白血病协作组;ALL:急性淋巴细胞白血病;VDLD:长春新碱-柔红霉素-左旋门冬酰胺酶-地塞米松;DNR:柔红霉素;CAM:环磷酰胺-阿糖胞苷-6-巯基嘌呤;HD-MTX:大剂量甲氨蝶呤;HR-1′,2′,3′:BFM协作组高危模块方案1′,2′,3′;VDLD(延迟化疗Ⅰ):长春新碱-阿霉素-左旋门冬酰胺酶-地塞米松;MTX/VD:甲氨蝶呤和(或)长春新碱-地塞米松;MTX/CA/VD:甲氨蝶呤-和(或)环磷酰胺-阿糖胞苷和(或)长春新碱-地塞米松;—为无方案。

1. 泼尼松试验治疗 第1天(d1,下同)~d7。从足量的25%用起,根据临床反应逐渐加至足量,7 d内累积剂量>210 mg/m²,对于肿瘤负荷大的患者可减低起始剂量0.2~0.5 mg/(m²·d),以免发生肿瘤溶解综合征。第8天评估泼尼松反应,如在使用泼尼松过程中白细胞计数升高,表现泼尼松反应不良而被评估为高危患者,应转用HR-ALL方案。

2. 诱导治疗 例如VDLD方案4周:VCR 1.5 mg/m²(每次最大量不超过2 mg)静脉注射,每周1次,于d8、d15、d22、d29共4次;DNR 30 mg/m²,快速静脉滴注,于d8、d15共2次;L-Asp 5 000 U/m²,静脉滴注或肌肉注射,从d8开始隔2日1次,于d8、d11、d14、d17、d20、d23、d26、d29共8次;Dex 6~10 mg/(m²·d),口服,d8~d28,d29起每2天减半,1周内减停。以根据医疗水平及患儿具体状况选用泼尼松代替地塞米松。LR:鞘注甲氨蝶呤(MTX)d1、d15、d33;IR和HR:鞘注MTX d1,三联鞘注d15、d33,具体剂量见表13.4。

3. 早期强化治疗 CAM方案:环磷酰胺(CTX)1 000 mg/(m²·d),静脉滴注,d1;阿糖胞苷(Ara-c)75 mg/(m²·d),静脉滴注,d3~d6、d10~d13;6-巯基嘌呤(6MP)60 mg/(m²·d),口服,d1~d14;LR:1次CAM,IR和HR:2次CAM。LR:鞘注MTX,d3、d10。IR和HR:三联鞘注,分别在2次CAM的d3。

4. 巩固治疗 HD-MTX,LR:2 g/(m²·d),IR:5 g/(m²·d),静脉滴注,d8、d22、d36、d50;6MP 25 mg/(m²·d),口服,d1~d56;LR:鞘注MTX,IR:三联鞘注,d8、d22、d36、d50,共4次。水化、碱化,足量四氢叶酸钙(CF)解救:每次15 mg/m²,静脉注射3次,分别于42、48、54 h注射;或者42 h按每次15 mg/m²解救,48 h及以后按MTX血药浓度解救。HR巩固治疗采用2次(HR-1′,HR-2′,HR-3′)方案(见表13.6)。

表 13.6 HR 巩固治疗方案

HR-1'	HR-2'	HR-3'
VCALD+HD-MTX+CF+IT	VIALD+HD-MTX+CF+IT	EALD
VCR 1.5 mg/($m^2 \cdot d$),1 V,d1、d6	VDS 3 mg/($m^2 \cdot d$),IV,d1、d6	
CTX 200 mg/m^2,IVgtt,q12h×5 次,d2~d4	IFO 800 mg/m^2,IVgtt,q12h×5 次,d2~d4	VP_{16} 100 mg/m^2,IVgtt,q12h×5 次,d3~d5
Ara-c 2 000 mg/m^2,IVgtt,q12h×2 次,d5	DNR 30 mg/($m^2 \cdot d$),IVgtt,d5	Ara-c 2 000 mg/m^2,IVgtt,q12h×4 次,d1~d2
L-ASP 25 000 U/($m^2 \cdot d$),IVgtt,d6	同左	同左
Dex 20 mg/($m^2 \cdot d$),po/IVgtt,3/d,d1~d5	同左	同左
HD-MTX 5 000 mg/($m^2 \cdot d$),IVgtt,d1	同左	
于 HD-MTX 开始应用后 42 h 按每次 15 mg/m^2,48 h 及以后按 MTX 血药浓度解救	同左	
三联鞘注 d1	同左,CNSL 者在 d5 增加 1 次	三联鞘注 d1

(1) HR-1':Dex 20 mg/($m^2 \cdot d$),口服或静脉滴注,每日 3 次,d1~d5;VCR 1.5 mg/($m^2 \cdot d$),静脉注射,d1、d6;HD-MTX 5 000 mg/($m^2 \cdot d$),静脉滴注,d1;CTX 每次 200 mg/m^2,静脉滴注,每 12 小时 1 次,共 5 次,d2~d4;Ara-c 每次 2 000 mg/m^2,静脉滴注,每 12 小时 1 次,共 2 次,d5;L-ASP 25 000 U/($m^2 \cdot d$),静脉滴注,d6。三联鞘注 d1。

(2) HR-2':Dex、HD-MTX 和 L-ASP 用法同 HR-1';长春地辛(VDS)3 mg/($m^2 \cdot d$),缓慢静脉注射,d1、d6;异环磷酰胺(IFO)每次 800 mg/m^2,静脉滴注,每 12 小时 1 次,共 5 次,d2~d4;DNR 30 mg/($m^2 \cdot d$),静脉滴注,d5;三联鞘注 d1,CNSL 者在 d5 增加 1 次三联鞘注。

(3) HR-3':Dex 和 L-ASP 用法同 HR-1';Ara-c 每次 2 000 mg/m^2,静脉滴注,每 12 小时 1 次,共 4 次,d1~d2;依托泊苷(VP_{16})每次 100 mg/m^2,静脉滴注,每 12 小时 1 次,共 5 次,d3~d5。三联鞘注 d5。

5. 延迟强化治疗 VDLD+CAM 方案:对于 LR 患儿,VCR 1.5 mg/($m^2 \cdot d$),静脉注射,d1、d8、d15;阿霉素 25 mg/($m^2 \cdot d$),静脉滴注,d1、d8、d15;L-ASP 10 000 U/($m^2 \cdot d$),肌肉注射或静脉滴注,d1、d4、d8、d11;Dex 10 mg/($m^2 \cdot d$),口服,d1~d7、d15~d21,无需减停。CAM 方案剂量和用法同 LR 早期强化治疗。IR 患儿在插入 8 周维持治疗 6MP+MTX 后,再重复 1 次上述的 VDLD+CAM。高危延迟强化治疗 VDLD+CAM:VCR 1.5 mg/($m^2 \cdot d$),静脉注射,d8、d15、d22、d29;阿霉素 25 mg/($m^2 \cdot d$),静脉滴注,d8、d15、d22、d29;L-ASP 10 000 U/($m^2 \cdot d$),肌注或静脉滴注,d8、d11、d15、d18;Dex 10 mg/($m^2 \cdot d$),口服,d1~d21,9 d 减停。CAM 方案剂量和用法与 IR-ALL 相同。

6. 维持治疗 LR 和 IR:6MP+MTX/VD 方案选择以下任一种:

(1) 6MP 50 mg/($m^2 \cdot d$),口服 8 周;MTX 20 mg/($m^2 \cdot d$),口服或肌注,每周 1 次,持续

至终止治疗;每4周叠加VD(VCR 1.5 mg/(m²·d),静脉注射,d1;Dex 6 mg/(m²·d),口服,d1~d5)。

(2) 1周VD与3周6MP+MTX序贯进行,每4周为1个循环。HR:(6MP+MTX/CA/VD):每4周1个循环,持续至终止治疗。第1~2周(6MP+MTX),6MP 50 mg/(m²·d),口服,d1~d14;MTX 20 mg/(m²·d),口服或肌肉注射,d1,d8。第3周(CA),CTX 300 mg/(m²·d),静脉滴注,d15;Ara-c 300 mg/(m²·d),静脉滴注,d15。

从维持治疗的第49周开始,由6MP+MTX代替CA。第4周(VD),VCR 2 mg/(m²·d),静脉注射,d22;Dex 6 mg/(m²·d),口服,d22~d26。从维持治疗的第81周开始,由6MP+MTX代替VD。庇护所预防:LR:鞘注MTX,d1,每8周1次,共6次;IR:三联鞘注每8周1次,共4次,d1,共4次;T-ALL及HR:三联鞘注每4周1次,共10次。总疗程LR为2年,IR和HR:女孩2.0年,男孩2.5年。

Ⅱ. 急性非淋巴细胞白血病的治疗

1. 诱导治疗

(1) DA方案:DNR每日30~40 mg/m²,静脉滴注,每日1次,d1~d3;Ara-c每日150~200 mg/m²,静脉滴注或肌肉注射,分2次(q12 h),d1~d7。

(2) DEA方案:DNR和Ara-c同上;VP$_{16}$(或VM$_{26}$)每日100~150 mg/m²,静脉滴注,每日1次,d5~d7。

2. 缓解后治疗

(1) 巩固治疗:采用原有效的诱导方案1~2个疗程。

(2) 骨髓抑制性维持治疗:常选用DA、DEA、COAP、CAM中3个有效方案做序贯治疗,第1年每月1疗程,第2年每6~8周1疗程,第3年每8~12周1疗程,维持3年左右终止治疗。或选用根治性强化治疗,例如,Ara-c + DNR(或)VP$_{16}$方案:Ara-c每12小时静脉滴注1次,每次2 mg/m²,d4~d6;DNR每日30 mg/m²,每日静脉滴注1次,d1~d2;当DNR累积量>360 mg/m²时,改为VP$_{16}$每日100 mg/m² 静脉滴注,d1、d3。疗程间歇3~5周,共用4~6个疗程后终止治疗。

(3) 中枢白血病治疗:用三联鞘内注射,诱导期每周2次,完全缓解后每3~6个月1次。

Ⅲ. M$_3$型的治疗

M$_3$型是ANLL的特殊类型,常常选用全反式维A酸(ATAR)或三氧化二砷(As$_2$O$_3$)进行"诱导分化"治疗,待缓解后给予维持治疗。

1. 诱导分化

(1) ATAR每日30~60 mg/m²,分2~3次口服,30~60天可得到缓解。ATAR主要副作用有维A酸综合征、高白细胞综合征、高组氨综合征和颅内压增高。

(2) As$_2$O$_3$每日0.20~0.25 mg/kg,静脉滴注(3~4小时),每日1次,连续28天为1疗程,间歇5~7天。大多数患儿在用1疗程后可获得缓解。主要副作用有消化道症状、皮肤色素沉着、颜面下肢水肿、关节肌肉酸痛、肝肾功能损害等。

2. 维持治疗

CR后给予联合强化治疗,常选用以下方案:

(1) 化疗:DA、HA、VP$_{16}$ + Ara-c(或 IDA + Ara-c)方案轮换化疗,以6MP+MTX维持治疗。

(2) 化疗与ATRA(或As$_2$O$_3$)交替应用:化疗1~2个疗程后再应用1~2个月ATRA(或As$_2$O$_3$)。

【预后】

近二十年来由于化疗的不断改进和造血干细胞移植的应用,急性淋巴细胞白血病已不再被认为是致死性疾病,5年无病生存率达70%以上;急性非淋巴细胞白血病的初治完全缓解率亦已达80%,5年无病生存率为40%~60%。

(丁周志 李冬娥)

第十四章 神经肌肉系统疾病

第一节 小儿神经系统解剖生理特点和检查方法

小儿时期中枢神经系统(central nervous system,CNS)处于一个逐渐发育和不断成熟的过程。小儿中枢神经系统在解剖、生理、疾病表现和疾病类型及检查、定位、定性诊断等诸多方面,与成人相比,存在着重大差别。有的表现如伸直性跖反射,在成人或年长儿中属病理性,但在婴幼儿中却是一种暂时的生理现象。临床各种辅助检查中,年龄越小,与成人表现差异越大。在小儿神经系统的检查与评价中,都不能脱离相应年龄阶段的正常神经生理学特征。

一、小儿神经系统解剖生理特点

胚胎期(embryo stage)神经系统发育最早,胚胎5周即形成前、中、后脑,胚胎10~18周脑细胞(神经元,neurons)大量增殖。胎儿10~18周是神经元进行增殖的旺盛时期,增殖的神经细胞移行至大脑皮层、基底神经节和小脑。胚胎4个月时大脑两半球和主要沟回初步形成。胎儿24~32周时,侧脑室室管膜下的白质和尾壮核处有一未成熟的血管生发层(germinal matrix)。出生后前3个月,大脑皮层发育特别迅速(快速期),神经元"一次性"分化(differentiation)完成。足月儿出生时脑的平均重量为370 g,占体重的1/8~1/9,脑裂较浅,脑回皮层较薄,细胞分化不成熟,灰质与白质分界不明显。6个月时达700 g左右,为出生时的2倍,各脑沟回的发育成熟,并形成功能中枢。7~9个月时大脑神经细胞发育成6层,即带状层、外颗粒层、锥体细胞层、内颗粒层、节细胞层及多细胞层。1周岁时脑重达900 g,为出生时的3倍,3岁时达1 263 g,神经元分化最后完成。大脑神经元7岁时几乎达成人水平,即140(100~200)亿个,是高度分化的细胞。12岁时脑重达1 350 g。成人达1 400~1 500 g,相当于体重的1/35~1/40。小脑发育较早,胎龄30周时达高峰,出生时为50 g,15个月时达成人水平,而大脑在15个月时仅为成人的65%。

在胎儿时期,某些病因可影响神经细胞的增殖、移行和凋亡等过程,导致脑发育不良,形成智力低下,如神经元破坏较多,则形成痴呆。神经元的树突在婴儿期不发达,8岁时已接近成人。脑神经髓鞘的形成在神经系统发育的不同时期是不同的,生后3个月开始形成,周围神经施万(schwann)细胞于1~3岁开始形成髓鞘,完成髓鞘化,皮层的髓鞘化最晚。在婴幼儿期,外界刺激引起的神经冲动传入大脑时易于泛化,故各种中枢神经系统疾病伤害均易于发生惊厥。

新生儿锥体系和新纹状体发育不完善,运动主要由锥外系、丘脑和苍白球系统调控,有意识的精细动作不健全,形成不自主运动多,蠕虫样缓慢动作以及肌张力高。锥体束在胎儿5~

6个月时开始发育,2岁左右完成。

新生儿脊髓(candex dorsalis)已发育较好。脊髓的发育没有脊柱快,新生儿脊髓末端位于腰3~4水平,至4岁时退至腰1~3水平,腰穿时应注意这一解剖特点,以免伤到脊髓末端。

正常新生儿出生时已具备觅食、吸吮、吞咽、拥抱握持等非条件反射(inborn reflex)和许多反射活动(reflex activity)。生后通过训练和教育,不断建立各种条件反射(behavior reflex)。3~4个月开始形成兴奋性和抑制性条件反射,3岁后抑制性条件反射才成熟。

二、小儿神经系统检查

新生儿、婴儿的检查应在觉醒状态,非饥饿、非吃奶时进行。幼儿和儿童的检查,应尽量争取合作,尽量一次性完成。

(一) 意识状态(consciousness state)

意识清醒(consciousness)时,正常婴儿对外界反应良好。睡觉时,用语言或痛觉刺激能引起觉醒反应。儿童应具有时间、地点、人物的定向力。

意识障碍(conscious disturbance):根据小儿对各种刺激的反应(reaction)来判断意识状态有无障碍,小儿意识障碍程度分为意识模糊或混浊、嗜睡、昏睡、昏迷(浅昏迷和深昏迷)。在临床工作中,可通过儿童 Glasgow 评分来判断患者昏迷程度。Glasgow 评分包括睁眼反应、语言反应、运动反应3个项目。气管插管时以面部反应代替语言反应。总分范围为3~15分,评分越低,意识障碍越重,≤7分为昏迷,3分提示脑死亡(见表14.1)。

表 14.1 儿童 Glasgow 评分量表

项目		>5岁	<5岁
睁眼反应			
	E4	自发性睁眼	同5岁以上
	E3	呼唤睁眼	同5岁以上
	E2	疼痛刺激有睁眼反应	同5岁以上
	E1	疼痛刺激无睁眼反应	同5岁以上
语言反应			
	V5	正常交谈	与年龄相称的牙牙学语、单词或句子
	V4	答非所问	低于实际年龄应有的能力、易激惹的哭闹不安
	V3	只能说出不适当或无意义的单词	疼痛刺激发出哭声
	V2	只能发出无法理解的声音	疼痛刺激发出呻吟
	V1	疼痛刺激无反应	同5岁以上
面部反应			
	G1	正常的自发面部活动	
	G2	低于正常的自发面部活动,或仅对触摸有反应	
	G3	疼痛刺激面部表情动作明显	
	G4	疼痛刺激面部表情动作有所反应	
	G5	疼痛刺激无反应	

续表

项　目	>5岁	<5岁
运动反应		
M6	依指令动作	动作如常或触摸躲避
M5	疼痛刺激定位	同5岁以上
M4	疼痛刺激躲避	同5岁以上
M3	疼痛刺激肢体屈曲(去皮层体位)	同5岁以上
M2	疼痛刺激肢体伸直(去大脑体位)	同5岁以上
M1	疼痛刺激无反应	同5岁以上

应注意意识状态(conscious state)是否安静、兴奋、激惹、多动、紧张、焦虑。情感是否欣快、低落或淡漠。情绪是否欢乐、忧愁。认识、思维、注意力、记忆力及行为是否正常。此外，还应注意面部表情、眼神、哭声等情况。

（二）头颅(skull, crarium)

应注意头颅大小是否正常。头颅形状一般为圆形、对称。头围可粗略反映颅内组织容量。头围过大时要注意佝偻病、脑积水、硬膜下血肿、呆小症、巨脑症等。头围过小警惕脑发育停滞或脑萎缩。注意囟门大小和颅骨缝闭合情况，前囟突出、紧张提示脑膜炎、脑炎、颅内高压。囟门增大伴膨隆、张力增高以及颅缝开裂等均提示颅压增高。前囟凹陷提示脱水、消瘦。过早闭合见于小头畸形。

（三）面部(prosopo)、五官(five sense organs)及皮肤(skin)

某些面容和五官异常与神经系统疾病有密切关系。如先天愚型(Down's disease)有特殊面容(面部圆平、眼裂小而上斜、眼距宽、口小伸舌、耳位低下、面容愚钝等)，呆小症(cretinism)也有特殊面容(眼睑水肿、眼裂小、鼻梁平而宽、鼻翼肥大、唇厚、舌大伸出等)。某些神经疾病可伴有特征性皮肤损害。如脑面部血管瘤病(Sturge-Weber综合征)在一侧面部三叉神经分布区域见红色血管瘤；神经纤维瘤病(neurofibromatosis)可见浅棕色的皮肤牛奶咖啡斑(cafeau-lait spots)；结节性硬化病(tuberous sclerosis)可见四肢或躯干皮肤色素脱失斑，幼儿期后出现面部血管纤维瘤。

（四）颅神经检查(cranial neurologic examination of chenk)

1. 嗅神经　反复观察对香水、薄荷或某些不适气味的反应。嗅神经损伤常见于先天性节细胞发育不良或额叶、颅底病变者。

2. 视神经　主要检查视力、视野和眼底。

(1) 视力：未成熟儿已能对强光表现皱眉或不安。3个月婴儿开始用双眼注视并跟随移动中的物体。视力表测试下，2岁的视力约为6/12，3岁前达成人水平。

(2) 视野：年长儿可直接用视野计。对婴幼儿，检查者可站在婴儿背后，或与其面对面地将色彩鲜艳的玩具或白色视标，由侧面远端缓慢移入视野内，注意婴儿眼和头是否转向玩具及表情，并以检查者自己的视野做比较，粗测有无视野异常。

(3) 眼底：检查婴幼儿眼底较困难，必要时扩瞳后进行。正常新生儿因血管少，视乳头颜色较白，不要误为视神经萎缩。慢性颅内高压时可见视乳头水肿和视网膜静脉瘀血。

3. 动眼、滑车和展神经　观察有无眼睑下垂、眼球震颤、斜视等。检查眼球向上、向下和向两侧的眼外肌运动。注意瞳孔大小及形状，以及对光反射、会聚和调节反应等。

4. 三叉神经 注意张口时下颌有无偏斜,咀嚼时扪两侧咬肌及颞肌收缩力以判断其运动支功能。观察额、面部皮肤对痛的刺激反应,用棉花絮轻触角膜检查角膜反射以了解感觉支功能。

5. 面神经 观察随意运动或表情运动(如哭或笑)中双侧面部是否对称。周围性面神经麻痹时,患侧上、下面肌同时受累,表现为病变侧皱额不能、眼睑不能闭合、鼻唇沟变浅和口角向健侧歪斜。中枢性面瘫时,病变对侧鼻唇沟变浅和口角向病变侧歪斜但无皱额、眼睑闭合功能的丧失。

6. 位听神经 包括听神经、前庭神经和耳蜗神经,观察小儿对突然声响或语声的反应以了解有无听力损害。突然响声可引发新生儿惊跳或哭叫。3个月起婴儿头可转向声源方向。对可疑患者,应安排特殊听力测验。可选用旋转或冷水试验测定前庭功能。旋转试验时,检查者面对面地将婴儿平举,并原地旋转4~5圈,休息5~10分钟后用相同方法向另一侧旋转;冷水试验时,检查者以冷水(2~4 ml)外耳道灌注。此法可测定单侧前庭功能,其结果较旋转试验准确。正常小儿在旋转中或冷水灌注后均出现眼震,前庭神经病变时则不能将眼震引出。

7. 舌咽神经和迷走神经 舌咽神经损害引起咽后壁感觉减退和咽反射消失。临床常合并迷走神经损害,共同表现为吞咽困难、声音嘶哑、呼吸困难及鼻音等。由于受双侧皮层支配,单侧核上性病变时可无明显症状。

8. 副神经 检查胸锁乳突肌和斜方肌的肌力、肌容积。病变时患侧肩部变低,耸肩、向对侧转头力减弱。

9. 舌下神经 其主要作用是将舌伸出。一侧中枢性舌下神经麻痹时,伸舌偏向对侧,即舌肌麻痹侧;而一侧周围性舌下神经瘫痪时,伸舌偏向麻痹侧,且伴舌肌萎缩与肌纤维颤动。

(五) 脊柱(spinal column)

注意有无畸形,如颈短,胸腰部前突、后突、侧突,腰骶部脊柱裂,脊膜膨出,腰骶部皮肤隐窝等。

(六) 运动功能(motor function)

1. 肌容积 观察或触摸肌容积有无肌肉萎缩或假性肥大,是否对称。

2. 肌张力 指安静情况下的肌肉紧张度。检查时触扪肌肉硬度并做被动运动体会肌紧张度与阻力。肌张力增高多见于上运动神经元性损害和锥体外系病变,但注意半岁内正常婴儿肌张力也可稍增高。下运动神经元或肌肉疾病时肌张力降低,肌肉松软,甚至关节可以过伸。

3. 肌力 是指肌肉做主动收缩时的力量。一般把肌力分为0~5级,0级:完全瘫痪,无任何肌收缩活动;1级:可见轻微肌收缩但无肢体移动;2级:肢体能在床上移动但不能抬起;3级:肢体能抬离床面但不能对抗阻力;4级:能做部分对抗阻力的运动;5级:正常肌力。

4. 共济运动 可观察婴儿手拿玩具的动作是否准确。年长儿则能和成人一样完成指鼻、闭目难立、跟膝胫和轮替运动等检查。然而,当患儿存在肌无力或不自主运动时,也会出现随意运动的不协调,不要误认为共济失调。

5. 姿势和步态 姿势和步态与肌力、肌张力、深感觉、小脑以及前庭功能都有密切关系。观察小儿各种运动中的姿势有何异常。常见的异常步态有:偏瘫步态(hemiplegic gait)、剪刀步态(shear gait)、小脑步态(cerebellar gait)、慌张步态(festinating gait)、跨阈步态(steppage gait)、鸭步(waddling gait)、癔症步态(hysteria gait)、舞蹈样步态(dance sample gait)等等。

6. 不自主运动 主要见于锥体外系疾病,常表现为舞蹈(saltion)样运动、扭转痉挛

(torsion spasm)、手足徐动症(posthemiplegic chorea)或一组肌群的抽动(tic)等。每遇情绪紧张或进行主动运动时加剧,入睡后消失。

(七) 感觉(sensation)

1. 浅感觉 包括痛觉、触觉和温度觉。痛觉正常者可免去温度觉测试。
2. 深感觉 位置觉、音叉震动觉。
3. 皮层感觉 闭目状态下测试两点鉴别觉,或闭目中用手辨别常用物体的大小、形态或轻重等。
4. 感觉障碍 感觉障碍类型:感觉减低或迟钝、感觉缺失或丧失、感觉过敏、感觉过度、感觉分离、感觉倒位、感觉异常(如麻木、热等)以及各种痛觉等。

(八) 反射(reflexes)

小儿的反射检查可分为两大类:第一类为终身存在的反射,即浅反射及腱反射;第二类为暂时性反射或称原始反射(primitive reflexes)。

1. 浅反射和腱反射

(1) 浅反射:为皮肤黏膜受刺激引起的一类保护性肌肉收缩反应,锥体束损伤时,浅反射消失,红核病变时则亢进。新生儿缺乏,半岁时可存在。浅反射有腹壁反射、提睾反射、肛门反射、足跖反射、角膜反射、咽腭反射。

(2) 腱反射:为肌腱肌膜的牵张反射。上肢有肱二头肌反射、肱三头肌反射、屈肢反射、桡骨膜反射、尺骨膜反射。下肢有膝反射、股二头肌反射、踝反射。腱反射亢进患者可出现阵挛,如膝阵挛、踝阵挛,多为锥体束病变所致。腱反射减弱或消失提示神经、肌肉、神经肌肉接合处或小脑疾病。恒定地一侧性反射缺失或亢进临床有定位意义。

2. 婴儿时期暂时性反射 出生后数月的婴儿存在许多暂时性反射。随年龄增大,各自在一定的年龄期消失。当它们在应出现的时间不出现,或该消失的时间不消失,或两侧持续地不对称都提示神经系统异常(表14.2)。

表14.2 正常小儿暂时性反射的出现和消失年龄

反射	出现年龄	消失年龄
拥抱反射(Mono reflex)	初生	3～6个月
吸吮反射和觅食反射(sucking,rooting reflex)	初生	4～7个月
掌握持反射(palmar grasp reflex)	初生	3～4个月
颈肢反射(neck artus reflex)	2个月	6个月
支撑反射(supporting reflex)	初生	2～3个月
迈步反射(walk vigorously reflex)	初生	2个月
颈拨正反射(neck set correct reflex)	初生	6个月
降落伞反射(parachute reflex)	9～10个月	终身

3. 病理反射 脊髓、脑干的低级运动中枢失去上级中枢抑制性控制作用而出现的功能反射,是锥体束损害的可靠证据,不能反映损害程度。包括巴宾斯基(Babinski)征、卡道克(Chaddock)征、戈登(Gordon)征和奥本汉姆(Oppenheim)征等,检查和判断方法同成人。然而,正常2岁以下婴幼儿可呈现阳性巴宾斯基征,多表现为拇趾背伸但少有其他脚趾的扇形分开。检查者用拇指紧压婴儿足底也可引出同样阳性反应。若该反射恒定不对称或2岁后继续

阳性时提示锥体束损害。

4．脑膜刺激征　脑、脊髓炎症和受损时出现。包括颈强直(neck rigidity)、屈髋伸膝试验(Kernig 征)和抬颈试验(Brudzinski 征)。检查方法同成人。婴儿可有前囟突出或(和)紧张。

(九) 自主神经功能检查

包括体温 T、呼吸 P、脉搏 R、血压 BP 等生命体征检查。

神经肌肉系统疾病体征的鉴别可参考表 14.3。

表 14.3　神经肌肉系统疾病体征鉴别

	上运动元病损	基底节病损	小脑病损	脊髓前角病损	周围神经病损	肌肉病损
肌力	↓	正常	正常	↓	↓	↓
肌张力	↑	↓或↑	↓	↓	↓	正常或↓
运动协调	↓	↓		正常	正常	正常
不随意运动	—	舞蹈、徐动	意向性震颤	肌肉震颤	—	
深腱反射	↑	正常	↓，—	↓，—	↓	↓
病理反射	+	—	—	—		
感觉障碍	+	—	—	—	+	

注：↓减低；↑增加；+ 阳性或有；— 阴性或无。
摘自《儿科症状鉴别诊断学》第 2 版。

三、小儿神经系统疾病辅助检查

(一) 脑脊液检查(examination of cerebrospinal fluid)

腰椎穿刺取脑脊液(cerebrospinal fuid,CSF)检查,是诊断颅内感染和蛛网膜下腔出血的重要依据。CSF 的检查,主要包括 CSF 的外观、压力、常规、生化和病原学检查等(表 14.4)。对严重颅内压增高的患儿,在未有效降低颅内压之前进行腰椎穿刺抽取脑脊液有诱发脑疝(cerebral hernia)的危险,应特别谨慎。

表 14.4　颅内常见感染性疾病的脑脊液改变特点

疾病	压力 (kPa)	常规分析			生化分析			其他
		外观	Pandy 试验	白细胞 ($\times 10^6$ 个/L)	蛋白 (g/L)	糖 (mmol/L)	氯化物 (mmol/L)	
正常脑脊液	正常 0.69~1.96 (新生儿: 0.29~0.78)	清亮透明	—	0~10 (婴儿: 0~20)	0.2~0.4 (新生儿: 0.2~1.2)	2.8~4.5 (婴儿: 3.9~5.0)	117~127 (婴儿: 110~122)	—
化脓性脑膜炎	不同程度增高	米汤样混浊	+~+++	数百~数千,多核为主	增高或明显增高	明显降低	多数降低	涂片 Gram 染色和培养可发现致病菌

续表

疾病	压力 (kPa)	常规分析			生化分析			其他
		外观	Pandy 试验	白细胞 (×10⁶ 个/L)	蛋白 (g/L)	糖 (mmol/L)	氯化物 (mmol/L)	
结核性脑膜炎	不同程度增高	微浑，毛玻璃样	+～+++	数十～数百，淋巴为主	增高或明显增高	明显降低	多数降低	薄膜涂片抗酸染色及培养可发现抗酸杆菌
病毒性脑膜炎	不同程度增高	清亮，个别微浑	-～+	正常～数百，淋巴为主	正常或轻度增高	正常	正常	特异性抗体阳性，病毒培养可能阳性
隐球菌性脑膜炎	高或很高	微浑，毛玻璃样	+～+++	数十～数百，淋巴为主	增高或明显增高	明显降低	多数降低	涂片墨汁染色和培养可发现致病菌

(二) 脑电图和神经电生理检查 (electroencephalogram and neuroelectricity-electrophysiologic study, EEG and EPS)

1. **脑电图 (electroencephalogram, EEG)** 是对大脑皮层神经元电生理功能的检查，记录脑细胞群的自发性、节律性电活动。当大脑出现病理改变时，脑电图可出现变化。脑电图检查临床上主要用于以下几个方面：① 惊厥疾病的鉴别诊断；② 意识障碍的鉴别诊断；③ 癫痫的诊断和类型判断并观察治疗效果；④ 颅内病灶的发现和定位；⑤ 智力障碍、精神行为异常、睡眠障碍的鉴别诊断。脑外疾病也可影响脑电图的改变，如各种感染、中毒、缺氧、代谢紊乱等，不能单凭 EEG 决定病变性质。

小儿 EEG 的基本特点：小儿的脑电活动随年龄增长不断成熟和变化。频率由慢变快，由不规则变规则，由不对称变对称，波幅由低至高，再由高至正常成人，由不稳定到稳定。

小儿常规 EEG 主要观察：① 有无棘波、尖波、棘-慢复合波等癫痫样波，以及它们在不同脑区的分布；② 清醒和睡眠记录的背景脑电活动是否正常。记录时间不足 20 分钟，未做睡眠中记录是导致结论假阴性的主要因素。

小儿动态 EEG (active EEG, AEEG)：连续进行 24 小时或更长时间 EEG 记录。因增加描记时间而提高异常阳性率。可以完整记录自然觉醒-睡眠周期，更有助癫痫诊断和分型。

录像监测脑电图 (video-EEG, VEEG)：在记录 EEG 的同时，将小儿活动进行录像。主要用于对发作性质的鉴别和对癫痫类型的判断，可排除各类非癫痫性发作。对确定为癫痫发作的患者，可进一步判断其发作类型，尤其是新生儿惊厥，临床发作不典型者，此时可借助 VEEG 帮助诊断。

2. **诱发电位 (evoked potential)** 是患儿对某些特定的人为刺激 (声、光、电等) 所产生的反应性电位。诱发电位信号一般比自发脑电活动微弱的多，用普通脑电图技术难以记录下来，主要是采用叠加和平均技术获得的。包括以下几个方面：

① 脑干听觉诱发电位 (brain stem auditory evoked potential, BAEP)：用耳机声发出一定频率和强度的声音来刺激患儿。因不受镇静剂、睡眠和意识障碍等因素影响，可用于不合作儿

童的听力筛测,以及昏迷患儿脑干功能评价。

② 视觉诱发电位(vision-evoked potential,VEP):根据刺激方式的不同可分为闪光视觉诱发电位(flash visual evoked potential,F-VEP)和模式翻转诱发电位(tumover mode evoked potential)。视觉诱发电位(VEP)临床上主要用于视神经炎、多发性硬化(视神经脊髓炎)、肿瘤压迫视神经通路、弥漫性神经系统病变及皮质盲或枕叶病变,也可用于测定幼儿视敏感、视野、弱视等。

③ 体感诱发电位(somatosensory evoked potential,SEP):一般是在外周神经干附近皮肤给予脉冲电流刺激,可根据运动阈值或1~3倍的感觉阈值确定刺激强度。常用电刺激腕正中神经或踝胫后神经,沿体表可记录到特定的诱发电位波形。体感诱发电位(SEP)临床多用于周围神经损伤及脊髓病变,当脑干及丘脑病变累及内侧丘脑系统时,也可引起体感诱发电位异常。多发性硬化、神经系统弥漫性病变及遗传代谢病时也可表现异常。

④ 事件相关电位(event related potential):是长潜伏期诱发电位。其产生不受刺激的物理特性影响,而与被试者对刺激的认知过程有关,是人们对事件进行心理加工时在头皮上记录到的一系列脑电位。刺激方式可采用听觉、视觉或体感刺激。测试时要求被试者对靶刺激做出反应,对刺激信号进行记忆、辨认及判断等。具有客观性强、无创伤、可重复等特点,可用于临床神经精神学领域,探讨中枢神经系统功能性或器质性病变对脑高级皮层认知的影响。

3. 周围神经传导功能(peripheral nerveconduction function) 习称神经传导速度(nerve conduction velocity,NCV)。帮助弄清被测周围神经有无损害、损害性质(髓鞘或轴索损害)和严重程度。当病变神经中有10%以上原纤维保持正常时,测试结果可能正常。

4. 肌电图(electromyogram,EMG) 是通过肌肉在静止状态、主动收缩和刺激周围神经时的电位变化所得的记录。它对神经肌肉疾病的诊断有一定的帮助,可鉴别原发性肌病(primary myopathy)和神经源性肌病(nervesource muscle disease)。

正常肌电位:正常肌肉在松弛时无电活动,示波屏上显示一条水平直线。当肌肉轻度收缩时,产生单个的运动单位电位,波形可能为单相或双相,波幅100~200 μV 运动单位电位的平均时程为6~15 ms,随小儿年龄增加而增加。

异常肌电位:① 静止时可表现为肌纤维颤动电位、正相电位、肌束颤动电位、群放电位; ② 插入电位异常;③ 肌肉收缩时的异常电活动,如肌源性损害、神经源性损害性疾病。

(三) 神经影像学检查(neuroimaging examination)

由于影像学的迅速发展,对小儿脑的正常发育以及中枢神经系统中很多疾病的诊断有了长足的发展,以往那些有创性及危险性较大的检查方法如脑室造影(ventriculography)、气脑造影(air encephalography)等已不再应用,而由超声(ultrasonogram,US)、计算机体层摄影(computed tomography,CT)及磁共振成像(magentic resonance imaging,MRI)所代替。X线脑血管造影(brain angiography)及(或)数字减影血管造影(digital subtractiion angiography,DSA)也因有了无创性的磁共振血管成像(magnetic resonance angiography,MRA)以及螺旋CT的问世而用得越来越少了。至于选用哪种影像学方法则应根据每种影像学方法的特点,以及疾病性质、病变的部位和病儿情况选择最合适的方法,以便最快捷地做出准确诊断。

1. 头颅X线平片(plain skull film) 为颅骨最基本的影像学检查方法,常摄后前位片。目前用于显示颅骨骨折、肿瘤骨转移、网状内皮系统疾病、某些代谢性疾病、骨纤维异常增殖病及畸形性骨炎等疾病的颅骨改变。应注意辨别正常颅骨缝、血管沟及骨折线。

2. 脑超声波检查(echoencephalogram) 对于囟门未闭的婴幼儿,可用于观察脑内结构,了解有无先天性脑发育畸形、缺氧脑损伤的病变,但其空间分辨率受限。经颅多普勒超声(transcranial doppler sonography,TDS)检查,通过测定颈部及颅内动脉血流速度的变化,分析其血流动力学的病理意义,有助于了解头颈部血管病变的情况,监测动脉痉挛及脑血流中的微栓子。

利用脉冲超声波从头颅左右两侧向颅脑中线结构的位置,比较有无偏移,以便于判断有无颅内占位性病变。优点是方法简便、迅速,病人无痛苦,可作为判断幕上有无占位性病变的辅助检查方法。脑 B 型超声还可观察脑室大小的变化及脑发育有无畸形。由于超声显像不够满意,所以硬膜下积液、硬膜外血肿等可能看不清;年龄稍大的婴儿颞叶、枕叶及小脑幕下结构离探头较远,在超声图像所能显示的范围之外,图像也不清楚。

3. 脑血管造影(cerebral angiography) 是选择颈内动脉、颈动脉或颈外动脉进行的 DSA 造影,显示相应的动脉及其分支的血管分布、管腔管经、周围供血以及静脉回流情况的检查方法。用于诊断及评价脑血管病、动脉瘤、动静脉畸形等血管病变,以及脑肿瘤的血供情况。同时也可对上述某些疾病进行介入治疗。

4. 颅脑电子计算机断层扫描(computeized tomographic,CT) 可显示不同层面脑组织、脑室系统、脑池和颅骨等结构形态。CT 能较好显示病变中的钙化影和出血灶,但对脑组织分辨率不如 MRI 高,且对后颅窝、脊髓病变因受骨影干扰难以清楚辨认。CT 在小儿神经系统疾病的主要适应证是:

① 先天性脑发育异常:如无脑畸形、空洞脑、脑裂畸形、脑回发育不完全(图 14.1)、胼胝体发育不全、Dandy-Walker 综合征(图 14.2)、结节性硬化(图 14.3)等。

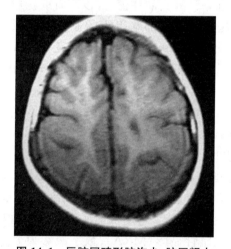

图 14.1 巨脑回畸形脑沟少,脑回粗大

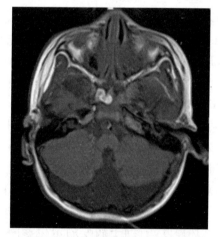

图 14.2 Dandy-Walker 综合征
后颅窝扩大、天幕上抬、小脑蚓部发育不良、第四脑室扩张

② 颅内感染:能及时发现颅内感染引起的低密度、脑软化、脑萎缩(图 14.4)、硬膜下积液、脑积水等。

③ 缺氧缺血性脑病。

④ 脑血管意外:如脑梗死、颅内出血等。

⑤ 颅内占位病变:如颅内肿瘤、脓肿、脑囊虫病等。

⑥ 先天性或后天性、交通性或阻塞性脑积水。

⑦ 颅脑外伤。

⑧ 其他:如各种原因引起的颅内钙化、脱髓鞘、脑组织坏死等。

在 CT 的整个检查过程中,患儿必须保持不动,否则会产生运动伪影,或根本无法检查,因此检查不合作的婴幼儿应于检查前给予适量的镇静药物。

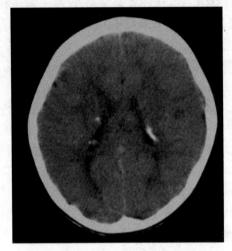

图 14.3 结节性硬化

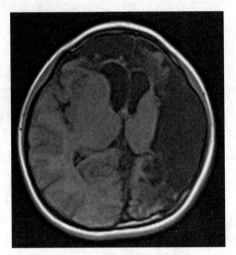

图 14.4 多发脑软化,脑萎缩

5. CT 脑灌注成像(brain perfusion imaging) 是利用静脉团注水容性碘剂,对选定层面进行快速动态扫描成像,以层面内每一个像素的增强率计算其灌注值,并以灰阶或伪彩色显示,形成组织灌注的定量或半定量图像的一种方法。测量局部脑组织的血液灌注量(hemoperfusion volume)的指标有:脑血容量(cerebral blood volume,CBV)、脑血流量(cerebral blood flow,CBF)、平均通过时间(mean transit time,MTT)、达峰时间(time to peak,TTT)等。

6. 颅脑磁共振成像(magneticresonanceimaging,MRI) 常用 SE 序列 T_1W_1 及 FSE 序列 T_2W_1,水抑制成像(FLAIR)也较常用,也可采用 IR 或 GT_2 序列。一般层厚 6~8 mm,扫描垂体或听神经病变选用 2~3 mm 层厚。增强扫描时,采用静脉团注入 GD-DTPA。选择性使用脂肪抑制技术。① MRI 平扫,适用于绝大多数的颅脑内病变的显示及诊断。MRI 显示大脑灰白质对比度优于 CT。高分辨率的 MRI 影像更接近于人体病理切片所示。② 增强 MRI,用于鉴别病变与水肿、病变与正常组织,显示微小病变;了解病变的血供情况及血脑屏障的破坏程度,有助于病变的定位诊断。③ 磁共振血管显影(MRA)、数字减影血管显影(DSA)用于脑血管的检查。

MRI 的优点是无放射线危害;无创性;对脑组织和脑室系统分辨率高,能清楚显示灰、白质和基底节等脑实质结构;不受骨影干扰,能很好地发现后颅窝和脊髓病灶;不用移动病儿即可做轴位、矢壮位及冠壮位成像。对缺氧缺血性脑病、脑先天畸形、血管性疾病、脑内感染性疾病、鞍区及颅后窝病变的诊断,优于其他影像学方法。它是唯一能在活体上观察脑髓鞘化进程的方法。主要缺点是费用较 CT 高,成像速度较慢,对不合作者需用镇静剂或在睡眠中检查,对钙化影的显示较 CT 差。

7. 脑功能磁共振成像(functional magnetic resenance imaging,fMRI) 是神经放射学中非常令人鼓舞的新技术。它既能保留解剖学的特异性,又能提供神经元功能方面的信息。

它是超高速的采集方法,对全脑的扫描仅需 1~2 s 即可完成。

（四）其他

1. 影像核医学　γ照相机的脑池显像,用于交通性脑积水及脑积液漏的诊断、脑积液分流术的评价及随诊。

2. 单光子发射计算机体层摄像(SPECT)　用于缺氧缺血性脑病及颅脑损伤后的血流灌注及功能受损范围的评价,脑肿瘤的灌注情况的评价,癫痫病的辅助定位诊断,脑死亡的诊断,精神病患者的辅助诊断等。

3. 正电子发射断层照相术(PET)　可以评价脑内的葡萄糖代谢、氧代谢及蛋白质代谢。主要用于脑肿瘤恶性程度的分级判断,癫痫病灶的辅助定位诊断及术前评价,痴呆、锥体外系疾病如帕金森病等的诊断,精神疾病患者的辅助诊断等。

第二节　癫　痫

癫痫(epilepsia)是一组反复发作的神经元异常放电(paradoxical discharge)所致的暂时性中枢神经系统功能失常的慢性疾病。癫痫的患病率,发达国家为 5‰(4‰~8‰),发展中国家为 7.2‰,不发达国家为 11.2‰,估计全球约有 5 000 万癫痫患者,中国在 3.6%~7.0‰。儿童是癫痫的发病高峰年龄,其中男性最为明显,9 岁以前发病者接近 50%,以后发病率随年龄升高而下降。癫痫的发病率与性别有关,男性的患病率与发病率均明显高于女性。我国 6 城市调查表明,男、女发病率和患病率之比均为 1.3∶1。

癫痫的死亡率明显高于非癫痫病人,多死于并发症肺炎;由癫痫发作直接导致死亡的占 6%~9%;死于意外事故,特别是溺水的占 10%~20%;原因不明的突然死亡约占 10%。国内报道癫痫的死亡率为 2.42/(10 万)~7.82/(10 万),真正因癫痫死亡(死于癫痫持续状态)的只占所有死因的 20%,40.2% 因意外事件死亡,死于自杀者占 5.51%,不明原因死亡为 4.13%。癫痫的发病率,城市略高于农村。不同地区之间的患病率存在明显差异,不同种族之间的患病率也存在差异(表 14.5)。

表 14.5　中国人群癫痫的发病率和患病率调查表

时间	地区	样本量	发病率(/10 万)	患病率(‰)
1981	四川	426 289	35	4.8
1983	6 城市	63 195	35	4.4
1985	21 省农村	246 812	26	3.6
2000	5 省农村	55 616	29	7.0

注:摘自《中华流行病学杂志》2007 年 1 月第 28 期第 92 页。

〖临床分类〗

(1) 癫痫发作的分类　国际抗癫痫联盟根据癫痫临床发作表现和脑电图改变,于 1981 年提出对发作类型的国际分类,迄今仍是临床工作的重要指南。1983年我国小儿神经学术会议将其简化,见表14.6。

表14.6 小儿癫痫发作分类

1. 局灶性发作(focal seizures)
（1）单纯局灶性发作(simple focal seizures,consciousness not impaired)
① 运动性发作(with motor signs)
② 感觉性发作(with somatosensory or special-sensory symptoms)
③ 植物神经性发作(with autonomic symptoms or signs)
④ 精神症状性发作(with psychic symptoms)
（2）复杂局灶性发作(complex focal seizures,with impairment of consciousness)
（3）局灶性发作转变为全面性发作(focal seizures evolving tosecondarily generalized seizures)

2. 全面性发作(generalized seizures)
（1）强直-阵挛发作(tonic-clonic seizures)
（2）强直性发作(tonic seizures)
（3）阵挛性发作(clonic seizures)
（4）失神发作(absence seizures)
　　典型失神发作(typical absence seizures)
　　不典型失神发作(atypical absence seizures)
（5）肌阵挛发作(myoclonic seizures)
（6）失张力发作(atonic seizures)
（7）痉挛发作(spasms)

3. 其他分类不明的各种发作(unclassified epileptic seizures)

2. 癫痫和癫痫综合征的分类　今年的研究发现,有些患儿不仅临床表现和脑电图有共性,而且在发病年龄和转归方面也有一定规律,因此总结出了30多种癫痫综合征。1985年ILAE以临床发作为基础,结合病因、起病年龄、转归等特点,将癫痫和癫痫综合征进行分类,1989年重新修订。2001年又提出新的分类方案,并推出了新的癫痫综合征,具体如下：

癫痫综合征分类(ILAE,2001)

1. 婴儿和儿童特发性局灶性癫痫
（1）良性婴儿惊厥(非家族性)
（2）伴中央颞区棘波的良性儿童癫痫
（3）早发性儿童良性枕叶癫痫(Panayiotopoulos型)
（4）晚发性儿童枕叶癫痫(Gastaut型)
2. 家族性(常染色体显性遗传)局灶性癫痫
（1）良性家族性新生儿惊厥
（2）良性家族性婴儿惊厥
（3）常染色体显性遗传夜间额叶癫痫
（4）家族性颞叶癫痫
（5）不同部位的家族性局灶性癫痫

3. 症状性(或可能为症状性)的局部性癫痫
(1) 边缘系统癫痫
① 伴海马硬化的颞叶内侧癫痫
② 根据特定病因确定的颞叶内侧癫痫
③ 根据部位和病因确定的其他类型
(2) 新皮层癫痫
① Rasmussen 综合征
② 偏侧惊厥-偏瘫综合征
③ 由部位和病因确定的其他类型
④ 婴儿早期游走性部分性发作
4. 特发性全面性癫痫
(1) 婴儿良性肌阵挛性癫痫
(2) 肌阵挛站立不能发作性癫痫
(3) 儿童失神癫痫
(4) 肌阵挛失神的癫痫
(5) 不同表型的特发性全面性癫痫
① 青少年失神癫痫
② 青少年肌阵挛癫痫
③ 仅有全身强直-阵挛性发作的癫痫
④ 全面性癫痫伴热性惊厥附加症
5. 反射性癫痫
(1) 特发性光敏性枕叶癫痫
(2) 其他视觉敏感性癫痫
(3) 原发性阅读性癫痫
(4) 惊吓性癫痫
6. 癫痫性脑病(由癫痫性异常引起的进行性功能障碍)
(1) 早期肌阵挛性脑病
(2) 大田原(Ohtahara)综合征
(3) West 综合征
(4) Dravet 综合征(婴儿严重肌阵挛性癫痫)
(5) 非进行性脑病中的肌阵挛持续状态
(6) Lennox-Gastaut 综合征
(7) Landan-Kleffner 综合征(LKS)
(8) 慢波睡眠期持续棘慢波的癫痫
7. 进行性肌阵挛性癫痫(见具体疾病)
8. 不必诊断为癫痫的癫痫发作
(1) 良性新生儿惊厥
(2) 高热惊厥
(3) 反射性发作

(4) 酒精戒断性发作
(5) 药物或其他化学物质诱发的发作
(6) 外伤后即刻或早期的发作
(7) 单次发作或孤立的簇性发作
(8) 极少重复的发作(Olifoepileps)

【病因】

小儿癫痫根据病因可粗略地分为三大类：

(1) 特发性癫痫(epilepsia genuine)：又称原发性癫痫(essential epilepsy)，是指由遗传因素决定的长期反复癫痫发作，不存在症状性癫痫可能性者。

(2) 症状性癫痫(symptomatic epilepsy)：又称继发性癫痫(secondary epilepsy)。痫性发作与脑内器质性病变密切关联。

(3) 隐源性癫痫(cryptofenic epilepsy)：虽未能证实有肯定的脑内病变，但很可能为症状性者。

引起小儿癫痫的原因多种多样，可归纳为以下几类：

1. 脑内结构异常　先天或后天性脑损伤可产生异常放电的致痫灶，或降低了痫性发作阈值，如各种脑发育畸形、染色体病和先天性代谢病引起的脑发育障碍、脑变性和脱髓鞘性疾病、宫内感染、肿瘤以及颅内感染、产伤或脑外伤后遗症等。

2. 遗传因素　包括单基因遗传(monogenic inheritance)、多基因遗传(polygenic inheritance)、染色体异常(chromosomal abnormality)伴癫痫发作、线粒体脑病等。过去主要依赖连锁分析和家族史来认定其遗传学病因，近年依靠分子生物学技术，至少有十种特发性癫痫或癫痫综合征的致病基因得到克隆确定，其中大多数为单基因遗传，系病理基因致神经细胞膜的离子通道功能异常，降低了痫性发作阈值而患病。如已将少年肌阵挛癫痫(juvenile myoclonic epilepsy, JME)的基因定位在染色体 6p21.3 上；将良性家族性新生儿惊厥(benign familial neonatal convulsion)的基因定位在染色体 8q24 和 20q13.3 上。

3. 诱发因素　许多体内、外因素可促发癫痫的临床发作，如遗传性癫痫常好发于某一特定年龄阶段，有的癫痫则主要发生在睡眠或初醒时；女性患儿青春期来临时节易有癫痫发作或加重等。此外，饥饿、疲劳、睡眠不足、过度换气、预防接种等均可能成为某些癫痫的诱发因素。

随着脑的影像学和功能影像学技术的发展，近年对癫痫的病因有了重新认识。与遗传因素相关者占癫痫总病例数的 20%～30%，故多数(70%～80%)患儿为症状性或隐源性癫痫，其癫痫发作与脑内存在或可能存在的结构异常有关。国内有报道 0～9 岁小儿症状性癫痫的病因是：围产期损伤 21.0%，脑发育不良 18.9%，颅内感染 10.5.0%，脑外伤 9.1%，颅内软化灶 8.4%，海马病变 4.9%，脑肿瘤 2.8%，脑血管病 2.1%，其他 22.4%。

【临床表现】

Ⅰ. 局灶性(部分性、局限性)发作

1. 单纯局灶性发作　发作中无意识丧失，也无发作后不适现象。持续时间平均为 10～20 s。其中以局灶性运动性发作最常见，表现为面、颈或四肢某部分的强直或阵挛性抽动，特别易见头、眼持续性同侧偏斜的旋转性发作(adversive seizure)。年长儿可能会诉说发作初期有头痛、胸部不适等先兆。有的患儿于局限性运动发作后出现抽搐后肢体短暂麻痹，持续数分钟至数小时后消失，称为 Todd 麻痹。局灶性感觉发作(躯体或特殊感觉异常)、植物神经性发作和局灶性精神症状发作在小儿时期少见,部分与其年幼无法表达有关。

2. 复杂局灶性发作面 见于颞叶和部分额叶癫痫发作。可从单纯局灶性发作发展而来,或一开始即有意识部分丧失伴精神行为异常。50%~75%的儿科病例表现为意识混浊情况下自动症(automatism),如吞咽、咀嚼、解衣扣、摸索行为或自言自语等。少数患者表现为发作性视物过大或小、听觉异常、冲动行为等。

3. 局灶性发作演变为全部性发作 由单纯局灶性或复杂局灶性发作扩展为全部性发作。

Ⅱ. 全部性发作

指发作中两侧半球同步放电,均伴有程度不等的意识丧失。

1. 强直-阵挛发作(rigidity-clonic seizure) 又称大发作(grandmal),是临床最常见的发作类型。包括原发性以及从局灶性扩展而来的继发性全部性强直-阵挛发作。发作主要分为两期:① 一开始为全身骨骼肌伸肌或屈肌强直性收缩伴意识丧失、呼吸暂停与发绀,即强直期(rigidity stage);② 紧接着全身反复、短促的猛烈屈曲性抽动,即阵挛期(clonus stage)。常有头痛、嗜睡、疲乏等发作后现象。发作中 EEG 呈全脑棘波或棘慢复合波放电,继发性者从局灶放电扩散到全脑。部分年长儿能回忆发作前先有眼前闪光、胸中一股气向上冲等先兆,直接提示继发性癫痫的可能性。

2. 失神发作(absence seizure) 发作时突然停止正在进行的活动,意识丧失但不摔倒,手中物品不落地,两眼凝视前方,持续数秒钟后意识恢复,对刚才的发作不能回忆,过度换气往往可以诱发其发作。EEG 有典型的全脑同步 3 Hz 棘慢复合波。

3. 非典型失神发作(atypical absence seiure) 与典型失神发作(pink absence seizure)表现类似,但开始及恢复速度均较典型失神发作慢,EEG 为 1.5~2.5 Hz 的全脑慢-棘慢复合波。多见于伴有广泛性脑损害的患儿。

4. 肌阵挛发作(myoclonic seizure) 为突发的全身或部分骨骼肌触电样短暂(<0.35 s)收缩,常表现为突然点头、前倾或后仰,而两臂快速抬起。重症者致跌倒,轻症者感到患儿"抖"了一下。发作中通常伴有全脑棘-慢或多棘-慢波暴发。大多见于有广泛性脑损伤的患儿。

5. 阵挛性发作(clonic seizures) 仅有肢体、躯干或面部肌肉节律性抽动而无强直发作成分。

6. 强直性发作(tonic seizures) 突发的全身肌肉强直收缩伴意识丧失,使患儿固定于某种姿势,但持续时间较肌阵挛长,5~60 s。常见到角弓反张、伸颈、头仰起、头躯体旋转或强制性张嘴、睁眼等姿势。通常有跌倒和发作后症状。发作间期 EEG 背景活动异常,伴多灶性棘-慢或多棘慢波暴发。

7. 失张力性发作(atonic seizures) 全身或躯体某部分的肌肉张力突然短暂性丧失伴意识障碍。全身性失张力发作者表现为患儿突然跌倒、头着地甚至头部碰伤。部分性失张力发作者表现为点头样或肢体突然下垂动作。EEG 见节律性或不规则、多灶性棘慢复合波。

8. 痉挛(convulsion) 这种发作最常见于婴儿痉挛,表现为同时出现点头、伸臂(或屈肘)、弯腰、踢腿(或屈腿)或过伸样等动作,其肌肉收缩的整个过程用时 1~3 s,肌收缩速度比肌阵挛发作慢,持续时间较长,但比强直性发作短。

Ⅲ. 癫痫(或惊厥)持续状态和癫痫综合征

1. 癫痫(或惊厥)持续状态 凡一次性癫痫发作(或惊厥发作)持续 30 分钟以上,或反复发作而间歇期意识无好转超过 30 分钟者,均称为癫痫或惊厥持续状态(epileptic state orstatural convuslivus,ES)。各种癫痫发作均可发生持续状态,但临床以强直-阵挛持续状态最常见。

2. 小儿时期常见的几种癫痫和癫痫综合征 大多数癫痫患儿均以前述某一种发作类型为其主要临床表现。全身性发作中,以原发性或继发性强直-阵挛发作或阵挛性发作最常见。局灶性发作中以局灶性运动和复杂局灶性发作居多,后者又称颞叶癫痫。部分患儿因具有一组相同发作症状与体征,同属于某种特殊癫痫综合征,在治疗和预后的估计上有其特殊性。为此,国际抗癫痫联盟于1989年进一步提出了癫痫和癫痫综合征的分类。以下介绍几种儿科常见的癫痫综合征。

(1) 中央颞区棘波的儿童良性癫痫(benign childhood epilepsy with centrotral-poral-spikes):是儿童最常见的一种癫痫综合征,占小儿时期癫痫的15%～20%。约30%的患者有类似家族史。多认为属常染色体显性遗传,但外显率低且有年龄依赖性。通常于2～14岁间发病,9～10岁为发病高峰期,男孩略多于女孩。3/4的发作在入睡后不久及睡醒前。发作大多起始于口面部,呈局灶性发作,如唾液增多、喉头发声、不能主动发声或言语以及面部抽搐等,但很快继发全身性强直-阵挛发作伴意识丧失,此时才被家人发现,因此经常被描述为全身性抽搐。体检无异常。发作间期EEG背景正常,在中央区和颞中区可见棘、尖波或棘-慢复合波,一侧、两侧或交替出现,30%的患儿仅在睡眠记录中出现异常(图14.5)。本病预后良好,药物易于控制,生长发育不受影响,大多在19岁前停止发作,但不到2%的病例可能继续癫痫发作。

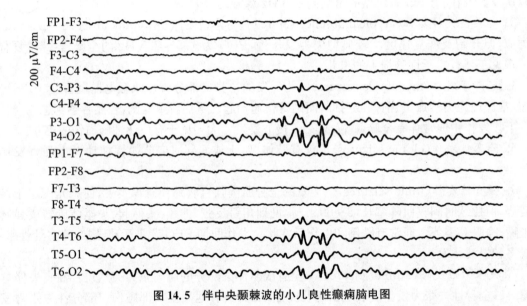

图14.5 伴中央颞棘波的小儿良性癫痫脑电图

(2) 儿童失神癫痫(childhoo dabsence epilepsy):大多于3～13岁间发病,6～7岁为高峰,近2/3为女孩,有明显遗传倾向。表现为频繁的失神发作,一日数次甚至上百次。每次发作数秒钟,不超过30秒,因而不跌倒,也无明显体位改变。患儿对发作中的情况不能回忆,无头痛、嗜睡等发作后症状,体格检查无异常。EEG为特征性全部性棘-慢复合波暴发,过度换气常可诱发特征EEG暴发图形和临床发作(图14.6)。药物易于控制,预后大多良好。

(3) 婴儿痉挛(infantilespasms,又称West综合征):本病以1岁前婴儿期起病(生后4～8个月为高峰)、频繁的痉挛发作、特异性高幅失律EEG图形以及病后精神运动发育倒退为其基本临床特征。痉挛发作主要表现为屈曲性、伸展性和混合性三种形式,但以混合性和屈曲性居多。屈曲型痉挛发作时,婴儿呈点头哈腰屈(或伸)腿状。伸展性发作时婴儿呈角弓反张样。痉挛多成串地发作,每串连续数次或数十次,动作急速,可伴有婴儿哭叫。常于思睡和睡醒时加重。高幅失律 EEG 对本病诊断有价值,在不同步、不对称,并有暴发抑制交替倾向的高波幅慢波背景活动中,混有不规则的、多灶性棘、尖与多棘慢波暴发(图 14.7)。睡眠记录更易获得典型高幅失律图形。其病因复杂,大致可分为隐源性和症状性两大类。后者是指发病前已有宫内、围产期或生后脑损伤证据,如精神运动发育迟缓、异常神经系统体征或头颅影像学改变等,治疗效果差,80%以上存在遗留智力低下。约 20%的婴儿痉挛病例属隐源性,病前无脑损伤证据可寻,若早期治疗,40%的患儿可望获得基本正常的智能和运动发育。

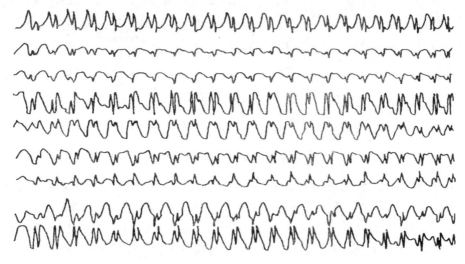

图 14.6　小儿失神癫痫脑电图

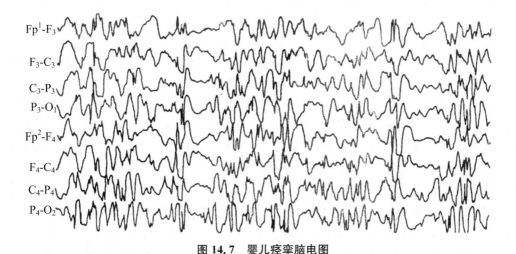

图 14.7　婴儿痉挛脑电图

(4) Lennox-Gastaut 综合征(lennox-gastaut symptom,简称 LGS):本综合征以儿童期(1~8 岁)起病、频繁而多样的发作形式、EEG 呈慢-棘慢(<3 Hz)复合波及智力运动发育倒退为基本特征。25%以上有婴儿痉挛病史。一天内可同时有多种形式发作,其中以强直性最多见,次为肌阵挛或失张力发作,还可有强直-阵挛、不典型失神等。非快速眼动(NREM)睡眠期较清醒时有更频繁发作。多数患儿的智力和运动发育倒退。EEG 显示在异常慢波背景活动

上重叠 1.5~2.5 Hz 慢-棘慢复合波(图 14.8)。治疗困难,1/3 以上的患儿对多种抗癫痫药物无效,是儿童期一种主要的难治性癫痫。

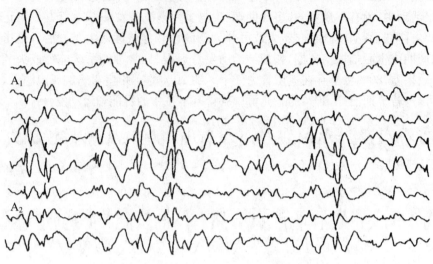

图 14.8 Lennox-Gastaut 综合征

(5) 全身性癫痫伴热性惊厥附加症(generalized epilepsies with febrileseizures plus, GEFS+):近年,国际多数学者建议不再把热性惊厥(febrileseizures,FS)诊断为癫痫,但认定为一种儿童时期常见的癫痫综合征 GEFS+。然而,与一般 FS 不同,GEFS+ 患儿于 6 岁后继续有频繁的、伴发热或无热的痫性发作,总发作次数超过一般 FS,甚至可达数十次(二至百余次)。小于 3 Hz 的慢棘-慢复合波为本病的 EEG 特征。GEFS+ 常有癫痫或 FS 家族史,一个家族中可有多种发作形式,多数仅表现为一般 FS,但部分于 6 岁后有继续频繁的 FS(强直-阵挛性发作)发作,称为 FS+。

GEFS+ 的发生受遗传因素影响,一些人根据家系分析认定为属常染色体显性遗传,由于不完全外显率,导致了临床各种表型。但有学者主张为复杂性多基因遗传,以此解释 GEFS+ 的表型异质性。近年初步锁定本病的两个基因分别在 19q 和 2q 上。

【诊断】

确立癫痫诊断,应力求弄清以下三个问题:① 其发作究竟是否为痫性发作;② 若系痫性发作,进一步弄清是什么发作类型,抑或属于某一特殊的癫痫综合征;③ 尽可能明确或推测癫痫发作的病因。

Ⅰ. 相关病史

1. 发作史 癫痫患儿可无明显异常体征,详细而准确的发作史对诊断特别重要。癫痫发作应具有发作性和重复性这一基本特征。问清楚从先兆、发作起始到发作全过程,有无意识障碍,是局限性或是全身性发作,发作次数及持续时间,有无任何诱因,以及与睡眠的关系等。

2. 提示与脑损伤相关的个人与过去史 如围产期异常、运动及智力发育落后、颅脑疾病与外伤史等。

3. 家庭病史 癫痫、精神病及遗传代谢病家族史。

Ⅱ. 体格检查

尤其是与脑部疾患相关的阳性体征,如头围、智力低下、瘫痪、锥体束征或各种神经皮肤综合征等。

Ⅲ．辅助检查

癫痫定位检查的方法分为三大类，即：① 脑电生理检查，如各种 EEG；② 脑形态学检查，如 CT、MRI 等；③ 脑功能显像，如 MAR、DSA、脑代谢显像及脑神经受体显像。

1. 脑电图（EEG）　是诊断癫痫最重要的实验室检查，不仅对癫痫的确诊，而且对临床发作分型和转归分析均有重要价值。EEG 中出现棘波、尖波、棘-慢复合波等痫样放电者，有利于癫痫的诊断。多数痫样波的发放是间歇性的，EEG 描记时间越长，异常图形发现率越高。若仅做常规清醒描记，EEG 阳性率不到 40%，加上睡眠等各种诱发试验可增至 70%。故一次常规 EEG 检查正常不能排除癫痫的诊断。必要时可进一步做动态脑电图（AEEG）或录像脑电图（VEEG），连续做 24 小时或更长时程记录，可使阳性率提高至 80%～85%。若在长时程记录中出现"临床发作"，不仅能获得发作期痫性放电图形，还可弄清楚癫痫波发放的皮层起源区，区分原发与继发性癫痫。实时地观察"临床发作"录像，能更好地确认发作类型。若"临床发作"中无癫痫发作 EEG 伴随，癫痫发作的可能性就很小了。

2. 影像学检查　当临床表现或脑电图提示为局灶性发作或局灶-继发全身性发作的患儿，应作颅脑影像学包括 CT、MRI 甚至功能影像学检查。

〖鉴别诊断〗

1. 婴幼儿擦腿综合征　发作时婴儿双腿用劲内收，或相互摩擦，神情贯注，目不转睛，有时两上肢同时用劲，伴出汗。本病发作中神志始终清楚，面红而无苍白青紫，可随时被人为中断，发作期和发作间期 EEG 正常，可与癫痫区别。

2. 婴幼儿屏气发作　多发生于 6～18 个月婴儿。典型表现是当遇到不愉快而引起啼哭时，立即出现呼吸停止，青紫和全身肌张力低下，可有短暂意识障碍，一般不超过 1 分钟。再现自主呼吸后随即一切恢复正常。与癫痫的区别在于本病明显以啼哭为诱因，意识丧失前先有呼吸暂停及青紫，EEG 无异常，随年龄增大发作逐渐减少，5 岁以后不再发作。

3. 睡眠障碍

(1) 夜惊：常见于 4～7 岁儿童，属非动眼睡眠期（NREM）的睡眠障碍。深睡中患儿突然坐起哭叫，表情惊恐，伴有瞳孔散大、出汗、呼吸急促等交感神经兴奋表现，不易唤醒。数分钟后即再度安静入睡。次日对发作无记忆。根据其发作的自限性，EEG 正常，可与癫痫区别。

(2) 梦魇：以学龄前或学龄期儿童居多。常发生在后半夜和动眼睡眠期（REM），患儿因噩梦而引起惊恐状发作。与夜惊不同，梦魇中患儿易被唤醒，醒后对刚才梦境能清楚回忆，并因此心情惶恐无法立即再睡。根据其 EEG 正常、对发作中梦境的清楚回忆，可与癫痫鉴别。

(3) 梦游症：也是 NREM 深睡期障碍。患儿从睡中突然起身，从事一些无目的的活动，如穿衣、搜寻、进食甚至开门窗等。发作中表情呆滞，自言自语地说一些听不懂的言词。醒后对发作无记忆。与精神运动性癫痫发作的区别在于各次发作中梦游症的异常行为缺少一致性，发作中 EEG 正常，患儿易被劝导回床，也无发作后意识恍惚或乏力等表现。

4. 偏头痛　本病是小儿时期反复头痛发作的主要病因。典型偏头痛的主要表现为视觉先兆、偏侧性头痛、呕吐、腹痛和嗜睡等。儿童以普通型偏头痛多见，无先兆，头痛部位也不固定。常有偏头痛家族史，易伴恶心、呕吐等胃肠道症状。实际上临床极少有单纯的头痛性或腹痛性癫痫者，偏头痛绝不会合并惊厥性发作或自动症，EEG 中也不会有局灶性痫性波放电。

5. 抽动性疾患并抽动（Tics）　是指突发性不规则肌群重复而间断的异常收缩（即所谓运动性抽动）或发声（即声音性抽动）。大多原因不明，精神因素可致发作加剧。主要表现为以下三种形式：

(1) 简单性抽动(simplicity tics)：仅涉及一组肌肉的短暂抽动如眨眼、头部抽动或耸肩等，或突然暴发出含糊不清的单音如吸气、清喉、吸吮、吹气甚至尖叫声。

(2) 复杂性抽动(complexity tics)：多组肌群的协同动作，如触摸、撞击、踢腿、跳跃等，缺乏目的性，成为不适时机的异常突发动作或模仿性姿势。

(3) Tourette 综合征：是指多种运动性和语声性抽动症状持续一年以上的 21 岁以下儿童及青少年患者。可能与遗传因素有关。发作程度时轻时重，形式常有变化。5~10 岁之间发病，男孩更多见。初期可能仅为简单性抽动，以后发展为复杂性抽动，病情波动，并反复迁延不愈，甚至持续到成年。

6. 晕厥　是暂时性脑血流灌注不足引起的一过性意识障碍。年长儿多见，尤其青春期。常发生在患儿持久站立，或从蹲位骤然起立，以及剧痛、劳累、阵发性心律不齐、家族性 QT 间期延长等情况中。晕厥前，患儿常有眼前发黑、头晕、苍白、出汗、无力等先兆，继而短暂意识丧失，偶有肢体强直或抽动，清醒后对发作情况不能回忆，并有疲乏感。与癫痫不同，晕厥患者意识丧失和倒地均逐渐发生，发作中少有躯体损伤，EEG 正常，头竖直-平卧倾斜试验呈阳性反应。

7. 癔症性发作　可与多种癫痫发作类型混淆。但癔症发作并无真正意识丧失，发作时慢慢倒下不会有躯体受伤，无大小便失禁或舌咬伤。抽搐动作杂乱无规律，瞳孔无散大，深、浅反射存在，发作中面色正常，无神经系统阳性体征，无发作后嗜睡，常有夸张色彩。发作期与发作间期 EEG 正常，暗示治疗有效，与癫痫鉴别不难。

【治疗】

早期合理的治疗，能使 90% 以上癫痫患儿的发作得到完全或大部分控制，多数患儿可不再复发。家长、学校及社会应树立信心，批驳"癫痫是不治之症"这一错误观念。在帮助患儿接受正规治疗的同时，应安排规律的生活学习作息并注意其安全。

Ⅰ. 药物治疗

合理使用抗癫痫药物是当前治疗癫痫的主要手段。

抗癫痫药物的使用原则如下：

(1) 早期治疗：反复的癫痫发作将导致新的脑损伤，早期规则治疗者成功率高。但对首次发作轻微，且无其他脑损伤伴随表现者，也可待第二次发作后再用药。抗癫痫药物的使用可参考表 14.7。

(2) 根据发作类型选药：常用药物中，丙戊酸(VPA)与氯硝基安定(CZP)是对大多数发作类型均有效的广谱抗癫痫药，而抗癫痫新药中，主要是妥泰(托吡酯，TPM)和拉莫三嗪(LTG)，这两种药物具有较好的广谱抗癫痫作用(表 14.8)。

表 14.7　传统抗癫痫药物与抗癫痫新药

	药物	剂量 (mg/kg/d)	有效血度 (μg/ml)	消除半衰期	主要不良反应
传统抗癫痫药物	丙戊酸(VPA)	15~40	50~110	6~16 h	食欲和体重增加、肝功能损害等
	卡马西平(CBZ)	15~30	4~12	8~20 h	头晕、皮疹、白细胞减少、肝功能损害等
	苯妥英钠(PHT)	3~8	10~20	22 h	齿龈增生、共济失调、皮疹、白细胞减少
	苯巴比妥(PB)	3~5	20~40	4 d	多动、注意力不集中、皮疹
	乙琥胺(ESX)	20	40~120	55 h	胃肠道反应、头痛、白细胞减少

续表

	药物	剂量(mg/kg/d)	有效血度(μg/ml)	消除半衰期	主要不良反应
传统抗癫痫药物	氯硝基安定(CZP)	0.01～0.20	20～80	20～30 h	嗜睡、共济失调、流涎、全身松软
	硝基安定(N2P)	0.2～1.0		8～36 h	同 CZP
	促肾上腺皮质(ACTH)	25～40 单位(4～6 周)	—	—	肾上腺皮质功能亢进
抗癫痫新药	妥泰(托吡酯)(TPM)	3～10	—	15 h	嗜睡、思维慢、食欲减退、体重减低、少汗
	拉莫三嗪(LTG)	5～15	1.5～3.0	20～30 h	皮疹、嗜睡、头痛、共济失调、胃肠反应
	氨乙烯酸(VGB)	40～80		5～6 h	嗜睡、精神压抑、视野缺失

表 14.8 不同癫痫发作类型的药物选择

发作类型	抗癫痫药物	
	常用抗癫痫药物	抗癫痫新药
强直-阵挛性发作(原发和继发)	VPA、CBZ、PB、PHT、CZP	TPM、LTG
肌阵挛、失张力、强直性或不典型失神发作	VPA、CZP、NZP	TPM、LTG
失神发作	ESX、VPA、CZP	LTG
局灶性发作,继发性强直-阵挛发作	CBZ、VPA、PHT、PB、CZP	TPM
婴儿痉挛	ACTH、CZP、VPA、NZP	VGB、TPM、LTG

(3) 单药或联合用药的选择:近 3/4 的病例仅用一种抗癫痫药物即能控制其发作。对于应用一种药物不能控制者,应考虑选择 2～3 种作用机制互补的药物联合治疗。

(4) 用药剂量个体化:从小剂量开始,依据疗效、患者依从性和药物血浓度逐渐增加并调整剂量,达最大疗效或最大血浓度时为止。一般经 5 个半衰期服药时间可达该药的稳态血浓度。

(5) 长期规则服药以保证稳定血药浓度:一般应在服药后完全不发作 2～4 年,又经 3～6 个月逐渐减量过程才能停药。婴幼儿期发病、不规则服药、EEG 持续异常以及同时合并大脑功能障碍者,停药后复发率高。青春期来临易致癫痫复发、加重,故要避免在这个年龄期减量与停药。

(6) 定期复查:密切观察疗效与药物不良反应。除争取持续无临床发作外,至少每年应复查一次常规 EEG 检查。针对所用药物的主要副作用,定期监测血常规、血小板计数或肝肾功能。在用药初期、联合用药、病情反复或更换新药时,均应监测药物血浓度。

Ⅱ. 手术治疗

有 20%～30%的患儿对各种抗癫痫药物(antiepilitic drugs,AEDS)治疗无效而被称为难治性癫痫,对其中有明确局灶性癫痫发作起源的难治性癫痫,可考虑手术治疗。手术适应证:① 难治性癫痫,有缓慢发展的认知障碍及神经功能受损表现;② 病灶切除后不致引起难以接受的新病灶;③ 证实无代谢性疾病;④ 体检发现有定位及定侧的皮质功能障碍;⑤ MRI 定位在一个半球的局部病变;⑥ 三大常规检查(MRI、PET、V-EEG)有一致性定侧及定位表现。

近年对儿童难治性癫痫的手术治疗有增多趋势,其中 2/3 因颞叶病灶致癫痫难治而行病灶切除,术后约 60%发作缓解,36%有不同程度改善。其他手术方式包括非颞叶皮层区病灶切除术、病变半球切除术以及不切除癫痫灶的替代手术(如胼胝体切断术、软脑膜下皮层横切术)。

手术禁忌证包括：伴有进行性大脑疾病、严重精神智能障碍（IQ＜70）或活动性精神病，或术后会导致更严重脑功能障碍的难治性癫痫患者。

Ⅲ．癫痫持续状态(epilepicus status,ES)的急救处理

1. 尽快控制 ES 发作　立即静脉注射有效而足量的抗癫痫药物，通常首选地西泮，大多在 1～2 分钟内止惊，每次剂量为 0.3～0.5 mg/kg，一次总量为 10 mg。原液可不稀释直接静脉推注，速度为 1～2 mg/min（新生儿为 0.2 mg/min）。必要时 0.5～1 小时后可重复一次，24 小时内可用 2～4 次。静脉注射困难时同样剂量经直肠注入比肌注见效快，5～10 分钟可望止惊。静脉推注中要密切观察有无呼吸抑制。与地西泮同类的有效药物还有劳拉西泮或氯硝西泮。此外，苯妥英钠、苯巴比妥都属于抢救 ES 的第一线药物，其作用各有特色，可单独或联合应用。

2. 支持治疗(supportive treatment)　主要包括：① 生命体征监测，重点注意呼吸循环衰竭或脑疝体征；② 保持呼吸道通畅，吸氧，必要时人工机械通气；③ 监测与矫治血气、血糖、血渗透压及血电解质异常；④ 防治颅压增高。

Ⅳ．其他

1. 干细胞移植(stem cellular treasplant)　人类颞叶癫痫的主要病理改变是海马硬化，即选择性神经细胞丢失和胶质细胞增生。用移植细胞替代丢失的神经元，可修复损伤的神经系统，阻断颞部癫痫的发生与发展，并克服药物治疗和手术治疗的缺点，从根本上治愈癫痫。供体细胞主要是胚胎细胞，如将绿色荧光蛋白(GFP)转基因骨髓基质干细胞(BMSCS)移植至致痫鼠后能够存活、迁移，并能够改善癫痫鼠的脑细胞功能。这可成为一种有效的癫痫治疗手段。

2. 神经肽 Y(neuropeptide Y,NPY)　在中枢神经系统中，有相当数量的不同类型的中间神经元是以它们各自所表达的一系列神经肽的不同而被区分的，而中间神经元在调节中枢神经兴奋性的过程中，神经肽起着非常关键的作用。神经肽 Y(NPY)能够强有力地抑制人类齿状回的兴奋性突触传递，在动物模型中具有强大的抗痫作用。

第三节　化脓性脑膜炎

化脓性脑膜炎(purulent meningitis,简称化脑)，亦称细菌性脑膜炎(bacterial meningitis)，是小儿，尤其婴幼儿时期常见的中枢神经系统化脓性细菌引起的感染性疾病。2 岁以内发病者约占 75%，发病高峰年龄是 6～12 个月。冬、春季节是化脑的好发季节。化脑的临床表现以急性发热、惊厥、意识障碍、颅内压增高和脑膜刺激征以及脑脊液脓性改变为特征。随诊断治疗水平不断发展，本病预后已有明显改善，但病死率仍在 5%～15% 之间，约 1/3 幸存者遗留各种神经系统后遗症，6 个月以下幼婴患本病预后更为严重。

【病因及发病机制】

1. 致病菌　许多化脓菌都能引起本病，但 2/3 以上患儿是由脑膜炎球菌、肺炎链球菌和流感嗜血杆菌三种细菌引起的。2 个月以下婴幼儿和新生儿以及原发或继发性免疫缺陷病者，易发生肠道革兰氏阴性菌和金黄色葡萄球菌脑膜炎，前者以大肠杆菌最多见，其次如变形杆菌、绿脓杆菌或产气杆菌等。然而，与国外不同，我国很少发生 B 组溶血性链球菌颅内感染。

2. 感染途径　致病菌可通过多种途径侵入脑膜。

（1）最常见的途径是通过血流,多数化脑是由于体内感染灶（如上呼吸道、皮肤、胃肠道黏膜或脐部）的致病菌通过血行播散至脑膜,即菌血症抵达脑膜微血管；当小儿免疫防御功能降低时,细菌穿过血脑屏障到达脑膜。

（2）邻近组织器官感染,少数化脑可由于邻近组织的感染扩散引起,如中耳炎、乳突炎鼻窦炎、头面部软组织感染等,炎症扩散波及脑膜。

（3）与颅腔存在直接通道,如颅骨骨折、皮肤窦道或脑脊髓膜膨出继发感染,细菌可因此直接进入蛛网膜下腔。

3. 机体的免疫与解剖缺陷　小儿机体的免疫力低下,血脑屏障功能差,特别是婴幼儿,化脑的发病率高。如患有原发性或继发性免疫缺陷病,更易感染,甚至患少见致病菌或条件致病菌感染的化脑。

〖病理〗

在细菌毒素和多种炎症相关细胞因子作用下,形成以软脑膜、蛛网膜和表层脑组织为主的炎症反应,表现为广泛性血管充血、大量中性粒细胞浸润和纤维蛋白渗出,伴有弥漫性血管源性和细胞毒性脑水肿。在早期或轻型病例,炎性渗出物主要在大脑顶部表面,逐渐蔓延至大脑基底部和脊髓表面。病情严重者,动静脉均可受累,血管周围及内膜下有中性粒细胞浸润,可引起血管痉挛、血管炎、血管阻塞、坏死和脑梗死。由于炎症引起脑水肿和脑脊液循环障碍可使颅内压迅速增高,甚至出现脑疝。

〖临床表现〗

90%的化脑为5岁以下小儿,1岁以下是患病高峰,流感嗜血杆菌化脑较集中在3个月~3岁小儿。一年四季均有可能发生,但肺炎链球菌化脑以冬、春季多见,而脑膜炎球菌和流感嗜血杆菌分别以春、秋季发病多。大多急性起病。

1. 前驱症状　多数患儿起病较急,发病前有数日的上呼吸道或胃肠道感染病史。暴发型流行性脑脊髓膜炎则起病急剧,可迅速出现休克、皮肤出血点或瘀斑、弥散性血管内凝血及中枢神经功能障碍。

2. 典型临床表现

（1）感染中毒（infect empoision）及急性脑功能障碍（acute brain disordered）症状：包括发热、烦躁不安和进行性加重的意识障碍。随病情加重,患儿逐渐从神萎、嗜睡、昏睡到深度昏迷。30%以上的患儿有反复的全身或局限性惊厥发作。脑膜炎双球菌感染易有瘀斑、瘀点和休克。

（2）颅内压增高（intracranial hypertension）表现：包括头痛、呕吐,婴儿则有前囟饱满与张力增高、头围增大等。合并脑疝（cerebral hernia）时,则有呼吸不规则、突然意识障碍加重或瞳孔不等大等征兆。

（3）脑膜刺激征（meningeal irritation sign）：以颈强直（neck rigidity）最常见,其他如Kernig征和Brudzinski征阳性。

3. 年龄小于3个月的幼婴和新生儿化脑表现多不典型　主要差异表现在：① 体温可高可低,或不发热,甚至体温不升。② 颅压增高表现可不明显。幼婴不会诉头痛,可能仅有吐奶、尖叫或颅缝裂开。③ 惊厥可不典型,可仅见面部、肢体局灶或多灶性抽动、局部或全身性肌阵挛或各种不显性发作。④ 脑膜刺激征不明显。与婴儿肌肉不发达、肌力弱和反应低下有关。

〖实验室检查〗

1. 脑脊液检查　脑脊液检查是确诊本病的重要依据。典型病例表现为压力增高,外观混浊似米汤样。白细胞总数显著增多,≥1 000/mm³,但有20%的病例可能在250/mm³以下,分类以中性粒细胞为主。糖含量常有明显降低,蛋白显著增高。确认致病菌对明确诊断和指导治疗均有重要意义,涂片革兰氏染色检查致病菌,简便易行,检出阳性率甚至较细菌培养高。细菌培养阳性者应送药物敏感试验。多种免疫学方法可检测出脑脊液中致病菌的特异性抗原,对涂片和培养未能检测到致病菌的患者诊断有参考价值。

2. 影像学检查 化脓性脑膜炎的临床影像学往往没有异常表现,可见硬膜下积液(subdural collection of fluid)。在磁共振成像(MRI)检查时,T_1W_1上信号高于脑脊液,在T_2W_1上为高信号。MRI增强扫描时可有强化。常常表现为并发症的影像学改变。常见的并发症有:

(1) 脑积水(dropsy of brain)。

(2) 脑室炎(brain ventriculitis)。

(3) 静脉窦血栓形成(sinus thrombosis)。

(4) 静脉性脑梗死(vein cerebral infarction)。

(5) 动脉周围炎(periarteritis)。

(6) 硬膜下积液(subdural collection of fluid):婴儿化脓性脑膜炎,尤其是嗜血杆菌感染时常发生。积液与脑积液呈等信号,常发生在额、颞部,增强后有强化效应。

(7) 脑炎及脑脓肿(图14.9):化脓性感染治疗失败时,病变液化,周围有肉芽组织及纤维包膜,最后形成脓肿。通常脑脓肿形成有四期:第一期为早期脑膜炎,有炎性细胞浸润及坏死组织,没有包膜,白质病变周围有广泛水肿。第二期为晚期脑炎,坏死区较局限,有早期包膜,坏死区周围有血管增生,伴有分泌物,少量胶原纤维在形成。第三期在脓肿坏死中心的周围有更多胶原纤维,形成脓肿壁,病变比第二期更为局限。第四期胶原纤维包膜更趋完整,包膜更厚,周围炎性浸润减少,水肿及占位效应减轻。在CT平扫时,脓肿区为低密度,包膜为环形高密度。增强后呈环形强化,脓肿壁围绕在低密度的炎性组织周围,强化的环很薄(<5.0 cm),多位于灰/白质交界处,后两期脓肿壁较清楚。

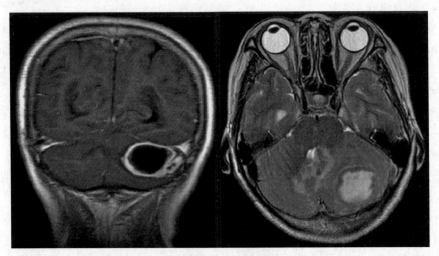

图14.9 脑脓肿MRI

3. 其他

(1) 血培养:对所有疑似化脑的病例均应做血培养,以帮助寻找致病菌。

(2) 皮肤瘀斑、瘀点找细菌:是发现脑膜炎双球菌重要而简便的方法。

(3) 外周血象:白细胞总数大多明显增高,以中性粒细胞为主。但在感染严重或不规则治疗者,又可能出现白细胞总数的减少。

【并发症和后遗症】

1. 硬脑膜下积液(subdural collection of fluid)　15%～45%的化脑并发硬脑膜下积液(图14.10),若加上无症状者,其发生率可高达85%～90%。本症主要发生在1岁以下婴儿。凡经化脑有效治疗48～72小时后,体温不退,意识障碍、惊厥或颅压增高等脑症状无好转,甚至进行性加重者,首先应怀疑本症的可能性。头颅透光检查和CT扫描可协助诊断,但最后确诊仍依赖硬膜下穿刺放出积液,同时也达到治疗目的。积液应送常规和细菌学检查。正常婴儿硬脑膜下积液量不超过2ml,蛋白定量小于0.4g/L。

发生硬脑膜下积液的机制尚不完全明确,推测原因有:① 脑膜炎症时,血管通透性增加,血浆成分渗出,进入潜在的硬脑膜下腔;② 脑膜及脑的表层小静脉,尤其穿过硬膜下腔的桥静脉发生炎性栓塞,导致渗出和出血,局部渗透压增高,水分进入硬膜下腔形成硬膜下积液。

2. 脑室管膜炎(ependymitis)　主要发生在治疗被延误的婴儿。患儿在强力抗生素治疗下仍发热不退,惊厥,意识障碍不改善,进行性加重的颈项强直甚至角弓反张,脑脊液始终无法正常化,以及CT见脑室扩大时,需考虑本症。确诊依赖侧脑室穿刺,取脑室内脑脊液检查显示异常。治疗大多困难,病死率和致残率高。

3. 抗利尿激素异常分泌综合征(antidiuretic hormone exerete symdrone)　炎症刺激垂体后叶致抗利尿激素过量分泌,引起低钠血症和血浆低渗透压,可能加剧脑水肿,致惊厥和意识障碍加重,或直接因低钠血症引起惊厥发作。

4. 脑积水(dropsy of brain)　炎症渗出物粘连堵塞脑室内脑脊液流出通道,如导水管、第Ⅳ脑室侧孔或正中孔等狭窄处,引起非交通性脑积水;也可因炎症破坏蛛网膜颗粒,或颅内静脉窦栓塞致脑脊液重吸收障碍,造成交通性脑积水(图14.11)。发生脑积水后,患儿出现烦躁不安,嗜睡,呕吐,惊厥发作,头围进行性增大,骨缝分离、前囟扩大饱满、头颅破壶音和头皮静脉扩张。至疾病晚期,持续的颅内高压使大脑皮层退行性萎缩,患儿出现进行性智力减退和其他神经功能倒退。

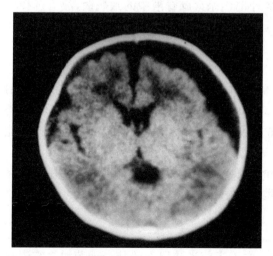

图14.10　硬膜下积液 CT

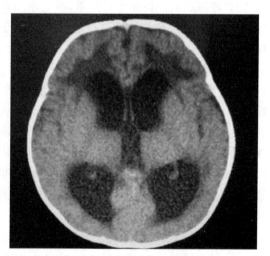

图14.11　脑积水 CT

5. 各种神经功能障碍(nerves functional disturbance)　由于炎症波及耳蜗迷路,10%～30%的患儿并发神经性耳聋。其他如智力低下、癫痫、视力障碍和行为异常等。

〖诊断〗

早期诊断是保证患儿获得早期治疗的前提。凡急性发热起病,并伴有反复惊厥、意识障碍或颅压增高表现的婴幼儿,均应注意本病可能性,应进一步依靠脑脊液检测确立诊断。然而,对有明显颅压增高者,最好先适当降低颅压后再行腰椎穿刺(lumbar puncture,SP),以防腰穿后脑疝的发生。

婴幼儿和不规则治疗者临床表现常不典型,后者的脑脊液改变也可不明显,病原学检查往往呈阴性,诊断时应仔细询问病史和详细体格检查,结合脑脊液中病原的特异性免疫学检查及治疗后病情转变,综合分析后确立诊断。

〖鉴别诊断〗

除化脓菌外,结核杆菌、病毒、真菌等皆可引起脑膜炎,并出现与化脑某些相似的临床表现而需注意鉴别。脑脊液检查,尤其病原学检查是鉴别诊断的关键。

1. 结核性脑膜炎(cerebral tuberculosis)　需与不规则治疗的化脑鉴别。结脑呈亚急性起病,不规则发热1～2周后才出现脑膜刺激征、惊厥或意识障碍等表现,或于昏迷前先有颅神经或肢体麻痹;具有结核接触史,PPD转阳或肺部等其他部位结核病灶者支持结核诊断;脑脊液外观呈毛玻璃样,白细胞数多小于$500×10^6$个/L,分类淋巴细胞为主,薄膜涂片抗酸染色和结核菌培养可帮助诊断确立。

2. 病毒性脑膜炎(benign lymphocytic meningitis)　临床表现与化脑相似,感染中毒及神经系统症状均比化脑轻,病程自限,大多不超过2周。脑脊液清亮,白细胞数零至数百$×10^6$个/L,淋巴细胞为主,糖含量正常。脑脊液中特异性抗体和病毒分离有助诊断。

3. 隐球菌性脑膜炎(cryptococcal meningitis)　临床和脑脊液改变与结核性脑膜炎相似,但病情进展可能更缓慢,头痛等颅压增高表现更持续和严重。诊断有赖脑脊液涂片墨汁染色和培养找到致病真菌。

〖治疗〗

Ⅰ. 抗生素治疗

1. 用药原则　化脑预后严重,应力求用药24小时内杀灭脑脊液中的致病菌,故应选择对病原菌敏感,且能较高浓度透过血脑屏障的药物。急性期要静脉用药,做到用药早、剂量足和疗程够。

2. 药物选择

(1) 病原菌明确前的抗生素选择:包括诊断初步确立但致病菌尚未明确或院外不规则治疗者。应选用对肺炎链球菌(streptococcus pneumoniae)、脑膜炎球菌(meningococcus)和流感嗜血杆菌(hemophilies influenzae,HF)三种常见致病菌皆有效的抗生素。目前主要选择能快速在患者脑脊液中达到有效灭菌浓度的第三代头孢菌素,包括头孢噻肟(cefotaxim) 200 mg/(kg·d),或头孢三嗪(cefatrizine)100 mg/(kg·d),疗效不理想时可联合使用万古霉素(vancomycin)40 mg/(kg·d)。对β内酰胺类药物过敏的患儿,可改用氯霉素(alficetin) 100 mg/(kg·d)。

(2) 病原菌明确后的抗生素选择:

① 肺炎链球菌(streptococcus pneumoniae):由于当前半数以上的肺炎球菌对青霉素耐药,故应继续按上述病原菌未明确方案选药。仅当药敏试验提示致病菌对青霉素敏感,可改用

青霉素20万~40万U/(kg·d)。

② 脑膜炎球菌(meningococcus)：与肺炎链球菌不同，目前该菌大多数对青霉素依然敏感，故首先选用，剂量同前。少数耐青霉素者需选用上述第三代头孢菌素。

③ 流感嗜血杆菌(hemophilies influenzae, HF)：对敏感菌株可换用氨苄青霉素(ampicillin) 200 mg/(kg·d)。耐药者使用上述第三代头孢菌素或氯霉素。致病菌为金黄色葡萄球菌(staphylococcus aureus)者应参照药敏试验选用乙氧奈青霉素(nefcillin)、万古霉素(vancomycin)或利福平(rifampicin)等。致病菌为革兰氏阴性菌者多考虑上述第三代头孢菌素外，可加用氨苄青霉素(ampicil)或氯霉素(alficetin)。

3. 抗生素疗程　对肺炎链球菌和流感嗜血杆菌脑膜炎，其抗生素疗程应是静脉滴注有效抗生素10~14天，脑膜炎球菌者7天，金黄色葡萄球菌和革兰氏阴性菌脑膜炎应在21天以上。若有并发症，还应适当延长。

Ⅱ．肾上腺皮质激素的应用

细菌释放大量内毒素，可能促进细胞因子介导的炎症反应，加重脑水肿和中性粒细胞浸润，使病情加重。抗生素迅速杀死致病菌后，内毒素释放尤为严重，此时使用肾上腺皮质激素不仅可抑制多种炎症因子的产生，还可降低血管通透性，减轻脑水肿和颅内高压。常用地塞米松 0.6 mg/(kg·d)，分4次静脉注射。一般连续用2~3天，过长使用并无益处。皮质激素可以稳定血脑屏障，因而减少了脑脊液中抗生素的浓度，必须在首剂抗生素应用同时使用地塞米松。

Ⅲ．并发症的治疗

1. 硬膜下积液　少量积液无需处理。如积液量较大引起颅压增高症状时，应做硬膜下穿刺放出积液，开始每天或隔天一次，每次每侧放液量不超过15 ml。有的患儿需反复多次穿刺，大多逐渐减少而治愈。个别迁延不愈者，需外科手术引流。

2. 脑室管膜炎　除全身应用抗生素外，应进行侧脑室穿刺引流，减低颅内压，并注入抗生素。如庆大霉素每次1 000~3 000 U，丁胺卡那霉素每次5~20 mg，青霉素每次5 000~10 000 U，氨苄青霉素每次50~100 mg。

3. 脑积水　主要依赖手术治疗，包括正中孔粘连松解、导水管扩张和脑脊液分流术。

4. 脑性低钠血症　应适当限制液体入量，补充钠盐。

Ⅳ．对症和支持治疗

(1) 急性期严密监测生命体征，定期观察患儿意识、瞳孔和呼吸节律改变，并及时处理颅内高压，预防脑疝发生。20%甘露醇(20% mennitol)1 g/(kg·次)，q4~6小时。

(2) 及时控制惊厥发作，地西泮或安定(apauvin)0.3~0.5 mg/次。并防止再发。

(3) 监测并维持体内水、电解质、血浆渗透压和酸碱平衡。对有抗利尿激素异常分泌综合征表现者，积极控制脑膜炎的同时，适当限制液体入量，对低钠症状严重者酌情补充钠盐。

第四节　病毒性脑炎和脑膜炎

病毒性脑炎(viralencephalitis)和病毒性脑膜炎(viralmeningitis)均是指多种病毒引起的

颅内急性炎症。急性病毒性脑炎曾有多种名称,如散发性脑炎(sporadic encephalitis)、非特异性脑炎(non-specificity cephalitis)、急性播散性脑脊髓炎(acute disseminated encephalomyelitis)等。目前多称为急性病毒性脑炎。此病包括原发性病毒性脑炎(primarily viral encephalitis)和脱髓鞘脑炎(demyelinate cephalitis)。前者由病毒直接引起,后者因免疫机制改变而发病。若炎症过程主要在脑膜,临床重点表现为病毒性脑膜炎。主要累及大脑实质时,则以病毒性脑炎为临床特征。大多患者具有病程自限性。

〖病因〗

目前仅 1/3～1/4 的中枢神经病毒感染病例能确定其致病病毒,其中 80% 为肠道病毒(enteric virus),其次为虫媒病毒(ardor virus)、腺病毒(adenovirus)、单纯疱疹病毒(fever blisters virus)、腮腺炎病毒(epidemic paritits)和其他病毒等。虽然当前在多数患者中尚难确定其病原体,但其临床和实验室资料均能支持急性颅内病毒感染的可能性。

〖发病机制〗

病毒经肠道(如肠道病毒)或呼吸道(如腺病毒和出疹性疾病)进入淋巴系统繁殖,然后经血流(虫媒病毒直接进入血流)感染颅外某些脏器,此时患者可有发热等全身症状。若病毒在定居脏器内进一步繁殖,即可能入侵脑或脑膜组织,出现中枢神经症状。因此,颅内急性病毒感染的病理改变主要是大量病毒对脑组织的直接入侵和破坏,然而,若宿主对病毒抗原发生强烈免疫反应,将进一步导致脱髓鞘、血管与血管周围脑组织损害。

〖病理〗

脑膜和(或)脑实质广泛性充血、水肿,伴淋巴细胞和浆细胞浸润。可见炎症细胞在小血管周围呈袖套样分布,血管周围组织神经细胞变性、坏死和髓鞘崩解。神经细胞呈现不同程度的变性、肿胀和坏死,可见嗜神经细胞现象(neurophagia)。神经细胞核内可形成包涵体,神经髓鞘变性、断裂。大多脑炎的病理改变为弥漫分布。单纯疱疹病毒常引起颞叶为主的脑部病变,虫媒病毒性脑炎往往累及全脑,但以大脑皮质、间脑和中脑最为严重。在有的脑炎患者身上,见到明显脱髓鞘病理表现,但相关神经元和轴突却相对完好。此种病理特征,代表病毒感染激发的机体免疫应答,提示"感染后"或"过敏性"脑炎的病理学特点。

〖临床表现〗

由于病毒性脑炎的病变部位和病情轻重不同,临床表现多种多样,且轻重不一。轻者 1～2 周恢复。重者可持续数周至数月,甚至致死或致残。一般说来,病毒性脑炎的临床经过较脑膜炎严重。

Ⅰ. 病毒性脑膜炎

急性起病,或先有上感或前驱传染性疾病。主要表现为发热、恶心、呕吐、乏力、嗜睡。年长儿会诉头痛,婴儿则烦躁不安,易激惹(irritability)。一般很少有严重意识障碍和惊厥,可有颈项强直等脑膜刺激征,但无局限性神经系统体征。病程大多在 1～2 周内。

Ⅱ. 病毒性脑炎(Viral encephalitis)

起病急,临床表现因主要病理改变在脑实质的部位、范围和严重程度不同而有所不同。

(1) 大多数患儿在弥漫性大脑病变基础上主要表现为发热、反复惊厥发作、不同程度意识障碍和颅压增高症状。惊厥大多呈全部性,但也可有局灶性发作,严重者呈惊厥持续状态(statural convulsvus)。患儿可有嗜睡、昏睡、昏迷、深度昏迷,甚至去皮质状态(decorticate state)等不同程度意识改变。若出现呼吸节律不规则或瞳孔不等大,要考虑颅内高压并发脑疝(cerebral hernia)的可能。

(2) 有的患儿病变主要累及额叶皮层运动区,临床则以反复惊厥发作为主要表现,伴或不伴发热。多数为全部性或局灶性强直-阵挛或阵挛性发作,少数表现为肌阵挛或强直性发作。皆可出现痫性发作持续状态。

(3) 若脑部病变主要累及额叶底部、颞叶边缘系统,患者则主要表现为精神情绪异常,如躁狂、幻觉、失语以及定向力、计算力与记忆力障碍等。伴发热或无热。多种病毒可引起此类表现,但由单纯疱疹病毒(fever blisters virus)引起者最严重,该病毒感染的脑细胞内易见含病毒抗原颗粒的包涵体,有时被称为急性包涵体脑炎(acute inclusion body encephalitis),常合并惊厥与昏迷,病死率高。

其他还有以偏瘫、单瘫、四肢瘫或各种不自主运动为主要表现者。不少患者可能同时兼有上述多种类型表现。当病变累及锥体束时出现阳性病理征。

病毒性脑炎病程大多为2~3周。多数完全恢复,仅少数遗留癫痫、肢体瘫痪、智能发育迟缓等后遗症。

〖辅助检查〗

1. 影像学检查 在CT上可见散在斑片状低密度或更广泛大片状低密度。MRI比CT更敏感,显示病变更具特征性。由于炎症、水肿及脱髓鞘病变在T_2W_1上表现为散在片状长T_2高信号,白质内有指套状大片高信号,多发生于灰、白质交界处。如果治疗及时,3~6个月病变可完全吸收。如病变进一步发展,灰质出现水肿,在T_2W_1上呈脑回状高信号。病变较重者,常伴有脑出血,此时则不易完全恢复,往往演变成脑软化及胶质增生。早期若平扫未见明显病变,而临床症状较典型时,可采用GD-DTPA增强扫描,由于病变区血脑屏障破坏则可见强化效应。早期也可采用弥散成像,病变区呈高信号。

急性单纯疱疹性脑炎是常见的病毒性脑炎,MRI是首选的影像学检查方法,能清楚地显示病灶部位、形态及范围,对于诊断、病情程度及预后判断具有重要价值(图14.12)。MRI的D_1W_1显示病灶更佳,CT的价值相对较小,但影像学诊断均为参考,病情的最终诊断要根据临床表现、脑脊液检查、血清学试验、影像学检查、脑电图及脑组织活检的资料综合分析。影像学征象有:① CT表现,双侧颞叶前端低密度区,不对称,向额顶叶分散,中线结构向一侧偏移。② MRI表现,平扫病变在T_1W_1上呈略低信号区,周围环绕线状略高信号形;在T_2W_1上呈高

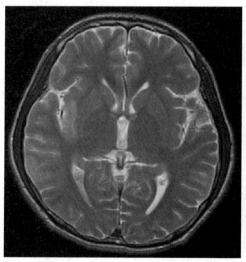 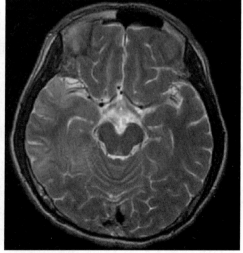

图14.12 单纯疱疹病毒脑炎MRI

信号，T_2W_1 上的高信号逐渐向岛叶扩散；病变常位于双侧颞叶底面、内侧及岛叶，但一般不累及基底核区。额叶底部也常可见 T_2W_1 高信号；多数患者发展成为双侧性不对称的病灶；偶尔病变可累及脑干。③ 皮层出血，在 T_1W_1、T_2W_1 上均呈斑点状高信号。可持续数月。④ 部分可见占位效应或脑萎缩、囊性脑软化灶。⑤ 增强扫描，疾病早期海马即可出现异常强化，病变区实质区强化，但强化程度低于软脑膜强化，病变区弥漫或脑回状强化。

2. 脑电图　以弥漫性或局限性异常慢波背景活动为特征，少数伴有棘波、棘慢综合波。慢波背景活动只能提示异常脑功能，不能证实病毒感染性质。某些患者脑电图也可正常。

3. 脑脊液检查　外观清亮，压力正常或增加。白细胞数正常或轻度增多，分类计数以淋巴细胞为主，蛋白质大多正常或轻度增高，糖含量正常。涂片和培养无细菌发现。

4. 病毒学检查　部分患儿脑脊液病毒培养及特异性抗体测试呈阳性。恢复期血清特异性抗体滴度高于急性期 4 倍以上有诊断价值。

〖诊断和鉴别诊断〗

大多数病毒性脑膜炎或脑炎的诊断有赖于排除颅内其他非病毒性感染、Reye 综合征等常见急性脑部疾病后确立。少数患者若明确地并发于某种病毒性传染病或脑脊液检查证实特异性病毒抗体呈阳性者，可直接支持颅内病毒性感染的诊断。

本病需与以下疾病鉴别：

1. 颅内其他病原感染　主要根据脑脊液外观、常规、生化和病原学检查，与化脓性、结核性、隐球菌脑膜炎鉴别。此外，合并硬膜下积液者支持婴儿化脓性脑膜炎。发现颅外结核病灶和皮肤 PPD 阳性有助于结核性脑膜炎的诊断。

2. Reye 综合征　因急性脑病表现和脑脊液无明显异常使两病易相混淆，但依据 Reye 综合征无黄疸而肝功明显异常、起病后 3～5 天病情不再进展、有的患者血糖降低等特点，可与病毒性脑膜炎或脑炎鉴别。

〖治疗〗

本病缺乏特异性治疗，但由于病程的自限性，急性期正确的支持治疗与对症治疗是保证病情顺利恢复、降低病死率和致残率的关键。主要治疗原则包括：

(1) 维持水、电解质平衡与合理营养供给，对营养状况不良者给予静脉营养剂或白蛋白。

(2) 控制脑水肿和颅内高压。

(3) 控制惊厥发作及严重精神行为异常。

(4) 抗病毒药物对于疱疹病毒感染者，可用阿昔洛韦（acyclovir），每次 10 mg/kg，于 1 小时内静脉注射，每 8 小时 1 次，疗程为 1～2 周。对水痘-带状疱疹病毒、巨细胞病毒、EB 病毒也有抑制作用。对其他病毒感染可酌情选用干扰素、更昔洛韦、利巴韦林、静脉注射免疫球蛋白、中药等。

(5) 肾上腺皮质激素的应用：急性期应用可控制炎症反应，减轻脑水肿、降低颅内压，有一定疗效。

(6) 抗生素的应用：对于重症婴幼儿或继发细菌感染者，应适当给予抗生素。

(7) 康复治疗：对于重症恢复期患儿或留有后遗症者，应进行康复治疗。可给予功能训练、针灸、按摩、高压氧等康复治疗，以促进各种功能的恢复。

第五节 脑 性 瘫 痪

脑性瘫痪(cerebralpalsy,CP)简称脑瘫,自1843～1862年间Little提出并不断完善了作为CP雏形的痉挛性强直(spastic rigidity)概念以来(后称Little's病),CP的定义演变复杂。2006年中国康复医学会儿童康复专业委员会和中国残疾人康复协会小儿脑瘫康复专业委员会定义CP为:自受孕开始至婴儿期非进行性脑损伤和发育缺陷所致的综合征,主要表现为运动障碍及姿势异常。该定义强调了CP的脑源性、脑损伤非进行性,症状在婴儿期出现,可有较多并发症和适应排除进行性疾病所致的中枢运动障碍及正常儿童暂时性运动发育迟缓。本病并不少见,发达国家患病率在1‰～3‰之间,我国在2‰左右。脑瘫患儿中男孩多于女孩,男:女在1.13:1～1.57:1之间。

〖分型与病因〗

1. 根据临床特点分为5种类型

(1) 痉挛型(spasticity):最常见,占全部病例的50%～60%。主要因锥体系受累,表现为上肢、肘、腕关节屈曲,拇指内收,手紧握拳;下肢内收交叉呈剪刀腿和尖足(图14.13)。

(2) 不随意运动型(involuntary movement):以锥体外系受损为主,不随意运动增多,表现为手足徐动(athetoid)、舞蹈样动作(choreic)、肌张力不全(dystonia)、震颤(tremor)等。

(3) 共济失调型(ataxia):以小脑受损为主。

(4) 肌张力低下型(hypotonia):往往是其他类型的过渡形式。

(5) 混合型(mixed)。

2. 根据瘫痪部位(指痉挛型)分为5种类型

(1) 单瘫(monoplegia):单个肢体受累。

(2) 双瘫(diplegia):四肢受累,上肢轻,下肢重。

(3) 三肢瘫(triplegia):三个肢体受累。

(4) 偏瘫(hemiparalysis):半侧肢体受累。

(5) 四肢瘫(tetraplegia):四肢受累,上、下肢受累程度相似。

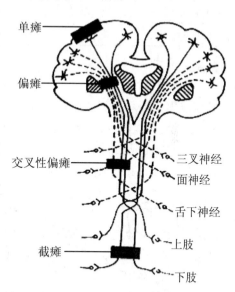

图14.13 椎体束病损图解

3. 根据病因病理学分为4种类型

(1) 脑损伤型CP(brain injured CP):指围生期及生后以脑损伤为主,包括异常妊娠、异常分娩、围生期感染、缺氧、窒息、惊厥、低血糖等导致脑损伤。诊断必备下列条件,即妊娠早、中期胚胎发育无异常;围生期有明显的导致脑损伤的物理、化学或生物学等致病因素;影像学存在脑损伤及损伤后遗症的依据。

(2) 脑发育异常型CP(dysplastic type CP):主要指妊娠早、中期感染或妊娠期间持续存在的各种环境、遗传、心理和社会等因素导致。诊断必备下列条件,即孕早、中期持续存在导致神经发育阻滞或发育异常的因素;围生期无明显导致脑损伤的物理、化学或生物等致病因素;影像学存在脑发育异常的依据。

(3) 混合型 CP(mixed type CP):指既有妊娠期间各种环境、遗传、心理社会因素等导致胚胎神经发育阻滞或发育异常,又有围生期各种致病因子对脑组织的损害。

(4) 原因不明 CP(unknown aetiology CP):指妊娠期和围生期均没有任何明确导致 CP 的危险因素,此型可能与遗传和某些原因不明的先天性因素有关。脑性瘫痪要与下运动神经元性瘫痪鉴别(表14.9)。

表14.9 上、下运动神经元性瘫痪的鉴别

	上运动神经元性 (中枢性)瘫痪	下运动神经元性 (周围性)瘫痪
病变部位	皮层运动投射区或锥体束	脊髓前角,前根和周围神经的运动纤维
瘫痪范围	常为广泛性的	常为局限性的
肌张力	张力过强、痉挛	张力减退、迟缓
肌萎缩	晚期失用性萎缩	有
反射	深反射增强,浅反射减弱或消失	深、浅反射均减弱或消失
病理反射	阳性	阴性
连带运动	有	无
肌电变性反应	无	有

〖临床表现〗

Ⅰ. 基本表现

脑瘫以出生后非进行性运动发育异常为特征,一般都有以下4种表现。

1. 运动发育落后(motor development lag)和瘫痪肢体主动运动减少(active hypokinesia) 患儿不能完成相同年龄正常小儿应有的运动发育进程,包括竖颈、坐、站立、独走等粗大运动,以及手指的精细动作。

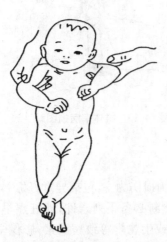

图14.14 痉挛型脑瘫直立位姿

2. 肌张力异常(muscular abnormality) 因不同临床类型而异,痉挛型表现为肌张力增高;肌张力低下型则表现为瘫痪肢体松软,但仍可引出腱反射;而手足徐动型表现为变异性肌张力不全。

3. 姿势异常(posture abnormality) 受异常肌张力和原始反射消失不同情况影响,患儿可出现多种肢体异常姿势,并因此影响其正常运动功能的发挥。体检中将患卧位、直立位以及由仰卧牵拉成坐位时,即可发现瘫痪肢体的异常姿势和非正常体位。

4. 反射异常(dysreflexia) 多种原始反射消失延迟。痉挛型脑瘫患儿腱反射活跃,可引出踝阵挛和阳性 Babinski 征(图14.14)。

Ⅱ. 伴随症状和疾病

作为脑损伤引起的共同表现，一半以上脑瘫患儿可能合并智力低下、听力和语言发育障碍，其他如视力障碍、过度激惹、小头畸形、癫痫等。有的伴随症状如流涎、关节脱位则与脑瘫自身的运动功能障碍相关。

Ⅲ. 头颅影像学检查

脑发育不全最常见，部位以颞叶、额叶及脑室周围多见；脑萎缩、头颅出血、胼胝发育不良、脑积水等较常见；白质软化、巨脑回、皮质裂等少见。头颅影像学无特异性，且严重程度与脑瘫临床表现的严重程度并不一致，不能仅以头颅影像作为脑瘫治疗效果和预后的评价指标。

近年来，国外学者利用 MRI 技术对脑瘫患儿进行影像学研究，报道其 MRI 异常在 80%～100%之间，MRI 异常表现与脑瘫类型、病因、出生胎龄等均有密切关系。不随意运动型脑瘫异常率为 68.2%。早产儿仍以脑室周围 TW_2 相低信号（PVL）改变为主，阳性率达 87%，而足月儿则以双侧丘脑、壳核和苍白球改变为主，与窒息和黄疸有关，异常率仅有 17%。胆红素脑病引起的不随意运动型脑瘫患儿，颅脑 MRI 特征与缺氧性损伤所致者有所不同，前者主要损伤苍白球，后者则主要损伤丘脑和壳核。

〖诊断与鉴别诊断〗

脑瘫有多种类型，其临床表现复杂，容易与婴幼儿时期其他神经肌肉性瘫痪相混淆。然而，只要认真问清病史和体格检查，遵循脑瘫的定义，正确确立诊断并不困难。1/2～2/3 的患儿可有头颅 CT、MRI 异常，但正常者不能否定本病的诊断。脑电图可能正常，也可表现异常背景活动，伴有痫性放电波者应注意合并癫痫的可能性。诊断脑瘫的同时，需对患儿同时存在的伴随症状和疾病如智力低下、癫痫、语言听力障碍、关节脱位等作出判断，为本病的综合治疗创造条件。

诊断条件：① 引起脑瘫的脑损伤为非进行性；② 引起运动障碍的病变部位在脑部；③ 症状在婴儿期出现；④ 有时合并智力障碍、癫痫、感知觉障碍及其他异常；⑤ 除外进行性疾病所致的中枢性运动障碍及正常小儿暂时性的运动发育迟缓。

〖治疗〗

采用损伤、残能、残障的国际分类（ICIDH）和粗大运动功能分类系统（GMFCS）对脑瘫患儿进行评价，运动障碍与肌张力障碍型脑瘫属于中、重度残疾，患儿的移动运动、手功能、言语、社交技能等随意运动都受到不同程度的影响。目前的治疗措施仍以神经发育学治疗为主，以运动康复为主流，兼顾所有受累功能区以及相关障碍，不但应及早进行物理治疗、作业治疗，而且应重视口运动、进食技能、语言与言语功能的早期干预。

Ⅰ. 治疗原则

1. 早期发现和早期治疗　婴儿运动系统正处发育阶段，早期治疗容易取得较好疗效。
2. 促进正常运动发育（promote motor development）　抑制异常运动和姿势。
3. 采取综合治疗手段　除针对运动障碍外，同时控制其癫痫发作，以阻止脑损伤的加重。对同时存在的语言障碍、关节脱位、听力障碍等也需同时治疗。
4. 医师指导和家庭训练相结合　以保证患儿得到持之以恒的正确治疗。

Ⅱ. 主要治疗措施

物理治疗（physiotherapy，PT）主要通过制定治疗性训练方案来实施，常用的技术包括：软组织牵拉、抗异常模式的体位性治疗、调整肌张力技术、功能性运动强化训练、肌力和耐力训练、平衡和协调控制、物理因子辅助治疗等等。具体治疗方法有作业治疗（occupational therapy）、支具或矫形器的应用(orthoses)、语言治疗、心理行为治疗、特殊教育(speicial education)。

Ⅲ．药物治疗

目前还没发现治疗脑瘫的特效药物,可用小剂量安坦缓解手足徐动症的多动,改善肌张力;注射肉毒毒素A(botulinum tixin A)可缓解肌肉痉挛,配合物理治疗可治疗痉挛性脑瘫。

Ⅳ．手术治疗

主要用于痉挛型,目的是矫正畸形,恢复或改善肌力与肌张力的平衡。

Ⅴ．其他

如高压氧舱(hyperbaric oxygen chamber)、水疗(hydriatics)、电疗(electrotherapy)等。

第六节　小儿脑肿瘤

脑肿瘤(BrainTumors)居小儿时期恶性肿瘤类疾病第二位,仅次于白血病。各年龄均可患病,但5~8岁是本病的发病高峰。颞叶为肿瘤最好发的部位,其次为额叶、顶叶、枕叶,亦可起于视神经和视交叉、下丘脑、丘脑、基底节和脑室等处。常见的发病年龄为2~4岁和7~8岁年龄阶段,男性发病率高于女性。据日本最新统计,小儿脑肿瘤年龄分布是:小于1岁占4.7%,1~4岁占24.7%,5~9岁占34.1%,10~14岁占35.5%。从好发部位来看,国际小儿神经科学会(ISPN)统计886例小儿脑肿瘤结果:幕上占69%,幕下占31%。

〖病理类型〗

脑肿瘤有多种病理类型,小儿时期常见以下几种:

(1) 胶质细胞瘤(gliocytoma):最为常见,包括星形细胞瘤(astrocytic glioma)、室管膜瘤(ependymocytoma)和多形性成胶质细胞瘤(anaplatic astrocytoma)等。

(2) 原始神经外胚层细胞瘤(primitive neural epliepidoma):属于未分化的原胚细胞,包括髓母细胞瘤(medulloblastoma)、成松果体细胞瘤(pinealoblastoma)等。

(3) 胚胎残余组织形成的颅内肿瘤:如脉络丛乳头状瘤(choroids plexus papilloma)、畸胎瘤(dermoid tumor)、颅咽管瘤(craniopharyngeal duct tumor)、皮样或上皮样囊肿(epithelial cyst)等。

(4) 其他。

〖临床表现〗

大多呈慢性或亚急性进行性加重的临床过程。可将其临床表现归类为颅内高压(acute intracranial hypertension)和肿瘤局部症状(tumor partly symptom)两类。

1. 颅内高压症状和体征　包括头痛、呕吐和视乳头水肿。婴儿不会诉头痛,主要表现前囟饱满、颅缝开裂、头围增大和头颅破壶音。头痛最初为间断性,以后可转为持续性伴阵发性加重,全脑或额、枕部。头痛与呕吐常于清晨更严重,呕吐以后可有头痛的短暂减轻。颅压增高可能引起支配眼球运动的外展、动眼、滑车神经麻痹,导致眼球偏斜和复视。长时间的颅压增高还可致继发性视神经萎缩(atrophia nervi optici)而出现视力减退(hypopsia)。

患儿常同时有血压增高、缓脉、多动、易激惹和精神不振等表现。若有瞳孔不等大或明显意识障碍时,应考虑天幕裂孔疝(tentorial herniation)。若出现呼吸节律不规则和颈项强直,要考虑并发枕骨大孔疝(cerebellar tonsillar hernia)。

2. 肿瘤引起的局灶症状和体征　因肿瘤部位和大小而异,常见以下几种:

(1) 肢体瘫痪:大脑半球肿瘤可引起偏瘫伴锥体束征阳性。脑干肿瘤引起交叉瘫,即病变同侧颅神经核性或核下性瘫痪,以及对侧肢体核上性麻痹。

(2) 癫痫发作:见于大脑半球肿瘤,呈局灶性或全部性发作。

(3) 共济失调:步态蹒跚,常伴有眼球震颤,多见于小脑肿瘤。

(4) 视力减退和视野缺损:颅咽管瘤等蝶鞍区肿瘤压迫视交叉可致视神经萎缩和视野缺失。

(5) 下丘脑和垂体功能障碍:蝶鞍区或第Ⅲ脑室前角处肿瘤可引起生长发育落后、性早熟、尿崩症或肥胖等症状。

【诊断】

小儿出现进行性加重的颅内高压,或相关的局灶性症状体征时,应注意颅内肿瘤的可能性。头颅影像学检查是进一步确诊的关键,电子计算机断层扫描(CT)能帮助大部分患儿明确诊断,但对后颅窝区肿瘤因受颅底骨影重叠干扰,清晰度不如磁共振成像(MRI)。MRI 较 CT 成像更清晰,有鲜明的脑内解剖显示,因而对中线结构和后颅窝病变的诊断优点突出,但对钙化和骨质的显示不如 CT。

CT 平扫,肿瘤的实质部分可呈低密度、等密度或略高密度,囊性部分呈低密度,部分实质性者可见有钙化和坏死改变。增强后实质性者可完全强化、部分强化或不强化;囊性者壁结节多呈明显强化,由肿瘤组织构成的囊壁可强化,而由非肿瘤性胶质组织构成的囊壁增强后一般不强化。T_1 加权成像(T_1W_1)实质性肿瘤和囊性肿瘤的壁结节及囊壁可呈低或等信号,囊性部分呈低信号;T_2 加权成像(T_2W_1)呈高信号,囊性部分呈更高信号。而且恶性程度高的星形细胞瘤可伴有出血改变,肿瘤周围的水肿也较重。

小脑星形细胞瘤 CT 扫描呈以下表现(图 14.15):

① 囊性伴壁结节:囊呈圆形或卵圆形,壁结节 CT 平扫呈等或稍低密度,增强后壁结节呈圆形、卵圆形或呈斑块状强化;囊壁平扫呈稍高或等密度,囊壁由非肿瘤性胶质组织和被压的

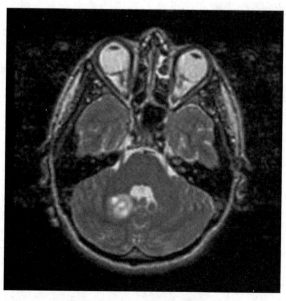

图 14.15　小脑星形细胞瘤 CT

小脑组织构成,增强后无强化。

② 实质性:占 17%~40%。CT 平扫肿瘤呈等或稍低密度,增强后多不规则团块状强化,肿瘤内可伴有小的囊变或坏死灶。

③ 假囊性伴壁结节:增强后壁结节和囊壁均强化。该型多由实质性坏死而来,囊壁由肿瘤组织构成。该型约占 21%。

④ 假囊性:由实质性坏死而来,无明确壁结节。该型约占 16%。CT 平扫囊性部分呈低密度,囊壁呈等或稍高密度,增强后呈不规则环状强化,部分囊腔可呈多囊状。MRI 检查小脑星形细胞瘤于 T_1W_1 呈低信号,T_2W_1 呈高信号。

其他检查:

① 头颅 X 线平片:可了解有无颅缝分离、颅板指压迹等颅压增高征。还可见到肿瘤钙化斑或蝶鞍区扩大等。

② 腰椎穿刺:主要用于和颅内感染性疾病的鉴别。但对颅压显著增高者有诱发脑疝危险,应先适当降低颅内压后再考虑腰椎穿刺。

【鉴别诊断】

某些脑肿瘤,如髓母细胞瘤或脑室周围肿瘤患儿,脑脊液中可因肿瘤脱落细胞而被误认为感染性"白细胞"增多,然而,仔细的细胞形态学检查可以做出区别。有的脑肿瘤患儿在诊断明确以前使用激素、脱水剂或其他对症治疗,可使颅内高压或定位表现暂时好转,切莫被误诊为颅内感染等其他疾病。后颅窝肿瘤或严重颅压增高时可有颈部抵抗,不要误认为脑膜刺激征。

【治疗】

小儿颅内肿瘤以手术切除为主,对多数肿瘤,术后可辅以放射治疗和化学治疗。

1. 手术治疗 治疗原则包括:尽可能全部切除肿瘤;保证术后能缓解颅内高压;手术应解除或至少部分解除对重要神经结构的压迫;对不能全切者,尽可能做到最大限度地切除肿瘤,以解除对颅内重要结构的压迫,包括恢复正常脑脊液循环、缓解颅内高压等,同时为后期放疗、化疗创造条件;对切除的肿瘤进行病理学诊断。

2. 放射治疗 适用于恶性程度高或手术不能完全及术后复发的肿瘤。小儿髓母细胞瘤、生殖细胞瘤对放射治疗敏感,应列为术后常规辅助治疗。实质性肿瘤的放射治疗优于囊性肿瘤,血供丰富的肿瘤对放射治疗的反应通常良好。对年龄小于 3 岁的患儿,应注意放射治疗的副作用,可引起放射性脑坏死、生长发育迟缓、甲状腺功能减退、智商降低等并发症。

3. 化学治疗 原则上用于恶性肿瘤术后,与放疗协同进行。也用于恶性肿瘤复发者的治疗。常用化疗药物有长春新碱、顺铂、甲氨蝶呤等。

(诸宏伟 李冬娥)

第十五章 内分泌疾病

第一节 概 述

人体内分泌学是研究激素(hormone)及其相关物质对人体生命过程(包括生长、发育、性成熟和生殖等)进行联系和调控的生物医学。随着现代医学研究的飞速发展,内分泌系统与神经系统、免疫系统的联系日益紧密,构成神经、内分泌、免疫网络调控体系以保持机体代谢稳定,脏器功能协调,促进人体生长发育、性成熟和生殖等生命过程,既维护生物自身的生存,又维系种族的延续。有关内分泌激素及其相关物质的研究已深入到分子生物学水平,随着新激素的不断发现和相关概念的更新,内分泌学得到了迅速发展。

经典的内分泌(endocorine)概念是指激素释放入血液循环,并转运至相应的靶细胞发挥其生物学效应,它是与外分泌相对而言的,后者是将分泌物释放到体外或体腔中发挥其效应。广义的内分泌概念是指激素既能以传统的内分泌方式起作用,也能以旁分泌、并列分泌、自分泌、腔分泌、胞内分泌、神经分泌和神经内分泌等方式发挥作用。在正常生理状态时,各种激素凭借下丘脑-垂体-靶腺轴的各种反馈机制及其相互间的调节作用而处于动态平衡。

传统的观念认为内分泌激素是由内分泌器官产生,释放入血循环,转运到靶器官或组织发挥一定效应的微量化学物质。这些物质实际上起着化学信使的作用,除经典激素外,像细胞因子、生长因子、神经递质、神经肽等重要的化学信使都可纳入广义激素的范畴。实际上,广义的激素是由一系列高度分化的内分泌细胞所合成和分泌的化学信使,是一种参与细胞内、外联系的内源性信息分子和调控分子,进入血液或细胞间传递信息。

经典的内分泌腺体,如脑垂体、甲状腺、甲状旁腺、胰岛、肾上腺和性腺等,共同组成传统的内分泌系统。除此以外,有一些非经典内分泌器官,如心血管、肝、胃、肠道、皮肤等亦具有内分泌功能。产生促胸腺生成素、胃泌素、促胰液素、促红细胞生成素、肾素-血管紧张素等激素的分泌细胞分散于相应的器官;分泌前列腺素以及胰岛素样生长因子、表皮生长因子、神经生长因子、血小板源性生长因子等各种生长因子的细胞则广泛分布于全身组织中;还有一些具有内分泌功能的神经细胞集中于下丘脑的视上核、室旁核、腹正中核及附近区域,其分泌的肽类激素亦称神经激素,可直接作用于相应的靶器官或靶细胞,也可通过垂体分泌间接调控机体的生理代谢过程。

在经典内分泌学里,内分泌细胞及分泌的激素是特异性的,即一种内分泌细胞只产生一种激素,一种激素也只由一种内分泌细胞产生。新的研究结果则表明有些内分泌细胞可产生几种激素,而同一种激素也可由不同部位的内分泌细胞产生。譬如,同一种垂体细胞可产生促黄体素(LH)和促滤泡素(FSH);而生长抑制素既可由下丘脑神经元产生,也可由甲状腺 C 细胞、胰岛 D 细胞及中枢和外周神经的许多神经元产生。同时一个基因只对应于一种肽类激素的概念也已改变，某些肽类激素的基因由于不同启动子的作用，其转录本的大小不一，使最后的蛋白质产物也不一样。此外，初级转录本还由于"选择性剪接"现象产生不同的蛋白产物。

激素按其化学本质可分为两大类：蛋白质（肽）类与非蛋白质类。蛋白质类包括了蛋白、肽和多肽类激素，如胰岛素、胃泌素、甲状旁腺素和降钙素等。而非蛋白质类则包括类固醇激素（如孕酮、雌二醇、皮质类固醇、维生素 D 等）、氨基酸衍生物（如色氨酸衍生物：5-羟色胺、褪黑素等；酪氨酸衍生物：多巴胺、肾上腺素、甲状腺素等）和脂肪酸衍生物（如前列腺素、血栓素等）。各类激素传递信息的方式不尽相同，按其作用的受体又可分为膜受体激素和核受体激素。蛋白质（肽）类激素大都为作用于膜受体的激素，其受体位于膜上，为亲水性激素，不能自由透过脂性细胞膜，本身作为第一信使，需要和细胞膜上的受体结合，形成"配体-受体复合物"得以使信息传递至细胞内，进而激活细胞内的第二信使系统。80%的蛋白（肽）激素和细胞功能调控因子通过位于细胞质膜胞浆面上的 G-结合蛋白（guanosine nucleotide-binding protein）发挥作用。另一些蛋白（肽）激素（如胰岛素、生长激素、泌乳素、促红细胞生成素、瘦素等）在与受体结合后即可激活内源性酪氨酸蛋白激酶（PTK），使胞内磷酸酯酶和蛋白激酶等磷酸化，通过一系列酶促反应最后使细胞发生功能性应答。非蛋白质类激素大都为作用于核受体的激素，其受体位于细胞内，为脂溶性的小分子化合物，属脂溶性激素，可以自由穿透胞膜及核膜，并识别和结合细胞核或细胞质内相应受体上的专一 DNA 序列，诱导靶基因转录活性，完成配体-受体复合物的二聚化、磷酸化等，以此调节靶基因的表达与转录，改变细胞功能。

内分泌激素结构和功能的异常均可造成内分泌疾病，其病因和其他系统疾病一样，主要有遗传因素及环境因素。主要由遗传因素决定者，是指起因于基因突变的单基因病，如肽类激素基因突变、激素膜受体基因突变、激素核受体基因突变、合成激素所需酶基因突变等。

任何引起内分泌激素结构和功能的异常均可造成临床内分泌疾病。主要病因归纳为：一是环境因素，如生态环境中碘缺乏导致的地方性甲状腺肿及甲状腺功能减低症。二是遗传因素，包括单基因和多基因异常等。三是生活习惯，如经济发达地区高热量饮食导致的肥胖症等。四是感染因素，也可引起多种内分泌疾病。此外很多疾病是多种因素共同作用所致，如糖尿病等是遗传因素和环境因素共同作用下引起的。

由于内分泌功能与生长发育密切相关，其功能障碍常导致生长障碍、性分化和激素功能异常，严重影响其智能和体格发育，若不早期诊治，易造成残疾甚至夭折。

当今，由于激素测定技术的快速发展与影像学检查方法的更新换代，内分泌疾病已从普通的功能试验、病理和影像学检测跃升到分子水平，并使传统的功能试验与形态学检测得到大幅度提高和发展。多种精确的结合测定法被广泛应用于内分泌激素的测定，如放射免疫分析法（RIA）、免疫放射计量法（IRMA）、放射受体分析法（RRA）、酶联免疫吸附法（ELISA）、荧光免疫分析法（FIA）和化学发光免疫法等，并建立了一系列具有临床诊断价值的动态试验（如激发或抑制试验等）；超声、CT、QCT、SPECT、PET 及 MRI 等内分泌腺的影像学检查以及儿童骨龄摄片和骨密度检查等，大大提高了内分泌疾病的临床诊断，尤其是内分泌腺的定位诊断水平；细胞分子生物学分析技术的不断深入发展不仅更新了儿科临床内分泌疾病的诊断和治疗内容，更提供了新的基础理论概念，也开拓了新的研究领域。

第二节 生长激素缺乏症

生长激素缺乏症(growth hormone deficiency,GHD)是由于垂体前叶合成和分泌生长激素(growth hormone,GH)部分或完全缺乏,或由于结构异常、受体缺陷等所致的生长发育障碍性疾病。CHD患儿身高处在同年龄、同性别正常健康儿童生长曲线第三百分位数以下或低于两个标准差,符合矮身材(short stature)标准。发生率为1/5 000~1/4 000,大多为散发性,5%~30%是家族遗传性,称为家族性单纯性生长激素缺乏症(IGHD)。

〖生长激素的合成、分泌和功能〗

人体生长是极为复杂的生物过程,包括遗传基因的表达调控、细胞分裂增殖等,基因的表达调控同时又受到体内外诸多因素影响,如营养、内分泌激素等。目前已知人体生长与下丘脑-垂体-胰岛素样生长因子轴的生理作用密切相关,该生长轴主要包括下丘脑、垂体、肝和生长软骨,其中涉及多种神经递质(多巴胺、胆碱、5-羟色胺、脑磷脂等)、神经肽(阿片类、神经激素等)、下丘脑激素(生长激素释放激素、GHRH、生长激素释放抑制激素、GHIH 或 SRIH)、垂体生长激素(GH)、生长激素受体(GHR)和生长激素结合蛋白(GHBP)、胰岛素样生长因子Ⅰ(IGF-Ⅰ)、胰岛素样生长因子结合蛋白1(IGFBP)及胰岛素样生长因子受体(IGFR)。

人生长激素(hGH)是由垂体前叶细胞合成和分泌、191个氨基酸组成的单链多肽,其编码基因 GH_1 位于17号染色体长臂(17q22~q24),由5个外显子和4个内含子组成,80%分子量为22 KD,另有20%为20 KD。在血循环中,大约50%的GH与生长激素结合蛋白(GHBP)结合,以G-GHBP复合物的形式存在。生长激素的释放受下丘脑分泌的两个神经激素,即促生长激素释放激素(GHRH)和生长激素释放抑制激素(somatostatin,SRIH 或 GHIH)的调节。GHRH 是含有44个氨基酸残基的多肽,促进垂体 GH 分泌细胞合成分泌 GH;SRIH 是环状结构的14肽,抑制多种促分泌剂对 GH 的促分泌作用。垂体在这两种多肽的相互作用下以脉冲方式释放 hGH,而中枢神经系统则通过多巴胺、5-羟色胺和去甲肾上腺素等神经递质调控着下丘脑 GHRH 和 SRIH 的分泌。

hGH 可以直接作用于细胞发挥生物效应,但其大部分功能必须通过胰岛素样生长因子(insutin-like growth factor,IGF)介导。人体内有两种 IGF,即 IGF-Ⅰ和 IGF-Ⅱ。IGF-Ⅰ是分子量为7.5 KD 的单链多肽,其基因位于12q22~q24.1,分泌细胞广泛存在于肝、肾、肺、心、脑和肠等组织中,合成主要受 hGH 的调节,亦与年龄、营养和性激素水平等因素有关。合成的 IGF-Ⅰ大都以自分泌或邻分泌方式发挥其促生长作用。IGF-Ⅱ的作用尚未阐明。血循环中 hGH 及 IGF-Ⅰ的浓度可反馈调节垂体 hGH 的分泌,或间接作用于下丘脑抑制 GHRH 的分泌,并可刺激 SRIH 分泌。在诸种因素共同作用下,hGH 自然分泌呈脉冲式,约每2小时出现一个峰值,夜间入睡后分泌量高,且与睡眠深度有关;白天空腹时和运动后偶见高峰。出生婴儿血清 GH 水平高,分泌节律尚未成熟,因此睡-醒周期中 GH 水平少有波动。生后2~3周,血清 GH 浓度开始下降,分泌节律在生后2个月开始出现。儿童期每日 GH 分泌量超过成人,在青春发育期分泌量更高。

hGH 的基本功能是促进生长,同时也是体内代谢途径的重要调节因子,调节多种物质代谢。① 促生长效应：促进人体各种组织细胞增大和增殖，使骨骼、肌肉和各系统器官生长发育，骨骼的增长即导致身体长高。② 促代谢效应：hGH 的促生长作用的基础是促合成代谢，可促进蛋白质的合成和氨基酸的转运和摄取；促进肝糖原分解，减少对葡萄糖的利用，降低细胞对胰岛素的敏感性，使血糖升高；促进脂肪组织分解和游离脂肪酸的氧化生酮过程；促进骨骼软骨细胞增殖并合成含有胶原和硫酸黏多糖的基质。

〖病因〗

生长激素缺乏症是由于 hGH 分泌不足引起的，可有特发性、器质性和暂时性。其原因如下。

1. **特发性** 又称原发性，这类患儿下丘脑、垂体无明显病灶，但 GH 分泌功能不足，其原因不明。其中因神经递质-神经激素功能途径的缺陷，导致 GHRH 分泌不足而致的身材矮小者称为生长激素神经分泌功能障碍（GHND）。由于下丘脑功能缺陷所造成的 GHD 远较垂体功能不足导致者为多。

约有 5% 左右的 GHD 患儿由遗传因素造成，称为遗传性生长激素缺乏（HGHD）。人生长激素基因簇是由编码基因 GH_1（GH-N）和 $CSHP_1$、CSH_1、GH_2、CSH_2 等基因组成的长约 55 Kbp 的 DNA 链。由于 GH_1 基因缺乏的称为单纯性生长激素缺乏症（IGHD），而由垂体 Pit-1 转录因子缺陷所致者，临床上表现为多种垂体激素缺乏，称为联合垂体激素缺乏症（CPHD）。IGHD 按遗传方式分为 Ⅰ（AR）、Ⅱ（AD）、Ⅲ（X 连锁）3 种类型。此外，还有少数矮身材儿童是由于 GH 分子结构异常、GH 受体缺陷（Laron 综合征）或 IGF 受体缺陷（非洲 Pygmy 人）所致，临床症状与 GHD 相似，但呈现 GH 抵抗或 IGF-Ⅰ抵抗，血清 GH 水平不降低或反而增高，是较罕见的遗传性疾病。

2. **器质性（获得性）** 继发于下丘脑、垂体或其他颅内肿瘤、感染、细胞浸润、放射性损伤和头颅创伤等，其中产伤是国内 GHD 的最主要的病因。

3. **暂时性** 体质性青春期生长延迟、社会心理性生长抑制、原发性甲状腺功能减退等均可造成暂时性 GH 分泌功能低下，在外界不良因素消除或原发疾病治疗后即可恢复正常。

〖临床表现〗

特发性生长激素缺乏症多见于男孩，男孩与女孩的患病率之比为 3∶1。患儿出生时身高和体重均正常，1 岁以后出现生长速度减慢，身长落后比体重低更为严重，身高低于同年龄、同性别正常健康儿童生长曲线第三百分位数以下（或低于两个标准差），身高年增长速率小于 4 cm，智能发育正常。患儿头颅圆形，面容幼稚，脸圆胖，皮肤细腻，头发纤细，下颌和颏部发育不良，牙齿萌出延迟且排列不整齐。患儿虽生长落后，但身体各部比例匀称，与其实际年龄相符。骨骼发育落后，骨龄落后于实际年龄 2 岁以上，但与其身高、年龄相仿。骨骺融合较晚。多数青春期发育延迟。

一部分生长激素缺乏患儿同时伴有一种或多种其他垂体激素缺乏，这类患儿除生长迟缓外，尚有其他伴随症状：伴有促肾上腺皮质激素（ACTH）缺乏者容易发生低血糖；伴促甲状腺激素（TSH）缺乏者可有食欲不振、不爱活动等轻度甲状腺功能不足的症状；伴有促性腺激素缺乏者性腺发育不全，出现小阴茎（即拉直的阴茎长度小于 2.5 cm），到青春期仍无性器官和第二性征发育等。

器质性生长激素缺乏症可发生于任何年龄，其中由围生期异常情况导致者，常伴有尿崩症状。值得警惕的是颅内肿瘤则多有头痛、呕吐、视野缺损等颅内压增高和视神经受压迫的症状与体征。

〖辅助检查〗

1. **内源性 GH 分泌测定** 包括运动试验、夜睡眠 GH 和尿液 GH 测定。此类试验通常用作临床筛查。本病患儿内源性 GH 往往分泌不足或分泌异常。

2. **GH 药物激发试验** 由于正常人体 GH 是呈脉冲性释放的,故随机采血检测 GH 无诊断价值。临床多采用药物激发试验来判断垂体分泌 GH 状况。常用药物激发剂有胰岛素、精氨酸、L-多巴、可乐宁、GHRH 等,诸多药物激发 GH 的机制不尽相同:精氨酸介导于抑制 GHIH 的分泌;L-多巴介导于神经递质多巴胺能途径的兴奋,或刺激 GHRH 释放,以促进 GH 应答反应;可乐宁属 α-肾上腺素能增强剂,亦有促使 GHRH 分泌作用。由于各种药物激发 GH 反应途径不同,各种试验的敏感性、特异性亦有差异,故通常采用至少 2 种作用途径不同的药物进行激发试验才能作为判断的结果。一般认为两种试验 GH 激发峰值<5 μg/L 为 GH 完全缺乏;介于 5~9 μg/L 为部分缺乏;≥10 μg/L 即为 GH 不缺乏。

3. **血清胰岛素样生长因子(IGF-Ⅰ)的测定** IGF-Ⅰ主要以蛋白结合的形式(IGF-BP$_3$)存在于血循环中,其中以 IGF-BP$_3$ 为主(95%以上)。IGF-BP$_3$ 有运送和调节 IGF-Ⅰ的功能,其合成也受 GH-IGF 轴的调控,因此 IGF-Ⅰ和 IGF-BP$_3$ 都是检测该轴功能的指标。两者分泌模式与 GH 不同,呈非脉冲式分泌,较少日夜波动,故甚为稳定,其浓度在 5 岁以下小儿甚低,且随年龄及发育变化较大,青春期达高峰,女童比男童早两年达高峰。目前一般可作为 5 岁到青春发育期前儿童 GHD 筛查检测,GHD 患者血清 IGF-Ⅰ及 IGF-BP$_3$ 皆降低。该指标有一定的局限性,还受营养状态、性发育程度和甲状腺功能状况等因素的影响,判断结果时应注意。

4. **影像学检查 X 射线检查** 常用左手腕掌指骨片评定骨龄,GHD 患儿骨龄落后于实际年龄 2 岁或 2 岁以上。CT 或 MRI 检查:已确诊为 GHD 的患儿,根据需要选择头颅 CT 或 MRI 检查,以了解下丘脑-垂体有无器质性病变,尤其对肿瘤有重要意义。

5. **其他内分泌检查** 生长激素结合蛋白(GHBP)对人 GH 的分布、代谢和生理活动有重要影响。临床检测血清 GHBP 有助于 GH 抵抗患者的诊断。GHD 一旦确立,必须检查下丘脑-垂体轴的其他功能。根据临床表现可选择测定 TSH、T$_4$ 或 TRH 刺激试验和 LHRH 刺激试验等,以判断下丘脑-垂体-甲状腺轴和性腺轴的功能。

〖诊断和鉴别诊断〗

1. **诊断** 主要诊断依据:① 身材矮小,身高落后于同年龄、同性别正常儿童第三百分位数以下;② 生长缓慢,生长速率<4 cm/年;③ 骨龄落后于实际年龄 2 年以上;④ GH 刺激试验示 GH 部分或完全缺乏;⑤ 智能正常,与年龄相称;⑥ 排除其他疾病影响。

2. **鉴别诊断** 引起生长落后的原因很多,需与 GHD 鉴别的主要有以下几点:

(1) 家族性矮身材(family dwarfism):父母身高均矮,小儿身高常在第三百分位数左右,但其年生长速率大于 4 cm,骨龄和实际年龄相称,智能和性发育均正常。

(2) 体质性青春期延迟:在暂时性 GHD 中本症最具代表性,属正常发育中的一种变异,多见于男孩。青春期开始发育的时间比正常儿童迟 3~5 年,青春期前生长缓慢,骨龄也相应落后,但身高与骨龄一致,青春期发育后其最终身高正常。父母一方往往有青春期发育延迟病史。

(3) 先天性卵巢发育不全(Turner 综合征):女孩身材矮小时应考虑此病。Turner 综合征的临床特点为:身材矮小、第二性征不发育、颈短、颈蹼、肘外翻、后发际低等。典型的 Turner 综合征与 GHD 不难区别,但嵌合型或等臂染色体所致者因症状不典型,应进行染色体核型分析以鉴别。

(4) 先天性甲状腺功能减低症：该症除有生长发育落后、基础代谢率低、骨龄明显落后外，还有智能低下等特征，故不难与 GHD 区别。但有些晚发性病例症状不明显，需借助血 T_4 降低、TSH 升高鉴别。

(5) 骨骼发育障碍：各种骨、软骨发育不全等，均有特殊的面容和体态，可选择进行骨骼 X 射线片检查以鉴别。

(6) 其他内分泌代谢病引起的生长落后：先天性肾上腺皮质增生、性早熟、皮质醇增多症、黏多糖病、糖原累积病等各有其临床表现，易于鉴别。

【治疗】

1. GH 替代治疗　基因重组人生长激素（recombination hGH，rhGH）已被广泛应用，目前大都采用 0.1 U/(kg·d)，于每晚临睡前皮下注射。治疗应持续至骨骺愈合为止。治疗时年龄越小，效果越好，以第一年效果最好，年增长可达到 10 cm 以上，以后生长速度逐渐下降。在用 rhGH 治疗过程中可出现甲状腺素缺乏，故须监测甲状腺功能，若有缺乏适当加用甲状腺素同时治疗。

应用 rhGH 治疗副作用较少，主要副作用有：① 注射局部红肿，与 rhGH 制剂纯度不够以及个体反应有关，停药后可消失；② 少数注射后数月会产生抗体，但对促生长疗效无显著影响；③ 较少见的副作用有暂时性视乳头水肿、颅内高压等；④ 此外研究发现有增加股骨头骺部滑出和坏死的发生率，但危险性相当低。恶性肿瘤或有潜在肿瘤恶变者、严重糖尿病患者禁用 rhGH。

2. 促生长激素释放激素（GHRH）　目前已知很多 GH 缺乏属下丘脑性，故应用 GHRH 可奏效，对 GHND 有较好疗效，但对垂体性 GH 缺乏者无效。一般每天用量为 8~30 μg/kg，每天分早、晚各 1 次皮下注射或 24 h 皮下微泵连续注射。

3. 口服性激素　蛋白同化类固醇激素有：① 氟羟甲睾酮（fluoxymesterlone），每天 2.5 mg/m^2；② 氧甲氢龙（Oxandvolone），每天 0.10~0.25 mg/kg；③ 吡唑甲氢龙，每日 0.05 mg/kg。均为雄激素的衍生物，其合成代谢作用强，雄激素的作用弱，有加速骨骼成熟和发生男性化的副作用，故应严密观察骨骼的发育。苯丙酸诺龙（durabolin）目前已较少应用。

同时伴有性腺轴功能障碍的 GHD 患儿骨龄达 12 岁时可开始用性激素治疗，男性可注射长效庚酸睾酮 25 mg，每月 1 次，每 3 个月增加 25 mg，直至每月 100 mg；女性可用炔雌醇 1~2 μg/日，或妊马雌酮（premarin）自每日 0.3 mg 起酌情逐渐增加，同时需监测骨龄。

4. 生长激素释放肽（GHRPs）　GHRP 是一种含 D-氨基酸的外源性激素，如 hexarelin 治疗儿童 GHD，剂量为 2.0 μg/kg，亦可使 GH 水平升高，促进生长。

第三节　儿童糖尿病

糖尿病（diabetes mellitus，DM）是由于胰岛素缺乏所造成的糖、脂肪和蛋白质代谢紊乱症，分为原发性和继发性两类。原发性糖尿病又可分为 3 种类型：

① Ⅰ型糖尿病：以胰岛 β 细胞破坏，胰岛素分泌绝对缺乏所造成，必须使用胰岛素治疗的

糖尿病,故又称胰岛素依赖性糖尿病(insulin-dependent diabetes mellitus,IDDM)。

② Ⅱ型糖尿病:胰岛β细胞分泌胰岛素不足和/或靶细胞对胰岛素不敏感(胰岛素抵抗)所致的糖尿病,亦称非胰岛素依赖性糖尿病(non insulin-dependent diabetes mellitus,NIDDM)。

③ 青年成熟期发病型(maturity-onset diabetes of youth,MODY):是一种罕见的遗传性β细胞功能缺陷症,属常染色体显性遗传。

继发性糖尿病大多由一些遗传综合征(如 21-三体、Turner 和 Klinefelter 综合征等)和内分泌疾病(如 Cushing 综合征、甲状腺功能亢进等)所引起。98%的儿童糖尿病为Ⅰ型糖尿病,Ⅱ型糖尿病甚少,但Ⅱ型糖尿病随儿童肥胖症的增多而有增加趋势。据我国 22 个省市的初步调查,15 岁以下儿童发病率为 0.56/10 万,较西欧和美国低。糖尿病在北方较多见,可发生于任何年龄,高峰在学龄前期和青春期,婴幼儿期较少。本节主要叙述儿童期Ⅰ型糖尿病。

【病因和发病机制】

Ⅰ型糖尿病确切病因机制尚未完全阐明。目前认为是在遗传易感性基因的基础上,在外界环境因素的作用下,引起自身免疫反应,导致胰岛β细胞的损伤和破坏,当胰岛素分泌减少至正常的 90%以上时即出现临床症状。

1. 遗传易感性 遗传因素在Ⅰ型糖尿病的发病过程中起着重要的作用。目前已知该病为多基因遗传病,有多个基因与糖尿病的遗传易感性有关。目前研究最多的是Ⅰ型糖尿病与人类白细胞抗原(HLA)的 D 区Ⅱ类抗原基因(位于 6p21.3)有关。已证明Ⅰ型糖尿病与 HLA-DR$_3$ 和 DR$_4$ 的关联性特别显著。还有研究认为 HLA-DQ β链上第 57 位非门冬氨酸及 HLA-DQ α链上第 52 位精氨酸的存在决定Ⅰ型糖尿病的易感性;反之 HLA-DQ α链上第 52 位非精氨酸和 HLA-DO β链上第 57 位门冬氨酸决定Ⅰ型糖尿病的保护性。但遗传易感基因在不同种族间有一定的差别,说明遗传基因可能有多态性。

2. 环境因素 Ⅰ型糖尿病的发病与病毒感染(如风疹病毒、腮腺炎病毒、柯萨奇病毒等)、化学毒物(如链尿菌素、四氧嘧啶等)、食物中的某些成分(如牛乳蛋白:α或β-酪蛋白、乳球蛋白等)有关,以上因素可能对带有易感性基因者激发体内免疫功能的变化,产生β细胞毒性作用,最后导致发生Ⅰ型糖尿病。

3. 自身免疫因素 约 90%的Ⅰ型糖尿病患者在诊断时血中有胰岛细胞自身抗体(ICA)、胰岛β细胞膜抗体(IGSA)、胰岛素自身抗体(IAA)以及谷氨酸脱羧酶(GAD)自身抗体、胰岛素受体自身抗体(IRA)等多种抗体,并已证实这些抗体在补体和 T 淋巴细胞的协同作用下具有对胰岛细胞的毒性作用。新近证实细胞免疫异常对Ⅰ型糖尿病的发病起重要作用,树突状细胞源性细胞因子 IL-12,促进初始型 CD_4^+ T 细胞(Th_0)向Ⅰ型辅助性 T 细胞(Th_1)转化,使其过度活化,产生 Th_1 细胞类细胞因子如干扰素-γ等,引起大量炎症介质的释放,导致胰岛组织 P 细胞的破坏。

【病理生理】

主要病理变化为胰岛β细胞数量明显减少,胰岛呈现纤维化和萎缩,且有大量淋巴细胞浸润。而分泌胰高血糖素的α细胞和其他细胞则呈相对增生现象。

人体有多种涉及能量代谢的激素,如胰岛素、胰高糖素、肾上腺素、去甲肾上腺素、皮质醇、甲状腺素和生长激素等,其中唯有胰岛素是促进能量储存的激素,其余激素在饥饿状态下皆促进能量释放,因而称为反调节激素。Ⅰ型糖尿病患儿胰岛β细胞破坏,胰岛素分泌不足或完全缺乏,是造成代谢失衡的主要原因。随着胰岛素分泌不足而反调节激素分泌增加亦加剧了Ⅰ

型糖尿病的代谢紊乱。

正常情况下，胰岛素可促进细胞内葡萄糖的转运，促进糖的利用和蛋白质的合成，促进脂肪合成，抑制肝糖原和脂肪的分解。糖尿病患儿的胰岛素分泌不足或缺如，使葡萄糖的利用减少，而反调节激素如胰高糖素、生长激素、皮质醇等增高，且又促进肝糖原分解和葡萄糖异生作用，使脂肪和蛋白质分解加速，造成血糖和细胞外液渗透压增高，细胞内液向细胞外转移。当血糖浓度超过肾阈值(10 mmol/L 或 180 mg/dl)时即产生糖尿。自尿中排出的葡萄糖可达到 200～300 g/d，导致渗透性利尿，临床出现多尿症状，每日约丢失水分 3～5 L，钠和钾 200～400 mmol，因而造成严重的电解质失衡和慢性脱水。由于机体的代偿，患儿呈现渴感增强、饮水增多。因为组织不能利用葡萄糖，能量不足而产生饥饿感，引起多食。胰岛素不足和反调节激素增高促进了脂肪分解，使血中脂肪酸增高，肌肉和胰岛素依赖性组织即利用这类游离脂肪酸供能以弥补细胞内葡萄糖不足。而过多的游离脂肪酸进入肝脏后，则在胰高糖素等生酮激素的作用下加速氧化，导致乙酰辅酶 A 增加，超过了三羧酸循环的氧化代谢能力，致使乙酰乙酸、β-羟丁酸和丙酮酸等酮体长期在体液中累积，形成酮症酸中毒。

酮症酸中毒时氧利用减低，大脑功能受损。酸中毒时 CO_2 严重潴留，为了排除较多的 CO_2，呼吸中枢兴奋而出现不规则的呼吸深快，呼气中的丙酮产生特异的气味(腐烂水果味)。

上述的改变使患儿血渗透压升高、水和电解质紊乱以及酮症酸中毒等代谢失常最终都造成中枢神经系统的功能损伤，甚至导致意识障碍或昏迷。

〖临床表现〗

Ⅰ型糖尿病患者起病较急骤，多有感染或饮食不当等诱因。其典型症状为多饮、多尿、多食和体重下降(即"三多一少")。但婴儿多饮多尿不易被发觉，很快即可发生脱水和酮症酸中毒。儿童因为夜尿增多可发生遗尿。年长儿还可出现消瘦、精神不振、倦怠乏力等体质显著下降症状。约 40% 的糖尿病患儿在就诊时即处于酮症酸中毒状态，这类患儿常因急性感染、过食、诊断延误、突然中断胰岛素治疗等因素诱发，多表现为起病急、进食减少、恶心、呕吐、腹痛、关节或肌肉疼痛、皮肤黏膜干燥、呼吸深长、呼气中带有酮味、脉搏细速、血压下降、体温上升，甚至嗜睡、淡漠、昏迷。常被误诊为肺炎、败血症、急腹症或脑膜炎等。少数患儿起病缓慢，以精神呆滞、软弱、体重下降等为主。

体格检查时除见体重减轻、消瘦外，一般无阳性体征。酮症酸中毒时可出现呼吸深长，带有酮味，有脱水征和神志的改变。病程较久，对糖尿病控制不好时可发生生长落后、智能发育迟缓、肝大，称为 Mauriac 综合征。晚期可出现蛋白尿、高血压等糖尿病肾病表现，最后致肾功能衰竭，还可出现白内障、视力障碍、视网膜病变，甚至双目失明。儿童糖尿病有特殊的自然病程：

1. 急性代谢紊乱期 从出现症状到临床确诊，时间多在 1 个月以内。约 20% 的患儿表现为糖尿病酮症酸中毒；20%～40% 为糖尿病酮症，无酸中毒；其余仅为高血糖、糖尿和酮尿。

2. 暂时缓解期 约 75% 的患儿经胰岛素治疗后，临床症状消失、血糖下降、尿糖减少或转阴，即进入缓解期。此时胰岛 β 细胞恢复分泌少量胰岛素，对外源性胰岛素需要量减至 0.5 U/kg 以下，少数患儿甚至可以完全不用胰岛素。这种暂时缓解期一般持续数周，最长可达半年以上。此期应定期监测血糖、尿糖水平。

3. 强化期 经过缓解期后，患儿出现血糖增高和尿糖不易控制的现象，胰岛素用量逐渐或突然增多，称为强化期。在青春发育期，由于性激素增多等变化，增强了对胰岛素的拮抗，因此该期病情不甚稳定，胰岛素用量较大。

4. **永久糖尿病期**　青春期后,病情逐渐稳定,胰岛素用量比较恒定,称为永久糖尿病期。

〖实验室检查〗

Ⅰ. 尿液检查

1. **尿糖**　尿糖定性一般阳性。在用胰岛素治疗过程中,应监测尿糖变化,以判断饮食及胰岛素用量是否恰当。一般在治疗开始时分段收集晨8时至午餐前、午餐后至晚餐前、晚餐后至次晨8时的尿液,以了解24小时尿糖的变动情况。餐前30分钟排空膀胱,再留尿检查尿糖,更利于胰岛素剂量的调整。

2. **尿酮体**　糖尿病伴有酮症酸中毒时呈阳性。

3. **尿蛋白**　监测尿微量白蛋白,可及时了解肾脏的病变情况。

Ⅱ. 血液检查

1. **血糖**　空腹全血或血浆血糖浓度分别$\geqslant 6.7$ mmol/L、7.8 mmol/L（120 mg/dl、140 mg/dl）;或当患儿有"三多一少"症状、尿糖阳性时,其任意血样（非空腹）的血糖$\geqslant$11.1 mmol/L（200 mg/dl）者即可诊断为糖尿病。

2. **血脂**　血清胆固醇、三酸甘油酯和游离脂肪酸明显增加。治疗适当时则可使之降低,故定期检测血脂水平,有助于判断病情控制情况。

3. **血气分析**　酮症酸中毒在Ⅰ型糖尿病患儿中发生率极高,当血气分析显示患儿血pH$<$7.30,$HCO_3^-<$15 mmol/L时,即有代谢性酸中毒存在。

4. **糖化血红蛋白**　血红蛋白在红细胞内与血中葡萄糖或磷酸化葡萄糖呈非酶化结合,形成糖化血红蛋白（HbA_1c）,其量与血糖浓度呈正相关。正常人$HbA_1c<7\%$,治疗良好的糖尿病患儿应小于9%,如大于12%时则表示血糖控制不理想。因此,HbA_1c可作为患儿近期病情是否得到满意控制的指标。

Ⅲ. 葡萄糖耐量试验

本试验用于空腹血糖正常或正常高限,餐后血糖高于正常而尿糖偶尔阳性的患儿。试验方法:试验当日自零时起禁食;清晨口服葡萄糖（1.75 g/kg）,最大量不超过75 g,每克加水2.5 ml,于3~5分钟内服完;口服前(0分钟)及口服后60、120和180分钟,分别测血糖。结果:正常人0分钟血糖$<$6.7 mmol/L,口服葡萄糖后60和120分钟后血糖分别低于10.0 mmol/L和7.8 mmol/L;糖尿病患儿120分钟血糖$\geqslant$11 mmol/L。试验前应避免剧烈运动、精神紧张,停服双氢克尿噻、水杨酸等影响糖代谢的药物。

〖诊断和鉴别诊断〗

典型的病例诊断并不困难。对有口渴、消瘦、遗尿症状的患儿,或有糖尿病家族史者,或有不明原因的脱水、酸中毒的患儿都应考虑本病的可能性,避免误诊。儿童时期糖尿病诊断标准:① 空腹血糖$\geqslant$7.0 mmol/L（126 mg/dl）,并有糖尿病症状;② 随机血糖$\geqslant$11.1 mmol/L（200 mg/dl）;③ 糖耐量试验中2小时血糖$\geqslant$11.1 mmol/L（200 mg/dl）。凡符合上述任何一条即可诊断为糖尿病。

本病应与下列情况相鉴别:

1. **其他还原糖尿症**　尿液中果糖和戊糖等其他还原糖均可使班氏试液呈色,用葡萄糖氧化酶法检测尿液可以鉴别。

2. **非糖尿病性葡萄糖尿**　有些先天性代谢病如Fanconi综合征、肾小管酸中毒、胱氨酸尿症或重金属中毒等患儿都可发生糖尿,主要依靠空腹血糖或葡萄糖耐量试验鉴别。

3. **婴儿暂时性糖尿**　病因不明,可能与患儿胰岛β细胞功能发育不够成熟有关。多在出生后6周内发病,表现为发热、呕吐、体重不增、脱水等症状。血糖增高,尿糖及酮体阳性,经补液等一般处理或给予小量胰岛素(1 U/kg)即可恢复。对这类患儿应进行葡萄糖耐量试验和长期随访,以与Ⅰ型糖尿病鉴别。

4. 其他发生酸中毒、昏迷的疾病 如尿毒症、感染中毒性休克、低血糖症、急腹症、颅内感染、重症肺炎等。

【治疗】

糖尿病是终身的内分泌代谢性疾病。其治疗是综合性的,包括胰岛素治疗、饮食管理、运动及精神心理治疗。治疗目的和要求是:① 消除高血糖引起的临床症状;② 积极预防并及时纠正酮症酸中毒;③ 避免发生低血糖;④ 保证患儿正常生长、发育和性成熟;⑤ 防止肥胖;⑥ 防止和及时纠正情绪障碍;⑦ 早期诊断和治疗并发症及伴随疾病;⑧ 防止慢性并发症的发生和发展。对儿童期糖尿病必须坚持不懈,加强糖尿病的控制,使患儿能长期维持血糖接近正常水平,保证儿童正常的生活和活动。

Ⅰ. 胰岛素(insulin)治疗

胰岛素是IDDM治疗最主要的药物。

1. 胰岛素制剂和作用 目前所用的胰岛素主要为基因重组技术合成的人胰岛素。从作用时间上分为短效、中效和长效3类。各类制剂作用时间见表15.1。

表15.1 胰岛素的种类和作用时间

胰岛素种类	开始作用时间(h)	作用最强时间(h)	维持时间(h)
短效(RI)	0.5	3~4	6~8
中效(NPH)	1.5~2.0	4~12	18~24
混合(短效+中效)	0.5	2~8	18~24
长效(PZI)	3~4	14~20	24~36

2. 新诊患儿的初始治疗 开始胰岛素治疗应选用短效胰岛素(RI),初始剂量应根据患儿体重计算,每天0.5~1.0 U/kg(<5岁为0.5 U/kg,>5岁为1.0 U/kg),分4次于早、中、晚餐前30分钟皮下注射,临睡前再注射一次。每日胰岛素总量的分配:早餐前30%~40%、中餐前20%~30%、晚餐前30%、临睡前10%。

3. 胰岛素的调节 一般当饮食和运动量固定时血糖是调节胰岛素的根据。用RI时应根据每餐后及下一餐前的血糖调节次日该餐前的胰岛素剂量。每次增加或减少胰岛素的剂量不宜过大,以1~2 U为宜。

4. 胰岛素治疗的并发症

(1) 低血糖:严重者可导致永久性脑损伤,应及时加餐或饮含糖饮料。

(2) 慢性胰岛素过量(Somogyi反应):由于胰岛素过量,在午夜至凌晨时发生低血糖,在反调节激素作用下使血糖升高,清晨出现高血糖,即出现低血糖-高血糖反应。如未及时诊断,因日间血糖增高而盲目增加胰岛素用量,可造成恶性循环。故对于尿量增加,同时有低血糖出现或1日内血糖波动较大,胰岛素用量大于每日1.5 U/kg者,应怀疑Somogyi现象,可测午夜后1~3时血糖,以便及时诊断。

Ⅱ. 饮食管理

糖尿病的饮食管理是进行计划饮食而不是限制饮食,其目的是维持正常血糖和保持理想体重。

1. **每日总热量需要量** 食物的热量要适合患儿的年龄、生长发育和日常活动的需要，每日所需热量（千卡）为 1 000＋[年龄×(70～100)]，对年幼儿宜稍偏高，此外，还要考虑体重、食欲及运动量。全日热量分配为早餐 1/5，中餐和晚餐分别为 2/5，每餐中留出少量(5%)做餐间点心。

2. **食物的成分和比例** 饮食中能源的分配为蛋白质 15%～20%，碳水化合物 50%～55%，脂肪 30%。蛋白质成分在 3 岁以下儿童应稍多，其中一半以上应为动物蛋白，因其含有必需的氨基酸。禽、鱼类、各种瘦肉类为较理想的动物蛋白质来源。碳水化合物则以含纤维素高的，如糙米或玉米等粗粮为主，因为它们造成的血糖波动远较精制的白米、面粉或土豆等制品为小，蔗糖等精制糖应该避免。脂肪应以含多价不饱和脂肪酸的植物油为主。蔬菜选用含糖较少的蔬菜。每日进食应定时，饮食量在一段时间内应固定不变。

Ⅲ. 运动治疗

运动时肌肉对胰岛素的敏感性增高，从而增强葡萄糖的利用，有利于血糖的控制。运动的种类和剧烈程度应根据年龄和运动能力进行安排，有人主张Ⅰ型糖尿病的学龄儿童每天都应参加 1 小时以上的适当运动。运动时必须做好胰岛素用量和饮食调节，运动前减少胰岛素用量或加餐，固定每天的运动时间，避免发生运动后低血糖。

Ⅳ. 儿童糖尿病酮症酸中毒的治疗

酮症酸中毒迄今仍然是儿童糖尿病急症死亡的主要原因。对糖尿病酮症酸中毒必须针对高血糖、脱水、酸中毒、电解质紊乱和可能并存的感染等情况制定综合治疗方案。密切观察病情变化，血气分析，血、尿液中糖和酮体的变化，随时采取相应措施，避免医源性损害。

1. **液体治疗** 液体治疗主要针对脱水、酸中毒和电解质紊乱。酮症酸中毒时脱水量约为 100 ml/kg，一般均属等渗性脱水。因此，应遵循下列原则输液。

输液开始的第 1 小时，按 20 ml/kg（最大量 1 000 ml）生理盐水，以纠正血容量、改善血循环和肾功能。

第 2～3 小时，按 10 ml/kg 静滴 0.45%氯化钠溶液。当血糖＜17 mmol/L（300 mg/dl）后，改用含有 0.2%氯化钠的 5%葡萄糖液静滴。

要求在开始的 12 小时内至少补足累积损失量的一半，在此后的 24 小时内，可视情况按 60～80 ml/kg 静滴同样溶液，以供给生理需要量和补充继续损失量。

患儿在输液开始前由于酸中毒、分解代谢和脱水的共同作用血清钾较高，但总的体钾储备可能被耗竭。随着液体的输入，特别是应用胰岛素后，血钾迅速降低。因此，在患儿开始排尿后应立即在输入液体中加入氯化钾溶液，一般按每日 2～3 mmol/kg（150～225 mg/kg）补给。只有当血 pH＜7.2 时才用 SB 纠正酸中毒，当血 pH≥7.2 时即停用，避免酸中毒纠正过快引起碱中毒而脑内仍为酸中毒，从而加重脑水肿。需补充的 $NaHCO_3$(mmol/L)＝[15－所测 HCO_3^-(mmol/L)]×0.6×kg，通常先用半量。

在治疗过程中，应仔细监测生命体征、电解质、血糖和酸碱平衡状态，以避免酮症酸中毒治疗过程产生并发症，如脑水肿等，其表现为头痛、意识不清、嗜睡、痉挛、视神经乳头水肿或脑疝等。

2. **胰岛素应用** 糖尿病酮症酸中毒时多采用小剂量胰岛素静脉滴注治疗。首先静推胰岛素 0.1 U/kg，然后将胰岛素 25 U 加入等渗盐水 250 ml 中，按每小时 0.1 U/kg，自另一静脉通道缓慢匀速输入。输入 1～2 小时后，复查血糖以调整输入量。当血糖＜17 mmol/L 时，应将输入液体换成含 0.2%氯化钠的 5%葡萄糖液,并停止静滴胰岛素,改为正规胰岛素皮下注射,每次 0.25~0.50 U/kg,每 4~6 小时 1 次,直至患儿开始进食、血糖稳定为止。

3. 控制感染 酮症酸中毒常并发感染,须在急救同时采用有效抗生素治疗。

酮症酸中毒在处理不当时,可引起脑水肿、低血糖、低血钾、碱中毒、心功能或肾功能衰竭等情况,因此,在整个治疗过程中必须严密观察,随时调整治疗计划,避免因处理不妥而加重病情。

Ⅴ. 教育和监控

由于糖尿病是慢性终身疾病,因此对本病的管理和监控非常重要。应做到及时联络、定期随访。

1. 糖尿病教育 内容包括:糖尿病的性质与危害;糖尿病治疗目的和原则;胰岛素注射技术;如何调整胰岛素剂量;饮食治疗的重要性和如何制定食谱;运动疗法的选择及注意事项;如何监测血糖、尿糖、尿酮体和记录;低血糖症的识别、预防和治疗;足、皮肤、口腔的保健和护理;糖尿病人及其家庭成员的心理治疗。

2. 糖尿病监控

(1) 血糖测定:每天应常规 4 次测量血糖(三餐前及临睡前),每周测一次凌晨 2~3 时血糖。血糖应控制在餐前 4.4~6.7 mmol/L(80~120 mg/L)、餐后血糖为 8.3~10 mmol/L(150~180 mg/L),每日平均血糖以小于 8.3 mmol/L(150 mg/L)为理想,微血管并发症的发生可以明显减少。

(2) 糖化血红蛋白(HbA_1c)测定:应每 3~4 个月检测 1 次。要求青少年 $HbA_1c \leqslant 8\%$,婴幼儿控制在 9%~9.5%。

(3) 尿微量白蛋白排泄率测定:一般每年检测 1~2 次,以监测早期糖尿病肾病的发生。同时严密观察血压,若发生高血压应予治疗。

第四节 先天性甲状腺功能减低症

先天性甲状腺功能减低症(congenital hypothyroidism)简称甲低。根据病因的不同可分为两类:散发性和地方性。散发性甲低系先天性甲状腺发育不良、异位或甲状腺激素合成途径中酶缺陷所造成,发生率为 14/(10 万)~20/(10 万);地方性甲低多见于甲状腺肿流行的山区,是由于该地区水、土和食物中碘缺乏所致。先天性甲低可以通过新生儿筛查获得早期诊断和治疗,并可获得良好预后。

〖病因和病理机制〗

Ⅰ. 散发性先天性甲低(sporadic congenital hypothyroidism)

主要是由于先天性甲状腺发育障碍及甲状腺激素合成途径缺陷所致。

1. 甲状腺不发育、发育不全或异位 是造成先天性甲低最主要的原因,约占 90%,亦称原发性甲低。多见于女孩,女:男=2:1,其中约 1/3 病例为甲状腺完全缺如,其余为发育不全或在下移过程中停留在异常部位形成异位甲状腺,部分或完全丧失其功能。造成甲状腺发育异常的原因尚未阐明,可能与遗传素质与免疫介导机制有关。

2. 甲状腺激素(thyroid hormone)合成途径障碍 是导致甲状腺功能低下的第二位常见原因。亦称家族性甲状腺激素生成障碍(amilial thyroiddys hormonogenesis)。多见于甲状腺激素合成和分泌过程中酶(过氧化物酶、偶联酶、脱碘酶及甲状腺球蛋白合成酶等)的缺陷,造成甲状腺素不足。多为常染色体隐性遗传病。

3. 促甲状腺激素(thyroid-stimulating hormone,TSH)缺 亦称下丘脑-垂体性甲低或中枢性甲低。是因垂体分泌 TSH 障碍而引起的,常见于特发性垂体功能低下或下丘脑、垂体发育缺陷,其中因下丘脑 TRH 不足所致者较多见。TSH 单一缺乏者甚为少见,常与 GH、催乳素(PRL)、黄体生成素(LH)等其他垂体激素缺乏并存,是由于垂体特异性转录因子 Pit-1 基因突变所引起,临床上称为多垂体激素缺乏综合征(CPHD)。

4. 甲状腺或靶器官反应低下 前者是由于甲状腺细胞质膜上的 GSα 蛋白缺陷,使 cAMP 生成障碍,从而对 TSH 无反应;后者是末梢组织 β-甲状腺受体缺陷,从而对 T_3、T_4 不反应。均为罕见病。

5. 母亲因素 母亲服用抗甲状腺药物或母亲患自身免疫性疾病,存在抗甲状腺抗体,均可通过胎盘影响胎儿,造成甲低,亦称暂时性甲低,通常 3 个月内消失。

目前尚未明确阐明先天性原发性甲低的分子病因学,但一些临床与实验研究已表明,其发病可能与某些在甲状腺原基移行和分化中发挥作用的基因变化有关。如调控甲状腺胚胎发育的甲状腺转录因子Ⅰ(thyroid transcription factor-Ⅰ,TTF-Ⅰ)、甲状腺转录因子Ⅱ(thyroid transcription factor-Ⅱ,TTF-Ⅱ)、Pax_8 基因及促甲状腺激素受体(TSH-R)基因等,甲状腺特异转录因子的靶基因 TG、TP0 等,这些基因的改变可能导致甲状腺发育不良。

Ⅱ. 地方性先天性甲低(endemic congenital hypothyroidism)

多因孕妇饮食缺碘,致使胎儿在胚胎期即因碘缺乏而导致先天性甲低。随着我国碘化食盐的广泛应用,其发病率明显下降。

【临床表现】

主要临床特点是智能落后、生长发育迟缓、生理功能低下。

1. 新生儿期 症状和体征缺乏特异性。患儿常为过期产,出生体重常大于第 90 百分位,身长和头围可正常,前、后囟大;胎便排出延迟,生后常有腹胀、便秘、脐疝,易被误诊为先天性巨结肠;生理性黄疸期延长(>2 周);患儿常处于睡眠状态,对外界反应低下,肌张力低,吮奶差,呼吸慢,哭声低且少,体温低(常小于 35 ℃),四肢冷,末梢循环差,皮肤出现斑纹或有硬肿现象等。

2. 典型症状 多数先天性甲状腺功能减低症患儿常在出生半年后出现以下典型症状:

(1) 特殊面容和体态:头大、颈短,皮肤粗糙,面色苍黄,毛发稀疏、无光泽,面部黏液水肿,眼睑水肿,眼距宽,鼻梁低平,唇厚,舌大而宽厚、常伸出口外。患儿身材矮小,躯干长而四肢短小,(上部量/下部量)>1.5,腹部膨隆,常有脐疝。

(2) 神经系统功能障碍:智能发育低下,表情呆板、淡漠,神经反射迟钝;运动发育障碍,如翻身、坐、立、走的时间都延迟。

(3) 生理功能低下:精神差,安静少动,对周围事物反应少,嗜睡,纳差,声音低哑,体温低而怕冷,脉搏、呼吸缓慢,心音低钝,肌张力低,肠蠕动慢,腹胀,便秘。可伴心包积液,心电图呈低电压、P-R 间期延长、T 波平坦等改变。其中消化功能紊乱易被误诊为先天性巨结肠。

3. 地方性甲低 因在胎儿期碘缺乏而不能合成足量甲状腺激素,影响中枢神经系统发育。临床表现为两种不同的症候群。

(1)"神经性"综合征：主要表现为共济失调、痉挛性瘫痪、聋哑、智能低下，但身材正常，甲状腺功能正常或轻度减低。

(2)"黏液水肿性"综合征：临床上有显著的生长和性发育明显落后、智力低下、黏液水肿等，血清 T_4 降低、TSH 增高，约25%的患儿有甲状腺肿大。

这两种症候群有时会交叉重叠。

4. **TSH 和 TRH 分泌不足** 患儿常保留部分甲状腺激素分泌功能，因此临床症状较轻，但常有其他垂体激素缺乏的症状，如低血糖（ACTH 缺乏）、小阴茎（Gn 缺乏）、尿崩症（AVP 缺乏）等。

〖辅助检查〗

由于先天性甲低发病率高，在生命早期对神经系统功能损害重且其治疗容易、疗效佳，因此早期诊断、早期治疗至为重要。

1. **新生儿筛查** 我国1995年6月颁布的"母婴保健法"已将本病列入筛查的疾病之一。目前多采用出生3天后的新生儿干血滴纸片检测 TSH 浓度作为初筛，结果大于 20 mU/L 时，再检测血清 T_4、TSH 以确诊。该法采集标本简便，假阳性和假阴性率较低，故为患儿早期确诊、避免神经精神发育严重缺陷、减轻家庭和国家负担的极佳防治措施。

2. **血清 T_4、T_3、TSH 测定** 任何新生儿筛查结果可疑或临床可疑的小儿都应检测血清 T_4、TSH 浓度，如 T_4 降低、TSH 明显升高即可确诊。血清 T_3 浓度可降低或正常。

3. **TRH 刺激试验** 若血清 T_4、TSH 均低，则疑 TRH、TSH 分泌不足，应进一步做 TRH 刺激试验：静注 TRH 7 μg/kg，正常者在注射20～30分钟内出现 TSH 峰值，90分钟后回至基础值。若未出现高峰，应考虑垂体病变；若 TSH 峰值出现时间延长，则提示下丘脑病变。

4. **X 射线检查** 做左手和腕部 X 射线片，评定患儿的骨龄。骨龄是人体骨骼成熟程度的良好指标，先天性甲低患儿骨龄常明显落后于实际年龄，骨骼生长和成熟均延迟，管状骨和扁骨的髓腔狭小而相应皮质增厚，此特征可随治疗而消失。甲低婴儿骨骼骨化中心出现延迟，常呈点状或不规则，以后逐渐增大融合成单一密度不均匀、边缘不规则的骨化中心，称为克汀病骨骺发育不良。新生儿甲低患儿骨龄可能正常，数月后方见骨生长缓慢。儿童期甲低患儿干骺端有时会出现钙化不规则，股骨远段骨化中心变扁，股骨颈增宽，并向内弯曲呈髋内翻畸形。

5. **核素检查** 采用静脉注射 99m-Tc 后以单光子发射计算机体层摄影术（SPECT）检测患儿甲状腺发育情况及甲状腺的大小、形状和位置。

〖诊断和鉴别诊断〗

根据典型的临床症状、甲状腺功能测定、甲状腺抗体测定等综合判断，诊断不甚困难。但在新生儿期不易确诊，应对新生儿进行群体筛查。由于出生时的环境刺激会引起新生儿一过性 TSH 增高，故应避开这一生理性 TSH 高峰，标本采集必须在出生第三天以后进行。年长儿应与下列疾病鉴别：

1. **先天性巨结肠** 患儿出生后即开始便秘、腹胀，并常有脐疝，但其面容、精神反应及哭声等均正常，钡灌肠可见结肠痉挛段与扩张段。

2. **21-三体综合征** 患儿智能及动作发育落后，但有特殊面容：眼距宽、外眼角上斜、鼻梁低、舌伸出口外，皮肤及毛发正常，无黏液性水肿，常伴有其他先天畸形。染色体核型分析可鉴别。

3. **佝偻病** 患儿有动作发育迟缓、生长落后等表现，但智能正常、皮肤正常，有佝偻病的体征,血生化和 X 射线片可鉴别。

4. 骨骼发育障碍的疾病　如骨软骨发育不良、黏多糖病等都有生长迟缓症状,骨骼 X 射线片和尿中代谢物检查可资鉴别。

〖治疗〗

本病治疗原则包括:① 不论器质病因何在,一旦确诊应立即治疗,以减少对脑发育的损害;② 对先天性甲状腺发育异常或代谢异常起病者需终身治疗;③ 对下丘脑-垂体性甲低患者,甲状腺素治疗需要从小剂量开始,同时给生理需要量皮质激素,防止突发性肾上腺皮质功能衰竭;④ 疑有暂时性甲低者,一般需要正规治疗 2 年后,再停药 1 个半月,复查甲状腺功能,若正常则可停药。甲状腺素是治疗先天性甲低的最有效药物。

甲状腺制剂有 3 种:

(1) L-甲状腺素钠(L-thyroxine,L-T_4):是甲状腺片中的主要成分,肠道吸收完全。100 μg/片或 50 μg/片,含 T_4,半衰期为 1 周,每日仅有 T_4 浓度的小量变动,血清浓度较稳定,每日服 1 次即可。婴儿用量为每日 8~14 μg/kg,儿童为每日 4 μg/kg。

(2) L-三碘甲状腺酪氨酸钠(L-triiodothyronine,L-T_3):作用较 L-T_4 更迅速,不仅进入周围组织速度快,而且代谢、排泄较迅速,一般用于紧急状态。

(3) 甲状腺片(thyroid):40 mg/片,是从动物(猪、牛)的甲状腺中提取出来的,较稳定,半衰期为 6 天左右,含 T_3、T_4,若长期服用,可使 T_3 升高,使用时要予以注意。

用药量可根据甲状腺功能及临床表现进行适当调整,应使:第一,TSH 浓度正常,血 T_4 正常或偏高值,以备部分 T_4 转变成 T_3;第二,每日一次正常大便,食欲好转,腹胀消失,心率维持在儿童 110 次/分、婴儿 140 次/分,智能进步。药物过量可出现烦躁、多汗、消瘦、腹痛、腹泻、发热等。因此,在治疗过程中应注意随访,治疗开始时,每 2 周随访 1 次;血清 TSH 和 T_4 正常后,每 3 个月随访 1 次;服药 1~2 年后,每 6 个月随访 1 次。在随访过程中应注意观察生长发育情况及血清 T_4、TSH 浓度,随时调整剂量。

〖预后〗

提倡早期新生儿筛查,有条件的可以通过超声、羊水甚至基因等进行产前诊断。如果出生后 3 个月内开始治疗,预后较佳,智能绝大多数可达到正常;如果未能及早诊断而在 6 个月后才开始治疗,虽然给予甲状腺素可以改善生长状况,但是智能仍会受到不同程度损害。

(周　瑞　李冬娥)

参 考 文 献

[1] 江载芳,申昆玲,沈颖.诸福棠实用儿科学[M].7版.北京:人民卫生出版社,2015.
[2] 左启华.儿科学:五年制[M].3版.北京:人民卫生出版社,1995.
[3] 杨锡强,易著文.儿科学:五年制[M].6版.北京:人民卫生出版社,2004.
[4] BURGARD P,LINK R,SCHWEITZER S. The effect of a phenylalanine-restricted diet on phenylketonuria[J]. Eur J Pediatr,2000,159(2):69.
[5] 薛辛东,杜立中.儿科学(八年制)[M].北京:人民卫生出版社,2005.
[6] 潘恩源,陈丽英.儿童影像诊断学[M].北京:人民卫生出版社,2007.
[7] 蒋玉麟,潘家华,吴圣梅.现代实用儿科诊疗指南[M].合肥:安徽科学技术出版社,2007.
[8] 吴梓梁.小儿内科学[M].郑州:郑州大学出版社,2002.
[9] 雷建华,童德军,杨旭,等.肝豆状核变性腹部B超、腹部CT、脑CT和MRI表现[J].中国医学影像技术,2005,21(2):276-278.
[10] 张素桂,盖志敏.小儿胃肠病诊断与治疗[M].北京:人民卫生出版社,2002.
[11] NELSON W E,BEHRMAN R E,KLIEGMAN R M,et al. Nelson textbook of pediatrics[M]. 18th ed. Philadephia Pennsylvania:W. B. Saunders Company,2004.
[12] BEHRMAN R E,KLIEGMAN R M,JENSON H B. Nelson textbook of pediatrics[M]. 17th ed. Philadephia Pennsylvania:W. B. Saunders Company,2004.
[13] ALLEN H D,GUTGESELL H P,CLARK E B,et al. Moss and Adams' heart disease in infants,children,and adolescents including the fetus and young adult[M]. 6th ed. Baltimore:Lippincott Williams Publishers,2000.
[14] HAY,J R WW,LEVIN M J,et al. Current pediatric diagnosis & treatment[M]. 18th ed. New York:McGraw-Hill Companies,2007.
[15] PARK M K. Pediatric cardiology for practitioners[M]. 4th ed. Mosby,2002.
[16] KLIEGMAN R M,MARCDANTE K J,JENSON H B,et al. Nelson essentials of pediatrics[M]. 5th ed. Philadephia Pennsylvania:W. B. Saunders Company,2005.
[17] National High Blood Pressure Education Program Working Group on High Blood Pressure in Children and Adolescents. The fourth report on the diagnosis,evaluation,and treatment of high blood pressure in children and adolescents[J]. Pediatrics,2004,114(2 Suppl 4th Report):555-576.
[18] 陈新民.儿童肾性高血压的诊断和治疗[J].中国实用儿科杂志,2004,19(8):452-454.
[19] RANDALL P,BREALEY S,HAHN S,et al. Accuracy of fetal echocardiography in the routine detection of congenital heart disease among unselected and low risk populations:a systematic review[J]. BJOG.,2005,112(1):24-30.
[20] HUHTA J,QUINTERO R A,SUH E,et al. Advances in fetal cardiac intervention[J]. Curr Opin Pediatr,2004,16(5):487-493.
[21] ALLAN L. Prenatal diagnosis of structural cardiac defects[J]. Am J Med Genet C Semin Med Genet,2007,145(1):73-76.
[22] ACHENBACH S,DANIEL W G. Current role of cardiac computed tomography[J]. Herz,2007,32(2):97-107.
[23] PIACENTUNI G,DIGILIO M C,SARKOZY A,et al. Genetics of congenital heart diseases in syn-

dromic and non-syndromic patients: new advances and clinical implications[J]. J Cardiovasc Med (Hagerstown),2007,8(1):7-11.

[24] 赵武,周爱卿,傅立军,等.CAR 在柯萨奇 B3 病毒感染心肌细胞中的作用[J].临床儿科杂志,2004,22(11):748-750,753.

[25] 中华医学会儿科学分会心血管学组.病毒性心肌炎诊断标准(修订草案)[J].中华儿科杂志,2000,38(2):75.

[26] 易著文.小儿临床肾脏病学[M].北京:人民卫生出版社,1998.

[27] 杨霁云,白克敏.小儿肾脏病基础与临床[M].北京:人民卫生出版社,2000.

[28] BEHRMAN R E,KLIEGMAN R M,JENSON H B. Nelson textbook of pediatrics[M]. 17th ed. Science Press,Harcourt Asia:W. B. Saunders,2006.

[29] 潘丽,黄福文.多普勒超声心动图对儿童急性肾炎早期左室舒张功能的研究[J].广西医学,2004,26(11):1600-1603.

[30] 姜克新,蔡爱露,吴玉斌.超声心动图评价肾病综合征患儿心功能状态[J].中国临床医学影像杂志,2004,15(4):191-192.

[31] 文建国,周玉清,文兰田.B超测定正常儿童肾脏大小和形态[J].河南医学研究,1995,4(2):168-171.

[32] WALDO E,NELSON,et al. Textbook of pediatrics[J]. 15th ed. J Cardiovasc Med(Hagerstown),2001,11(2):741-808.

[33] 金征宇.医学影像学[M].北京:人民卫生出版社,2006.

[34] CHONG V F,KHOO T B,FAN Y F. Imaging of the nasophargnx and skull base[J]. Neuroimaging clin N Am,2004,14(4):695-719.

[35] LEE H T,TILANI M,FROHMAN L,et al. CT of orbital trauma radiology[J]. Emevgency Radiology,2004,232:211-220.

[36] 周永,刘民,梁万年.癫痫流行病学研究进展[J].中华流行病学杂志,2007,28(1):92-94.

[37] 刘利,林志国,杨富明.干细胞移植治疗颞叶癫痫的研究进展[J].中华神经外科疾病研究杂志,2007,6(1):89-91.

[38] PORTO L,KIESLICH M,SCHWABE D. Central nervous system imaging in childhood leukaemia[J]. Emerg med J.,2004,21(4):426-428.

[39] 李龄,雷霆.婴幼儿癫痫的外科治疗[J].中华神经外科杂志,2007,23(1):8-10.

[40] 中华儿科杂志编辑委员会,中华医学会儿科学分会神经学组.小儿脑性瘫痪的定义、诊断条件及分型[J].中华儿科杂志,2005,43(4):262.

[41] 张素桂,盖志敏.小儿胃肠病诊断与治疗[M].北京:人民卫生出版社,2002.